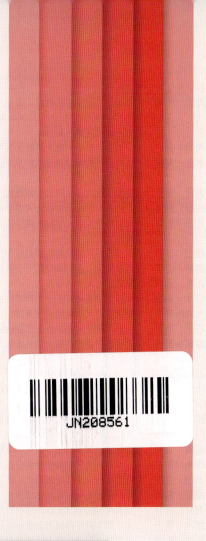

歯科衛生学シリーズ 第2版

歯科予防処置論・
歯科保健指導論

一般社団法人
全国歯科衛生士教育協議会 監修

医歯薬出版株式会社

●執　筆 （執筆順）

高阪　利美	愛知学院大学特任教授／愛知学院大学短期大学歯科衛生士リカレント研修センター副センター長
大川　由一	千葉県立保健医療大学健康科学部教授
水上　美樹	日本歯科大学口腔リハビリテーション多摩クリニック
犬飼　順子	愛知学院大学短期大学部教授
田副　真美	ルーテル学院大学総合人間学部教授
吉田　直美	東京科学大学大学院医歯学総合研究科教授
秋山　恭子	埼玉県立大学保健医療福祉学部准教授
宮崎　晶子	日本歯科大学新潟短期大学教授
眞木　吉信	東京歯科大学名誉教授
荒木　美穂	朝日大学歯科衛生士専門学校教務主任
永井由美子	東京歯科大学短期大学講師
石川　裕子	元千葉県立保健医療大学健康科学部教授
麻賀多美代	千葉県立保健医療大学健康科学部非常勤講師
石黒　梓	鶴見大学短期大学部講師
大山　静江	北海道医療大学歯学部附属歯科衛生士専門学校
船奥　律子	四国歯科衛生士学院専門学校校長
白鳥たかみ	公益財団法人紫雲会横浜病院
髙橋　信博	東北大学大学院歯学研究科教授
両角　祐子	日本歯科大学新潟生命歯学部准教授
増田　裕次	松本歯科大学特任教授
福田　昌代	神戸常盤大学保健科学部教授
有井　真弓	京都歯科医療技術専門学校教務主任
鈴木　厚子	東京都立府中療育センター
松木　千紗	千葉県立保健医療大学健康科学部講師
古川絵理華	愛知学院大学短期大学部講師
池田亜紀子	日本歯科大学東京短期大学准教授
松本　厚枝	広島大学大学院医系科学研究科研究員
小原　由紀	宮城高等歯科衛生士学院教務主任
菅野　亜紀	東京歯科大学短期大学教授
田村　清美	名古屋医健スポーツ専門学校学科長
平澤　玲子	共立女子大学家政学部教授
江川　広子	明倫短期大学教授
石井里加子	オーラルヘルスサポート歯科すみだ
久保山裕子	福岡歯科衛生専門学校／福岡医健スポーツ専門学校非常勤講師
合場千佳子	日本歯科大学東京短期大学特任教授
國井　知余	日本大学歯学部附属歯科衛生専門学校
升井　一朗	広仁会広瀬病院歯科口腔外科部長／福岡医療専門学校非常勤講師

●編　集 （順不同）

高阪　利美	愛知学院大学特任教授／愛知学院大学短期大学歯科衛生士リカレント研修センター副センター長
合場千佳子	日本歯科大学東京短期大学特任教授
石川　裕子	元千葉県立保健医療大学健康科学部教授
遠藤　圭子	元東京医科歯科大学准教授（現東京科学大学）
白鳥たかみ	公益財団法人紫雲会横浜病院
畠中　能子	関西女子短期大学教授
水上　美樹	日本歯科大学口腔リハビリテーション多摩クリニック
山田小枝子	朝日大学歯科衛生士専門学校副校長
吉田　直美	東京科学大学大学院医歯学総合研究科教授

This book is originally published in Japanese
Under the title of：

SHIKAEISEIGAKU-SHIRĪZU
SHIKAYOBŌSYOCHIRON-SHIKAHOKENSHIDŌRON

（The Science of Dental Hygiene：A Series of Textbooks
　—Oral Prophylaxis and Oral Health Instruction）

Edited by The Japan Association
for Dental Hygienist Education

Ⓒ 2023 1st ed.
Ⓒ 2025 2nd ed.

ISHIYAKU PUBLISHERS, INC.
　7-10, Honkomagome 1 chome, Bunkyo-ku,
　Tokyo 113-8612, Japan

『歯科衛生学シリーズ』の誕生 ―監修にあたって

　全国歯科衛生士教育協議会が監修を行ってきた歯科衛生士養成のための教科書のタイトルを，2022年度より，従来の『最新歯科衛生士教本』から『歯科衛生学シリーズ』に変更させていただくことになりました．2022年度は新たに改訂された教科書のみですが，2023年度からはすべての教科書のタイトルを『歯科衛生学シリーズ』とさせていただきます．

　その背景には，全国歯科衛生士教育協議会の2021年5月の総会で承認された「歯科衛生学の体系化」という歯科衛生士の教育および業務に関する大きな改革案の公開があります．この報告では，「口腔の健康を通して全身の健康の維持・増進をはかり，生活の質の向上に資するためのもの」を「歯科衛生」と定義し，この「歯科衛生」を理論と実践の両面から探求する学問が【歯科衛生学】であるとしました．【歯科衛生学】は基礎歯科衛生学・臨床歯科衛生学・社会歯科衛生学の3つの分野から構成されるとしています．

　また，これまでの教科書は『歯科衛生士教本』というような職種名がついたものであり，これではその職業の「業務マニュアル」を彷彿させると，看護分野など医療他職種からたびたび指摘されてきた経緯があります．さらに，現行の臨床系の教科書には「〇〇学」といった「学」の表記がないことから，歯科衛生士の教育には学問は必要ないのではと教育機関の講師の方から提言いただいたこともありました．

　「日本歯科衛生教育学会」など歯科衛生関連学会も設立され，教育年限も3年以上に引き上げられて，【歯科衛生学】の体系化も提案された今，自分自身の知識や経験が整理され，視野の広がりは臨床上の疑問を解くための指針ともなり，自分が実践してきた歯科保健・医療・福祉の正当性を検証することも可能となります．日常の身近な問題を見つけ，科学的思考によって自ら問題を解決する能力を養い，歯科衛生業務を展開していくことが，少子高齢化が続く令和の時代に求められています．

　科学的な根拠に裏付けられた歯科衛生業務のあり方を新しい『歯科衛生学シリーズ』で養い，生活者の健康に寄与できる歯科衛生士として社会に羽ばたいていただきたいと願っております．

2022年2月

一般社団法人　全国歯科衛生士教育協議会理事長
眞木吉信

発刊の辞

　歯科衛生士の教育が始まり 70 年余の経過を経た歯科衛生士の役割は，急激な高齢化や歯科医療の需要の変化とともに医科歯科連携が求められ，医科疾患の重症化予防，例えば糖尿病や誤嚥性肺炎の予防など，う蝕や歯周病といった歯科疾患予防の範囲にとどまらず，全身の健康を見据えた口腔健康管理へとその範囲が拡大しています．

　日本政府は，経済財政運営と改革の基本方針「骨太の方針」で，口腔の健康は全身の健康にもつながることから，生涯を通じた歯科健診の充実，入院患者や要介護者をはじめとする国民に対する口腔機能管理の推進，歯科口腔保健の充実や地域における医科歯科連携の構築，歯科保健医療の充実に取り組むなど，歯科関連事項を打ち出しており，2022 年の現在においても継承されています．特に口腔衛生管理や口腔機能管理については，歯科口腔保健の充実，歯科医療専門職種間，医科歯科，介護・福祉関係機関との連携を推進し，歯科保健医療提供の構築と強化に取り組むことなどが明記され，徹底した予防投資や積極的な未病への介入が全身の健康につながることとして歯科衛生士の活躍が期待されています．

　歯科衛生士は，多くの医療系職種のなかでも予防を専門とする唯一の職種で，口腔疾患発症後はもちろんのこと，未病である健口のうちから介入することができ，予防から治療に至るまで，継続して人の生涯に寄り添うことができます．

　このような社会のニーズに対応するため歯科衛生学教育は，歯・口腔の歯科学に留まらず，保健・医療・福祉の広範囲にわたる知識を学ぶことが必要となってきました．

　歯科衛生学は「口腔の健康を通して全身の健康の維持・増進をはかり，生活の質の向上に資するためのものを『歯科衛生』と定義し，この『歯科衛生』を理論と実践の両面から探求する学問が歯科衛生学である」と定義されます．そこで歯科衛生士の学問は「歯科衛生学」であると明確にするために，これまでの『歯科衛生士教本』，『新歯科衛生士教本』，『最新歯科衛生士教本』としてきた教本のタイトルを一新し，『歯科衛生学シリーズ』とすることになりました．

　歯科衛生士として求められる基本的な資質・能力を備えるため『歯科衛生学シリーズ』は，プロフェッショナルとしての歯科衛生学の知識と技能を身につけ，保健・医療・福祉の協働，歯科衛生の質と安全管理，社会において貢献できる歯科衛生士，科学的研究や生涯にわたり学ぶ姿勢を修得する教科書として発刊されました．これからの新たな歯科衛生学教育のために，本書が広く活用され，歯科衛生学の発展・推進に寄与することを願っています．

本書の発刊にご執筆の労を賜った先生方はじめ，ご尽力いただいた医歯薬出版株式会社の皆様に厚く御礼申し上げ，発刊の辞といたします．

2022 年 2 月

歯科衛生学シリーズ編集委員会

高阪利美**	眞木吉信*	合場千佳子	石川裕子	犬飼順子
遠藤圭子	片岡あい子	佐藤　聡	白鳥たかみ	末瀬一彦
戸原　玄	畠中能子	前田健康	升井一朗	水上美樹
	森崎市治郎	山田小枝子	山根　瞳	吉田直美

(**編集委員長，*副編集委員長，五十音順，2024 年 1 月現在)

第2版　執筆の序

　歯科衛生士学生が学ぶ教科書は，時代とともにシリーズ名とタイトルが変わってきました．

　『口腔衛生実技』に始まり，『歯科衛生士教本』においては，1975年以降「歯科予防処置」「う蝕予防処置」「予防的歯石除去法」「歯科保健指導実技編」「歯科保健指導基礎知識編」「歯科保健指導実習」「歯科保健指導総論」と，約20年を超えるロングシリーズでした．

　1994年からは『新歯科衛生士教本』とシリーズ名が変わり，タイトルもシンプルに「歯科保健指導」「歯科予防処置」となり，内容も刷新され歯科衛生士教員が指導しやすく，また学生が学びやすい教本に生まれ変わり，約10年間続きました．

　そして，2011年には『最新歯科衛生士教本』となり，「歯科予防処置論・歯科保健指導論」として，歯科衛生士の業務の主体となる2科目を統合し，さらに"歯科衛生過程"の章を追加し，考える歯科衛生士を育むことを意識した教科書としました．教科名に「論」がつき，基礎や応用について理論的に考える内容を取り入れ，歯科衛生士の学問体系を意識し始めた時期であったと思い出されます．

　そして，2023年より歯科衛生士の学問である学問名を付した『歯科衛生学シリーズ』とした教科書が出版されることとなりました．【歯科衛生学】は基礎歯科衛生学,臨床歯科衛生学,社会歯科衛生学と3つの分野から構成され体系づけられています．「歯科予防処置論・歯科保健指導論」はその臨床歯科衛生学の分野に相当し，歯科衛生士として，保健・医療・福祉・介護の分野を専門的，かつ幅広い知識・技能の学修を通じて，探求心や医療職種としての専門的課題の解決能力を育み，根拠となる研究や論文をもとに，多様な社会のニーズに応えることのできる教科書として編集しています．

　これらの経緯のもと，本書では，今まで使用してきた歯科衛生業務という用語を改め「歯科衛生実践」としました．実践とは，ある目的成就の過程のことであり，理論を行動に移し，自らの知識に基づいて働きかけ，活動する行為のことであり，理論に対して行為，行動，態度を実行に移すことを意味します．つまり，「歯科衛生実践」は学修により，学び得た知識・技術を対象者に働きかける行為であり，歯科衛生業務の主要な部分を成すものと考えています．

　歯科衛生士が学ぶ歯科衛生過程を学ぶことは，今起きていることに対応するだけでなく，将来を予測するための知識能力を育みます．理論を知っていることで，将来起こりうることを，ある程度予測することが可能となり，データや観察結果から，さらに確実性に近い，広範囲な予測ができるようになります．学び得た理論を修正しながら発展させていく過程を経て，知識は進化します．つまり歯科衛生学で習得した知識は，理論から得られるものであり，学びの時間を経て，歯科衛生士としての専門的知識・技術へと進化することが必要です．

　本書が多様な社会に就業する歯科衛生士にとって，その時代にあった考え方ができ，知識・技術を深めることに貢献できることを心より願っております．

2024年11月

編集委員　高阪利美

本書に付属する動画のご利用について

本書の関連動画を以下の方法にてインターネット上で視聴することができます．

パソコンで視聴する方法

以下の URL にアクセスし，該当項目をクリックすると動画を視聴することができます．
https://www.ishiyaku.co.jp/ebooks/426420/

動作環境 Windows 10 以上の Microsoft Edge，Google Chrome 最新版
MacOS 13 以上の Safari 最新版

スマートフォン・タブレットで視聴する方法

上記の URL を入力するか，以下の QR コードを読み込んでサイトにアクセスし，該当項目をクリック / タップすると動画を視聴することができます．

また，本文中に掲載されている QR コードを読み込むと，該当の動画を直接再生することができます．

動作環境 Android 12.0 以上の Google Chrome 最新版
iOS / iPad OS 16 以上の Safari 最新版
※フィーチャーフォン（ガラケー）には対応しておりません．

注意事項

・お客様がご負担になる通信料金について十分にご理解のうえご利用をお願いします．
・本コンテンツを無断で複製・公に上映・公衆送信（送信可能化を含む）・翻訳・翻案することは法律により禁止されています．
・本サービスは事前の予告をすることなく，内容等の一部または全部を変更，追加，削除，またサービス自体を終了する可能性があります．予めご了承ください．

お問い合わせ先

以下のお問い合わせフォームよりお願いいたします．
https://www.ishiyaku.co.jp/ebooks/inquiry/
※お電話でのお問い合わせには対応しておりません．ご了承ください．

歯科衛生学シリーズ
CONTENTS

歯科予防処置論・歯科保健指導論 第2版

Ⅰ編　総論

1章　予防の概念とわが国の健康施策 …… 2

❶ - 予防の概念 …………………………………… 2
　1．第一次予防 …………………………………… 2
　　1）健康増進 …………………………………… 2
　　2）特異的予防 ………………………………… 2
　2．第二次予防 …………………………………… 3
　　1）早期発見・即時処置 ……………………… 3
　　2）機能喪失処置 ……………………………… 3
　3．第三次予防 …………………………………… 4
❷ - わが国の健康推進施策 ……………………… 4
　1．健康日本 21（第三次）……………………… 4
　　1）健康寿命の延伸と健康格差の縮小 ……… 4
　　2）個人の行動と健康状態の改善 …………… 5
　　3）社会環境の質の向上 ……………………… 5
　　4）ライフコースアプローチを踏まえた
　　　健康づくり ………………………………… 6
　2．健康教育 ……………………………………… 6
　　1）健康教育の定義 …………………………… 6
　　2）健康教育の目的 …………………………… 6
　　3）健康教育の実施に必要な要素 …………… 6
　　4）ポピュレーションアプローチと
　　　ハイリスクアプローチ …………………… 7

2章　歯科予防処置論・歯科保健指導論で学ぶこと …… 9

❶ - 歯科衛生士法における歯科予防処置・
　歯科保健指導の位置づけ …………………… 9
　1．歯科予防処置 ……………………………… 10
　2．歯科保健指導 ……………………………… 10
❷ - 歯科衛生実践の進め方 …………………… 10
　1．歯科衛生実践として行う口腔健康管理 … 10
　2．歯科衛生過程の展開 ……………………… 11
　3．歯科衛生実践として行う歯科予防処置 … 11
　4．歯科衛生実践として行う歯科保健指導 … 12
　　1）口腔衛生管理・口腔機能管理に
　　　関わる歯科保健指導 …………………… 12
　　2）生活習慣指導 …………………………… 12
　　3）食生活指導 ……………………………… 12
　5．地域における歯科衛生実践 ……………… 12
　　1）地域包括ケアシステム ………………… 12
　　2）地域社会に対応する歯科衛生実践 …… 13
　　3）災害時に対応する歯科衛生実践 ……… 13
❸ - 医療保険制度における
　歯科予防処置と歯科保健指導 …………… 13
❹ - 他職種が行う保健指導 …………………… 14
　1．保健師が行う保健指導 …………………… 14
　2．管理栄養士が行う栄養指導 ……………… 14

Ⅱ編　歯科予防処置・歯科保健指導の基礎知識

1章　口腔の基礎知識 …… 16

❶ - 口腔・口腔周囲の構造 …………………… 16

　1．歯 …………………………………………… 16
　2．歯肉 ………………………………………… 16
　3．舌 …………………………………………… 16

4. 小帯	17
5. 口蓋	17
6. 顎関節	18
7. 咽頭，喉頭	18
8. 唾液腺	18

❷ - 歯周組織 ……………………………… 19
　1. 歯肉 ………………………………………… 19
　　1）歯間乳頭（歯間部歯肉）……………… 19
　　2）遊離歯肉（辺縁歯肉）………………… 19
　　3）付着歯肉 ………………………………… 19
　2. 歯根膜（歯周靱帯）……………………… 20
　3. 歯槽骨 …………………………………… 20
　4. セメント質 ……………………………… 20

❸ - 歯冠と歯根の形態 ………………… 21
　1. 永久歯 …………………………………… 21
　　1）切歯 ……………………………………… 22
　　2）犬歯 ……………………………………… 22
　　3）小臼歯・大臼歯 ……………………… 22
　2. 乳歯 ……………………………………… 22

❹ - 口腔の機能 ………………………… 22
　1. 口腔機能 ………………………………… 23
　　1）摂食嚥下機能 ………………………… 23
　　2）発声，構音機能 ……………………… 23
　　3）運動機能
　　　（咬合，下顎運動，舌運動，咀嚼）…… 24
　　4）感覚機能（味覚）…………………… 24
　　5）唾液分泌機能 ………………………… 25
　　6）吸収機能（運動）…………………… 25
　2. 摂食嚥下の仕組み ……………………… 25
　　1）Stage I transport（第 1 期移送）…… 25
　　2）Processing（咀嚼）………………… 25
　　3）Stage II transport（第 2 期移送）… 26
　　4）咽頭嚥下 ……………………………… 27

2章　う蝕と歯周病の基礎知識 ……… 28

❶ - 口腔内の付着物・沈着物 ………… 28
　1. ペリクル ………………………………… 28
　2. マテリアアルバ ………………………… 28
　3. 食物残渣 ………………………………… 28
　4. プラーク〈歯垢〉……………………… 29
　　1）成分 ……………………………………… 29
　　2）分類 ……………………………………… 29

　5. 歯石 ……………………………………… 30
　　COFFEE BREAK バイオフィルムとは？ …… 30
　　1）成分 ……………………………………… 31
　　2）分類 ……………………………………… 31
　6. 色素沈着 ………………………………… 31
　　1）外来性色素沈着（ステイン）………… 31
　　2）内因性色素沈着 ……………………… 32
　7. 舌苔 ……………………………………… 32

❷ - う蝕 ………………………………… 32
　1. う蝕とは ………………………………… 32
　2. う蝕の分類 ……………………………… 32
　　1）う蝕が生じた歯面の部位による分類 … 32
　　2）重症度による分類 …………………… 33
　　3）進行度による分類 …………………… 34
　　4）う蝕に罹患した組織（病理組織学的）
　　　による分類 ……………………………… 35
　　5）原発性もしくは再発性による分類 …… 35
　　6）根面う蝕の臨床的分類 ……………… 35
　3. う蝕の原因 ……………………………… 35
　　1）口腔細菌 ……………………………… 36
　　COFFEE BREAK 表層下脱灰とは？ ……… 36
　　2）飲食物 …………………………………… 37
　　3）宿主と歯 ……………………………… 37
　　COFFEE BREAK 象牙質知覚過敏症とは？ … 37

❸ - 歯周病 ……………………………… 38
　1. 歯周病とは ……………………………… 38
　2. 歯周病の分類 …………………………… 38
　　1）日本歯周病学会による
　　　歯周病分類システム ………………… 39
　　2）保険診療 ……………………………… 39
　　3）国際分類 ……………………………… 39
　3. 歯肉炎と歯周炎の臨床的特徴 ………… 40
　　1）歯肉炎 …………………………………… 40
　　2）歯周炎 …………………………………… 40
　　3）咬合性外傷 …………………………… 40
　4. 歯肉炎・歯周炎の進行プロセス ……… 40
　5. 歯周病の原因 …………………………… 42
　　1）口腔細菌 ……………………………… 42
　　2）宿主 ……………………………………… 42
　　3）環境 ……………………………………… 43
　6. 歯周病が影響を与える疾患 …………… 43

3章　保健行動支援のための基礎知識 …… 45

❶ - コミュニケーションスキル …………… 45
1. はじめに ………………………………… 45
- 1）コミュニケーションとは ……………… 45

2. 医療におけるコミュニケーションスキル … 48
- 1）かかわり行動 ………………………… 49
- 2）応答の技法（傾聴の技法）………… 49
- 3）質問技法 ……………………………… 50

❷ - 行動変容に関連する理論 …………… 51
1. 健康信念モデル ………………………… 52
2. 学習理論（オペラント条件づけ）………… 53
- 1）三項随伴性 …………………………… 53
- 2）行動随伴性 …………………………… 53

3. 社会的認知理論（自己効力感）………… 54
4. 行動変容ステージモデル ……………… 55
- 1）5つの行動変容ステージ …………… 55
- 2）10の行動変容プロセス …………… 55
- 3）意志決定バランス …………………… 56
- 4）行動変容のための自己効力感 …… 57

❸ - 行動変容を促す理論の実践 ……… 57
1. ストレスとストレス・コーピング ………… 57
- 1）ストレスとは ………………………… 57
- 2）ストレス・コーピング ………………… 58

2. 認知行動療法 …………………………… 58
- 1）認知行動療法とは …………………… 58
- 2）認知行動療法に用いる技法 ………… 58

3. 動機づけ面接 …………………………… 60
- 1）動機づけ面接の基本的精神 ………… 60
- 2）5つのカウンセリングスキル ………… 60
- 3）動機づけ面接の4つのプロセス ……… 62
- 4）チェンジトーク ………………………… 62

Ⅲ編　歯科予防処置・歯科保健指導各論

1章　歯科衛生過程の進め方 ……… 66

❶ - 歯科衛生過程の概要 ………………… 66
1. 歯科衛生過程とは ……………………… 66
2. 歯科衛生過程の6つの構成要素 ……… 67

COFFEE BREAK　歯科衛生過程 ………… 67

3. 歯科衛生過程を進めるうえで重要な考え方 ……………………………… 68
- 1）クリティカルシンキング〈批判的思考〉… 68
- 2）臨床推論 ……………………………… 68

CLINICAL PONT

歯科衛生過程は問題解決法を応用した
思考過程の筋道 ……………………………… 68

COFFEE BREAK　クリティカルシンキング … 69

- 3）PDCAサイクル ………………………… 70

4. 歯科衛生士の視点による問題解決 …… 70
- 1）歯科衛生ヒューマンニーズ概念モデル 70
- 2）国際生活機能分類〈ICF〉…………… 71
- 3）口腔関連QOL尺度を用いた
　歯科衛生モデル ……………………… 73

- 4）PRECEED-PROCEED〈MIDORI〉
　モデル ………………………………… 73
- 5）動機づけ面接 ………………………… 74

❷ - 歯科衛生過程の構成要素 ………… 75
1. 歯科衛生アセスメント ………………… 75
- 1）情報収集 ……………………………… 75
- 2）情報の種類 …………………………… 75

CLINICAL PONT

クライエント・セルフケア・コミットメント
モデル ………………………………………… 75

- 3）アセスメント時のツール ……………… 76
- 4）情報の解釈・分析 …………………… 76

2. 歯科衛生診断 …………………………… 78
- 1）歯科衛生診断 ………………………… 78
- 2）情報の統合 …………………………… 78

COFFEE BREAK

日本と米国の歯科衛生業務 ……………… 78

- 3）歯科衛生診断のタイプ ……………… 79
- 4）歯科衛生診断文の表し方 …………… 81
- 5）優先順位 ……………………………… 82

COFFEE BREAK　実在型から問題焦点型へ … 82

xi

3. 歯科衛生計画 ･････････････････････････ 83
　1）期待される結果が目指すもの ････････ 83
　COFFEE BREAK　診断句と原因句 ･････ 83
　2）目標の種類と目標設定のプロセス ････ 84
　3）計画の立案 ･･････････････････････ 85
　COFFEE BREAK
　　目標は"ぐ・た・い・て・き"に設定する ････ 85
4. 歯科衛生介入（実施）･･･････････････ 86
　1）歯科衛生介入（実施）とは ････････ 86
　2）「SOAP」形式による実施記録 ･･････ 86
　3）「SOAP」記載時のルール ････････ 86
5. 歯科衛生評価 ･････････････････････ 87
　1）目標達成度の判定 ･･･････････････ 87
　2）対象者満足度の判定 ････････････ 87
　3）要因の分析と課題の抽出 ･･･････ 87
　COFFEE BREAK
　　POMR〈問題志向型診療録〉･･･････ 87
　4）要約〈サマリー〉････････････････ 88
6. 記録（書面化）･･･････････････････ 88

2章　歯科衛生アセスメントとしての情報収集と情報処理 ･････ 90

❶- 患者（対象者）からの情報収集 ･････ 91
1. 主観的情報の把握 ･････････････････ 91
　1）情報収集の目的 ･････････････････ 91
　2）情報収集の項目 ･････････････････ 91
　3）情報収集のポイント ･･･････････ 93
2. 医療面接〈メディカルインタビュー〉･･････ 93
　1）問診と医療面接の違い ･･･････････ 93
　2）医療面接の目的 ･･･････････････ 94
❷- 全身の健康状態の把握 ･･･････････ 97
1. 器質的，機能的問題の把握 ･･･････ 97
2. 服薬状況の把握 ･･･････････････ 97
❸- 認知機能の把握 ･･･････････････ 98
1. 認知機能の評価方法 ･･･････････ 98
　1）質問式スケール ･･･････････････ 98
　2）観察式スケール ･･･････････････ 99
❹- 生活環境と生活背景の把握 ･････ 100
1. 社会構造の変化への対応 ･･･････ 100
2. 虐待への対応 ･････････････････ 100
❺- 生活習慣の把握 ･････････････ 101
1. 生活習慣病のリスク ･･･････････ 101

　1）主な生活習慣の問題と生活習慣病 ････ 101
　2）肥満とメタボリックシンドローム ････ 102
2. 保健行動 ･･･････････････････････ 102
3. 受療行動 ･･･････････････････････ 103
❻- 口腔の器質的問題の把握 ･････････ 104
1. 口腔内の観察 ･･･････････････････ 104
2. 検査項目 ･･･････････････････････ 104
　1）歯 ･･････････････････････････ 104
　2）歯肉 ･･･････････････････････ 106
　3）舌 ･･････････････････････････ 106
　4）口腔粘膜 ･･･････････････････ 108
　5）唾液 ･･･････････････････････ 108
　6）歯面の付着物・沈着物 ･･･････ 108
　7）歯周ポケット ･･･････････････ 112
　8）根分岐部病変 ･･･････････････ 117
　9）歯の動揺度 ･････････････････ 119
　10）口臭 ･････････････････････ 119
❼- 口腔機能の把握 ･･･････････････ 123
1. 観察による評価 ･･･････････････ 123
　1）歯，咬合 ･････････････････ 123
　2）口腔衛生状態 ･･･････････････ 123
　3）舌 ･･････････････････････････ 123
　4）口唇・頬 ･････････････････ 123
　5）軟口蓋 ･･･････････････････ 124
　6）唾液 ･･･････････････････････ 124
　7）義歯 ･･･････････････････････ 124
　8）その他 ･･･････････････････ 124
2. 口腔機能の評価 ･･･････････････ 124
　1）咀嚼機能の評価 ･････････････ 124
　2）嚥下機能の検査 ･････････････ 124
　3）口腔乾燥の検査 ･････････････ 125
　4）舌圧の検査 ･････････････････ 125
　5）舌口唇運動機能の検査 ･･･････ 125
❽- 分析のためのデータ ･･･････････ 126
1. 指標 ･･･････････････････････ 126
　1）口腔衛生状態の指数 ･････････ 126
　2）歯周病の指数 ･･･････････････ 130
　3）う蝕の指数 ･････････････････ 134
2. 写真・画像 ･･･････････････････ 136
　1）口腔内写真 ･････････････････ 136
　2）エックス線写真 ･････････････ 137
3. 歯周病に関する検査 ･･･････････ 138

1）原理 ……………………………… 139
2）試薬および器具 ………………… 139
3）方法 ……………………………… 139
4）判定 ……………………………… 140
4. う蝕に関する検査（う蝕のリスク評価）
……………………………………… 140
1）う蝕活動性とは ………………… 140
2）う蝕活動性試験の意義，条件，目的 … 141
3）う蝕発生要因の評価方法の
種類と特徴 ……………………… 142
4）う蝕活動性試験 ………………… 143
5. う蝕と歯周病のリスクを同時に
判定する検査 ……………………… 150
1）SMT ……………………………… 150
2）口腔細菌定量検査法
（口腔内細菌カウンタ）………… 151
6. う蝕活動性試験の評価結果に基づく
予防と治療 ………………………… 152

3章　歯科衛生介入としての 歯科予防処置 …… 155

❶ - スケーリング・ルートプレーニング …… 156
1. スケーリングの基本 ……………… 156
1）スケーリング時の姿勢 ………… 156
2）スケーリング時のポジション … 156
3）スケーラー ……………………… 157
4）手用スケーラーの構成 ………… 158
5）スケーラーの把持法 …………… 159
6）スケーラーの固定 ……………… 159
7）スケーラーの運動 ……………… 161
2. デンタルミラー操作の基本 ……… 161
1）種類と特徴 ……………………… 161
2）使用方法 ………………………… 162
3. スケーラーの種類 ………………… 163
COFFEE BREAK
手用スケーラーの刃部の形態 ……… 164
4. 手用スケーラーと操作法 ………… 165
1）シックルタイプスケーラー …… 165
2）キュレットタイプスケーラー … 167
COFFEE BREAK
グレーシータイプキュレット ……… 168
3）部位別操作法 …………………… 170

5. 歯周ポケット内洗浄
〈ポケットイリゲーション〉………… 177
1）使用する薬剤 …………………… 177
2）方法 ……………………………… 177
6. 機械的スケーラーと操作法 ……… 177
1）音（周波数）の領域 …………… 177
2）超音波スケーラー ……………… 178
3）音波スケーラー〈エアスケーラー〉…… 182
4）機械的スケーラー使用時の注意事項 … 184
5）超音波スケーラーの操作方法 … 185
6）術者保持のバキューム操作 …… 187
7）臨床における注意事項 ………… 187
8）使用後の滅菌・消毒・
メインテナンス ………………… 188
7. シャープニング …………………… 189
1）目的 ……………………………… 189
2）砥石の種類と管理 ……………… 189
3）シャープニングの知識 ………… 190
4）シャープングの方法 …………… 193
❷ - 歯面研磨・歯面清掃 ……………… 196
1. 歯面研磨〈ポリッシング〉………… 196
1）目的 ……………………………… 196
2）種類 ……………………………… 196
3）歯面研磨剤（ペースト）……… 196
4）使用器材と操作方法 …………… 197
5）臨床における注意事項 ………… 200
6）注意を要する症例 ……………… 200
2. PTC，PMTC ……………………… 201
1）PTC ……………………………… 201
2）PMTC …………………………… 201
COFFEE BREAK　PTCとPMTC ……… 202
3. 歯面清掃 …………………………… 203
1）歯面清掃器
〈エアパウダーポリッシング〉… 203
2）サブソニックブラシシステム … 206
❸ - フッ化物の応用 …………………… 206
1. フッ化物局所応用によるう蝕予防法 …… 207
2. フッ化物歯面塗布 ………………… 207
1）フッ化物歯面塗布とは ………… 207
2）フッ化物の効果的な塗布時期と
対象歯 …………………………… 207
3）フッ化物歯面塗布製剤 ………… 208

xiii

4）フッ化物歯面塗布製剤の保管と
使用量の確認 ················ 210
5）フッ化物歯面塗布の術式 ········ 211
6）歯科保健指導の際の注意点 ······ 216
7）その他のフッ化物製剤 ·········· 216
8）フッ化物歯面塗布の効果 ········ 217
3．フッ化物洗口 ······················ 217
1）フッ化物洗口の特徴 ············ 217
2）フッ化物洗口法の種類
（毎日法，週1回法） ·········· 218
3）フッ化物洗口の対象者と実施方法 ····· 219

COFFEE BREAK
ポーションタイプのフッ化物洗口剤（液）の
ススメ ···························· 220
4）フッ化物洗口実施に関する注意事項 ·· 221
5）フッ化物洗口によるう蝕予防効果と
医療経済効果 ·················· 222

COFFEE BREAK
フッ化物洗口の6歳未満児への考え方 ······· 223
4．フッ化物配合歯磨剤 ················ 224
1）フッ化物配合歯磨剤の特徴 ······ 224
2）フッ化物配合歯磨剤の見分け方 ······ 224
3）フッ化物配合歯磨剤の
新しい応用方法と考え方 ········ 225
4）1,500 ppm のフッ化物配合歯磨剤の
承認 ·························· 226
5）フッ化物配合歯磨剤の効果的な
使い方 ························ 227

CLINICAL POINT
4学会合同のフッ化物配合歯磨剤の
推奨される利用方法 ·················· 229
6）フッ化物応用の注意点-チタン，
ポーセレン，コンポジットレジン- ···· 230
7）フッ化物配合歯磨剤の効果 ······ 230
5．フッ化物の毒性と急性中毒への対応 ······ 231
1）急性中毒 ···················· 231
2）悪心・嘔吐発現フッ化物溶液量の
算出法 ························ 232
3）慢性中毒 ···················· 234
6．ライフステージ別のフッ化物局所応用 ··· 234
❹- 小窩裂溝填塞法 ···················· 236
1．適応歯 ···························· 236

2．小窩裂溝填塞材 ···················· 237
3．術式 ······························ 238
1）器具・薬剤の準備 ·············· 238
2）レジン系小窩裂溝填塞材の術式 ······· 238
3）セメント系小窩裂溝填塞材の術式
（光重合型） ·················· 240
4．器具・薬剤の取り扱いと管理方法 ······· 241

CLINICAL POINT
フッ化物イオンの除放（リリース）と
リチャージ ·························· 241
5．小窩裂溝填塞後の指導 ·············· 242
6．臨床における注意事項 ·············· 242

4章　歯科衛生介入としての歯科保健指導 ···· 245

❶- 口腔衛生管理に関わる指導 ············· 245
1．ブラッシング ······················ 246
1）歯ブラシ ···················· 246
2）歯磨剤 ······················ 249
3）ブラッシングの方法 ············ 250
2．その他の清掃方法 ·················· 251
1）デンタルフロス ················ 251

COFFEE BREAK　RDA法 ········· 251
2）歯間ブラシ ·················· 253
3）タフトブラシ ················ 254
4）粘膜ブラシ（口腔粘膜用ブラシ） ······· 255
5）スポンジブラシ ················ 256
6）舌ブラシ ···················· 257
7）義歯用ブラシ ················ 258
8）介助用口腔衛生用品 ············ 259
3．洗口液・洗口剤 ···················· 260
1）種類 ························ 260
2）基本的な使用法 ················ 261
3）その他の使用法 ················ 261
4．義歯洗浄剤，義歯安定剤 ············ 262
1）義歯洗浄剤 ·················· 262
2）義歯安定剤 ·················· 263
5．保湿剤 ···························· 264
1）種類 ························ 264
2）基本的な使用法 ················ 264
3）その他の使用法 ················ 265
❷- 口腔機能管理に関わる指導 ············· 266

1. 口腔機能の発達に関連する指導 ………… 266
   1）「食べる」機能発達不全を
     改善するための指導・管理 ………… 266
   2）「話す」機能発達不全を
     改善するための指導・管理 ………… 267
   3）呼吸機能発達不全を
     改善するための指導・管理 ………… 267
2. 口腔機能の低下に関連する指導 ………… 267
   1）口腔衛生状態の不良を
     改善するための指導 ………… 268
   2）口腔乾燥を改善するための指導 ……… 268
    CLINICAL PONT　口腔機能発達不全症 …… 268
   3）咬合力・咀嚼機能の低下を
     改善するための指導 ………… 269
   4）口唇・舌の筋力低下や
     運動機能低下を改善する指導 ………… 269
   5）患者への説明と動機づけ ………… 270

❸ - 生活習慣の指導 ………… 270
1. 非感染性疾患〈NCDs〉 ………… 270
   1）心臓血管病（循環器疾患） ………… 271
   2）がん ………… 272
   3）慢性肺疾患（呼吸器疾患） ………… 272
   4）糖尿病 ………… 272
   5）高血圧症 ………… 273
   6）脂質異常症 ………… 273
2. 口腔の健康状態と
   全身的な健康状態の関連 ………… 274
3. 喫煙者に対する指導 ………… 274
   1）日本人の喫煙状況 ………… 274
   2）歯周病と喫煙 ………… 276
   3）歯科保健指導としての
     禁煙支援の取り組み ………… 277

   4）喫煙状況のアセスメント ………… 278
   5）禁煙ステージのアセスメントと
     禁煙支援（サポート）のポイント …… 280
   6）禁煙治療 ………… 281
   7）健康診査・保健指導での禁煙支援の
     取り組み ………… 282
   COFFEE BREAK　タバコの種類 ………… 282

❹ - 食生活の指導 ………… 283
1. 食品とう蝕誘発性 ………… 283
   1）う蝕は食生活習慣病 ………… 283
   2）糖質，スクロース（ショ糖）と
     う蝕の関連性 ………… 285
   3）食品のう蝕誘発性 ………… 285
   4）代用甘味料 ………… 287
   COFFEE BREAK
   う蝕予防とシュガーレスガム ………… 288
   5）う蝕予防のための食品の摂取方法 …… 290
   COFFEE BREAK
   消費者にわかりやすい表示とは？ ………… 290
2. 歯周病と食生活 ………… 291
3. 酸蝕症と食生活 ………… 292
4. 食生活と咀嚼 ………… 294
   1）咀嚼の定義・目的 ………… 295
   2）咀嚼の意義・役割 ………… 295
   3）咀嚼指導 ………… 296

❺ - ストレスマネジメント ………… 296
1. ストレッサー ………… 298
2. 認知的評価・対処能力 ………… 298
3. ストレス反応に対する対処 ………… 298
   1）問題焦点コーピング ………… 298
   2）情動焦点コーピング ………… 298

Ⅳ編　対象別の歯科衛生介入

1章　ライフステージに対応した歯科衛生介入 ………… 302

❶ - 妊産婦期 ………… 303
1. 妊産婦期の一般的特徴 ………… 303
2. 妊産婦期の口腔の特徴 ………… 304

3. 妊産婦期の歯科衛生介入 ………… 305
   1）プロフェッショナルケアの目標 ……… 305
   2）セルフケアの目標 ………… 306
4. 妊産婦期の栄養 ………… 307
   1）妊娠期の特徴と栄養 ………… 307
   COFFEE BREAK　低出生体重児出産 ……… 307

2）授乳期の特徴と栄養 ·············· 308
5. 妊娠期と授乳期の食事摂取基準 ·········· 308
6. 妊娠期と授乳期の食生活指導 ·········· 309
1）妊娠期 ······································ 310
COFFEE BREAK　妊娠糖尿病 ············· 310
2）授乳期 ······································ 311

❷ - 乳児期 ··· 312
1. 乳児期の一般的特徴 ···················· 312
2. 乳児期の口腔の特徴 ···················· 313
3. 乳児期の歯科衛生介入 ·················· 313
1）プロフェッショナルケアの目標 ····· 313
2）セルフケアの目標 ···················· 314
4. 乳児期の栄養摂取 ······················ 314
1）離乳の意義 ···························· 316
COFFEE BREAK　卒乳 ····················· 316
2）離乳食の進め方の目安 ·············· 318
5. 乳児期の食事摂取基準 ·················· 318
6. 乳児期の食生活指導 ···················· 318
COFFEE BREAK　授乳・離乳の支援ガイド ··· 318
1）離乳初期 ······························ 319
2）離乳中期 ······························ 320
3）離乳後期 ······························ 320
COFFEE BREAK
親と子どもの食器共用とう蝕 ·············· 320
4）離乳完了期 ···························· 321

❸ - 幼児期 ··· 321
1. 幼児期の一般的特徴 ···················· 321
2. 幼児期の口腔の特徴 ···················· 322
3. 幼児期の歯科衛生介入 ·················· 322
1）プロフェッショナルケアおよび
コミュニティケアの目標 ·············· 322
COFFEE BREAK
子どもの歯ブラシによるのど突き事故 ······ 322
2）セルフケアの目標 ···················· 326
4. 幼児期の食生活の特徴と栄養 ·········· 327
1）幼児期前期 ···························· 327
2）幼児期後期 ···························· 327
5. 幼児期の食事摂取基準 ·················· 328
6. 幼児期の食生活の把握 ·················· 328
7. 幼児期の食生活指導 ···················· 328
1）幼児期前期 ···························· 329
2）幼児期後期 ···························· 329

❹ - 学齢期 ··· 329
1. 学齢期の一般的特徴 ···················· 329
2. 学齢期の口腔の特徴 ···················· 330
3. 学齢期の歯科衛生介入 ·················· 331
1）プロフェッショナルケアの目標 ······· 331
2）セルフケアの目標 ···················· 332
3）コミュニティケアの目標 ·············· 332
4. 学齢期の食生活の特徴と栄養 ·········· 332
1）摂食行動と摂食機能の発達 ·········· 332
2）健康と栄養の問題点 ·················· 333
3）学齢期における食育の重要性 ········· 334
CLINICAL PONT　偏食 ···················· 334
5. 学齢期の食事摂取基準 ·················· 335
6. 学齢期の食生活の把握 ·················· 335
1）学童期の目標 ·························· 335
2）思春期の目標 ·························· 336
7. 学齢期の食生活指導 ···················· 336
COFFEE BREAK　第4次食育推進基本計画 ··· 336

❺ - 思春期・青年期 ···························· 337
1. 思春期・青年期の一般的特徴 ··········· 337
2. 思春期・青年期の口腔の特徴 ··········· 338
3. 思春期・青年期の歯科衛生介入 ········· 338
1）望ましい歯科保健行動 ················ 338
2）プロフェッショナルケアの目標 ······· 339
3）セルフケアの目標 ···················· 340
4. 思春期・青年期の食生活の特徴と栄養 ··· 340
1）摂食行動と摂食機能の発達 ·········· 340
2）健康と栄養の問題点 ·················· 340
5. 思春期・青年期の食事摂取基準 ········· 342
6. 思春期・青年期の食生活の把握 ········· 342
7. 思春期・青年期の食生活指導 ··········· 343

❻ - 成人期 ··· 344
1. 成人期の一般的特徴 ···················· 344
2. 成人期の口腔の特徴 ···················· 345
COFFEE BREAK
ブレスローの7つの健康習慣 ·············· 345
3. 成人期の歯科衛生介入 ·················· 346
1）プロフェッショナルケアの目標 ······· 346
2）セルフケアの目標 ···················· 346
4. 成人期の食生活の特徴と栄養 ·········· 348
5. 成人期の食事摂取基準 ·················· 349
6. 成人期の食生活の把握と指導 ·········· 349

7. 生活習慣病の食事療法と
　　歯科保健指導のポイント ·············· 350
　　1）肥満・肥満症 ························ 350
　　2）糖尿病 ······························ 351
　　3）脂質異常症 ························ 353
　　4）高血圧 ···························· 354
❼ - 高齢期 ····································· 354
　1. 高齢期の一般的特徴 ················ 354
　2. 高齢期の口腔の特徴 ················ 355
　3. 高齢期の歯科衛生介入 ·············· 357
　　1）プロフェッショナルケアの目標 ······· 357
　　2）セルフケアの目標 ·················· 358
　　3）口腔機能低下症に対する指導 ·········· 358
　4. 高齢期の食生活の特徴と栄養 ·········· 359
　5. 高齢者の低栄養の要因 ·············· 360
　　1）低栄養の要因 ···················· 360
　　2）低栄養状態の指標 ·················· 360
　6. 高齢期の食事摂取基準 ·············· 360
　7. 高齢期の食生活の把握 ·············· 362
　　1）食事に関連する全身状態の
　　　 変化の把握 ························ 362
　　2）栄養スクリーニング・嚥下スク
　　　 リーニングに用いられるツール ········ 362
　　3）栄養情報提供書 ···················· 363
　8. 高齢期の食生活指導 ················ 364
　　1）身体的・生理的変化への対応 ········ 364
　　2）服用薬への対応 ···················· 364
　　3）摂食嚥下障害への対応 ·············· 364
　　4）認知機能障害への対応 ·············· 366

2章　配慮を要する者への
　　　歯科衛生介入 ·············· 373

❶ - 要介護高齢者 ···························· 373
　1. 要介護高齢者の一般的特徴 ············ 373
　2. 要介護高齢者の口腔の特徴 ············ 374
　　1）口腔の症状 ························ 374
　　2）発生頻度の高い口腔疾患 ············ 375
　3. 要介護高齢者の歯科保健指導 ·········· 376

　　1）歯科衛生介入の目標（口腔衛生管理の
　　　 ポイントと留意点） ················ 376
　　2）介護者によるケアの目標 ············ 376
　4. 要介護高齢者の食生活の特徴と栄養 ······ 377
　5. 要介護高齢者の食生活指導 ············ 378
　　1）摂食嚥下機能の評価 ················ 378
　　2）要介護高齢者の健康を守る食事 ········ 379
　　CLINICAL PONT
　　スマイルケア食（新しい介護食品） ·········· 380
　　3）食前後の口腔健康管理 ·············· 381
　　4）歯科医療の早期受診のすすめ ·········· 381
❷ - 障害児者 ······························· 381
　1. 障害児者の一般的特徴 ·············· 381
　2. 障害児者の口腔の特徴 ·············· 382
　　1）口腔の問題 ························ 382
　　2）歯科診療上の問題 ·················· 383
　3. 障害児者の歯科衛生介入―障害児者の
　　　歯と口の健康管理の現状と重要性― ······ 383
　　1）プロフェッショナルケアの目標 ········ 384
　　2）介護者によるケアの目標 ············ 385
　4. 障害児者の食生活の特徴と栄養 ········ 386
　5. 摂食嚥下障害児者の食生活指導 ·········· 386
❸ - 大規模災害被災者 ···················· 389
　1. 災害と避難施設 ···················· 389
　　CLINICAL PONT
　　日本歯科衛生士会における災害対策本部の
　　設置と業務内容 ······················ 389
　2. 災害時の歯科保健医療 ·············· 390
　3. 歯科保健医療のための
　　　アセスメントと支援活動 ·············· 390
　　1）避難所におけるラピッドアセスメント
　　　 （災害時迅速評価） ················ 391
　　2）ラピッドアセスメントに基づいた
　　　 支援内容 ························ 392
　　3）災害時に発生する歯科的問題 ·········· 393
　　4）避難者への歯科的保健指導
　　　 （個別・小集団への対応） ·············· 393
　4. 災害時の多職種連携について ·············· 395

Ⅴ編　地域歯科保健活動における健康教育

1章　地域歯科保健活動における健康教育 ……… 400

❶ - 健康教育の概要 ……………………… 400
- 1. 健康教育の目標 …………………………… 401
- 2. 事業として行われる健康教育 …………… 401

❷ - 健康教育の進め方 ………………… 403

❸ - 健康教育の方法 …………………… 404
- 1. 受動的・能動的な方法 ………………… 404

  COFFEE BREAK
  PDCA サイクルを日常の歯科衛生業務に
  活用しよう！ ……………………………… 404

- 2. 媒体（教材）の活用 ………………… 405

  COFFEE BREAK
  タブレットやパソコンなどを活用した
  映像教材 …………………………………… 405

❹ - 健康教育の評価 …………………… 406
- 1. 地域歯科保健の評価 …………………… 406
  - 1）ストラクチャー〈構造〉評価 ……… 406
  - 2）プロセス〈過程〉評価 ……………… 406
  - 3）アウトプット〈事業実施量〉評価 … 406
  - 4）アウトカム〈結果・成果〉評価 …… 406

2章　地域歯科保健活動のフィールド …………………… 408

❶ - 保育所（園）・幼稚園 …………… 408
- 1. 保育所（園）と幼稚園の教育課程 …… 408
- 2. 健康教育 ………………………………… 410
- 3. 学習指導案 ……………………………… 411
  - 1）学習指導案作成 ……………………… 411
  - 2）健康教育のポイント ………………… 412

❷ - 学校（小学校・中学校・高等学校） …… 412
- 1. 学校の教育課程 ………………………… 412
- 2. 歯科保健指導 …………………………… 412
- 3. 学習指導案 ……………………………… 414
  - 1）学習指導案作成 ……………………… 414
  - 2）健康教育のポイント ………………… 416

  COFFEE BREAK
  新しい生活様式における学校での歯みがき … 416

- 3）評価 …………………………………… 417

❸ - 事業所 ………………………………… 417
- 1. 事業場における労働者の健康保持増進の
  ための指針〈THP 指針〉……………… 418
- 2. 安全衛生管理体制 ……………………… 418
- 3. 特定健康診査・特定保健指導 ………… 418
- 4. 事業所における健康教育 ……………… 419

  COFFEE BREAK　歯と口の健康週間 ……… 419

❹ - 保健所・市町村保健センター ……… 420
- 1. 市町村における健康づくり …………… 420
- 2. 地域支援事業における介護予防事業 …… 421
  - 1）口腔機能向上事業 …………………… 421
  - 2）実施場所 ……………………………… 422

❺ - 地域・病院・施設 …………………… 423
- 1. 病院 ……………………………………… 423
- 2. 施設 ……………………………………… 424

付 1　全身疾患の基礎知識 ………………… 427
付 2　歯ブラシのブラッシング方法 ……… 436

索引 ……………………………………………… 441

＊本書の写真はすべて許諾を得て掲載しています.

執筆分担

Ⅰ編
1章 .... 高阪利美
2章 .... 高阪利美

Ⅱ編
1章
❶～❸ .... 大川由一
❹ .... 水上美樹
2章 .... 犬飼順子
3章 .... 田副真美

Ⅲ編
1章 .... 吉田直美
2章
❶, ❷, ❹, ❺, ❽-1. ～3
.... 秋山恭子
❸, ❻, ❼ .... 宮崎晶子
❽-4. .... 眞木吉信
3章
❶-1. 3. 4. ....荒木美穂, 永井由美子
❶-2. .... 石川裕子
❶-5. 6. .... 麻賀多美代
❷ .... 石川裕子
❸-1. 3. .... 眞木吉信
❸-2. .... 石黒　梓
❸-4. .... 大山静江
4章
❶ .... 船奥律子
❷, ❸, ❺ .... 白鳥たかみ

❹-1. .... 髙橋信博
❹-2. .... 両角祐子
❹-3. .... 犬飼順子
❹-4. .... 増田裕次

Ⅳ編
1章
❶ .... 福田昌代
❷-1. 2. .... 有井真弓
❷-3. ～6. .... 鈴木厚子
❸-1. ～3. 5. ～7. .... 松木千紗
❸-4. .... 鈴木厚子
❹ ....古川絵理華, 池田亜紀子
❺ .... 松本厚枝
❻ .... 小原由紀
❼-1. ～3. .... 菅野亜紀
❼-4. 6. ～8. .... 田村清美
❼-5. .... 平澤玲子
2章
❶ .... 江川広子
❷ .... 石井里加子
❸ .... 久保山裕子

Ⅴ編
❶ .... 合場千佳子
❷ .... 國井知余

付-1 .... 船奥律子
付-2 .... 升井一朗

Ⅰ編

総論

1章 予防の概念とわが国の健康施策

到達目標
1. 予防の概念を理解できる.
2. わが国の健康推進施策を理解できる.

① 予防の概念

　人は健康でありたいと誰もが望むものである. しかし, 疾病と向き合うことになったとき, 健康を取り戻そうと治癒を願う. さらに治癒後には健康な体を維持し, さまざまな疾患を未然に防ぐために, 予防しようとする考えが生まれる. 近年では, う蝕や歯周病は早期発見であれば, 治癒できる疾患とされているが, 予防の概念を取り入れ, 早い段階での着手が必要である.

　Leavell & Clark は疾病の予防レベルを3段階5つの予防手段にまとめている. う蝕・歯周病の予防レベルを (表I-1-1, 2) に示す.

1. 第一次予防

　第一次予防〈Primary prevention〉とは, 生活習慣・生活環境の改善や健康教育などによる健康増進を図り, 積極的に疾病の発病予防をすることである. 予防手段には健康増進〈Health promotion〉と特異的予防〈Specific promotion〉がある.

1) 健康増進

　健康な時期に, 健康, 栄養, 生活, 運動, 禁煙など健康教育などによる健康増進を図る. 疾病にとらわれず, セルフケア・コミュニティケアによる生活習慣の改善を図る.

2) 特異的予防

　特定の疾病に対する予防対策である. う蝕予防では, フッ化物応用や小窩裂溝填塞など, 歯周病予防ではスケーリングやPTC・PMTCなどプロフェッショナルケア

表Ⅰ-1-1 う蝕の予防レベル

第一次予防		第二次予防		第三次予防
健康増進	特異的予防	早期発見 即時処置	機能喪失阻止	リハビリテーション
口腔健康教育 口腔衛生指導 栄養・食事指導 育児指導	フッ化物応用によるう蝕発生抑制 小窩裂溝填塞 間食指導（代用甘味料, サプリメント） 口腔清掃 薬用歯磨剤の使用 特定保健用食品の摂取	精密検査 初期う蝕の進行抑制〈フッ化ジアンミン銀塗布〉 初期う蝕の治療 ミニマルインターベンションデンティストリー〈MID〉	修復治療 根管治療 抜歯	喪失歯に対する補綴治療 インプラント治療 摂食嚥下リハビリテーション

（全国歯科衛生士教育協議会, 2023.）[1]

表Ⅰ-1-2 歯周病の予防レベル

第一次予防		第二次予防		第三次予防
健康増進	特異的予防	早期発見・即時処置	機能喪失阻止	リハビリテーション
健康教育 口腔清掃 健康維持・増進 　健康な生活態度 　適切な栄養摂取 　適切な運動 禁煙	意識された口腔清掃 定期的な歯科予防処置 　口腔清掃指導 　PTC 　PMTC 　スケーリング 洗口剤・薬用歯磨剤の使用	定期健診の受診 歯周基本治療 　歯周疾患に関する教育 　口腔清掃指導 　スケーリング・ルートプレーニング〈SRP〉 不正な修復物の修正 咬合調整	歯周外科処置 歯の固定	歯周補綴 歯の形態修正 矯正処置

（全国歯科衛生士教育協議会, 2019.）[2]

による予防対策である.

2. 第二次予防

　第二次予防〈Secondary prevention〉とは，早期発見・即時処置〈Early diagnosis and prompt treatment〉と機能喪失阻止〈Disability limitation〉を目的としている．疾病が発病したとき，早期に治療や口腔清掃指導などを行い重症化を防ぐ対策のことである．

1）早期発見・即時処置

　健康診断，歯科検診，学校歯科健診などにより，疾病を早期に発見し，処置を行い，進行を阻止するための対策である．フッ化ジアンミン銀塗布などは乳歯のう蝕進行抑制として行う．歯周基本治療では，プラークコントロール，スケーリング・ルートプレーニング〈SRP〉など歯周病進行抑制のために行うプロフェッショナルケアである．

2）機能喪失阻止

　再発防止と二次疾患防止を目的としている．疾患がある程度進行すると機能障害

や合併症などにつながるため，適切な治療により進行の拡大を最小限にとどめる．歯周病では歯周外科処置や歯の固定などの治療対策により重症化を防ぐ．

3. 第三次予防

第三次予防〈Tertiary prevention〉とは，治療過程において保健指導やリハビリテーションを行い，機能回復を図ることが目的である．歯科疾患により喪失した歯に対し，補綴装置の装着などにより咀嚼機能の回復，摂食嚥下リハビリテーションなど QOL〈生活の質，生命の質〉に配慮し，再発防止や口腔機能回復の対策を図る．

❷ わが国の健康推進施策

わが国の健康増進に関わる取り組みは，1978（昭和53）年に「国民健康づくり対策」が始まり，数次にわたり展開されてきた．現在は 2024（令和6）年より，すべての国民が健やかで心豊かに生活できる持続可能な社会の実現をビジョンとした，新たな健康づくりの取り組みが始まっている（表 I-1-3）．

1. 健康日本 21（第三次）

2000（平成12）年から始まった「21世紀における国民健康づくり（**健康日本21**）」は 2013（平成25）年の「21世紀における国民健康づくり〔健康日本21（第二次）〕」を経て，諸活動による成果により健康寿命は確実に延伸してきたといえる．

一方で，一部の指標（特に一次予防に関連する生活習慣に関するもの）の悪化や目標未達成などが指摘された．これらを踏まえ，健康日本21（第三次）は「すべての国民が健やかで心豊かに生活できる持続可能な社会の実現」をビジョンとして掲げ，① 誰一人取り残さない健康づくりの展開（Inclusion），② より実効性をもつ取り組みの推進（Implementation）を重点とし，国民健康づくりを社会全体で総合的に取り組み，推進するとしている．

基本的な方向として，1）健康寿命の延伸と健康格差の縮小，2）個人の行動と健康状態の改善，3）社会環境の質の向上，4）**ライフコースアプローチ**[*]を踏まえた健康づくり，の4項目をあげている．

1）健康寿命の延伸と健康格差の縮小

すべての国民が健やかで心豊かに生活できる持続可能な社会の実現のため，個人の行動と健康状態の改善に加え，個人を取り巻く社会環境や，その質の向上を通じて健康寿命の延伸および健康格差の縮小を実現する．

---

[*] ライフコースアプローチ
胎児期から老齢期に至るまで，人の生涯を経時的に捉えた健康づくりのことです．

表 I-1-3　わが国における主な健康増進施策の変遷

年	施策
1956 年	むし歯半減運動
1961 年	3 歳児歯科健康診査
1977 年	1 歳 6 か月児健康診査
1978 年	第 1 次国民健康づくり（昭和 53 年度〜） 国民の多様なニーズに対応し，地域に密着した保健サービスを提供する体制の整備が必要との観点から，① 健康診査の充実，② 市町村保健センター等の整備，③ 保健師などのマンパワーの確保，などの取り組みを推進した.
1982 年	老人保健法による保健事業
1988 年	第 2 次国民健康づくり（昭和 63 年度〜） 【アクティブ 80 ヘルスプラン】 第 1 次の対策をさらに拡充するとともに，運動習慣の普及に重点を置き，栄養・運動・休養のすべての面での均衡のとれた健康的な生活習慣の確立を目指す取り組みを推進した.
1989 年	8020 運動
1997 年	介護保険法の公布
2000 年	第 3 次国民健康づくり（平成 12 年度〜） 【21 世紀における国民健康づくり（健康日本 21）】 健康寿命の延伸および生活の質の向上を実現することを目的とし，生活習慣病やその原因となる生活習慣等の課題について，10 年後を目途とした目標値を設定し，「一次予防」の観点を重視した取り組みを推進した.
2002 年	健康増進法の公布
2006 年	食育基本法，食育推進基本計画
2007 年	新健康フロンティア戦略（〜2017 年）
2008 年	特定健康診査・特定保健指導
2013 年	第 4 次国民健康づくり（平成 25 年度〜令和 5 年度，1 年延長） 【21 世紀における国民健康づくり〔健康日本 21（第二次）〕】 生活習慣病の予防，社会生活を営むために必要な機能の維持および向上等により，健康寿命を延伸し，あらゆる世代の健やかな暮らしを支える良好な社会環境を構築することにより，健康格差の縮小を実現しうることを最終的な目的とした.
2018 年	健康増進法改正（受動喫煙対策）
2024 年	第 5 次国民健康づくり（令和 6 年度〜令和 14 年度まで 12 年間） 【21 世紀における国民健康づくり〔健康日本 21（第三次）〕】 「すべての国民が健やかで心豊かに生活できる持続可能な社会に実現」をビジョンとし，① 誰一人取り残さない健康づくりの展開（Inclusion），② より実効性をもつ取り組みの推進（Implementation）を通じて，国民健康づくりを社会全体で，総合的・計画的に推進するとしている.

2）個人の行動と健康状態の改善

　国民の健康増進を推進するにあたり，栄養・食生活，身体活動・運動，休養・睡眠，飲酒，喫煙，歯・口腔の健康に関する生活習慣の改善に加え，生活習慣病（NCDs：非感染性疾患）の発症予防，合併症の発症や症状の進展などの重症化予防に関して，引き続き取り組みを進め，一方で生活習慣病に罹患しなくても「誰一人取り残さない」健康づくりの観点より，発症予防・重症化予防だけではない健康づくりを重要としている.

3）社会環境の質の向上

　就労，ボランティア，通いの場などのより緩やかな関係性を含んだ居場所づくりや社会参加の取り組みをすることで，社会のつながり・こころの健康の維持および

向上を図る.

　健康な食環境や身体活動・運動を促す環境をはじめとする,自然に健康になれる環境づくりを推進する.また,誰もがアクセスできる健康推進のための基盤整備として,健康情報を入手できるインフラ整備,科学的根拠に基づく健康情報を入手・活用できる基盤の構築や周知・啓発活動の取り組みを行う.

4) ライフコースアプローチを踏まえた健康づくり

　1)から3)にあげた各要素を,さまざまなライフステージにおいて享受できることが重要であり,各ライフステージに特有の健康づくりについて引き続き取り組みを進める.

2. 健康教育

1) 健康教育の定義

　健康教育の定義は,「健康教育とは,個人,家族,集団または地域が直面している健康問題を解決するにあたって,自ら必要な知識を獲得して,必要な意思決定ができるように,そして直面している問題に積極的に取り組む実行力を身につけることができるように援助することである」としている.つまり,健康について学び,意識をもち,獲得することができるように取り組むことであり,医師,歯科医師,看護師,保健師,管理栄養士,歯科衛生士など多職種が携わる.

2) 健康教育の目的

　健康教育の目的は,健康の保持・増進であり,きわめて広義である.つまり,健康問題が起こらないようにする(予防),健康に問題が起こってもすぐ対処できるようにする(早期発見・早期治療),健康問題を解決する(治療),完全に解決して社会復帰する(リハビリテーション)などのステージがあり,よりよい方向に向かわせるという意味合いが含まれている.そのために,① 対象者が正しい知識や理解をもつこと(知識の習得,理解),② 健康行動を起こそうという気持ちになること・起こすこと(態度の変容),③ 日常生活での健康生活の実践と習慣化(行動変容とその維持),これらを促すことが必要となる.

　歯科衛生士は,その健康教育の概念を理解し,その施策に合わせた業務を行う.

3) 健康教育の実施に必要な要素

　健康教育を実施するためには,行動科学,行動変容を理解し,健康教育に役立てる必要がある.地域保健や産業保健における健康教育などの実践活動があてはまる.

(1) 行動科学

　行動科学とは,健康づくりのための理論である.人間の行動の理解を通して,人間の行動に関わる諸問題を解決することを目的とする科学であり,理論やモデルが

提唱されている．行動変容に関わる要因を確認して，効果的なプログラムを組み立て，健康教育に役立てることができる．健康行動理論と同義語である．

（2）保健行動，健康行動

狭義には，症状のない状態における病気予防を目的とする保健行動のことである．広義では，健康のあらゆる段階にみられる健康保持・回復・増進を目的として，命に関わる行動のみならずQOLを向上させるための行動と捉えている．

（3）行動変容

行動変容とは，考え方を変容しやすくし，対象者の生活行動，行動に影響する要因，個人の意思に働きかけなどを行うことにより，健康保持・増進のために行動・ライフスタイルを望ましいものに改善することをいう．

人間の生活行動やライフスタイルは，個人の価値観や信念などさまざまな要因が影響しあい構築されているため，知識を得ただけでは人の行動変容は起こらない．そのため，対象者自身が気づくように，やりやすい条件・環境を提案し，具体的な行動の仕方を選択できるよう支援を行う．

4）ポピュレーションアプローチとハイリスクアプローチ

健康日本21（第三次）*は，健康づくりに関する各種指標を見直し，国民へ健康づくり運動を推進する手法を導入している．また，各都道府県においても健康増進計画の策定を進め，改善の傾向を調査しているが，健康日本21策定時のベースライン値より改善していない項目や悪化している項目など，健康課題に応じて適切なアプローチが必要となる．

ポピュレーションアプローチ*とは，集団に対して健康障害へのリスク因子の低下を図る方法である．集団全体に対して効果的なプログラムや普及啓発を行うことにより，効果を期待することができ，多くの人々への健康増進や疾病予防につながる．

ハイリスクアプローチ*とは，例えば，「健康診断で血圧が高い」「血糖値が高い」人を対象に効果的な保健指導プログラムを提示し，定期的な見直しなどを図る方法である．

ポピュレーションアプローチとハイリスクアプローチを組み合わせて実施することが効果的とされている．図Ⅰ-1-1に概念図を，表Ⅰ-1-4にそれぞれの特徴を示す．

Link

健康日本21（第三次）
『保健生態学』
p.4

Link

ポピュレーション
アプローチ/ハイリ
スクアプローチ
『保健生態学』
p.5

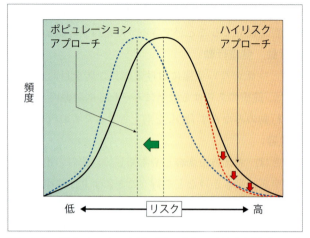

図 I-1-1 ポピュレーションアプローチとハイリスクアプローチの概念図

(厚生労働省, 2005.[3])

表 I-1-4 ポピュレーションアプローチとハイリスクアプローチの特徴

	ポピュレーションアプローチ	ハイリスクアプローチ
対象	高リスク群および低リスク群を含む集団全体（地域集団）	高リスク群，個人（診療所・病院）
役割	主として一次予防	主として二次予防
利点	・集団全体に効果が及ぶ． ・集団全体の発症者の減少効果． ・集団からハイリスク者を選ぶ手間が省ける．	・対象者を把握しやすい． ・個人への効果が高い． ・対象を絞ることができる．
欠点	・個人への効果が低い． ・不十分な介入の場合，健康格差が拡大する． ・漠然と行うと費用対効果が得られない．	・効果は一時的，限局的なことが多い． ・集団全体への波及効果が薄い． ・スクリーニングの費用がかかる．

(医療情報科学研究所 2022[4]．改変)

参考文献

1) 全国歯科衛生士教育協議会監修：歯科衛生学シリーズ 歯・口腔の健康と予防に関わる人間と社会の仕組み 1 保健生態学．医歯薬出版, 東京, 2023.
2) 全国歯科衛生士教育協議会監修：最新歯科衛生士教本 歯・口腔の健康と予防に関わる人間と社会の仕組み 1 保健生態学．医歯薬出版, 東京, 2019.
3) 厚生労働省：生活習慣病健診・保健指導の在り方に関する検討会 第3回資料．2005.
4) 医療情報科学研究所編：公衆衛生がみえる 2020-2021．メディックメディア, 東京, 2022.
5) 厚生労働省：健康日本 21（第三次）
   https://www.mhlw.go.jp/content/001102474.pdf
6) 厚生労働省：健康日本 21（第三次）推進のための説明資料
   https://www.mhlw.go.jp/content/10904750/001158816.pdf
7) 厚生労働省：実践的指導実施者研修教材．
   https://www.mhlw.go.jp/bunya/shakaihosho/iryouseido01/info03k.html

2章 歯科予防処置論・歯科保健指導論で学ぶこと

到達目標
① 歯科予防処置・歯科保健指導の法的位置づけを説明できる.
② 歯科予防処置・歯科保健指導の業務（歯科衛生実践）を概説できる.
③ 口腔健康管理の概念と内容を説明できる.
④ 医療保険制度における歯科予防処置・歯科保健指導を理解できる.
⑤ 他職種が行う保健指導を理解できる.

　歯科衛生士は，1章で学んだすべての予防レベルにおいて，プロフェッショナルケア，セルフケア，コミュニティケア（パブリックヘルスケア）とそれに伴う歯科予防処置・歯科保健指導を行う必要がある.

① 歯科衛生士法における歯科予防処置・歯科保健指導の位置づけ

　歯科予防処置・歯科保健指導の業務については，歯科衛生士法に規定されている.

> 第2条　この法律において「歯科衛生士」とは，厚生労働大臣の免許を受けて，歯科医師（歯科医業をなすことのできる医師を含む．以下同じ．）の指導の下に，歯牙及び口腔の疾患の予防処置として次に掲げる行為を行うことを業とする者をいう.
> 一　歯牙露出面及び正常な歯茎の遊離縁下の付着物及び沈着物を機械的操作によって除去すること.
> 二　歯牙及び口腔に対して薬物を塗布すること.
> 　2　（略）
> 　3　歯科衛生士は，前二項に規定する業務のほか，歯科衛生士の名称を用いて，歯科保健指導をなすことを業とすることができる.

　ここで規定されている歯科予防処置は，健常者に対する一次予防としての行為を規定しており，歯科疾患を有し治療の一環としての歯石除去，機械的清掃などの行為は，歯科診療の補助に該当し，歯科医師の指示が必要となる．また，歯科衛生士

の歯科保健指導は，歯科衛生士学校・養成所指定規則の改正（1983 年）により 1 年制教育から 2 年制教育へと変遷し，歯科保健指導の教育も 120 時間追加され，歯科衛生士の歯科保健指導を行う能力が担保されたことにより，歯科保健指導の業務が法改正により追加された．この歯科保健指導は，集団および個人を対象とした，健康の維持・増進・回復を目的に歯科疾患予防のための指導・教育から療養上の指導に至るまで多岐にわたる内容を含んでいる．さらに資格に基づく専門知識や技術に裏打ちされた指導として，他者の業務との差別化を図るために，資格取得者以外にその呼称を法令で禁止する**名称独占**としている．

1. 歯科予防処置

　歯科衛生士法に定められている歯科予防処置とは，リスク因子を抽出し，除去する方法を計画立案し，歯科衛生介入を実施し，リスクを除去することで，疾病を未然に防ぐことである．すなわち，歯科疾患の予防のための専門的手段のことを歯科予防処置（Prophylactic treatment または Oral prophylaxis）とよび，個人の歯科疾患を抑制あるいは予防する．さらに歯・口腔の健康状態を保ち，積極的な増進を行う専門的な処置すべてのことをさす．歯科予防処置には，歯周病予防処置とう蝕予防処置などがある．

2. 歯科保健指導

　歯科衛生士法に定められている歯科保健指導（Health guidance あるいは Health counseling）とは，人々が自ら健康を築くことができるよう，健康的な営みを支援・援助するために，自らの健康に対する問題点を明確にして，その解決方法を見出し，動機づけや行動変容を促す指導や教育のことをいう．

　歯科衛生士が行う歯科保健指導には，個人に対する歯科保健指導と，集団を対象とする歯科保健指導がある．どちらも「健康教育」による行動変容を目的とするものである．

② 歯科衛生実践の進め方

1. 歯科衛生実践として行う口腔健康管理

　わが国が進める国民の健康寿命の延伸のために，全身の健康と歯・口腔の健康に関する対応として，「**口腔健康管理**」を図ることが求められている．「口腔健康管理」は，歯科専門職による「**口腔衛生管理**」と「**口腔機能管理**」の両者を行う行為と定められており，歯科衛生士が行う業務には「口腔健康管理」が含まれている．

口腔衛生管理には，PTC や PMTC などのプラーク除去や歯石除去，フッ化物応用，小窩裂溝填塞などが含まれる．口腔機能管理には，摂食嚥下訓練や構音機能訓練，唾液腺マッサージ，口腔筋機能療法〈MFT〉などが含まれる．

歯科衛生士の行う口腔健康管理とは，対象者が生涯にわたり全身の健康の維持・増進・回復を図り，質の高い生活ができるよう，歯・口腔の健康に関わり，歯科疾患予防のために口腔清掃や口腔衛生の向上を目的とした「口腔衛生管理」と，口腔機能の回復を目的とした「口腔機能管理」を基盤とした口腔健康管理を実践することをいう．

2. 歯科衛生過程の展開

＊歯科衛生過程
歯科衛生過程のもととなった看護過程は，コロンビア大学（米国）に初めて看護学部が誕生した 1889 年に，John Dewey の問題解決学習を下敷きに作成されました．看護師が働く際の看護的な思考と行動のパターンを様式化して，看護の質を高めるべく考案されたものです．

歯科衛生士は口腔衛生管理・口腔機能管理を進めるために，**歯科衛生過程**＊を用いて，対象者の抱えている問題を明確化し，問題解決方法を計画・立案し，科学的根拠を基に歯科衛生業務を展開する．

「歯科衛生過程」は，口腔の健康や生活習慣，身体状況，社会的・精神的な側面など，さまざまな角度から情報を収集し（歯科衛生アセスメント），十分に分析した後，専門的な判断（歯科衛生診断）を行い，計画（歯科衛生計画）を立案したうえで，計画を実施（歯科衛生介入）し，その後に得られた変化や行動変容などから評価を行う（歯科衛生評価）など，問題志向型システムに則って遂行されるプロセスである（詳細は，p.66〜参照）．

3. 歯科衛生実践として行う歯科予防処置

歯科衛生実践として行う歯科予防処置は，主に歯周病やう蝕による歯科疾患の予防である．

歯周病とう蝕はプラーク中の細菌が起因する感染症である．歯周病は生活習慣病と位置づけられており，歯磨き習慣，食生活習慣，喫煙とも関連が深い．生活習慣の改善が歯周治療の成否にもつながる．また，歯や口腔は消化器官の一部の役割があり，歯周病が慢性化すると，歯周病原細菌が口腔から離れた臓器に行き着き，疾病を引き起こす可能性がある．そのため，歯科衛生士は歯周病予防処置として，口腔内に付着するプラークや歯石をスケーリング〈Scaling〉や歯面研磨〈Polishing〉などの機械的操作による専門的な処置を行う．

う蝕は，歯の小窩裂溝や隣接面に付着するプラーク中の細菌（特に *Streptococcus mutans*）感染で，歯質の脱灰・溶解による歯の破壊のことをいう．う蝕が原因で起こる歯髄炎，根尖性歯周炎などの合併症も多く，予防と早期治療が重要である．糖質の多い食生活がう蝕の発生につながるため，粘着性の高い含糖食品の摂取コントロールとプラークを取り除く口腔清掃やフッ化物の応用が必要であり，う蝕予防処置には，フッ化物歯面塗布，小窩裂溝填塞などが該当する．

4. 歯科衛生実践として行う歯科保健指導

歯科保健指導とは，口腔保健について正しい知識，最新の情報，技術を伝えることにより，対象者の習慣化した生活習慣や日常行動を望ましい歯科保健行動に変容させるために行われる専門的な指導のことをいう．

1) 口腔衛生管理・口腔機能管理に関わる歯科保健指導

歯科衛生士が行う口腔衛生管理は，健康な人，生活習慣病などを有する有病者，障害児者などすべてのライフステージの人々を対象に，ブラッシング指導やフッ化物洗口，フッ化物配合歯磨剤の使用法の指導など，疾病の重症化を予防することである．主に疾患を抑制するための口腔バイオフィルムの除去や歯間部清掃など歯科衛生士が行う専門的な処置である．

また，歯科衛生士が行う口腔機能管理は，「咀嚼」「食塊の形成と移送」「嚥下」「構音」「味覚」「唾液の分泌」「触覚」など生活を営むために必要な基本的機能を低下させることなく，それぞれ関わりあいながら「食べる」「飲み込む」「話す」ことができるよう，嚥下訓練や舌訓練などを行い，口腔機能の低下（オーラルフレイル，p.355 参照）を予防することで，フレイル，サルコペニア，要介護状態などを予防することである．

2) 生活習慣指導

歯・口腔は，生涯にわたりコミュニケーションをとり，おいしく，楽しく食事をする，きわめて重要な役割がある．そのため，歯・口腔の健康保持・増進に対する意識を高め，よりよい行動変容を自ら考え，行動を起こすことが重要である．口腔の専門的な知識を学習するとともに，各ライフステージの特性，生活習慣病と歯周病との関係，肥満と咀嚼との関係，介護予防や寝たきり高齢者の誤嚥性肺炎予防など，全身の健康との関係について理解し，指導する必要がある．

3) 食生活指導

不適切な食生活は将来の健康問題へ影響を及ぼすリスクとなる．一人ひとりに合わせた総合的な健康支援のための食生活指導には，栄養の基礎知識を理解し，食習慣と健康についての関係性を学ぶ必要がある．

5. 地域における歯科衛生実践

1) 地域包括ケアシステム

急速な高齢化の進展に伴い，高齢者の保健・医療・福祉を取り巻く環境の変化に対応し，高齢者が要介護状態になっても，可能な限り住み慣れた地域において継続して生活できるように取り組むことが必要である．しかし，介護保険制度の給付だ

けでは十分ではないことから，介護，医療，生活支援サービス，予防サービス，住まいなどの生活の質を確保するうえで，必要不可欠な医療保健サービスを一体化して提供していくのが**地域包括ケアシステム**である．歯科衛生士は，高齢者のニーズに応じた口腔健康管理の提供や実践を行う．さらに多職種との連携や組織との協働に応じ歯科衛生実践が求められる．

2）地域社会に対応する歯科衛生実践

　地域の人々の健康やQOLの維持・向上を目指し，対象となる地域の口腔保健の現状を把握（地域診断）し，その集団における歯科保健の問題を提起し，具体的な解決策を計画・立案し，ライフステージの特性に対応した集団に対する歯科衛生（実践）を行う．行政組織や制度など組織的に計画を実施する必要がある．

　以下に歯科衛生士が関わる場面を示す．

> ・母子歯科保健
> ・学校歯科保健
> ・成人歯科保健
> ・高齢者歯科保健
> ・地域歯科保健（保健所・市町村保健センターなど）
> ・産業歯科保健
> ・障害者歯科保健
> ・被災地歯科保健　　など

3）災害時に対応する歯科衛生実践

　大規模災害時において，多くの人が避難所生活を強いられることにより，健康危機が生じる．歯科衛生士は，災害時の歯科医療救護活動や歯科保健活動，被災者の災害関連死の予防などを，歯科チーム，多職種連携チームとして，医療職や行政関係者と連携をとりながら，口腔衛生環境を整えるための歯科衛生実践や支援活動を行うことが求められる（詳細は，**p.389〜**参照）．

❸ 医療保険制度における歯科予防処置と歯科保健指導

　わが国では，すべての国民に公的医療保険制度への加入が義務づけられており，**国民皆保険制度**＊となっている．医療保険制度は，相互扶助精神に基づきあらかじめ保険料を支払い，医療を受けたときに，医療費の支払いに充てる仕組みで，実際にかかった医療費の1〜3割が自己負担，残りは加入する医療保険から支払われる．

　歯科衛生士が歯科衛生業務として，歯科予防処置や歯科保健指導を実施した際の

🔗 **Link**
国民皆保険制度
『保健・医療・福祉の制度』
p.106

表I-2-1 歯科衛生士が関わることで算定できる歯科診療報酬

歯科予防処置に関する項目	① 機械的歯面清掃処置
	② フッ化物歯面塗布処置
	③ 周術期等専門的口腔衛生処置
	④ 在宅等療養患者専門的口腔衛生処置
	⑤ 非経口摂取患者口腔粘膜処置
歯科保健指導に関する項目	① 歯科衛生実地指導
	② 訪問歯科衛生指導
	③ フッ化物洗口指導加算

　主な歯科診療報酬が得られる項目を表I-2-1に示す．

　なお，歯科衛生士は，「業務記録」に指示を受けた内容と，実施した内容を記載することが義務づけられている．

4 他職種が行う保健指導

1. 保健師が行う保健指導

　保健師は，人々が抱える健康問題に対し，問題解決のために個人や家族を支援すると同時に，問題の原因や広がりを見極め，地域社会全体に働きかけて支援するための公衆衛生（地域保健）の知識や技術を提供する専門家である．歯科衛生士と同様に健康な人も対象とし，疾患の予防に重点を置いている．乳幼児から高齢者，有病者から障害者などすべてのライフステージにおける人々を対象とし，健康の維持・増進を目的としている．

2. 管理栄養士が行う栄養指導

　管理栄養士は，食事や栄養に問題がある人や，疾患により食事制限がある人に対して，専門的観点より指導を行う．基本的には対象者の食に関する悩みや課題，疾患に合わせた食事内容や食事量，食材の選定，調理法などの指導を行う．栄養指導は健康の維持・増進や疾患の回復に深く影響するため専門的知識が必要となる．

参考文献

1) 真木吉信：「口腔ケア」って何ですか？　What Is "Oral Health Care"？　老年歯学 32（4）：422-425, 2018.
2) 林 直亨：Effect of postprandial gum chewing on diet-induced thermogenesis（obesity 2016.2.17）

II 編

歯科予防処置・歯科
保健指導の基礎知識

1章 口腔の基礎知識

到達目標
❶ 歯・歯周組織と口腔の構造と機能を説明できる.
❷ 摂食嚥下の仕組みを概説できる.

❶ 口腔・口腔周囲の構造

　歯科予防処置，歯科保健指導を適切に実施するためには，口腔や口腔周囲の正常な構造を理解しておく必要がある．
　口腔は**口腔前庭**（口唇，頬と歯列弓の間）と**固有口腔**（上下の歯列弓の内側にある空間）からなる（図Ⅱ-1-1）.

1. 歯

　歯は**エナメル質**，**象牙質**，**セメント質**の3つの硬組織と歯髄からできている（図Ⅱ-1-2）. 口腔内に露出した歯冠と，歯槽骨内の歯根に分けられる（図Ⅱ-1-3）.

2. 歯肉

　歯肉は歯周組織の1つで，内縁上皮はエナメル質に付着し，付着歯肉は骨膜を介して歯槽骨に付着している（詳細は p.19〜参照）.

3. 舌

　舌は表面が粘膜で覆われ，口腔底の後部から前上方に突出した筋肉でできた器官で，運動性に富み，咀嚼や嚥下，構音などに重要な役割を果たしている（図Ⅱ-1-4）. また，舌背粘膜には味覚受容器（**味蕾**）が存在している.

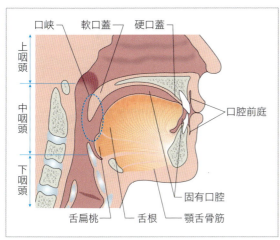

図Ⅱ-1-1　口腔前庭と固有口腔

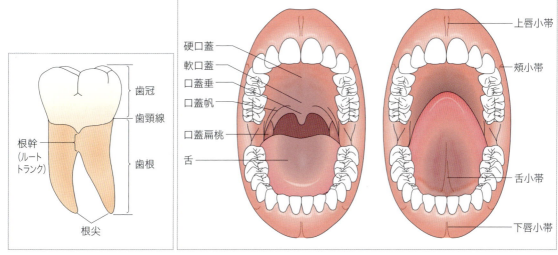

図Ⅱ-1-3　歯の各部の名称　　図Ⅱ-1-4　口腔の構造

4. 小帯

　小帯は口唇・頰・舌の粘膜から，歯肉あるいは歯槽粘膜に移行する部位に縦に走る，細い粘膜ヒダをいう．部位により，**上唇小帯**，**下唇小帯**，**頰小帯**，**舌小帯**に分けられる（図Ⅱ-1-4）．

5. 口蓋

　口蓋は，口腔の天井にあたる部分で，前方2/3は骨の裏打ちのある**硬口蓋**，後方1/3は骨がない**軟口蓋**で構成されている．軟口蓋には筋肉があり，嚥下および構音

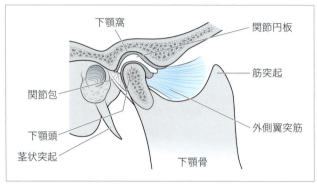

図Ⅱ-1-5　顎関節の矢状断面図

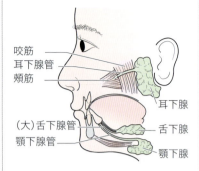

図Ⅱ-1-6　大唾液腺と導管の位置

における鼻咽腔閉鎖機能がある．後端は遊離して口蓋帆となり，中央部は垂れ下がり**口蓋垂**となっている（図Ⅱ-1-4）．

6. 顎関節

　顎関節は，側頭骨の関節窩（下顎窩）と下顎骨の関節突起（下顎頭）などで構成される関節で，両者の間に**関節円板**がある（図Ⅱ-1-5）．顎関節は手や足の関節と異なり，左右の関節が1つの骨の両端にあるため，両側が同時に動く特殊性を有している．顎関節は，左右の下顎頭の中心を通る線を軸とした**蝶番運動**と，下顎頭が関節円板とともに下顎窩面に沿って前後・左右に動く**滑走運動**を行うことで，開口・咀嚼に関わっている．

7. 咽頭，喉頭

　咽頭は鼻腔，口腔および喉頭の後方に位置する吹き抜け構造の管で，鼻腔の後方部から**上咽頭**，**中咽頭**，**下咽頭**に分けられる（図Ⅱ-1-1参照）．中咽頭は空気と食物の両方の通り道の役割を果たしており，下咽頭で2つの道に分かれて，空気は喉頭から気管を通って肺へ，食塊は下咽頭から食道を通って胃へ流れる．

　喉頭は皮膚と舌骨下筋群で被われている気道の一部で，中央部に声帯がある．喉頭は発声，誤嚥防止，気道の確保の役割を果たしている．

8. 唾液腺

　唾液腺は唾液を分泌する腺であり，左右両側に存在する大唾液腺と，口腔粘膜内に存在する小唾液腺に分けられる．**大唾液腺**には耳下腺，顎下腺，舌下腺の3種類があり，導管を通じて口腔内に開口している（図Ⅱ-1-6）．**小唾液腺**には，口唇腺，頰腺，口蓋腺，臼歯腺（臼後腺），前舌腺，後舌腺，Ebner〈エブネル〉腺があり，

口腔の広範囲に唾液を分泌している．

2 歯周組織

Link
歯周組織
『口腔解剖学・口腔組織発生学・口腔生理学』
p.135-167
『歯周病学』
p.8-13

歯周組織*とは，歯槽骨，歯根膜，セメント質，歯肉から構成される歯の支持組織の総称である．歯根膜と歯肉は軟組織で，歯槽骨とセメント質は硬組織である．

1. 歯肉

歯肉は歯と歯槽骨に付着している口腔粘膜で，歯間乳頭，遊離歯肉（辺縁歯肉），付着歯肉に分類される（図Ⅱ-1-7, 8）．

1）歯間乳頭（歯間部歯肉）

隣接歯間の下部，鼓形空隙を埋めている歯肉で，唇・舌側から見るとピラミッド状，近遠心側（隣接面方向）から見ると鞍状を呈している．歯の接触点下の歯肉は**コル**とよばれる．

2）遊離歯肉（辺縁歯肉）

歯頸部周囲を取り囲む辺縁の歯肉をいう．遊離歯肉と付着歯肉の境には遊離歯肉溝とよばれる溝が存在する．

3）付着歯肉

遊離歯肉溝から歯肉歯槽粘膜境までの非可動性の歯肉で，骨膜を介して歯槽骨に付着している．正常な歯肉は薄いピンク色を呈し，引き締まって弾力がある．また，健康な付着歯肉の表面には，ミカンの皮に似た小さなくぼみ状の**スティップリング**

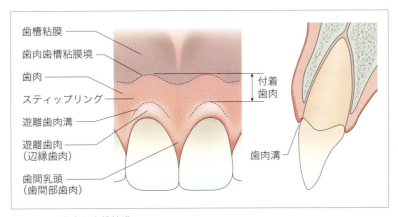

図Ⅱ-1-7　歯肉と歯槽粘膜

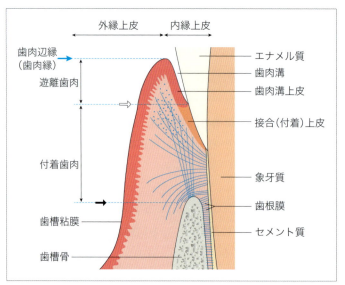

図Ⅱ-1-8　歯肉上皮の解剖学的分類
➡は歯肉歯槽粘膜境，⇨は遊離歯肉溝を示す．
歯肉辺縁から外側に向かう面を外縁上皮といい，遊離歯肉と付着歯肉が含まれる．内縁上皮は，歯肉溝上皮と接合（付着）上皮からなる．

が観察される．

2. 歯根膜（歯周靱帯）

　歯根膜はセメント質と歯槽骨との間に存在する線維性結合組織で，歯と歯槽骨を結びつけている（図Ⅱ-1-8）．歯にかかる力を吸収・緩和するとともに，触覚，圧覚，痛覚などの感覚を受容する．

3. 歯槽骨

　歯槽骨は歯を植立させている顎骨の一部で，歯槽を形成している（図Ⅱ-1-8）．歯根膜線維の一部はシャーピー線維として歯槽骨に埋入している．

4. セメント質

　歯根を覆う硬組織で，歯根膜線維を介して歯槽骨と結合している（図Ⅱ-1-8）．歯根膜線維の一部はシャーピー線維としてセメント質に埋入している．

③ 歯冠と歯根の形態

歯面や歯肉縁下の歯石・プラークを除去するスケーリング，歯面研磨などの機械的操作を適切に行うためには，それぞれの歯の形態的な特徴を理解しておく必要がある．また，歯の形成時期や萌出時期を理解することは歯科保健指導においてきわめて重要である（表Ⅱ-1-1，2）.

🔗 **Link**

歯の解剖学的な詳細
『口腔解剖学・口腔組織発生学・口腔生理学』
p.78-121

1. 永久歯

永久歯は 28〜32 本あり，前歯（切歯，犬歯）と臼歯（小臼歯，大臼歯）に分け

表Ⅱ-1-1　乳歯の形成時期と歯根吸収・脱落時期

歯種	歯胚形成	石灰化開始	出生時の歯冠形成量	歯冠完成	萌出	歯根完成	根吸収開始	脱落
A	胎生 7 週	胎生 4〜4½月	5/6 3/5	1½〜2½月	9 月 7〜8 月	1½年	4 年	6〜7 年
B	胎生 7 週	胎生 4½月	2/3 3/5	2½〜3 月	11 月 12 月	1½〜2 年	5 年	7〜8 年
C	胎生 7½週	胎生 5 月	1/3	9 月	1 年 5〜6 月	3¼年	7 年	9〜12 年
D	胎生 8 週	胎生 5 月	咬頭融合	5½〜6 月	1 年 4 月	2½年	8 年	9〜11 年
E	胎生 10 週	胎生 6 月	咬頭頂孤立	10〜11 月	2 年 6 月 2 年 3 月	3 年	8 年	10〜12 年

（日本小児歯科学会，2019）[1]

表Ⅱ-1-2　永久歯の形成時期と萌出時期

歯種	歯胚形成	石灰化開始	出生時の歯冠形成量	歯冠完成	萌出	歯根完成
1	胎生 5〜5¼月	3〜4 月	0	4〜5 年	7〜8 年 6〜7 年	9〜10 年
2	胎生 5〜5½月	10〜12 月 3〜4 月	0	4〜5 年	8〜9 年 7〜8 年	10〜11 年
3	胎生 5½〜6 月	4〜5 月	0	6〜7 年	10〜11 年 9〜11 年	12〜15 年
4	出生時	1½〜2 年	0	5〜6 年	10〜11 年 10〜11 年	12〜13 年
5	7½〜8 月	2〜2½年	0	6〜7 年	11〜12 年 11〜12 年	12〜14 年
6	胎生 3½〜4 月	出生時	痕跡	2½〜3 年	7〜8 年 6〜7 年	9〜10 年
7	8½〜9 月	2½〜3 年	0	7〜8 年	13〜14 年 12〜13 年	14〜16 年

（日本小児歯科学会，2019）[2]

＊表Ⅱ-1-1，2 ともに各歯種のうち，上下段に記載されているのは，上段が上顎を，下段が下顎を示している.

られる．永久歯は6歳頃から乳歯の脱落に続いて萌出し，12歳頃までには第三大臼歯を除きすべての永久歯が萌出する．

1）切歯

上下顎歯列の中央両側に計8本あるノミ型あるいはシャベル状の歯で，歯根は単根である．正中から中切歯，側切歯に分類される．

2）犬歯

側切歯の後方（遠心）に続く上下顎左右一対ずつある尖った歯で，歯根は単根である．

3）小臼歯・大臼歯

犬歯の後方に続く臼状の歯で，小臼歯と大臼歯に分類される．前方から順に第一小臼歯，第二小臼歯，第一大臼歯，第二大臼歯，第三大臼歯（智歯）とよばれる．

小臼歯の歯根は一般に単根であるが，上顎第一小臼歯の半数は2根である．大臼歯の歯根は上顎で3根，下顎で2根である．

2．乳歯

乳歯は上下顎合わせて20本あり，中央前方から乳中切歯，乳側切歯，乳犬歯，第一乳臼歯，第二乳臼歯とよばれる．乳歯は生後6カ月頃から萌出し始め，2歳半頃にはすべての乳歯の萌出が完了する．

乳歯の特徴を永久歯と比較してみると，大きさでは乳歯のほうが全般的に永久歯よりひとまわり小さい．乳歯は永久歯に比べ歯冠幅（近遠心径）が歯冠長に比較して相対的に長く，ずんぐりとした形態をしている．乳歯のエナメル質と象牙質の厚みは永久歯の半分程度と薄い．乳中切歯，乳側切歯，乳犬歯の歯冠の外形は後継永久歯と似ているが，乳臼歯は部位で異なり，第二乳臼歯は第一大臼歯と比べて小さいが同じ形をしている．また，第一乳臼歯は上顎では後継永久歯に似ているが，下顎はいずれの歯にも似ていない．

④ 口腔の機能

口腔の機能は，口腔周囲筋を含めて食物を取り込む（捕食），かむ（咀嚼），飲み込む（嚥下）などの働きとともに，味覚や温覚・冷覚，触覚・圧覚を受容する感覚器が備わっている．このほかに，感情を表出する（表情をつくる），会話をする（コミュニケーション），呼吸するなどの生命維持に重要な機能を担っている．口腔機能の発達においては，乳児期に周囲の物を舐めたり，手にした物を口に入れたりする

表Ⅱ-1-3　摂食嚥下に関連する用語

用語	定義
摂食嚥下	食物を認識してから胃の中に送り込む一連の動作
嚥下	食塊を口腔から胃に送ること
摂食嚥下障害	食べることの障害，摂食機能障害
摂食障害	神経性やせ症・神経性過食症・過食性障害
食塊	咽頭を通過しやすいように一塊にした食物
誤嚥	食物などが声門を越えて気道に侵入すること
誤飲	食物以外のものを飲み込むこと

(才藤栄一, 向井美惠, 2014.)[3]

ことから口腔内感覚の導入が始まる．口腔機能は，歯の萌出や欠損，顎の成長によって変化する．加齢や疾患によって機能が低下すると，食事や会話に障害をもたらすこともある．歯科保健指導にあたっては，口腔の機能が全身に及ぼす影響を理解する必要がある．

1．口腔機能

1）摂食嚥下機能

　「食べる」とは食物を認知し，口に取り込み（狭義の摂食），咀嚼，嚥下し，食物を胃に運ぶまでの一連の運動を意味する．**摂食嚥下機能**とは食べる能力を意味し，栄養摂取機能の一部として生体には欠かせない機能である．

　一言で「摂食嚥下」といっても，狭義にはさまざまな機能や専用の用語を含んでいるので，関連する用語を正しく理解しておく必要がある（表Ⅱ-1-3）．また，「食べる」ということは機能だけではなく，食欲やおいしさも関係しており，栄養状態は視床下部の満腹中枢と摂食中枢で認知され，主としてここで食欲をコントロールしている．

　さらに，小児の摂食嚥下機能は，出生直後から哺乳に関わる**原始反射**(探索反射，口唇反射，吸啜反射など）によって乳汁を摂取し体内に栄養を取り込むことから始まり，哺乳から離乳を経て固形食の摂取機能を獲得していく．離乳が進んでいくと，発達期にある小児は，口腔・咽頭領域の形態の成長とともに，摂食嚥下機能が発達し，手づかみ食べや，食具を使った食事の経験を重ねながら成人の摂食嚥下機能へと近づいていく．離乳開始は，原始反射の消失程度を評価しながら進める．

2）発声，構音機能

　発声は，肺から排出される呼気によって声帯を振動させ，音を出すことである．発声は，主に肺，胸郭，気管，横隔膜と喉頭を使う．声を発生させる声帯は，閉鎖することによって誤嚥を防いでいる．そのため，発声は嚥下機能の評価の一部になりうる．

一方，構音は呼気や声帯でつくられた音を口唇，舌，下顎，軟口蓋などで言語音をつくる過程である．このように，ヒトの摂食嚥下器官と構音器官は，ほぼ同じ器官を使っている．さらに，音をつくるには口唇，舌，歯，硬口蓋，軟口蓋が関与しており，これらが障害を受けると構音障害を引き起こすことがある．

3）運動機能（咬合，下顎運動，舌運動，咀嚼）

　食物が口腔に取り込まれると，知覚（温度感覚，触覚・圧覚，痛覚）・味覚・嗅覚の受容器から感覚神経線維を介して情報が大脳に送られる．咀嚼が必要と判断されると，大脳はすぐに運動神経線維を介して咀嚼筋に指示を出し，下顎運動を開始する．舌は側方に動き，臼歯部に食物を運び咀嚼を開始する．下顎と臼歯で行われる食物の処理・加工は，臼磨運動（狭義の咀嚼）といわれている．咀嚼しているときは，食物が臼歯から落ちないように歯列の外側からは頰粘膜，内側からは舌がそれぞれ臼歯に密着して，連続した咀嚼運動がなされる．咀嚼された食物は，唾液と混和されて食塊となる．その後，舌が食塊を舌背中央に運び，舌前方部から順に口蓋に押しつけながら食塊を咽頭に送り込んでいく．嚥下時には，舌全体が口蓋に密着し，舌尖は上顎切歯の口蓋側，または硬口蓋前方に強く押しつける．嚥下には，前述した舌運動のほかに臼歯部での咬合支持が関与しており，嚥下の瞬間は顎運動が制止する．このため，歯の喪失によって臼歯部のかみあわせ（咬合支持）を失うと咀嚼能率が低下する．

4）感覚機能（味覚）

　舌乳頭の茸状乳頭，葉状乳頭，有郭乳頭に，味覚の受容器である味蕾が全体の85％存在している．残り15％は，軟口蓋，口蓋垂，口蓋弓，喉頭蓋，咽頭壁に存在している．味覚刺激には唾液の分泌が関与していることから，咀嚼による唾液分泌の促進は重要である．

　味覚は，甘味，塩味，酸味，苦味，うま味の**5つの基本味**に分類される．また，生後2〜3カ月頃から味の好みが出現し始め，味覚が発達していく．ヒトは本能的に甘味，塩味，うま味を好む傾向にある．その理由は，これら3つの基本味が母乳の成分に含まれているために，先に発達していくことによる．酸味や苦味は，腐敗や毒のシグナルとされており，先の3つの基本味のように好まれない傾向にあるが，経験を通して好みの変化が起こってくる．

　一方，高齢者では加齢に伴い味覚の閾値が上昇する傾向がみられる．これは，単なる味蕾の減少によるものではなく，亜鉛の欠乏や薬剤性，心因性などの要因が関与している．また，味物質の感知や認知ができなくなった状態を味覚障害という．原因は，鉄，亜鉛，ビタミン B_{12} の欠乏や薬の副作用などによって起こるとされている．

5）唾液分泌機能

　唾液は，通常 1 日に約 1.0～1.5 L 分泌され，消化作用，粘膜の保護作用，抗菌作用，緩衝作用，洗浄作用などの役割を担っている．

　唾液分泌量は，交感神経の刺激，薬の副作用，放射線治療などにより低下する．唾液分泌量の低下は，口腔乾燥を引き起こし，う蝕の多発，歯周病の増悪，義歯不適合などを引き起こすほか，舌や口唇・頬の動きが悪くなり，咀嚼や発話が障害される．また，味覚が鈍くなり，食欲の低下にもつながる．

6）呼吸機能（運動）

　呼吸運動は，胸郭の拡大・縮小と横隔膜の上昇・下降による胸腔内容積の変化によって行われる．嚥下時に気道内への異物侵入を防ぐため，咽頭と喉頭間を喉頭蓋が遮断するとともに声門は閉鎖される．この間，呼吸は 1 秒程度無呼吸の状態（嚥下性無呼吸）になる．気道に異物が侵入しそうになると，咳嗽反射（咳反射）による強い呼気で異物を気道から排出する仕組みがある．したがって，咽頭部付近に分泌物などが貯留し除去できないと，呼吸運動や嚥下機能の妨げとなる．

2．摂食嚥下の仕組み

Link
5 期モデル
『高齢者歯科学』
p.203

　摂食嚥下のプロセスは，食物を認知することから始まり，口腔，咽頭，食道から胃に至る過程をいう．従来，この摂食嚥下のプロセスは，**5 期モデル**＊で説明されていた（図Ⅱ-1-9）．しかし，固形物を咀嚼する場合，咀嚼中に食塊の一部が咽頭に流入していることがわかり，近年では**プロセスモデル**という新たな概念を用いることが多くなっている．プロセスモデル（図Ⅱ-1-10）では，食物を口腔内の前方から後方に移送することを Stage Ⅰ transport（第 1 期移送）という．その後，咀嚼運動により唾液と混ぜ合わされた食塊の一部が嚥下前に咽頭部に流れ込むことを Stage Ⅱ transport（第 2 期移送）という．

　プロセスモデルは，食物を咀嚼した時の摂食嚥下動態を示しており，4 つのステージに分類されている．

1）Stage Ⅰ transport（第 1 期移送）

　捕食された食物を Stage Ⅰ transport によって臼歯部に運ぶ時期である．Stage Ⅰ transport 中では，舌全体が後方へ動くことで，舌の上に乗せた食物を臼歯へ運ぶ（舌の「プルバック〈pull back〉」運動）と同時に，外側に回転して食物を下顎の咬合面に乗せる．

2）Processing（咀嚼）

　咀嚼によって食物は小さく粉砕され，唾液と混ぜ合わせ，嚥下しやすい性状に変化させる（食塊形成）時期である．このとき，下顎は周期的な咀嚼運動とともに，

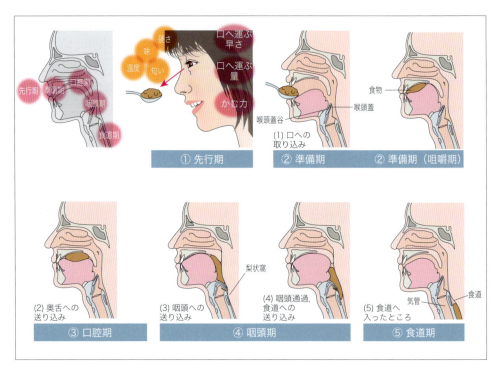

図Ⅱ-1-9 5期モデル

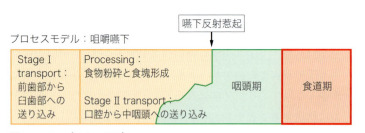

図Ⅱ-1-10 プロセスモデル
プロセスモデル（咀嚼嚥下）では，嚥下反射惹起前にすでに食塊が中咽頭に流入し，喉頭蓋谷部に集積されている．

（才藤，2013[5]）をもとに作成）

舌，頰，軟口蓋，舌骨なども連動しながらリズミカルに動く．

3）Stage Ⅱ transport（第2期移送）

　咀嚼した食物の一部が嚥下できる性状になると，舌中央に集められ，中咽頭に送る時期である．このとき，閉口された口腔内では，舌の前方部が最初に口蓋雛壁あたりに接触した後に，舌と口蓋の接触領域を後方に拡大して食塊を中咽頭へと絞り込み（舌の「絞り込み〈squeeze back〉運動」，軟口蓋は挙上する．食塊は中咽頭の舌背部から喉頭蓋谷に集積され，口腔に残っている食物は，引き続き咀嚼，Stage Ⅱ transport によって中咽頭に集積される．Stage Ⅱ transport は，咀嚼中に間欠的に起こる．

4）咽頭嚥下

　食塊を咽頭から上食道括約筋を越えて食道へと送る時期である．固形食を咀嚼して嚥下する際の咽頭と喉頭の動きは，液体を嚥下するときとほぼ同じであり，咽頭嚥下時では，歯列はほぼ咬合している．

参考文献

1）日本小児歯科学会：日本人小児における乳歯・永久歯の萌出時期に関する調査研究Ⅱ—その1．乳歯について—，小児歯科学雑誌，57(1)：45-53，2019.
2）日本小児歯科学会：日本人小児における乳歯・永久歯の萌出時期に関する調査研究Ⅱ—その2．永久歯について—，小児歯科学雑誌，57(3)：363-373，2019.
3）才藤栄一，向井美恵監修/鎌倉やよいほか著：摂食嚥下リハビリテーション第2版．医歯薬出版，東京，2014.
4）Leopold NA. kagel MC：Swallowing, Swallowing, ingestion and dysphagia：a reappraisal. Arch Phys Med Rehabil. 64（8）：371-373, 1983.
5）才藤栄一，植田耕一郎監修/出江紳一ほか編：摂食嚥下リハビリテーション　第3版．医歯薬出版，東京，2016.
6）脇田　稔ほか編：口腔組織・発生学　第2版．医歯薬出版，東京，2016.
7）相山誉夫ほか：口腔の発生と組織　第2版．南山堂，東京，2004.
8）苅安　誠：嚥下・構音機能の改善のための相互乗り入れリハビリテーション訓練変法．音声言語学．50(3)：201-210，2009.
9）竹村佳代子，吉牟田陽子，小野高裕ほか：咀嚼能力関連因子と食行動との関係，吹田研究．日咀嚼会誌，23(2)：81-89，2013.
10）Mistretta CM, Baum BJ：Quantitative study of taste buds in fungiform and circumvallate papillae of young and aged rats. J Anat, 138：323-332, 1984.
11）岡　秀樹，任　智美，梅本匡則ほか：高齢者における味覚障害の検討．口咽科，23(2)：147-150，2010.
12）公益社団法人日本歯科衛生士会監修/植田耕一郎：歯科衛生士のための摂食嚥下リハビリテーション　第2版．医歯薬出版，東京，2019.
13）Palmer JB, Rudin NJ, Lara G, et al.：Coordination of mastication and swallowing. Dysphagia. 7：187-200, 1992.
14）松尾浩一郎：プロセスモデルで考える咀嚼嚥下リハビリテーション．日本咬合学会誌　咬み合わせの科学．35(3)：243-248，2015.

2章 う蝕と歯周病の基礎知識

到達目標

❶ 口腔内の付着物・沈着物の種類と成分を説明できる.
❷ プラークの形成過程と成分を説明できる.
❸ 歯石の形成過程と成分を説明できる.
❹ う蝕の原因と進行および予防法を説明できる.
❺ 歯周病の原因と分類，進行および予防法を説明できる.

❶ 口腔内の付着物・沈着物

1. ペリクル

　萌出直後の歯面が唾液に接触すると，唾液中に含まれる多量のアミノ酸を含む高プロリンタンパク質，ヒスタチン，ムチン，アミラーゼ，リゾチーム，ラクトフェリンなどの糖タンパク質やタンパク質がエナメル質表面に吸着して，ただちに形成される厚さ約 1 μm の有機性の薄膜を**ペリクル**〈**獲得被膜**〉という．ペリクルは歯面に対して，物理的損傷からの保護作用，脱灰抑制・再石灰化促進作用といった利点がある一方，細菌をペリクルに付着させることにより歯面へのプラークの蓄積を誘導し，プラーク内細菌への栄養の供給源となる欠点をもつ．ペリクルは細菌を含まず，無色透明で通常のセルフケアによる口腔清掃では除去されず，機械的研磨で除去しても，唾液が接触するとただちに形成される．

2. マテリアアルバ

　古いプラークの表面や歯面，粘膜面などに形成される，剝落上皮や細菌の凝集塊，白血球などから成る黄白色もしくは白色の塊状の物質を**マテリアアルバ**〈**白質**〉という．マテリアアルバの付着力は洗口で除去される程度で弱い.

3. 食物残渣

　食事中もしくは食後に歯面や歯間部，粘膜，義歯などに付着する "食べかす" を**食物残渣**という．自浄作用や洗口，ブラッシングで除去できる.

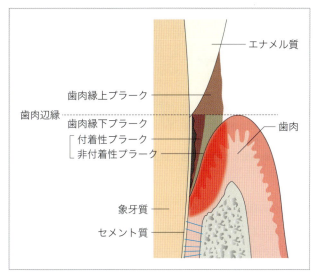

図Ⅱ-2-1 プラーク
図中の赤色部分は炎症を示している．プラークが蓄積すると，時間の経過とともに歯肉に炎症性の変化が起こる．
（歯肉上皮の解剖学的分類については，図Ⅱ-1-8参照）

4．プラーク〈歯垢〉（図Ⅱ-2-1）

　歯面に形成されたペリクルに付着しやすい構造や成分をもつ細菌が付着し，さらに異なる種類の細菌が凝集し，細胞間基質（マトリックス）が蓄積した粘着性の構造物を**プラーク**という．成熟したプラークは生態系が成立しており，プラーク内部の環境は外的刺激から保護され，細菌間の食物連鎖が形成されたバイオフィルムとしての特徴をもつ．プラークは細菌が関与する口腔の二大疾患であるう蝕と歯周病の原因となる．

　プラークを除去し，またプラークの再付着を防止して口腔内を清潔に保つことを**プラークコントロール**という．プラークコントロールをすることで，う蝕や歯周病だけでなく誤嚥性肺炎や術後感染症の発症を予防することができる．

1）成分

　プラークの成分の約70％は数百種類以上の細菌で構成され，形成される環境によってその構成細菌や性質が異なる．プラークの約30％を構成する細胞間基質は細菌の代謝産物，唾液，歯肉溝滲出液，飲食物由来の高分子や低分子の物質などから成る．

2）分類

(1) 歯肉縁上プラーク（図Ⅱ-2-2）

　歯肉辺縁よりも歯冠側に付着しているプラークを**歯肉縁上プラーク**という．歯肉

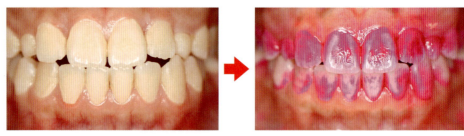

図Ⅱ-2-2 歯肉縁上プラーク
右側は歯垢染色剤で染め出した様子．歯肉縁上プラークが赤く染まっている．

縁上プラークの細菌は，プラーク形成初期には唾液成分や飲食物から栄養を得て，生物学的な活性が高い一方，成熟したプラークでは歯面に接するプラーク底部において，これらの栄養はいきわたらなくなり，活性は低下し，ある細菌の代謝産物がその他の細菌の栄養源となるなど，細菌間の相互関係が確立した**バイオフィルム**＊としての特性を示す．

(2) 歯肉縁下プラーク

歯肉辺縁よりも歯根側歯面のポケット内に形成されるプラークを**歯肉縁下プラーク**という．歯根面〈根面〉に付着している付着性プラークと，付着せず歯周ポケット内に浮遊している非付着性プラークとに区分される．歯肉縁下は歯面と歯肉上皮に囲まれているために，唾液や食物の影響は少なく，歯肉溝滲出液や剝離上皮を栄養源としている．歯肉縁下プラークを構成する細菌はグラム陰性の嫌気性菌が多く，歯肉の炎症が進行すると運動性桿菌やスピロヘータが増加する．

🔗 Link
バイオフィルム
『保健生態学』
p.114

5. 歯石

プラーク中の死滅した細菌が石灰化して，歯面や補綴装置に沈着したものを**歯石**という．歯石表面は粗糙であるため，プラークが付着しやすく，自浄作用や口腔清掃が制限されるため，歯肉炎，歯周炎，口臭を誘発する．

COFFEE BREAK　バイオフィルムとは？

口腔に限らず，細菌が付着・凝集して，周囲を主に細菌が産生した菌体外多糖類で形成された粘着性の高い細胞間基質で囲まれたものをバイオフィルムといいます．プラークは，口腔内に形成された典型的なバイオフィルムです．バイオフィルムの内部は代謝活性が低く，高い抗菌作用を示します．また，バイオフィルム内で生態系が成り立っています．

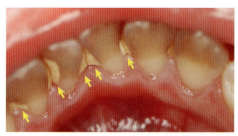
図Ⅱ-2-3 歯肉縁上歯石

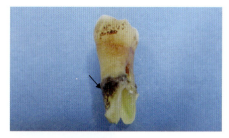
図Ⅱ-2-4 歯肉縁下歯石

1) 成分

歯石*の成分は石灰化した歯石で水分が約6％，有機物が11％，無機物が83％程度である．無機物は主にカルシウムとリンが結晶化したリン酸カルシウムで形成されており，マグネシウムや亜鉛，フッ化物，ケイ素などが含まれている．また，有機物はタンパク質や脂質などを含む．

2) 分類

(1) 歯肉縁上歯石（図Ⅱ-2-3）

歯肉辺縁よりも歯冠側に付着している歯石を**歯肉縁上歯石**という．白色もしくは黄白色で脆い．主に唾液が関与するため，唾液腺開口部に近接する下顎前歯部舌側，上顎大臼歯部頰側に形成されやすい．歯肉縁上歯石の形成は，唾液中のカルシウムやリンなどの存在やpHの上昇により促進され，早い場合はスケーリング後数日で形成されることがある．

(2) 歯肉縁下歯石（図Ⅱ-2-4）

歯肉辺縁よりも歯根側歯面に形成される歯石を**歯肉縁下歯石**という．黒色もしくは暗褐色で硬い．歯周ポケット内の歯周病原細菌が局所のpHを上げ，血漿成分に富む歯肉溝滲出液がアルカリ性になることで石灰化することから，歯肉炎，歯周炎との関連が強いとされる．

> *歯石
> 歯石はプラークの石灰化により形成され，その成分も石灰化とともに変化します．

6. 色素沈着

歯質に色素性物質が沈着すると，審美障害を引き起こす．

1) 外来性色素沈着（ステイン）（図Ⅱ-2-5）

緑茶やコーヒー，紅茶，カレーなどの飲食物や，タバコのタール，洗口液・洗口剤や医薬品や薬品，あるいは色素産生細菌が産生した色素性物質により，歯面に色素が沈着する．スケーリングやPMTC・PTCなどの機械的歯面清掃で除去が可能である．

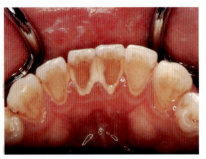

図Ⅱ-2-5　喫煙による外来性色素沈着

2) 内因性色素沈着

全身疾患や薬物の服用，エナメル質形成不全症や歯のフッ素症，歯髄壊死などにより，歯質内部から変色することがある．着色は歯質表面から内部にまで及び，機械的除去は不可能である．

7. 舌苔

舌苔は舌表面に形成された黄白色の付着物で，微生物，剥離上皮，食物残渣，唾液タンパク質，白血球などから形成される．付着量や色調は個人差があり，全身疾患や体調，服薬状況によっても変化する．口臭との関連が強く，口臭予防のために機械的除去が必要である．

❷ う蝕

1. う蝕とは

う蝕は，プラーク中の細菌が口腔内の飲食物などの糖質を代謝して酸を産生し，歯面のpHが歯質の脱灰が始まる臨界pHを下回り，脱灰と再石灰化のバランスが崩れ，歯質が脱灰することから発生する．その後も脱灰と再石灰化を繰り返しながら，脱灰が優勢になると歯質が破壊され，う蝕が進行する．

2. う蝕の分類

う蝕は発生部位，重症度，進行度，病巣部位，発生状況などによって分類される．

1) う蝕が生じた歯面の部位による分類

WHOは，う蝕を**歯冠う蝕**と**歯根面う蝕**〈**根面う蝕**〉に分類している．その他，う蝕が生じた歯面の解剖学的部位によって，小窩裂溝う蝕，平滑面う蝕，咬合面う

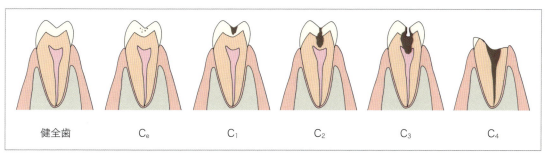

図Ⅱ-2-6　保険診療上のう蝕の分類

蝕，隣接面う蝕，歯肉縁下う蝕などの用語も用いられている．エナメル質においては，化学的組成や構造によってう蝕発生の部位特異性があるのではなく，プラークが付着・成熟しやすい部位にう蝕が形成されるため，部位によってう蝕の発生率が異なる．さらに，歯根面の象牙質やセメント質は臨界 pH が高いため，う蝕のリスクは高くなる．

2）重症度による分類

う蝕は臨床上の進行度から分類することができる．

（1）保険診療（図Ⅱ-2-6）

C_e（エナメル質初期う蝕）
　エナメル質に限局した表面が粗糙な白濁などの脱灰病変を有するもの．
C_1（う蝕症第 1 度）
　う蝕はエナメル質のみに存在しており自覚症状はないもの．
C_2（う蝕症第 2 度）
　う蝕は象牙質まで進行しており歯髄まで及んでいないもの．冷温刺激による一過性の痛みを感じることがある．
C_3（う蝕症第 3 度）
　う蝕は象牙質を越え歯髄まで達しているもの．冷温刺激に反応し自発痛を感じることもある．
C_4（う蝕症第 4 度）
　う蝕がさらに進行し歯冠のほとんどが崩壊し残根状態になっているもの．

（2）学校歯科保健（p.331 参照）

CO（要観察歯）
　　視診では明らかなう窩は確認できないが，う蝕の初期病変の徴候（白濁，白斑，褐色斑）が認められ，その経過を注意深く観察する必要がある歯を CO という.
C（未処置歯）
　　明らかに処置を必要とするう蝕を C とする.

（3）母子歯科保健（p.323 参照）
　母子歯科保健ではう蝕を罹患型に分類し，歯科保健指導に活用している.
❶ 1 歳 6 か月児健康診査

O_1 型：う蝕がなく，口腔環境もよい.
O_2 型：う蝕はないが，口腔環境が悪い.
A 型：上顎前歯部のみ，または臼歯部のみう蝕がある.
B 型：臼歯部および上顎前歯部にう蝕がある.
C 型：臼歯部および上下顎前歯部にう蝕がある（下顎前歯部のみにう蝕がある場合も含む）.

❷ 3 歳児健康診査

O 型：う蝕がない.
A 型：上顎前歯部のみ，または臼歯部のみう蝕がある.
B 型：臼歯部および上顎前歯部にう蝕がある.
C1 型：下顎前歯部のみにう蝕がある.
C2 型：下顎前歯部を含むほかの部位にう蝕がある.

3）進行度による分類
（1）急性う蝕（活動性う蝕）
　プラークの代謝が活性化しており，脱灰が急速に進行しているう蝕を**急性う蝕**という. う窩は軟化して白色または黄白色を示す.
（2）慢性う蝕〔停止性（非活動性）う蝕〕
　プラークの代謝のバランスが保たれ，脱灰の進行が長期に渡り停止されたう蝕を**慢性う蝕**という. う蝕がひとたび停止しても，口腔環境により再び進行する可能性がある. う窩は硬化して外来性色素が沈着し，褐色もしくは黒色を示す.

表Ⅱ-2-1　根面う蝕の臨床的分類

	表面性状	診断基準	病変の状態
Soft lesion	軟らかい	容易に探針が挿入できる	活動性
Leathery lesion	なめし革（レザー）様	探針は挿入できるが引き抜く際に抵抗がある	活動性または非活動性
Hard lesion	健全歯根面と同程度に硬い	探針の挿入はできない	非活動性

(日本歯科保存学会, 2015.[1]より改変)

4) う蝕に罹患した組織（病理組織学的）による分類

う蝕は病理組織学的に下記のように分類される．組織学的構造に加えて，化学的組成も異なることから，う蝕の進行様式も異なる．

(1) エナメル質う蝕

エナメル質表層は耐酸性が高いことから，う蝕は表層下脱灰から始まることが多い．う蝕はエナメル小柱の走行に沿って進行する．

(2) 象牙質う蝕

象牙質は耐酸性が低く，う蝕の進行が速い．う蝕は象牙細管の走行に沿って進行する．

(3) セメント質う蝕

歯肉縁が退縮すると根面が口腔内に露出し，セメント質のう蝕が形成されることがある．セメント質は非常に薄く，象牙質う蝕の病態に類似する．

5) 原発性もしくは再発性による分類

(1) 一次う蝕

健全な歯質に発生したう蝕を**一次う蝕**という．

(2) 二次う蝕

治療済みの歯で，修復物もしくは補綴装置と歯質との境界面から罹患したう蝕を**二次う蝕**という．

6) 根面う蝕の臨床的分類*（表Ⅱ-2-1）

根面う蝕は探針〈エキスプローラー〉を用いて臨床的に分類され，治療方針が決定される．初期の活動性根面う蝕にはフッ化物を用いて非侵襲性の治療を行うことがある．

＊根面う蝕
WHOの2013年の診断基準では，病変部をCPIプローブで触れたとき，ソフト感あるいはザラついた感じがあり，かつう蝕が歯冠部から独立して，根面のみの治療が必要な場合に根面う蝕と記録します．

---

3. う蝕の原因

う蝕は口腔内細菌による感染症であり，多くの要因が関与している．感染症としての特徴から3つの基本的要因として，「口腔細菌，飲食物，宿主と歯が同時に作

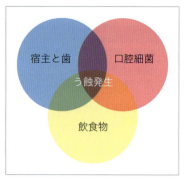

図Ⅱ-2-7 Keyesによるう蝕の発生要因（keyesの3つの輪）
(Keyes PH, 1962.[2]より改変)

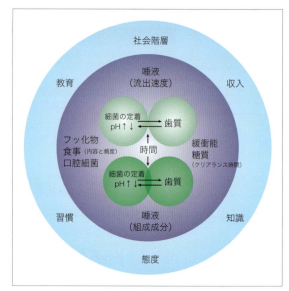

図Ⅱ-2-8 Fejerskovによるう蝕の発生要因
(Fejeskov, 1997.[3]より改変)

用するとう蝕が発生するリスクが高くなる」と単純化して説明することができる（**Keyesの3つの輪**，図Ⅱ-2-7）．しかし，実際は3つの要因の影響の程度はさまざまであり，また3つの要因では説明できない社会環境要因や保健行動要因なども関わっているため，Fejerskov（フェジュルスコフ）によるう蝕の発生要因*が提唱された（図Ⅱ-2-8）．

1）口腔細菌

（1）ミュータンスレンサ球菌

ミュータンスレンサ球菌は酸産生能が高く，**不溶性グルカン**を中心とする菌体外多糖類を産生し，酸性環境下でも増殖できる性質をもっている．う蝕原性細菌のミュータンスレンサ球菌群として *Streptcoccus mutans* と *Streptcoccus sobrinus* が知られている．*Streptcoccus sobrinus* は，*Streptcoccus mutans* と比較して，より固着性の強い不溶性グルカンを産生し，強いう蝕誘発能を示し，特にう蝕リスクの高い者から検出される．また，この2菌種が同時に存在すると，さらにう蝕リ

🔗 **Link**
Fejerskovによる
う蝕の発生要因
『保健生態学』
p.144

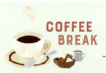

COFFEE BREAK　表層下脱灰とは？

エナメル質の脱灰と再石灰化のバランスが脱灰に傾いたとき，エナメル質表層は耐酸性が高いため，表層下から脱灰病変が出現することを表層下脱灰といいます．このとき歯の表面は実質欠損が認められず，白斑や白濁がみられ，初期う蝕と判断されます．

スクが高くなる．

(2) その他
ミュータンスレンサ球菌以外の *Actinomyces*, *Lactobacillus* などのグラム陽性桿菌群などは軟化象牙質から多く分離され，う蝕誘発能を示す．う蝕が進行するにつれて細菌の生息環境が変化するため，多種多様な細菌がう蝕原性細菌となっている．

2) 飲食物
プラーク中の細菌による酸産生の材料となる糖を**発酵性糖質**という．飲食物として日常的に摂取している発酵性糖質にはスクロース（ショ糖），グルコース，フルクトース，マルトースなどがあり，細菌がこれらの糖を分解して乳酸や酢酸，ギ酸などの有機酸を産生し，臨界 pH を下回ると歯面の脱灰が始まる．

また，糖質の種類によっては細菌が不溶性グルカンなどの菌体外多糖類を産生するため，プラークの形成にも関わる．発酵性糖質のうちスクロースは菌体外多糖類の材料となり，より低い pH の酸が産生されることから，最もう蝕のリスクが高いとされる．また，発酵性糖質の摂取量や摂取回数が多いほどう蝕になりやすい．

3) 宿主と歯
(1) 形態
小窩裂溝の形態，歯冠豊隆部の形態などによりプラークが蓄積しやすいと，う蝕が発生しやすい．
(2) 歯質
萌出直後の歯面や小窩裂溝などはエナメル質の石灰化が未成熟のため，う蝕が発生しやすい．また，フッ化物が多い歯質はう蝕になりにくい．
(3) 歯列咬合
叢生などの歯列不正や不正咬合はプラークが蓄積しやすく，う蝕が発生しやすい．
(4) 唾液
唾液の分泌量が少ない，粘性が高い，緩衝能が低い場合などはう蝕が発生しやすい．一方，カルシウムやリンなどのミネラルイオンやフッ化物イオンが多い場合は

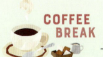

COFFEE BREAK　象牙質知覚過敏症とは？

咬合や加齢など何らかの原因で歯肉が退縮し，歯根面が口腔内に露出したとき，機械的・化学的刺激で一過性の痛みを感じる症状を象牙質知覚過敏症といいます．過剰な咬合力やブラッシング習慣，食習慣，職業性の特異的環境などが要因となり，象牙細管が露出して刺激されます．歯質の実質欠損を伴うことがあり，歯科治療を必要とする場合もあります．

う蝕になりにくい.

③ 歯周病

1. 歯周病とは

歯周病は歯周疾患ともよばれ，歯周組織が病的に破壊された疾患である.

2. 歯周病の分類

歯周病は臨床上，歯肉炎，歯周炎，咬合性外傷に大別される.

表Ⅱ-2-2　歯周病の分類（2006）

I．歯肉病変[1]		
	1．プラーク性歯肉炎[2]	1）プラーク単独性歯肉炎[2]
		2）全身因子関連歯肉炎[2]
		3）栄養障害関連歯肉炎[2]
	2．非プラーク性歯肉炎	1）プラーク細菌以外の感染による歯肉病変
		2）粘膜皮膚病変[2]
		3）アレルギー性歯肉病変[2]
		4）外傷性歯肉病変[2]
	3．歯肉増殖	1）薬物性歯肉増殖症
		2）遺伝性歯肉線維腫症
II．歯周炎[1]		
	1．慢性歯周炎[2]	1）全身疾患関連歯周炎
	2．侵襲性歯周炎[2]	2）喫煙関連歯周炎
		3）その他リスクファクターが関連する歯周炎
	3．遺伝疾患に伴う歯周炎[2]	
III．壊死性歯周疾患[1,2]		
	1．壊死性潰瘍性歯肉炎[2]	
	2．壊死性潰瘍性歯周炎[2]	
IV．歯周組織の膿瘍[2]		
	1．歯肉膿瘍[2]	
	2．歯周膿瘍[2]	
V．歯周-歯内病変[2]		
VI．歯肉退縮		
VII．咬合性外傷[2]		
	1．一次性咬合性外傷[2]	
	2．二次性咬合性外傷[2]	

[1]　いずれも限局型，広汎型に分けられる.
[2]　米国歯周病学会の新分類（1999）とまったく同一の疾患名を示す. これ以外については本学会で定義したものである.

（日本歯周病学会，2022,[4]より改変）

1）日本歯周病学会による歯周病分類システム（表Ⅱ-2-2）

日本歯周病学会では歯周病をその原因と病態によって分類している．

2）保険診療（表Ⅱ-2-3）

保険診療では臨床症状から病名を付与し，治療を行っている．

3）国際分類

🔗 **Link**

歯周病の新分類
『歯周病学』
p.204

米国歯周病学会と欧州歯周病連盟は2018年に歯周病の新分類*を公表している．この分類では，歯周炎の重症度・複雑度を示す4つのステージと，歯周炎の進行リスクを示す3つのグレードに分けられている．

現在，日本歯周病学会では，まず「限局型か広汎型か」，次に「慢性歯周炎か侵襲

表Ⅱ-2-3　保険診療における歯周病の分類と臨床症状

主な傷病名（カルテ病名）と特徴			臨床症状			
			ポケット	歯槽骨吸収	歯の動揺	根分岐部病変
歯肉炎（炎症は歯肉に限局，歯根膜や歯槽骨に病変なし）						
（正常）	単純性歯肉炎（単G）	プラークにより歯肉に炎症が生じたもの	仮性ポケット	―	―	―
	複雑性歯肉炎（複G）	プラークが初発因子であるが全身性もしくは局所の特殊因子が強く修飾されたもの	仮性ポケット	―	―	―
歯周炎（炎症性破壊が歯肉から歯根膜，歯槽骨に及ぶ）						
（正常）	慢性歯周炎（成人性歯周炎）	プラークが主な原因で慢性に進行するもの 軽度（P1）	4 mm未満	歯根長の1/3以下	0～1	―
		中等度（P2）	4～6 mm未満	1/3～1/2	1～2	1度
		重度（P3）	6 mm以上	1/2以上	2～	2度以上
咬合性外傷	異常に強い咬合力や側方圧によって，歯根膜や歯槽骨に生じる		浅い	＋	＋	±

（愛知県保険医協会歯科部会，2022,[5]より改変）

性歯周炎か」を記し，その次にステージ，最後にグレードを記載することとしている．

3. 歯肉炎と歯周炎の臨床的特徴（図Ⅱ-2-9）

1）歯肉炎

臨床上，歯肉に現れる炎症で，発赤，腫脹，熱感，疼痛などが限局してみられ，付着の喪失や歯槽骨の吸収がみられない．とりわけ発赤と腫脹は顕著であり，スティップリングは消失し，歯肉から出血がみられることがある．歯肉が腫脹するため歯肉ポケットは深くなるが，ポケット底部はセメント-エナメル境付近にあるため，**アタッチメントロス***はなく，歯肉ポケット（**仮性ポケット**）ともよばれる．熱感や疼痛などの自覚症状はみられないこともある．プラークが原因であることが多く，プラークコントロールが不良な場合は増悪し，良好な場合は改善する．

2）歯周炎

炎症が歯肉，セメント質，歯根膜，歯槽骨まで広がっている状態である．そのため歯肉の発赤・腫脹だけでなく，ポケット底部はセメント-エナメル境より根尖部に位置し，アタッチメントロスが生じ，歯周ポケット（**真性ポケット**）を形成する．歯周炎が進行すると，歯槽骨の破壊とともに歯の動揺や位置異常が認められ，歯周ポケットにプラークや歯石が沈着し，口臭や排膿がみられることがある．

進行度に部位特異性があり，進行が緩慢な休止期と進行が急速な活動期がある．咬合性外傷があると急速に進行する．プラークが原因であることが多いため，プラークコントロールが不良の場合は増悪する．

3）咬合性外傷

咬合による力が歯を介して歯周組織に波及し，歯周組織が変化することを**咬合性外傷**という．咬合性外傷は，健康な歯周組織をもつ歯に過剰な力が加わり生じる**一次性咬合性外傷**と，すでに歯周組織が破壊されている歯に正常範囲の咬合力が加わった場合に生じる**二次性咬合性外傷**に分類される（図Ⅱ-2-10）．

4. 歯肉炎・歯周炎の進行プロセス

歯肉炎は主にプラークが直接的な原因となる．プラークの付着を促進するさまざまな要因（**プラークリテンションファクター**）により，さらにプラークが蓄積すると，プラークから炎症を引き起こす起炎物質が放出される．歯肉は感染に対する免疫反応として，炎症を起こし歯肉炎が発症する．このとき，歯肉溝滲出液に含まれる抗菌成分や白血球が細菌と拮抗する．

さらに宿主の炎症のコントロールが不良になると，プロスタグランジンやサイト

***アタッチメントロス**
セメント-エナメル境からポケット底部までの距離をアタッチメントレベルといいます．そして，アタッチメントレベルの数値が増加した場合，すなわちポケット底が根尖側に移動することをアタッチメントロスといいます．

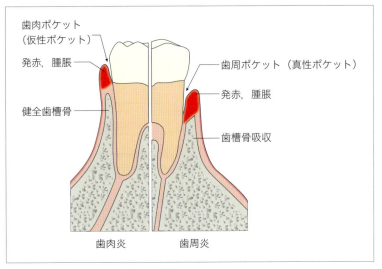

図Ⅱ-2-9　歯肉炎と歯周炎

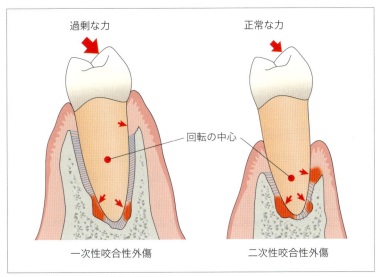

図Ⅱ-2-10　咬合性外傷の分類
力（➡）が加わることで，歯周組織が破壊されている様子を示す．歯冠に過剰な力が加わると歯根の中心付近が回転の中心となり，回転力により歯周組織が破壊される（一次性咬合性外傷：左）．一方，歯周病で歯周組織が破壊されていると，回転の中心が根尖部になることにより，正常な咬合圧でも歯周組織に過剰な力がかかり歯周組織が破壊される（二次性咬合性外傷：右）．

カインなどの炎症性メディエーターとよばれる液性分子群やタンパク質分解酵素が産生され，結合組織や骨を破壊して歯周炎としての臨床症状が現れる（図Ⅱ-2-11）．

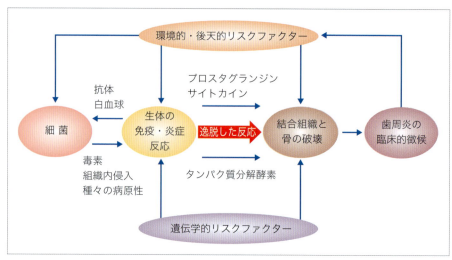

図Ⅱ-2-11 歯肉炎・歯周炎の進行プロセス　　　　　　　　　　　　　　　　（Page, Kornman, 1997.[6])より改変）

5. 歯周病の原因

　歯周病は口腔細菌による感染症であり，感染症としての特徴から3つの基本的要因として，口腔細菌，宿主，環境が作用してリスクが高くなると説明できる．この3つの要因のバランスにより休止期や活動期が変化し，多様性のある病態を示す．

1）口腔細菌

　プラーク中の歯周病原細菌は青，紫，緑，黄，オレンジ，赤の色で示される6つの細菌群（コンプレックス）に分類され，プラークの成熟とともにピラミッドのように下底から構成されていく（図Ⅱ-2-12）．ピラミッドの頂点となる赤の群（**Red Complex；レッドコンプレックス***）に属する *Porphyromonas gingivalis*, *Tannerella forsythia*, *Treponema denticola* の3菌種が重度の歯周炎から高頻度で検出される．これらの歯周病原細菌は，口腔への定着や付着，生体組織の破壊，生体防御機構の破壊などの病原因子を有する．

2）宿主

　宿主因子は局所性修飾因子と全身性修飾因子とに分類される．

（1）局所性修飾因子

　局所性修飾因子は，炎症を引き起こすプラークリテンションファクター（炎症性修飾因子）として，歯石，う蝕，辺縁が不適合な修復物や補綴装置，口呼吸，咬合異常，歯列不正，歯周ポケット，根分岐部病変，歯の形態異常，食片圧入，口腔軟組織の形態異常などがある．また，外傷性修飾因子として，外傷性咬合，ブラキシズム，口腔習癖，職業的習慣などがある．

🔗 Link

Red Complex：
レッドコンプレックス
『微生物学 第2版』
p.95-96
『歯周病学』
p.30

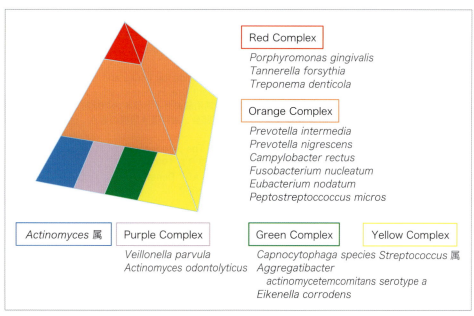

図Ⅱ-2-12　歯肉縁下プラーク細菌の構成　　　　　　　　　　　　　　(Socransky, Haffajee, 2002.[7]より改変)
Red Complex 以外は抜粋して記載.

(2) 全身性修飾因子

全身性修飾因子は，年齢，人種，性別以外に糖尿病や骨粗鬆症，Down〈ダウン〉症候群などの遺伝性疾患，HIV 感染症などの免疫疾患などがある．

3) 環境

環境因子は後天的リスクファクターとして歯周病を増悪させる．喫煙，ストレス，ビタミン C やビタミン D の摂取不足などの栄養障害，肥満，薬物，社会経済的環境などがある．

6. 歯周病が影響を与える疾患

歯周病は口腔の局所的な感染症ではなく，全身の一部に発生している炎症性疾患であり，口腔外のさまざまな疾患に影響を与えている．糖尿病，誤嚥性肺炎，関節リウマチ，動脈硬化・虚血性心疾患などの血管疾患，低体重児出産や早産，慢性腎臓病などが関連していることが報告されている．なかでも糖尿病は，歯周病に影響を与える双方向の関係が重視されている．

参考文献

1) 日本歯科保存学会編：う蝕治療ガイドライン第 2 版. 永末書店，京都，2015.
2) Keyes PH：Recent advances in dental caries research. Bacteriology. Int Dent J, 12：443-464, 1962.
3) Fejerskov O：Concepts of dental caries and their consequences for understanding the disease. Community Dent Oral Epidemiol, 25：5-12, 1997.
4) 日本歯周病学会編：歯周治療のガイドライン 2022. 医歯薬出版，東京，2022.
5) 愛知県保険医協会歯科部会：歯科保険診療の要点　改訂第 18 版. 愛知県保険医協会，名古屋，2022.
6) Page RC, Kornman KS, The pathogenesis of human periodontitis：an introduction. Periodontology 2000, 14：9-11, 1997.
7) Socransky SS, Haffajee AD：Dental biofilms：difficult therapeutic targets. Periodontology 2000, 28：12-55, 2002.

3章 保健行動支援のための基礎知識

到達目標
❶ コミュニケーションスキルを理解できる.
❷ 歯科保健指導に関わる理論と行動変容を説明できる.
❸ 保健行動と行動変容の手法を理解し,活用できる.

❶ コミュニケーションスキル

1. はじめに

　効果的な医療の実践において,医学的な知識や技術は不可欠であるが,加えて医療従事者と患者との人間的な交流であるコミュニケーションは重要な役割を担っている.

　そして,医学的な知識や技術と,患者-医療従事者のコミュニケーションのような人間関係は,補完的・相互的な関係にある.特に相互参加型の患者-医療従事者関係に基づく「患者中心の医療」では,医療従事者がもつ専門性と患者と医療従事者とで異なる視点を持ち寄り,話し合いを通じて共通の理解・協働のための基盤を形成していくことに重点がおかれており,患者と医療従事者の双方的なコミュニケーションが求められている.

　ここでは,コミュニケーションとそのスキルについて説明をするが,医療現場の患者とのコミュニケーションについては,本書の医療面接(p.93)を併せて参照し学んでほしい.

1) コミュニケーションとは

　コミュニケーション〈Communication〉の語源は,ラテン語のコミュニケア:Communicare〈共有する〉,コミュナス:Communus〈共有の〉であるとされている.このことから,単に伝達するだけでなく,何かを共有することや,その過程や状態も含むと考えることができる.藤田によれば,コミュニケーションの目的は,① 情報の共有,② 影響を与えること,③「社会化」すること,としている.すなわち,ある情報を伝えたり知らせたりしたうえで(① 情報の共有),その対象である

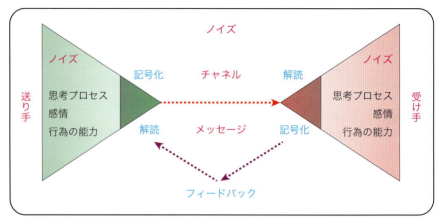

図Ⅱ-3-1　コミュニケーションモデル　　　　　　　　　　　(Benjamin, J. B. 1990)[1]

他者の行動や態度の変容を目的として，命令や説得，援助などの行動がとられる（②影響を与えること）．また，コミュニケーションを通し，相互作用し合うことによって，その社会に適した行動や態度を身につけさせる（③「社会化」すること）．そして，これらが複合した目的も存在する．

では，医療におけるコミュニケーションはどのようにされるだろうか．『看護大事典』では，「個人と個人，個人と集団の間での感情や思考などを，ことば・身振り・文字などを介して伝達すること，または伝達し合うことや，その行為」と記述されている．つまり，医療におけるコミュニケーションも，伝える側と伝えられる側の双方向的なプロセスといえる．

(1) コミュニケーションの構成要素と成立過程

　Bemjyamin, J. B. のコミュニケーションモデル（図Ⅱ-3-1）では，コミュニケーションの構成要素を次のようにしている．図Ⅱ-3-1 内には記載がないが，コンテクストは，コミュニケーションを行ううえで，その内容を理解し解釈するための助けとなる情報である．

送り手：話し手でメッセージを生成して伝える人
受け手：メッセージを受け取る人
メッセージ：伝えたい内容（言語・準言語・非言語）
チャネル：コミュニケーションの伝達経路
ノイズ：コミュニケーションを妨害するもの
コンテクスト（文脈）：メッセージを伝達する場面，状況や背景

表Ⅱ-3-1　コミュニケーションのチャネル（伝達経路）の分類

	音声的	非音声的	
言語的	口頭言語 ・言語の内容，意味	書記言語，手話 ・言語の内容，意味	
非言語的	準言語的コミュニケーション ・声の高さ，大きさ ・話す速度 ・抑揚 ・間のとり方　など	身体動作	・表情 ・視線 ・身振り，ジェスチャー ・姿勢　など
		接触行動	・握手，スキンシップ　など
		身体的特徴	・容姿 ・スタイル ・頭髪や皮膚の色　など
		空間的距離・位置	・対処 ・着席位置　など
		人工物	・衣服 ・化粧，香水 ・アクサリー　など
		環境	・証明 ・温度 ・インテリア　など

(石川ひろの，2020)[2]

　また，コミュニケーションが成立するためには，以下のプロセスが必要となる．

記号化：考えをメッセージに翻訳する．
解　読：受け手がメッセージを受け取り，翻訳するプロセス
フィードバック：受け手から送り手への反応

　このように，コミュニケーションは双方向的なプロセスであり，情報発信者である送り手のメッセージを，情報受信者である受け手がフィードバックしなければ，コミュニケーションは成立しない．
　このようなことから，医療現場では医療従事者と患者はもちろんのこと，メッセージを正確に共有するというコミュニケーションは，同じ職種間や他職種間でもチームワークや円滑な多職種連携を行うために重要なものである．

(2) コミュニケーションの種類

　表Ⅱ-3-1 のように，言語によるやりとりである言語的コミュニケーションは，発言の内容・意味そのものであり，抽象的な情報や論理的な情報を伝達したり，説明したりするのに有効である．具体的には話し言葉や書き言葉，手話といった伝達手段でメッセージをやりとりする．
　非言語的コミュニケーションには，声の高さ，大きさ，話す速度，抑揚，間などの準言語的コミュニケーションと，身体動作，接触行動，身体的特徴，空間的距離・位置，人工物，環境など非音声的チャンネルを通じたものが含まれる．

（3）空間的距離と位置

空間的距離・位置は，人と人との心理的な距離でもあり，関係性によって異なる．アメリカの文化人類学者である Edward Hall は，対人距離（パーソナルスペースの広さ）は相手との関係性によって変わるとして，次のように分類した．

❶ **密接距離：ごく親密な関係の距離**

近接相：0～14 cm（愛撫，保護などの距離．主として皮膚接触による）

遠方相：14～45 cm（手で相手に触れるくらいの距離）

❷ **個体距離：対話や会話の距離で，個人的な親しい関係の距離**

近接相：45～75 cm（相手を捕まえられる距離）

遠方相：75～120 cm（両方が手を伸ばせば指先が触れ合うことができる距離．個人的な用件の会話や路上での立ち話の距離）

❸ **社会距離：会議・討議などビジネスのための距離**

近接相：120～200 cm（知らない人同士が会話をしたり，個人的でない用件や商談をする場合に用いられる距離）

遠方相：200～360 cm（形式的な社交や公式な商談で用いられる距離）

❹ **公共距離：講義・講演などの距離．相手に個人を意識させない距離**

近接相：360～760 cm（聴衆などの聞き手が，話し手に関与することが少ない，一方的なコミュニケーション）

遠方相：760 cm 以上（一般人が社会的な要職にある人物と面会するような場合におかれる距離．街頭演説など，話し手は声を増幅し，テンポをゆっくりして，身振りを入れるなどして話さないと伝わらない）

（4）着席位置

会話をする際，「正面で向き合う対面」「180 度の横並び」「斜め向かい合う 90 度の座り方（扇型）」のうち，「斜めに向かい合う 90 度の位置」は適度に視線を合わせたり，逸らすことができるため，一番自然なコミュニケーションがとれるといわれている．

2. 医療におけるコミュニケーションスキル

医療従事者と患者間の信頼関係は，なぜ必要なのだろうか．信頼関係そのものが，「この歯科衛生士は，自分の身になって聴いてくれる」といった構えのない感情交流を促進し，患者自身の生への意欲を回復させ，治療や健康に必要な行動変容へのやる気を高める働きがある．そして医療従事者にとっても，信頼関係が構築されることで，患者の性格や認知・考えなどの基本的パターンが出やすくなることで，理解しやすくなり，介入のヒントを見いだすことができる．

ここでは，信頼関係の構築，治療や介入に必要な情報収集，患者の治療への動機づけを高めるのに必要なコミュニケーションスキルについて説明する．

1）かかわり行動

具体的には身体言語，声の調子，言語的追跡があげられ，患者との信頼関係を築くうえで重要なものである．

（1）身体言語

私たちは，無意識のうちに身体で患者にさまざまなメッセージを伝えている．患者の訴えに対して，「お痛みがあり大変でしたね」と言いながら，時計を見る，腕組みをしている，電子カルテを見ていて視線が合わない，貧乏ゆすりをしているなどにより，「私の話をちゃんと聞いてくれない」「威圧的で怖い」「何だか落ち着かない」などという印象をもたれてしまう．面接や治療場面では，患者の発語を促すような態度や表情が大切である．

（2）声の調子

話すスピードや声のトーンによって，患者にさまざまな印象を与える．例えば，早口で話されると，患者は追い立てられる印象をもったり，逆にゆっくりすぎると「関心をもたれていない」「やる気がないのかもしれない」という印象を与えることもある．かん高い声で話すと，非難され，叱られているように感じる可能性がある．相手の様子を観察し，適度な声の調子に調節することを心がけることも大事である．

（3）言語的追跡

患者の話をよく聞き，話した内容についていくことが大切である．話題を変えようとしたり，患者の話を聞くよりも「次に何を話そうか」と焦ったりしないことが大切である．

2）応答の技法（傾聴の技法）

医療従事者のコミュニケーションには，① マインド（意識の理性的な側面：熱意，患者中心，自己決定の尊重，受容，共感など），② テクニック（共感していることを上手に伝える技法），③ スキル（テクニックを必要なときに適切に使いこなせる技能）の 3 つの要素が重要である．患者の話す内容に十分共感（マインド）していても，患者に伝わらなければ意味がない．共感していることが患者に伝わって初めて，共感の効果が期待できるため，その共感を上手に伝える技法（テクニック）が必要となる．そして，その技法を必要なときに，適切かつ効果的に使うことができるようになれば，技能（スキル）となる．

ここでは，患者の発話を受け止める，応答の技法について説明する．

（1）共感的理解

共感的理解とは，患者が抱いている感情を正確に把握し，否定や批判をせず受容し，その感情を理解していることを患者に伝えていく技法である．患者の感情を正確に理解するには，患者の言語的・非言語的な表現を総合的に捉える必要がある．そして，把握した感情の種類や程度を「それはどのような気持ちなのだろうか」と自身の経験や想像力で感じとり，明確に伝える．患者は共感的に理解される体験を通して，医療従事者への信頼感をもつだけでなく，安心感を得ることで，抱えてい

る問題を理性的・現実的に捉え，対応できるようになる．

（2）うなずき，相づち，促し

「なるほど」「それから？」「うーん」など，キーメッセージ・キーワードで反応し，適度に視線を合わせる技法である．カウンセリングでは「最小限の励まし」ともいい，患者が「十分に自分の話を聞いてもらえているか」「自分に関心を向けているか」「それとも事務的に聞き流されているか」などを感じとる重要な応答になる．また，言葉だけでなく，非言語的な面にも配慮して応答することが重要である．

（3）繰り返し

患者の話すことをすべてオウム返しするのでなく，キーメッセージ・キーワードを中心にタイミングよく，ポイントを捉えたうえで，患者の言った言葉を繰り返す技法である．それにより，医療従事者が積極的に傾聴し，共感的に理解しようとしている姿勢が患者に伝わる．こんな話をしてよいのだろうかと不安になり，患者の話がつまったときに，言葉をそのまま返すことで，支持的な役割を果たすことがある．

（4）要約と確認

患者の話のポイントをつかみ，医療従事者が理解した内容を自分の言葉で患者に返し，確認する技法である．これにより，医療従事者が理解した内容と患者が理解してもらいたいと思っている内容とが一致してるかどうかを，互いに確認していく．患者自身も自分の話したいことが確認でき，問題を明確化するようになっていく．同じ話を繰り返したり，話が長くなりがちな患者の話を要約し，確認することで，患者自身が訴えを再確認できるだけでなく，診療時間の節約などにもつながる．

（5）明確化

明確化は，患者が伝えたい内容を，患者に代わって先取りして，明確な言葉で表現する技法である．明確化には「事柄の明確化」と「感情の明確化」がある．ここでは「感情の明確化」について述べる．

私たちは，自分の感情に気づいているようで，あいまいで気づいていないことが多い．また，自分にとって不都合な感情や認めたくない感情があると，無意識にそこから目をそむけることもある．患者がいつも自身の感情を率直に言葉に表すとは限らず，事柄（体験している事実）を話しながら，その体験過程にある気持ち（感情）が含まれていたり，感情を伝えるために事柄を話している場合がある．患者が抱いている感情をあいまいに，あるいは抽象的にしか感じられない場合や，患者が自身の感情に気づいていない場合に，その感情を医療従事者が汲みとり，医療従事者の言葉でフィードバックする技法が「感情の明確化」である．

3）質問技法

面接や治療場面で，患者の問題をより理解するために，医療従事者が質問することがある．医療従事者の効果的な質問により，患者の訴えが具体的になり，さらに焦点づけられて，問題が明確になってくる．したがって，得られる情報や訴えの把

握度が質問の仕方によって変わってくることもあるため，留意が必要になる．

質問の仕方には，「**開かれた質問**〈Open-question〉」と「**閉ざされた質問**〈Closed-question〉」があり，臨床場面や治療や面接の展開に応じて使い分けることが望ましい．

（1）開かれた質問

患者の自由な応答を促すような質問で，一言で答えられないような質問をいう．たとえば「いつ〈When〉」「どこで〈Where〉」「誰が〈Who〉」「何を〈What〉」「どのように〈How〉」のような言葉を用いて聞く．

長所は，患者が自身の気持ちや考えを自由に主体的に話すことができる，会話が続き話が展開しやすい，医療従事者が患者の情報をたくさん得ることができる，などがある．

短所は，漠然としていて答えづらい，高齢者や年少者，思春期の子どもには不向きの場合がある，などがあげられる．

（2）閉ざされた質問

「はい〈Yes〉」「いいえ〈No〉」などの一言二言で答えられるような質問で，医療従事者の意図に従って患者から情報を引き出そうとするときに用いられる．長所は，「短い答えで済むため答えることが楽であり，開かれた質問ほど考えないで済む」「主体性のない患者にとっては答えやすい」「深いレベルまで聞きすぎることがなく，医療従事者が必要な情報を手早く収集するのに有効である」などがあげられる．短所は，「受け身的で自由に話すことができない」「会話が続かない」「患者自身の気持ちの整理ができない場合がある」などである．また，閉ざされた質問のみであると患者は感情がこもっていない印象を受け，尋問や詰問されているような気持ちになる．

実際の臨床場面では，これら2つの質問を効果的に使い分けたり，組み合わせることが必要である．

❷ 行動変容に関連する理論

対象者が健康行動を採択し維持するために，健康行動に関する心理学的理論・モデルの知見を活用することの意義は2点ある．
（1）理論・モデルに示されている行動変容の関連要因を確認することで，効果的な計画を立てることができる．
（2）評価を行動の変化だけでなく，介入対象とした行動変容の関連要因の変化も含めて評価することにより，より綿密な評価が可能になり，介入の問題点や改善点が明らかになる．

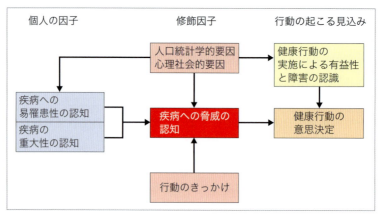

図Ⅱ-3-2　健康信念モデル（健康行動のきっかけとなるプロセス）
(Rosenstoch, 1974：Becker & Maiman, 1975)[3,4]

1. 健康信念モデル

　健康信念モデル〈Health Belief Model：HBM〉は，Rosenstock および Becher & Maiman によって提唱されたモデルである．このモデルでは，健康行動の意思決定に影響を与える要因として，「疾病への脅威の認知」と「健康行動の実施による恩恵と負担（有益性と障害）」の 2 つが想定されている．

　「疾病への脅威の認知」は，個人の因子である「疾病への易罹患性の認知」と「疾病の重大性の認知」が主要な規定因子となっている．また，修飾因子である「人口統計学的要因（年齢，性別など）」「心理社会的要因（性格，家族など）」「行動のきっかけ（医療従事者からの忠告など）」が「疾病への脅威の認知」に影響を与える．また，「人口統計学的要因」「心理社会的要因」は「疾病の易罹患性の認知」と「疾病の重大性の認知」「健康行動の実施による恩恵と負担（有益性と障害）」に影響を与える（図Ⅱ-3-2）．

　健康信念モデルでは，人が健康によいとされる行動をとるようになるためには，次の 2 つの条件が必要と考える．

条件 1：健康についてこのままではまずいという危機感を感じること
条件 2：行動をとることの有益性（プラス面）が，障害（マイナス面）よりも大きいと感じること

　図Ⅱ-3-3 のように，2 つの条件が満たされることで，危機感が生まれる．その危機感を減らすために，人は健康によいとされる行動をとる可能性が高くなる．
　加えて，危機感に影響を与えるものとして，「行動のきっかけ」がある．内的なきっかけ（症状を感じるなど）や外的なきっかけ（医療従事者からの忠告，家族や友人などからのすすめ，マスメディアからの情報，家族などの病気など）により，

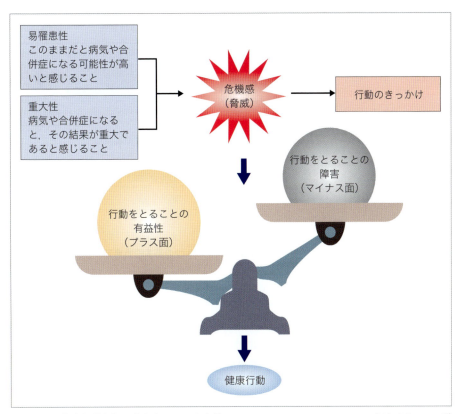

図Ⅱ-3-3　健康行動を起こすための2つの条件　　　　　　　　　(松本千明, 2002.)[5]

危機感が強まることで，健康行動を起こす．

2. 学習理論（オペラント条件づけ）

1) 三項随伴性

　オペラント条件づけは，Skinnerが明らかにした学習プロセスである．図Ⅱ-3-4は，オペラント条件づけの3つの基本的要素（先行事象：Antecedent，行動：Behavior，結果：Consequence）を示しており，三項随伴性とよばれる．三項随伴性は行動を分析する枠組みでもあり，英語の頭文字をとって**ABC分析**ともよばれている．

2) 行動随伴性

　三項随伴性の中で，行動の変化に特に重要な役割を果たすものは結果である．そこで，行動に随伴して生じる環境（刺激）の変化のパターンと，行動が今後起こる頻度との関係を行動随伴性とよび，図Ⅱ-3-4のように整理できる．行動随伴性には，行動を増加させる「**強化**」と，行動を減少させる「**弱化**」がある．

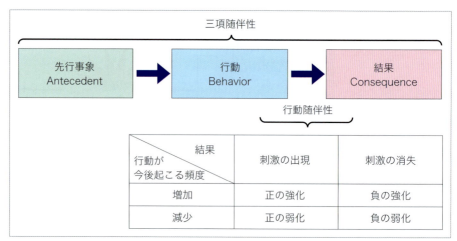

図Ⅱ-3-4　オペラント条件づけの3つの基本的要素である三項随伴性と行動随伴性

(1) 強化

　強化とは,「好ましい環境変化」が行動に随伴することで,行動が増加することである.「好ましい環境変化」には,「好ましいことが起こること」と「嫌なことが消えること」の2種類がある.前者を**「正の強化」**,後者を**「負の強化」**という.

(2) 弱化

　弱化とは,「嫌悪的な環境変化」が行動に随伴することで,行動が減少することである.弱化にも2種類あり,「嫌なことが起こること」と「好ましいことが消えること」である.前者を**「正の弱化」**といい,後者を**「負の弱化」**という.

　ここで述べている「好ましい」「嫌な」というのは,対象者にとっての意味合いとなる.そのため,歯科衛生士は,対象者の行動の増減と,行動にどのような環境変化が随伴しているかを観察し,その環境の変化が対象者にとってどのように機能しているかを検討することが必要である.

　例えば,対象者が健康行動を採択し,維持するための望ましい行動を増やすための「正の強化」として,物理的強化子(食物,お金,おもちゃなど),社会的強化子(賞賛,承認,注目,愛情,同意など),心理的強化子(快楽や満足が得られる活動など)がある.特に歯科衛生士自身の応答が対象者にとって社会的強化子であることを自覚してほしい.

3. 社会的認知理論（自己効力感）

　社会的認知理論は,人の認知的側面が関与する複雑な社会的行動を理解するために,Banduraによって提案された.社会的認知理論およびその核となる**自己効力感**〈**セルフエフィカシー**, self-efficacy〉は,行動変容に最も頻繁に用いられる実践理論の1つである.自己効力感には,効力予期と結果予期の2つの予期がある.

Bandura は効力予期をある行動を行うときのための自分の能力に対する予期で，「ある結果を生み出すために必要な行動を，どの程度うまく行うことができるかという個人の確信」と定義している．結果予期は「行動の結果として得られる利益を予測すること」である．

自己効力感を高めるための情報源には次の 4 つがある．

① 自己の成功経験：過去に同じか似たような行動をうまくできた経験
② 代理経験：モデリングなど，自分と境遇の似た人がその行動をうまくやれるのを見ること
③ 言語的説得：信頼できる他者から賞賛されたり，自己評価や自己強化をすること
④ 生理的・情動的状態：行動による快適な変化への気づき

4. 行動変容ステージモデル

行動変容ステージモデルは，Prochaska & DiClemente により提唱されたモデルで，元々は禁煙の研究から導かれたモデルであるが，近年，保健医療の分野全般で注目されている．行動変容ステージモデルの構成概念には，①5 つの行動変容ステージ，② 10 の行動変容プロセス，③ 意思決定バランス，④ 行動変容のための自己効力感がある．

1）5 つの行動変容ステージ

行動変容モデルの中心概念である．推奨された行動に関わる準備状態や実践の程度に応じて 5 つのステージが存在し，ステージに応じて効果的な変容プロセス（後述）があることを示した．ステージは進むことが理想だが，逆戻りをすることもある．行動変容の 5 つのステージ（無関心期，関心期，準備期，実行期，維持期）と，各ステージにおける働きかけのポイントを表 II-3-2 に示す．

2）10 の行動変容プロセス

行動変容プロセスとは，個人が効果的な行動を獲得・維持するために用いる方略であり，認知的プロセスと行動的プロセスの 2 つに分類できる（表 II-3-3）．

認知的プロセスには，意識の高揚，感情的体験，環境の再評価，自己の再評価，社会的開放が含まれる．主に認知的な変容を促すことが必要な無関心期，関心期がそれに該当する．行動的プロセスでは，実際に行動を維持させるためのスキルが必要となり，拮抗条件づけ，援助関係の利用，行動強化マネジメント，自己解放，刺激統制が含まれる．行動的プロセスは，行動の継続を促すために行う活動や行為であり，実行期からがそれに該当する．各プロセスの具体的な方法は，表 II-3-2 の「働きかけのポイント」が参考になるであろう．

表II-3-2　行動変容ステージと各ステージの働きかけのポイント

ステージ	準備状況	働きかけのポイント
無関心期 （前熟考期）	6カ月以内に行動変容に向けた行動を起こす意志がない.	・問題の気づきを支援し，関心を高める. ・健康行動の必要性と有効性を説明する. ・患者の考えや感情を理解する. ・一方的な指導や説得を避ける.
関心期 （熟考期）	6カ月以内に行動変容に向けた行動を起こす意志がある.	・関心を持ち出したことを評価する. ・メリットとデメリットを明確にし，バランスを変える. ・自己効力感を高める.
準備期	1カ月以内に行動変容に向けた行動を起こす意志がある.	・段階的に目標を設定する（スモールステップで）. ・行動を試してみる宣言をしてもらう. ・支援体制を伝える.
実行期	明確な行動変容が観察されるが，その持続がまだ6カ月未満である.	・できていることに焦点を当てて行動を強化する. ・問題行動の再発予防訓練をする. ・刺激統制（刺激となるものを遠ざける） ・行動置換（誘惑が生じたら別の行動をとる） ・認知再構成法（捉え方を変える）
維持期	明確な行動変容が観察され，その期間が6カ月以上続いている.	・維持ができている工夫などを語ってもらう. ・ライフイベントへの対応. ・ストレスマネジメント・ソーシャルサポートの確保.

表II-3-3　行動変容プロセス

認知的プロセス	
意識の高揚	健康的な行動変容を支援するような事実・発想・秘訣を発見し学習すること.
感情的体験	不健康な行動に伴う負の感情（恐怖・不安・心配）を経験すること.
環境の再評価	本人の身近な環境に与える不健康・健康な行動の負・正の影響を理解すること.
自己の再評価	本人のアイデンティティの一部として行動変容の重要性を実感すること.
社会的開放	健康的な生活を送ることに関する社会や環境の変化を知ること.
行動的プロセス	
拮抗条件づけ	問題行動の代わりになる考え方や行動を取り入れること.
援助関係の利用	行動変容する際に社会的支援（ソーシャルサポート）を求めて利用すること.
行動強化マネジメント	行動変容したことに対して自分あるいは他者からも褒めてもらうこと.
自己解放	行動変容ができることを信じ，はっきりとした態度を表明（公約）すること.
刺激統制	問題行動のきっかけを避ける，または健康行動のきっかけになる刺激を増やすこと.

(Prochaska, J.O., 1992.)[6] (Prochaska, J.O., 1997.)[7] (石井 均，2011.)[8]

3) 意思決定バランス

　意思決定バランスとは，行動変容を行うことによる利益と不利益の大きさの見積もりのことである．行動変容ステージでは，健康行動の利益に関連する内容（プラス面）と不利益に関連する内容（マイナス面）の2要因を使用している．例えば，初期のステージ（無関心期，関心期，準備期）では，プラス面に比べてマイナス面が大きいが，ステージが進むとマイナス面が低下して逆転する．

4）行動変容のための自己効力感

　行動変容のための自己効力感は，先に述べたBanduraの社会的認知理論を援用している．行動変容ステージモデルでは，次のステージに進むために継続してきた行動を逆戻りせずに続けることが重要である．しかし，行動を実践できない状況に遭遇したときに，「楽をしたい」「やめたい」といった考えや気持ちに立ち向かって，行動を実践し続けるための自信が自己効力感である．つまり，行動変容に対する自信が増し，行動変容の実践を休もうとするような誘惑が弱くなると，行動変容ステージが上がる．反対に，行動変容に対する自信を失くしたり，行動変容の実践を休もうとする誘惑が強くなると，行動変容ステージが後戻りする．

③　行動変容を促す理論の実践

　歯科保健指導を行う際の効果的な面接技法は，信頼関係を構築し，動機づけを高め，自律的に保健行動が行えることを可能にする．また，口腔衛生管理などの歯科保健行動への介入には，対象者個人の性格や生活習慣，ストレスなどの心理社会的要因を捉えることが重要である．刺激となる出来事やその反応をより具体的にし，共通する出来事やそれによる偏った生活習慣，物事の捉え方などを見出すことで，歯科衛生士は対象者の問題行動を多角的に理解することができる．また，対象者は自身の特徴を知ることで自己理解が深まり，行動変容への動機づけを高めることができる．それらを前述の行動変容に関連する理論と統合して活用することで，より効果的な介入が可能となる．

　ここでは，行動変容を促す種々の技法を紹介する．

1．ストレスとストレス・コーピング

1）ストレスとは

　Selyeは，ストレスを「生体に生じる生物学的変化（歪み）」とし，その歪みを生じさせる外的な刺激を**ストレッサー**と定義した．ストレッサー（ストレス要因）とストレス反応とを分けて捉えることが必要であるが，日常では，両者をまとめて**ストレス**とよぶことが多い．

　ストレッサーは，物理的ストレッサー（冷寒，高温，放射線，騒音など），化学的ストレッサー（化学物質，薬物など），生物的ストレッサー（細菌，花粉など），心理・社会的ストレッサー（職場などの対人関係，家族の健康問題や死など）に区別される．また，心理・社会的ストレッサーはさらに，トラウマティックイベント（災害，犯罪被害など），ライフイベント（配偶者の死，結婚，離婚，出産，就職など人生で生じる出来事），デイリーハッスルズ（家族関係，家事，通勤，職場関係，近隣との付き合いなど，頻繁にまたは慢性的に繰り返される日常のささいな出来事，「日

常いらだち事」ともいう）に分けることができる．

これらのストレッサーは，個人によって受ける影響は異なる．例えばデイリーハッスルズは，ささいな出来事であるが，日常的に体験し繰り返されると，蓄積されたストレス反応が日常生活に弊害を及ぼすような心身の反応や行動として現れるおそれがある．

2）ストレス・コーピング

ストレッサーにより生じた心身の反応を軽減するために，私たちは何らかの対処を行う．このようなストレッサーへの対処の過程を**コーピング**という．ストレスフルな状況とその結果に対処するために使用されるコーピング方略は，分類法や分類基準も研究者によって多岐にわたる．Folkmann と Lazarus（1980）は，**問題焦点コーピング**（問題中心対処）と，**情動焦点コーピング**（情動中心対処）の2つに分類した．

問題焦点コーピングは，ストレスフルな状況そのものを解決しようと具体的な努力をすることで，問題解決を目指すものである．情動焦点コーピングは，直面する問題の直接的な解決ではなく，問題によって生起した情動の調整を目的とする．

以上のことから，対象者の不適切な生活習慣とストレッサーとの関連を見出し，対象者がどのような**ストレス・コーピング**を用いているかを知ることは，対象者の健康行動への指導に有益な情報となる．

2．認知行動療法

1）認知行動療法とは

認知行動療法は，単一の技法をさすのではなく，行動に焦点をあてた行動的技法と，認知に焦点をあてた認知的技法を効果的に組み合わせて問題の改善を図ろうとする治療体系である．認知行動療法では，個人の体験を，出来事や状況といった「環境」から捉える．また，それに対する個人の反応を「認知（自動思考*）」「気分・感情」「身体反応」「行動」といった多角的な側面から捉え，それぞれが互いに影響し合っていると考える．それを可視化したものを「認知行動療法の基本モデル」とよび，治療場面ではそれを用いて，自身の体験を評価せず観察することが可能となり，自己理解が促進する．また，そのときの出来事に対して，どのような対処を行ったのかを記入してもらうことで，その対処法が有効だったかどうかについて，一緒に検討することができる．

＊自動思考
出来事や何らかの刺激で，その直後に自然に頭に浮かんでくる考えやイメージのことです．

2）認知行動療法に用いる技法

（1）認知的技法

代表的な認知的技法である**認知再構成法**では，認知のなかでも主に自動思考に焦

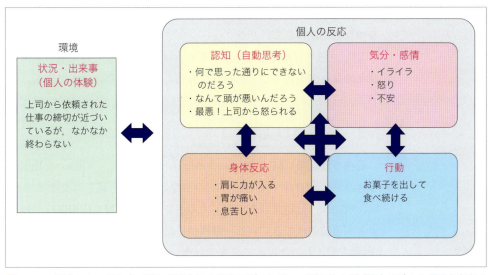

図Ⅱ-3-5 間食の多い対象者が認知行動療法の基本モデルに沿って記入した例（基本モデルの項目を赤字で示す）

点をあて，ストレス反応に関連している自動思考を多角的に検討し，新たな思考を生み出すことにより，ストレス反応を軽減させることを目的としている．この過程を繰り返すことで，認知的な柔軟性が高まり，ストレスに対する対処力が向上する．

(2) 行動的技法

代表的な行動的技法である**問題解決法**では，新たな行動の仕方を目標や計画を立てて新たな行動を実行し，実際の問題場面で計画を実行した結果を検証する．その他，行動的技法ではリラクセーション法，社会的スキル訓練，主張訓練，エクスポージャー*などがある．

その他の認知的技法としては，価値観の検討，破局的認知の緩和，自己教示法の活用，思考中断法の活用，認知不協和の活用などがある．

現在では，「第3世代認知行動療法」とよばれるマインドフルネス*やアクセプタンス*が使用され，アクセプタンスコミットメントセラピー，メタ認知療法などがある．

図Ⅱ-3-5 は，歯科保健指導の際に，「間食が多い」ことがわかった対象者に対して，間食に至る出来事などを，「**認知行動療法の基本モデル**」に沿って記入した例である．間食という行動の背景には，「締め切りが近い仕事が終わらない」という状況があり，その出来事に対して「何で思ったとおりにできないのだろう」「なんて頭が悪いんだろう」「最悪！上司から怒られる」と認知することで，気分は「イライラ」「怒り」「不安」が生じている．また，身体反応では「肩に力が入る」「胃が痛い」「息苦しい」を自覚している．間食を控えることや，間食後にうがいや歯磨きを推奨するといった指導と同時に，書き出した「認知行動療法の基本モデル」を対象者と一緒に眺め，間食という行動がどのような出来事や認知で起こっているかを理解し，

***エクスポージャー**
暴露．認知行動療法おける基本技法の1つにエクスポージャー法（暴露法）があり，不安や恐怖を喚起させる脅威刺激に患者を暴露させることによって，不適応反応を消去させる技法です．

***マインドフルネス**
意図的に，今この瞬間に，価値判断をすることなく注意を向けることです．

***アクセプタンス**
嫌悪的な情動を克服しようとせず，それらを受け入れる心の場所を作ることです．あれこれ考えを及ぼさず，意味づけようとせず，そこにあるものとして存在させます．

間食という行動と関連している認知をすぐに修正することが難しいようであれば，身体反応に注目して，リラクセーション法などを取り入れることもできる．

また，「認知行動療法の基本モデル」は，表Ⅱ-3-2 の行動変容ステージにおける，認知的な変容を促すことが必要な無関心期，関心期に活用できる．

3. 動機づけ面接

動機づけ面接〈MI：Motivational Interviewing〉（Miller & Rollnick）は，元来アルコール依存症や薬物依存症の治療のために考案された面接スタイルであったが，現在は，行動変容を必要とするさまざまな領域に応用され，効果を示すエビデンスが蓄積されてきている．動機づけ面接は，相手の気持ちを丁寧に聴きながら，「行動を変えたいが現状のままでいたい」という**両価性***を明確にし，対象者の自立性を尊重しながら，対象者自身が自分の本当の価値観との矛盾に気づくように促していく．その過程では，対象者自らが行動変容に向かう話（**チェンジトーク：Change Talk**）を語れるように，面接者が積極的に関与する．

次に，原井らが翻訳した Miller. W. R. による動機づけ面接の概要を示す．

***両価性**
同じ人や物事に，相反する気持ちを同時に抱くことです．
例：やせたいけど食べたい

1）動機づけ面接の基本的精神
基本的精神とは，動機づけ面接をする際に基盤となる態度であり，「協働」「受容」「思いやり」「対象者自身が変化への動機を見出せるよう喚起」するという4つの要素から成り立つ．歯科衛生士が歯科保健指導を行う際，この基本的精神を欠いた面接を行ってしまうと，対象者が能動的に行動を変えるのではなく，歯科衛生士の望む行動に，対象者が受動的に変えようとする恐れがある．

2）5つのカウンセリングスキル
動機づけ面接を進める際のカウンセリングのスキルには，開かれた質問〈O：open questions〉，是認〈A：affirming〉，聞き返し〈R：reflective listening〉，サマライズ〈S：summarizing〉，許可を得ての情報提供と助言の5つがある．そのうち前者4つの頭文字をとって，**OARS** とよばれる．これらのスキルを用いて，患者が自身の両価性を探求し，信頼関係を構築しながら変化への動機づけが可能になるように支援していく．以下に4つのスキルを簡単に説明する．

(1) 開かれた質問
「はい」「いいえ」では答えられない，自由に答えられるような質問である（p.51参照）．

(2) 是認
評価や批判をせずに肯定的に受け止める．

(3) 聞き返し
対象者の発言内容をそのまま繰り返すような単純な聞き返しと，対象者の発言内

患者Aに対して，歯科の定期健診の来院ごとに，歯科衛生士は，歯磨きの状態を把握するために，歯垢染色剤を使ってプラークの付着状態を確認していた．
今回の結果は，歯科衛生士が目標としている結果よりも悪く，これまでの健診での指導が反映されていないことがわかった．そのため，再度，口腔衛生管理の必要性や，生活習慣とう蝕や歯周病との関連，歯周病と全身疾患の関連などの情報提供を行い，情報についての感想や考えを聴きながら，歯周病予防に必要な行動の意欲を引き出す面接を行った．

歯科衛生士

今の説明を聞いてどのように感じましたか？（O）

では，ご自身についてはどのように考えていますか？（O）

仕事が忙しく，疲れて面倒くさいのですね．（R：単純）
お仕事を夜遅くまでされて大変ですね．お疲れもあるようですね．そのなかで，今日は健診にいらしたのですね．（A）

歯磨きの大切さはわかっているけれど，一方では仕事で疲れていると面倒くさいのですね．（R：複雑）

Aさんとお話をさせていただき，仕事が忙しくて夜の歯磨きが面倒くさいと思っていらしゃるけれど，歯周病と他の病気との関連も理解されて，何とかしなくてはと思っていらっしゃるのだと理解しましたが，それでよろしいですか．（S）

それは大切なことだと思います．（A）
では，一緒に考えていきましょう．もう少し，お話を伺ってもよいですか？（CTを具体化していき，自己動機づけを高め，具体的な計画を立てていく）

患者

むし歯や歯周病の予防には，歯磨きが大事なんですね．

自分の場合は，仕事が忙しくて，夜遅く自宅に帰ると疲れてしまって，面倒くさくて．

はい，忙しくて疲れてしまって…．
でも，歯は大事でしょう．夜の歯磨きをする習慣をつけないといけないですよね．それはわかっています．

そうなんです．でも，歯周病になるといろいろな病気にも関係しているっていうことだから，何とかしないとね．（CT）

はい，そうです．
何かよい方法がないでしょうかね．80歳になっても自分の歯で食べたいですから，できることから始めたいと思っています．（CT）

開かれた質問（O）
是認（A）
聞き返し（R）
　単純な聞き返し（R：単純）
　複雑な聞き返し（R：複雑）
要約（S）
チェンジトーク（CT）

図Ⅱ-3-6　OARS を活用した動機づけ面接のやりとりの例（面接の一部分）

容に何らかの意味を付け加えたり，一部を強調したり，まだ述べられていない内容を推測して発言する複雑な聞き返しの2通りがある．

（4）サマライズ

　対象者が話した内容を簡潔にまとめることである．面接では，簡潔にまとめた内容を対象者に聞き返し確認をする．対象者の話を受け止め理解したことを伝えるため，是正にもなる．

　図Ⅱ-3-6に「う蝕や歯周病の予防には歯磨きが必要とは思っている」が，「毎晩，寝る前の実施は難しい」と両価性の気持ちをもっている対象者と歯科衛生士のやり

とりの例を示す．この事例のような歯周病予防を目的とした面接では，情報を提供しながら患者本人のブラッシングの継続や，定期健診という行動意欲を引き出すようなやりとりが重要である．

3）動機づけ面接の4つのプロセス

動機づけ面接では，「関わる」「フォーカスする」「引き出す」「計画する」という4つのプロセスをたどる．

4）チェンジトーク

チェンジトークは，動機づけ面接の中核をなす概念である．チェンジトークは，「現在の状態の望ましくない点を認識する発言」「行動変容していくことに対する利益に関する発言」「変容していくことへの希望や自信を表す発言」「変容への決意を表す発言」の4つに分類される．さらに，チェンジトークが語られたときには，OARSを用いて「チェンジトークについて説明を求める」「チェンジトークを振り返る」「チェンジトークを要約する」など，チェンジトークの内容を具体化していく．そして，チェンジトークを認めて肯定するという方法で，変化に向かおうとする発言を強化する．

このように，動機づけ面接では，対象者自らが語る行動変容に関する話をきっかけに自己の動機づけに結びつくことを目標とする．

参考文献

1) Benjyamin, J. B.：Communication：Concepts and contexts. New York：Harper & Row./ 西川一康訳：コミュニケーション：話すことと聞くことを中心に．二瓶社，東京，1990.
2) 石川ひろの：保健医療専門職のためのヘルスコミュニケーション入門．大修館書店，東京，2020.
3) Rosenstock, I. M.,：Historical origins of the health belief model：Health Education Monographs, 2：328-335, 1974.
4) Becher, M. H., & Maiman, L. A.：Sociobehavioral determinants of compliance with hearth and medical care recommendations：Medical Care, 13：10-24, 1975.
5) 松本千明：健康行動の理論の基礎．医歯薬出版，東京，2002.
6) Prochaska, J.O., Diclemente, C.C., & Norcross, J.C.：In search of how people change：Applications to addictive bihaviors. American Psychologist, 1992, 47（9）；1102-1114.
7) Prochaska, J.O., WF Velicer. The transtheoretical model of health behavior change：Am J Health Promot 1997, 12(1)：38-48.
8) 石井 均：糖尿病医療学入門 こころと行動のガイドブック．医学書院，東京，2011.
9) Hall, E. T. The hidden dimention, Gerden City, NY：Doubleday and Co. 1966./日高敏隆・佐藤信行訳：かくれた次元．みすず書房，東京，1970.
10) Bandura, A.：Going global with social cognitive therapy：From prospect of paydirt in Donaldson, Sl, Berger, D. E., Pezdek, K.(Eds), The rise of applied psychology：New frontiers and rewarding careers. Mawash, NJ：Erlbaum, 53-79, 2006.
11) Bandura, A.：Self-efficacy：Toward a unifying theory of behavioral change：Psychological Review, 84：191-215, 1977.
12) Prochaska, J. O., & DiClemente, C. C.：Stage and processed of self-change of smoking toward an integrative model of change：Journal of Consulting and Clinical Psychology, 51：390-395, 1983.

13) ハンスセリエ著/杉靖三郎，藤井尚治，田多井吉之介，竹宮隆訳：現代社会とストレス原書改訂版 叢書・ウニベルシタス 243. 法政大学出版局，1988.

14) Miller, W. R. & Rollnick, S. : Motivational interviewing with problem drinkers : Behavior Psychotherapy, New York : The Guilford Press, 1991.

15) Miller, W. R. & Rollnick, S. : Motivational interviewing. Helping People Change（Applications of Motivational interviewing）. 3rd ed New York : The Guilford Press, 2012.

16) 福原眞知子，アレン・E・アイビイ，メアリ・B・アイビイ：マイクロカウンセリングの理論と実践. 風間書房，東京，2004.

17) 諏訪茂樹編著：看護のためのコミュニケーションと人間関係. 中央法規，東京，2019.

18) 日本ストレス学会・財団法人パブリックリサーチセンター監修：ストレス科学辞典. 実務教育出版，東京，2011.

18) 宮脇 稔，大野太郎，藤本 豊，松野俊夫編：公認心理師カリキュラム準拠 健康・医療心理学. 医歯薬出版，東京，2019.

19) ウィリアム・R・ミラー，ステファン・ロルニック著/原井宏明監訳：動機づけ面接 第3版. 星和書店，東京，2019.

20) Marcus, B. H., Napolitano, M. A., King, A. C., Lewis, B. A., Whiteley, J. A., Albrecht, A., Parisi, A., Bock, B., Pint, B., Sciamanna, C., Jakicic, J. & Papandonatos, G. D. : Telephone versus. print delivery of an individualized motivationally tailored physical activity intervention : Project STRIDE. : Heaith Psychology, 26（4）: 401-409, 2007.

III編

歯科予防処置・歯科保健指導各論

1章 歯科衛生過程の進め方

到達目標

❶ 歯科衛生過程の全体像を説明できる.
❷ 歯科衛生過程における各構成要素の目的を説明できる.
❸ 歯科衛生過程における記録（書面化）の意義を説明できる.

　歯科衛生過程は，歯科衛生士の問題解決アプローチであり，歯科衛生活動の思考と行動を示すものである．この中にはさまざまな思考法が用いられ，本書内で説明されているクリティカルシンキングやPDCAサイクルのほかにも，矛盾なく筋道立てて考え，結論を導くロジカルシンキング，情報を整理するフレームワーク思考，優先順位を決めるためのマトリックス思考などがある.

　このため，歯科衛生過程は，歯科衛生士の活動に必要なさまざまな思考法を取り入れて行動するためのツールともいえる．ここで言及していない思考法が種々存在し，歯科衛生活動に適する新たな思考法として今後活用することも十分ありうる.

❶ 歯科衛生過程の概要

1. 歯科衛生過程とは

　歯科衛生過程〈Dental Hygiene Process〉とは，歯科衛生士が「対象者の抱えている問題を明確化し，問題の解決方法を計画し，介入していくために必要な一連の思考と行動のプロセス」のことである．歯科衛生過程を用いる目的は，対象者に関わる専門職など全員で情報を共有しつつ，歯科衛生士として適切な介入を継続して行えるようにすることである．例えば，歯科診療のなかで歯科衛生士が患者を担当するような場面では，歯科医師の指示のもと，対象者にとって最善な介入を考え実行する．また，学校や地域で多くの人を対象に健康教育を行うような場面では，その集団の特徴を捉え，効果的な啓発事業を展開していく.

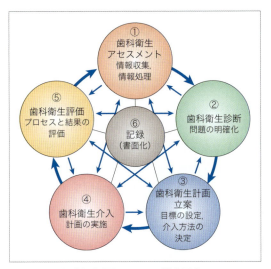

図Ⅲ-1-1 歯科衛生過程の6つの構成要素

2. 歯科衛生過程の6つの構成要素（図Ⅲ-1-1）

　歯科衛生士は，人々の健康の維持・増進とQOLの向上に貢献することを目的に活動している．対象者の生涯にわたり，対象者がどのような状況・状態（社会的状況，健康状態，障害の有無など）であっても，その人らしく生きるための口腔の健康を支援する．このためには，対象となる人の口腔の健康状態や生活習慣のみならず，身体面，社会面，精神面などの情報を収集し，十分に分析する（**①歯科衛生アセスメント**）．そのうえで科学的根拠に基づいた専門的な判断（**②歯科衛生診断**）を行い，歯科衛生計画を立て（**③歯科衛生計画立案**），対象者本人ならびに他職種と連携・協働しつつ質の高い治療などを提供する（**④歯科衛生介入**）．その後，得られた成果を客観的・主観的指標に照らし合わせて，適切な介入ができたかどうかを評価する（**⑤歯科衛生評価**）．そして，歯科衛生過程で最も重要視されているのが**⑥記録（書面化）**である．①〜⑤まですべてを簡潔に，ほかの人がわかるように記入する．

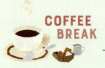

歯科衛生過程

　Dental Hygiene Processが日本の成書で紹介された2007年当時は，歯科衛生ケアプロセスと表現されましたが教科書では2010年掲載当初より「歯科衛生過程」と表現されています．「歯科衛生過程」の用語が選択されたのは，歯科衛生士は専門家としてケアに限らず，すべての活動において論理的・科学的に問題解決を行っていくことが重要であるという考えや，看護過程を用いて活動している看護師等との連携が意識されていたためです．

3. 歯科衛生過程を進めるうえで重要な考え方

歯科衛生過程では，問題解決思考を歯科衛生の実践で行い，行った実践を評価し，改善していくことから，以下の考え方が特に重要でなる．

1）クリティカルシンキング〈critical thinking；批判的思考〉

クリティカルシンキングとは，適切な根拠（事実，理論など）をもとにして妥当な推論過程を経て，結論・判断を導き出す思考過程である（図Ⅲ-1-2）．

クリティカルシンキングの要点を以下に示す．

① 事実と意見（推論や解釈の結果）とを区別する．
② 根拠としての事実が本当に信頼できるかどうかを検討する．
③ 推論は妥当な論理を踏まえているかを検討する．
④ 結論は問題・目的からみて，妥当性，現実性，有用性を検討する．
⑤ これらの思考過程に対して，種々の心理的要因が影響を及ぼしていないかを自己に問う．

クリティカルシンキングは，自分はどういう考え方をするかを知り，自分の思考の方法を改善する糸口を見つけ，自分の思考能力を高める効果があるといわれる．

2）臨床推論（図Ⅲ-1-3）

臨床推論とは，もともとは医師が診断をする際に，患者の疾病を明確にし，解決に導く際に用いた思考プロセスおよびその内容のことである．現在では，歯科衛生士などの医療従事者が自らの専門分野において臨床的判断をする際にも有効とされる．歯科衛生士は対象者の話を聴きながら，対象者の抱える歯科衛生上の問題や原

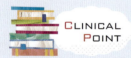

CLINICAL POINT　歯科衛生過程は問題解決法を応用した思考過程の筋道

　人は皆，日々，何かしらの問題を解決しながら日常生活を送っていることを考えると，歯科衛生過程は特別なことではありません．例えば，スマートフォン（スマホ）の電源が突然切れた場合，その状況を確認し，思い当たる原因を考え，「充電切れ？」と思えば，充電をするなどいろいろ試します．それでもだめなら，スマホ本体の故障を疑い修理に出して，使えるかどうかを確認するでしょう．

　問題が認識された時点で問題状況を確認し，解決に向けて考えたことを実行し，その結果，解決に至ることが「問題解決」です．このように問題を解決するためには，まず問題を明確にし，解決するための必要な情報を収集する必要があるのです．

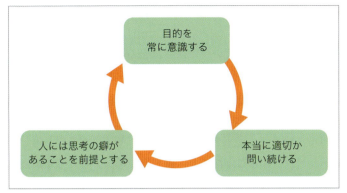

図Ⅲ-1-2　クリティカルシンキングの基本姿勢
クリティカルシンキングの基本姿勢は「目的が何かを常に意識すること」「自他ともに思考の癖があることを前提に考える」「問い続ける」の3つである．何かを考える際にはこの3つを意識するだけでも考えが整理されたり，深まったり，広がったりする．そして，それぞれの行程を繰り返すことで最適解を導き出すことができる．　　　　　　（グロービス経営大学院，2012．）[1]

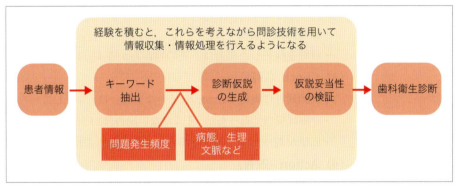

図Ⅲ-1-3　歯科衛生診断に至るまでの臨床推論のプロセス　　　　　　（太田光泰，2018．改変）[2]
臨床推論では，患者の症状，病歴，検査結果などの情報を基に歯科衛生診断を決定するためのプロセスであり，病気の発生や進行のメカニズムを理解する病態生理から考えることはしばしばある．また，コンテクスト（文脈）は，患者背景や環境，社会的要因などをさし，問題に影響する因子となる．

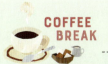 **COFFEE BREAK　クリティカルシンキング**

　クリティカルシンキングは，「批判的思考」と訳されます．「批判的思考」の「批」は良否を判定することを意味し，「判」は見分けるという意味で使われています．クリティカルシンキングは1990年頃から臨床判断と絡めて検討され，看護では，「臨床判断とは臨床におけるクリティカルシンキングと定義する」という報告があります．

因などを類推し，適切な判断をしていく．

3）PDCA サイクル

PDCA サイクルとは，「Plan〈計画〉→Do〈実行〉→Check〈評価〉→Action〈改善〉」という一連のプロセスを繰り返し行うことで，業務などの改善や効率化を図る考え方の一つである（p.403，図V-1-3 参照）．

PDCA サイクルの大きなポイントは，サイクルを繰り返しながら，スパイラルにレベルアップすることであり，歯科衛生過程の考え方と類似している．

各ステージのポイントは，以下のとおりである．

(1) Plan〈計画〉
- 目標を明確にし，何のために取り組んでいるかをしっかりと認識する．
- 定性目標（状態を表した目標）だと評価が難しくなるため，できるだけ定量目標（数値で表した目標）を設定するように努める．

(2) Do〈実行〉
- できるだけ計画通りに行う．
- 経過記録を記載する．
- 計画を修正した場合は，その旨がわかるように記録しておく．

(3) Check〈評価〉
- 計画通りに実施したか．していない場合は，なぜしていないか理由を明示する．
- 計画は妥当であったか．そうでない場合は，何がどのようであったかを明示する．
- 成果があったか．あった場合は，どのような成果なのかを明示する．

(4) Action〈改善〉
- うまくいかなかった点は改善案を検討する．
- うまくいったことを記録しておく．
- 改善案が複数の場合は，次の Plan のために優先順位をつけておく．

4. 歯科衛生士の視点による問題解決

歯科衛生士は，自らの専門職としての視点をもって，対象者と対峙する．この際，対象者や診療録などから得られた多くの情報を頭の中だけで整理するのは困難である．そのため，理論に基づいたデータベースなどを用いて，整理をすることで，漏れや抜けがない効率のよいアセスメントが可能になる．また，歯科衛生過程の各ステップにおいても科学的アプローチを行うためには，さまざまな理論を活用する必要がある．次に歯科衛生過程において，よく活用されるモデル・理論を紹介する．

1）歯科衛生ヒューマンニーズ概念モデル

Darby と Walsh によりニード理論に基づき作成された．ニード（欲求，need）とは，人間を行動に駆り立てる内的な動機のことである．ニード理論は，人間の行動

表Ⅲ-1-1　歯科衛生ニーズの項目，チェックポイントとその定義

領域	歯科衛生ニーズ*	チェックポイント	歯科衛生ニーズの定義
【1】	Protection from health risk （健康上のリスクに対する防御）	身体の 健康状態	歯科衛生介入をされる際の医科的禁忌を避けたい，健康上のリスクから守られたい．
【2】	Freedom from stress （不安やストレスからの解放）	介入への不安	歯科衛生介入などの際に，恐怖や感情面の苦痛がなく，安心したい．
【3】	Wholesome facial image （顔や口腔に関する全体的なイメージ）	審美的 不満	自分の口，顔の形，息に満足したい．
【4】	Biologically sound dentition （生物学的に安定した歯，歯列）	硬組織の 健康状態	歯，修復物，補綴装置が健全な状態で，有害な微生物から防護され，十分に機能（咀嚼・咬合）し，食事を適切にとり，栄養を得たい．
【5】	Skin and mucous membrane integrity of head and neck （頭頸部の皮膚，粘膜の安定）	軟組織の 健康状態	頭頸部の皮膚や口腔粘膜，歯周組織などの粘膜が健全な状態で十分に機能（呼吸・飲食・発声）し，有害な微生物から防護され，有害物質や外傷に侵されず，適切な栄養を得たい．
【6】	Freedom from head and neck pain （頭頸部の疼痛からの解放）	疼痛や 不快感	頭頸部における疼痛や身体的不快感から逃れたい．
【7】	Conceptualization and problem solving （概念化と理解）	口腔健康 管理の知識	自分の健康について，意思決定（判断・決定）できるように知識や概念を理解したい．
【8】	Responsibility for oral health （口腔の健康に関する責任）	口腔健康 行動	自己の動機づけ，身体的能力，生活環境に応じて行う口腔保健行動に対しての責任を持ちたい．

＊歯科衛生ニーズの翻訳（カッコ内）　　　　　　　　　　　　　　　　　　　（Darby, M. L., Walsh, M. M., 2010. より）[3]

をニードによって説明する理論である．看護学分野には，このニード理論に看護の視点を取り入れたモデルがあるが，**歯科衛生ヒューマンニーズ概念モデル**は，看護のモデルから大きく影響を受けている．

　歯科衛生に関するニーズ（以下，歯科衛生ニーズ）とは，口腔の健康状態に関係した「必要とされるもの」と「欠落しているもの」のことであり，その人のQOLや幸せに大きく関係する．表Ⅲ-1-1に領域ごとに歯科衛生ニーズの項目とチェックポイントならびに定義を示す．

　この8つの歯科衛生ニーズが満たされていない場合，対象者に歯科衛生上の問題があると考える．8つの歯科衛生ニーズが満たされているかどうかは，それぞれの領域について，対象者の状態が客観的にみて良好であるか，それらに関する症状，訴え，要望がないかどうかで知ることができる．例えば，領域【1】は〔健康上のリスクに対する防御〕で，〔歯科衛生介入時の健康上のリスクから守られたい〕という歯科衛生ニーズを示しており，チェックするポイントは〔身体の健康状態〕となる．

2）国際生活機能分類〈ICF〉

　ICF〈International Classification of Functioning, Disability and Health〉は，人間の生活機能と障害の分類法として，2001年世界保健機関〈WHO〉総会において採択された．ICFとは，人が生きていくうえでの障壁を，その人の個性や周りの

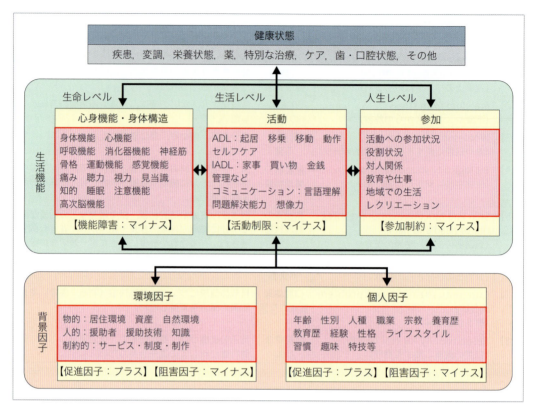

図Ⅲ-1-4 ICFの分類 (厚生労働省,)[4,5]

環境のかかわりを考えたうえで体系立てて分類された世界共通の指標である．その構成は，大きく「生活機能」の3つの分類とそれに影響する2つの「背景因子」と「健康状態」からなる（図Ⅲ-1-4）．それぞれの要素を以下に示す．

(1) 生活機能分類

① 心身機能・身体構造：体の生理的・心理的機能．身体の解剖学的な分類．
② 活動：生活上の目的をもった具体的な行動．能力と実行状況の2つの面を評価する．
③ 参加：家庭や社会などへのかかわり．

(2) 背景因子

① 環境因子：その人を取り巻く環境すべて．物的環境，人的環境，制約的環境がある．
② 個人因子：年齢，性別，人種，教育歴，職業，価値観，趣味，ライフスタイルなどその人固有の特徴．

(3) 健康状態

病気やけが，障害の有無など．

これらの項目を領域として情報収集，分析・解釈をして，問題を明確化し計画を立てる．先天的・後天的に関わらず，なんらかの障害がある人を対象とする場合に

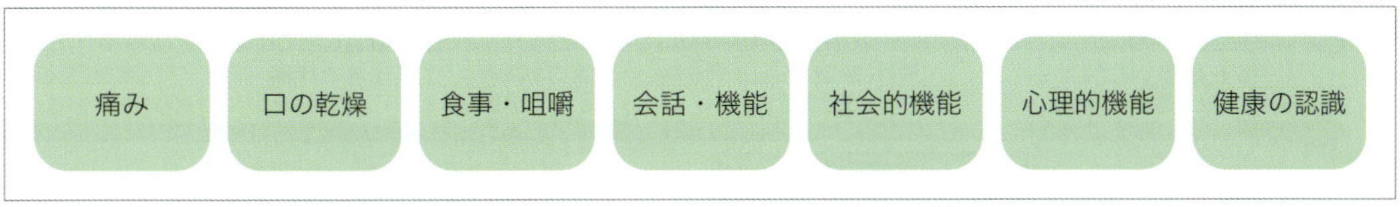

| 痛み | 口の乾燥 | 食事・咀嚼 | 会話・機能 | 社会的機能 | 心理的機能 | 健康の認識 |

図Ⅲ-1-5　OHRQL における 7 つの下位尺度

(大井麻子, 斎藤 淳, 2018.)[6]

は, この分類を用いると, 福祉職など他職種と連携する際も共通認識をもちやすい.

3) 口腔関連 QOL 尺度を用いた歯科衛生モデル

Link

GOHAI
『高齢者歯科学』
p.106-107

　口腔関連 QOL 尺度については, **GOHAI**＊〈General Oral Health Assessment Index〉や Oral Health-related Quality of Life Model for Dental Hygiene instrument（以下, OHRQL）などが, 信頼性や妥当性が検証された尺度として知られている.

　OHRQL は 22 項目の質問と 7 つの下位尺度で構成されている（図Ⅲ-1-5）. これらの 7 つを領域として歯科衛生モデルが提示され, 研究・臨床に活用されている. 領域はアセスメントや歯科衛生診断時の枠組みとして用いることができる. 質問形式になっているため, 質問項目は主観的情報の収集に適している. また, QOL に焦点を当てているため, 対象者の困りごとや改善したいことがわかりやすい.

　OHRQL の質問紙は「痛み」「口の乾燥」「食事・咀嚼」「会話・機能」「社会的機能」「心理的機能」「健康の認識」の 7 つの領域をもち, それぞれの領域について 2～5 項目の質問項目がある. 「健康の認識」以外の 6 つの領域は「全くない」「ほとんどない」「時々」「しばしば」「いつも」の 5 段階で回答し,「健康の認識」は「よい」「同程度」「悪い」の 3 段階で回答する. 回答結果を活用して対象者の情報を処理する.

4) PRECEDE-PROCEED〈MIDORI〉モデル

　ヘルスプロモーション活動展開のために開発された **PRECEDE-PROCEED**〈プリシード-プロシード〉**モデル**は, 診断と計画に関わるプリシードと, 実施・評価に関わるプロシードの 2 つで構成される. 個人や集団が好ましいライフスタイルを身につけるために必要な 3 つの因子（準備・強化・実現）を分析し, その結果をもとに教育的なものと環境的なものを組み合わせて展開する（図Ⅲ-1-6）. 学校単位や地域単位など集団を対象とした場合に枠組みとして用いるとよい. 手順は次のとおりである.

第 1 段階 社会診断：目的を明確にするインタビューなど.

第 2 段階 疫学診断：健康課題やその指標を明確にし, 達成目標値を設定する.

第 3 段階 行動・環境診断：課題解決につながるライフスタイルと環境因子に優先順位づけを行い, 目的を果たすための目標値を設定する.
　　① 行動診断：どの生活習慣, 保健行動に取り組むかを決定する.
　　② 環境診断：環境因子の影響と改善を検討する.

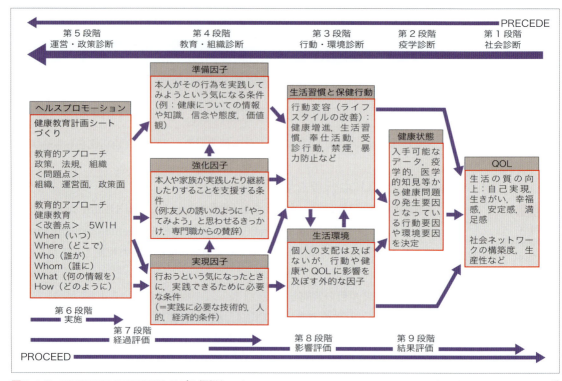

図Ⅲ-1-6　PRECEDE-PROCEED モデル概説シート　　　　　　　　　　（吉川菜穂子，大津一義，2003）[7]
□の中に対象の情報を入れて分析を行う．

第4段階 教育・組織診断：
　ライフスタイルと環境因子の改善にはどのような条件を満たせばよいか準備因子・強化因子・実現因子に分けて検討する．

第5段階 運営・政策診断：実施プランの策定や予算・人・資源の確保をする．

第6段階 実施：策定されたプランを実行に移す．

第7段階 経過〈プロセス〉評価：プログラム実行と同時に評価を行っていく．

第8段階 影響評価：実施中に準備・強化・実現の各因子や保健行動がどの程度変化したかを評価する．

第9段階 結果評価：最後に結果として，どの程度QOLと健康課題が改善されたかを評価する．

5）動機づけ面接

　MillerとRollnickによって，開発された対人援助理論で，変化が必要なその人自身への動機づけとコミットメントを強めるための方法論である．
　対象者の行動変容を促す必要があるときに有効な方法とされ，歯科衛生過程における対象者との関係構築や行動変容を促す際に有用である（詳細は p.60 参照）．

❷ 歯科衛生過程の構成要素

1. 歯科衛生アセスメント

歯科衛生アセスメントは，歯科衛生過程において問題を特定していくための第1段階である．以下に，歯科衛生アセスメントで行う手順を示す．

1）情報収集

歯科衛生アセスメントにおける情報収集とは，対象者の歯科衛生上の問題，原因，問題解決に有用な情報を見出すことである．情報収集の手段の例を以下に示す．

(1) 対象者やその家族などから直接収集する方法
　　例：医療面接，観察，歯や口腔に関する検査など
(2) 記録物から収集する方法
　　例：紹介状，診療録，業務記録など
(3) 多職種との連携の中で収集する方法
　　例：地域ケア会議，カンファレンスなど

2）情報の種類

歯科衛生過程を用い，情報収集する際には，情報を以下2つに分けて収集する（表Ⅲ-1-2）．

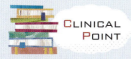

CLINICAL POINT　クライエント・セルフケア・コミットメントモデル

　クライエント・セルフケア・コミットメントモデル〈CSCCM〉は，歯科衛生過程を前提とした対象者中心の面接アプローチです．このモデルは，動機づけ面接と共通点が多く，対象者と医療者の信頼関係を築き，対象者のエンパワーメントと自律性を尊重した共感的で治療的な対人コミュニケーション戦略を用います．
　しかし，CSCCM は歯科衛生士と対象者の間の対話のフレームワークとして機能し，対象者の口腔保健に関する解釈モデルや適切な口腔健康行動の視点を引き出すことを目的としています．ま

た，対象者の歯科衛生ヒューマンニーズを決定する際に，歯科衛生士と対象者が協働して治療者の役割を促進するという二重の目的をもちます．
　CSCCM は，①導入，②アセスメント，③交渉，④コミットメント，⑤評価の5つのステップで構成されています．これらのステップを通じて，対象者の口腔保健に関する関心事，解釈モデル，価値観などを引き出しつつ，対話を通じて，対象者が自分ごととしてセルフケアに取り組むようにコミットメントを引き出すよう支援します．

表Ⅲ-1-2　歯科衛生士が収集する情報の例

主観的情報〈Subjective data〉	客観的情報〈Objective data〉
■主訴 ■現病歴 ■歯科的既往歴 ■医科的既往歴 ■服薬状況 ■栄養状態（食生活を含む） ■生活習慣 ■心理・社会・行動面 ■家族歴 　　　　　　　　　　　　など	■医療職の観察結果 　[観察項目例] 　・口腔内外の観察 　・歯・歯列・咬合の観察 　・口腔内写真　　　　　　など ■医療職が行った検査（測定）結果 　[検査・測定項目例] 　・バイタルサインの測定 　・歯周組織検査 　・口腔衛生状態の検査 　・口腔機能の検査 　・エックス線検査 　・唾液検査 　・尿検査，血液検査　　　など

（1）主観的情報〈Subjective data：S データ〉

対象者自身から発せられた情報．対象者が体験している症状や考え，気持ちがわかる．

（2）客観的情報〈Objective data：O データ〉

専門家の観察によって得られた所見や検査データ．歯科衛生士が活動するうえで根拠となる情報となる．

主観的情報と客観的情報を収集することにより，対象者が言っていることと，検査データなどの客観的事実が一致しているかどうかがわかる．

3）アセスメント時のツール

理論に基づいた枠組みを用いて，情報収集から分析まで（アセスメント）を行う．枠組みがしっかり頭に入っている場合は，チェックシートなどは不要であるが，初心者の場合はチェックシートを用いるとよい（表Ⅲ-1-3）．本章では，歯科衛生ヒューマンニーズ概念モデルの枠組みを用いて，歯科衛生過程のプロセスを説明している．このモデルは，歯科衛生上の問題を歯科衛生ニーズをもとに構築されている．領域ごとに歯科衛生ニーズの欠落を示す根拠（症状・徴候）の有無や，問題や原因と考えられることについて，主観的情報ならびに客観的情報の収集をしていく．

4）情報の解釈・分析

収集した情報から，対象者の抱える問題点や課題，原因や対象者の強みを明らかにするために，解釈・分析を行う．枠組みに沿って収集した情報から図Ⅲ-1-7 の手順でその情報の意味を考えていき，問題や原因と考えられることを示すとともに，対象者の強みなどを示していく．

対象者の強み（対象者のもつ資源）とは，問題解決の助けとなる人や情報，時間，

表Ⅲ-1-3　情報収集・情報分類用のチェックシート

領域 ポイント	歯科衛生ニーズ	ニーズの欠落を示す根拠となる訴え， 症状・徴候など	主観的 情報	客観的 情報
【1】 身体	健康上のリスクに対する防御	□バイタルサイン異常逸脱 □アレルギー □服薬 □前投薬の必要性 □その他（　　　　　）		
【2】 不安	不安やストレスからの解放	□感染等リスク不安 □緊張を示す表情・行動 □費用等の不安不信 □治療等への恐怖 □その他（　　　　　）		
【3】 審美	顔や口腔に関する全体的なイメージ	□口臭への不満 □歯・歯列への不満 □補綴/矯正装置装着 □顔貌への不満 □その他		
【4】 硬組織	生物学的に安定した歯，歯列	□咀嚼障害 □う蝕　□破折 □摩耗，咬耗 □不適合補綴装置 □その他（　　　　　）		
【5】 軟組織	頭頸部の皮膚，粘膜の安定	□歯周病 □PPD 4 mm以上 □口腔乾燥 □その他（　　　　　）		
【6】 疼痛	頭頸部の疼痛からの解放	□疼痛 □不快感 □過敏 □その他（　　　　　）		
【7】 知識	概念化と理解	□自分に必要なセルフケアの知識を説明できない □その他（　　　　　）		
【8】 行動	口腔の健康に関する責任	□過去2年内歯科健診未受診 □歯石沈着　□プラーク付着 □自己観察していない □保護者管理不足（小児） □その他		

(吉田直美ほか，2015．)[8]

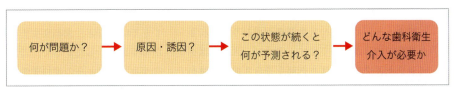

図Ⅲ-1-7　情報の解釈・分析の手順

(吉田直美ほか，2015．)[8]

お金，過去の体験などをさす．この強みを活用することで，目標達成を早めることができる．データ不足があると分析や解釈ができないため，不足している情報を追加して収集する必要がある．

2. 歯科衛生診断

歯科衛生診断は，歯科衛生過程の第2段階で，対象者が抱える歯科衛生士が対応すべき歯科衛生上の問題と原因を明確に表現するプロセスである．

歯科衛生診断は，歯科衛生士の臨床実践において重要なものとして，Darbyらの歯科衛生ヒューマンニーズ概念モデルを用いて教育の中で広まっていったが，臨床での活用がなかなか進まなかった．そこで，2015年，臨床で広く活用するためにSwigartらが歯科衛生診断についての新たな見解を示した．歯科衛生診断における2つのモデルの違いを**表Ⅲ-1-4**に示す．

1）歯科衛生診断

歯科衛生診断とは，歯科衛生アセスメントにより明確化された問題に対する，全人的な臨床判断である．歯科医師からの指示などで歯科衛生士が対象者への口腔健康管理のために関わる際，対象者に関する情報を歯科衛生ヒューマンニーズ概念モデルなどの歯科衛生独自の枠組みで収集する．そして歯科衛生士は，歯科衛生学や歯科医学および関連領域の知識を動員して，対象者の歯科衛生上の問題を歯科衛生診断文（p.81）で示す．歯科衛生上の問題とその原因を簡潔に明示することにより，歯科衛生介入の根拠を明らかにする．

2）情報の統合

情報を精査したのち，それぞれの情報の関連を考察して，全体を統合することに

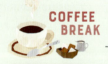

COFFEE BREAK　日本と米国の歯科衛生業務

日本と米国は法律や社会背景が異なり，歯科衛生業務の内容が異なります．例えば，米国ではダイレクトアクセス（歯科医師を通さず患者を歯科衛生士が直接診察する）が認められる州があったり，歯科衛生士が修復などの歯科治療をする場合もあります．一方，日本では，口腔機能低下や周術期・終末期などの患者を対象とした活動が増えてきているなど，歯科衛生士の活動の仕方に違いがあります．したがって，これらの違いを考慮しながら，Darbyらの歯科衛生ヒューマンニーズ概念モデルを活用します．

また，Swigartらの歯科衛生診断では，対象者の健康状態や多職種連携の要素が入り，米国でも高齢社会に対応したモデルが発信されつつあります．

表Ⅲ-1-4　歯科衛生診断における2つのモデルの違い

	Darby, Walsh	Swigart, Gurenlian
明らかにすること	欠落した歯科衛生ニード	健康状態やリスク状態，歯科衛生介入への準備状況
注意点	歯科衛生業務の範囲内で状況や問題を明らかにする．	歯科衛生業務の範囲内で健康状態や問題を明らかにするが，歯科衛生介入のみならず，多職種連携で共に治療したり，継続してケアを行ったりするために紹介する．
特　徴	患者の口腔の状態に関連した患者の見方や信念，態度やモチベーションをしばしば扱う．	病態生理学的な知見や臨床医の専門知識，患者の健康状態に対する見方も含め，歯科衛生診断を支持する根拠を用いる．
変　化	患者の反応や行動変容としてみられる．	健康状態，患者の反応，行動の変化，実施された治療的介入により多様な変化のプロセスがみられる．

対象者の歯科衛生上の「問題と考えられること」とその「原因と考えられること」を拾い出す．

↓

問題や原因がないなどの場合はデータ不足を疑い，何が不足しているかを明記する．

↓

歯科衛生介入の際に活用できる対象者の強みを拾い出す．

↓

領域間の関連性を確認する．

図Ⅲ-1-8　情報の統合

①問題焦点型（実在型） 問題が“実際にある”状態	②リスク型 その状態が起こる恐れのある状態	③ヘルスプロモーション型 より健康になりたいという望みや動機づけがある状態
徴候や症状がある． 保険診療の中で行われる． 歯科衛生上の問題の多くがここに含まれる．	徴候や症状がないが，その状態を起こしやすくする危険因子が存在する．	徴候・症状・危険因子がない．健康行動をよりよい方向へ促進しようとする準備がある．

図Ⅲ-1-9　歯科衛生診断のタイプ　　　　　　　　　　　　　（吉田直美ほか，2015.）[8]

よって，問題を特定し，原因を明らかにしたうえで，領域間の関連性を考え，歯科衛生診断を確定する（図Ⅲ-1-8）．

3）歯科衛生診断のタイプ

対象者が抱える歯科衛生上の問題には，**問題焦点型**（実在型），**リスク型**，**ヘルスプロモーション型**の3つのタイプがある（図Ⅲ-1-9）．

（1）診断句

診断句〔歯科衛生上の問題・状況（problem）〕は，歯科衛生介入によって，改善

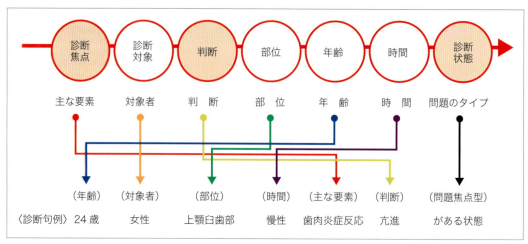

図Ⅲ-1-10　診断句の構造
歯科衛生ニーズの領域別診断句（診断焦点＋判断＋診断状態）例

（吉田直美ほか，2015．）[8]

表Ⅲ-1-5　歯科衛生ニーズの領域別診断句（診断焦点＋判断＋診断状態）の例
これに，年齢や性別などを加えてライフステージがわかりやすい診断句にするとよい．

領域	診断焦点＋判断＋診断状態
【1】身体	血圧急上昇リスク状態，体調急変リスク状態，誤嚥リスク状態，ラテックスアレルギー反応リスク状態，外傷リスク状態
【2】不安	歯科治療への恐怖，治療費への不安，白衣恐怖，歯科医療従事者への不信
【3】審美	ボディイメージ混乱，自尊感情低下，自己効力感低下
【4】硬組織	う蝕進行状態，酸蝕進行状態，う蝕リスク状態，歯牙破折リスク状態，咀嚼障害
【5】軟組織	歯肉炎症反応亢進状態，歯周病リスク状態，口腔粘膜障害，口腔粘膜炎リスク状態
【6】疼痛	知覚過敏進行状態，知覚過敏リスク状態，慢性疼痛，急性疼痛
【7】知識	○○に関する知識不足，オーラルヘルスリテラシー不足，口腔健康探究
【8】行動	口腔衛生セルフケア不足，口腔健康管理促進準備状態，非効果的口腔健康管理

（吉田直美ほか，2015．）[8]

＊年齢や性別などを加えてライフステージがわかりやすく表記するのはなぜ？
歯肉炎やう蝕は，どの世代でも発症します．しかし，18歳の歯肉炎と75歳の歯肉炎は，生活背景，原因や予後も違うはずです．う蝕についてもライフステージによって歯科衛生士が介入する意味や意義が変わってきます．

可能なことを取り上げ，図Ⅲ-1-10に示す内容が含まれる．歯科衛生上の問題を表現する際には，歯科衛生ニーズの領域ごとに表Ⅲ-1-5に示す内容が含まれる．診断句を作成する際には，少なくとも「診断焦点」「判断」「診断状態」を入れて表現する．「診断焦点」とは診断句の主な要素のことで，診断句の核となり，すべての診断句に必ずある．「判断」とは診断焦点の意味を限定または特化する要素のことで，「診断状態」は問題のタイプを示している．

　できれば，年齢や性別を入れ＊，ライフステージがわかる表現にすると，より個別性の高い診断句となる．

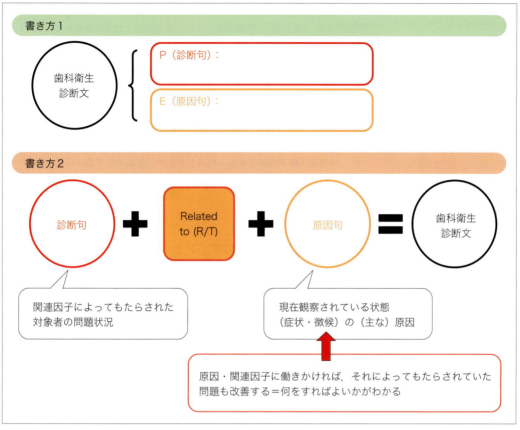

図Ⅲ-1-11　歯科衛生診断文の表し方
書き方1は，歯科衛生診断文の「診断句：Problem（P）」をまず，P：○○と書き，次に「原因句：Etiology（E）」をE：○○，○○，と羅列する．
書き方2は，PとEを関連した〜（Related to）を示すR/Tで結んで表記する．
書き方の決まりはないが，これらの表記は，歯科衛生士業務記録にわかりやすく簡潔に記載しやすい．なお，診断句は関連因子によってもたらされた対象者の問題の状況を表しており，歯科衛生上の問題を示す．原因句は現在観察されている状態（症状・徴候）の主な原因を示す．原因に働きかければ，それによりもたらされていた歯科衛生上の問題も改善・解決する．

<u>診断句</u>　R/T　<u>原因句</u>は英語の表現と同じ順番です．日本語表記ですと，語順が逆になり，<u>原因句</u>に関連した<u>診断句</u>になりますので，注意してください．

（2）原因句

　問題が起こった「原因」や原因と特定できない何らかの影響を及ぼしている関連因子を，原因句として記述する．できるだけ具体的に，個別性の高い計画を立案すれば，おのずと適切な介入となる．原因句は複数になってもかまわない．

4）歯科衛生診断文の表し方

　歯科衛生診断文は，診断句と原因句の2つの要素を組み合わせて表現する（図Ⅲ-1-11）．

（1）歯科衛生診断文作成のプロセス

　歯科衛生診断では，対象者の歯科衛生上の問題を総合的に判断し，図Ⅲ-1-12のように歯科衛生診断文を作成する．

```
問題が歯科衛生診断のどの型にあてはまるかを考える．
① 問題焦点型（実在型）：原因がありそれによる症状・徴候がみられる問題
② リスク型：原因はあるが症状・徴候はみられない．今後問題発生する可能性あり
③ ヘルスプロモーション型：今より状態をよりよくしよう，維持しようとする問題
```
⇩
```
診断句の作成および記述を行う．
「歯科衛生上の問題と考えられること」と歯科衛生診断の型から診断句を作成・記述．
```
⇩
```
原因句の作成および記述を行う．
「原因・関連因子と考えられること」から原因句を作成・記述．
```

図Ⅲ-1-12　歯科衛生診断文作成のプロセス

（2）歯科衛生診断文を書くときのポイント

❶ 診断句
① できるだけ簡潔にまとめる．
② 歯科衛生介入と無関係な記述はせず，歯科衛生上の問題のみを記載する．
③ 症状や徴候ではなく，症状や徴候から判断した対象者の状態を記述する．
④ 原因句と混同しない．

❷ 原因句
① できるだけ具体的に記述する．
② 複数の原因句がある場合は併記する．
③ 価値判断や感情的な表現は避け，客観的な表現を用いる．
④ 診断句と混同しない．

5）優先順位

歯科衛生診断が複数ある場合には，どの問題から解決に取り組むのか優先順位を

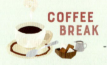

COFFEE BREAK　実在型から問題焦点型へ

　2018年10月現在，北米看護診断協会 NANDA による看護診断では，問題のタイプの実在型は問題焦点型へ，診断概念は診断焦点へと変わりました．歯科衛生過程は看護診断がもとになっているため，ここでは歯科衛生診断のタイプの表現を NANDA に合わせています．歯科衛生診断は体系づけられてはいませんが，臨床で活用しやすくなることを目的とした新しい歯科衛生診断が，2015年に Swigart らによって示され，その中で看護診断の問題のタイプにある共同問題が取り扱われるなど少しずつ発展しています．共同問題とは，看護過程の用語です．すべての医療スタッフの問題とされ，疾患・治療による生理的合併症で，医師が診断の権限をもつものです．疾患などから起こりうる発展的な症状や異常を防いだり，早期に発見することを目的としています．

決定する．何を優先させるかは，緊急性，重要性，根源性，取り組みやすさなどを総合し，対象者の考えや意思を尊重しながら決定する．

歯科衛生診断の問題の3つのタイプでは，①問題焦点型(実在型)，②リスク型，③ヘルスプロモーション型の順番で緊急性が高いため，原則この順番で優先させる．対象者の期待や行動変容の準備段階などを考慮しながら，何から始めるかを考えるとよい．優先順位の高いほうから，#1，#2，#3……と表す．

3．歯科衛生計画

1）期待される結果が目指すもの

期待される結果（目標）は，歯科衛生介入によって達成可能な内容にする．期待される結果は，歯科衛生診断のタイプによって目指すところが異なる．
① 問題焦点型（実在型）：解決すべき問題が実在しているため，歯科衛生介入によって，その問題が解消または軽減することが目標．
② リスク型：「歯科衛生介入をしなければ生じる可能性がある状態」が起こらな

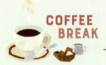

COFFEE BREAK　診断句と原因句

日本と米国では，歯科衛生士の活動状況が異なるため，すべての歯科衛生診断文を同じ表現にすることは難しい場合がありますが，紹介します．

2016年ADHAによる歯科衛生診断に関する白書では次の2種が紹介されています．
① Darbyらのモデルにおける表記例
　診断句はニーズの欠落のみを示し，原因句と診断句の根拠を示しています．

#1	生物学的に安定した歯，歯列のニーズの欠落（診断句）
	R/T　甘いキャンディーの過剰消費（原因句）
	EB（evidenced by，根拠による）歯肉辺縁のエナメル質溶解
#2	頭頸部の皮膚，粘膜の安定のニーズ欠落
	R/T　心臓病薬　　　　（診断句）（原因句）
	EB　口腔乾燥

② Swigartらのモデルにおける表記例
　これは診断句のみの表記です．

#1	身体健康の因子：高血圧；肥満によって生じた心疾患の可能性
#2	慢性中等度歯周炎
#3	口腔乾燥（ヒドロクロロチアジド薬による副作用の可能性）
#4	喫煙歴による頭頸部および肺がんの可能性

診断句のみの表記の場合，関連因子・危険因子や診断指標（診断する根拠となる症状や徴候）が記録やケア計画に明記してあれば，臨床的には問題ありません．

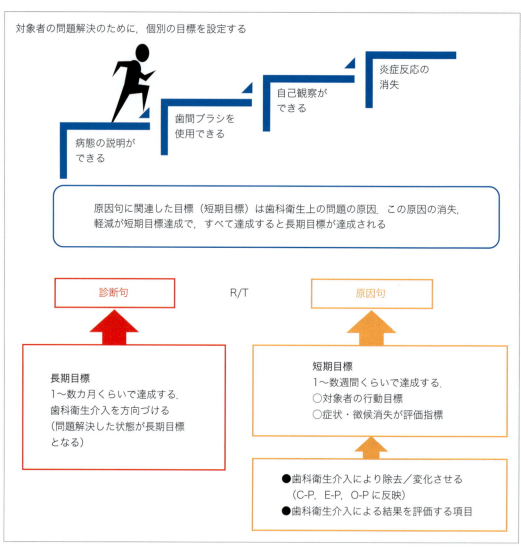

図Ⅲ-1-13　歯科衛生診断と目標の関係

いようにすることが目標．
③ヘルスプロモーション型：現在の状態を，歯科衛生介入でよりよくすることが目標．

2）目標の種類と目標設定のプロセス

対象者の問題解決に向けて目標を設定する．長期目標と短期目標として設定する（図Ⅲ-1-13）．

(1) 長期目標の設定

長期目標は，原則，1〜数カ月で達成できる目標だが，歯科衛生士が関われる期間の最終日を目処にする場合がある．歯科衛生上の問題が解決した状態を表現し，診断句に対応して設定する．

主語 (誰が)	動詞 (何をする)	状態 (どのように)	基準 (どこまで)	時間 (いつまでに)
Aさんが	歯間ブラシを使う	鏡を見ながら	1部位10回	1月30日までに

図Ⅲ-1-14　目標の中に入れるべき項目

表Ⅲ-1-6　計画の種類と実施方法

計画の種類	実施方法
ケア計画 Care Plan：C-P	歯科衛生士によるプロフェッショナルケアが必要な場合：対象者に歯科衛生士が直接行う処置やケア. 例）スケーリング，PTC，小窩裂溝塡塞，フッ化物応用，歯肉マッサージ
教育計画 Education Plan ：E-P	対象者のセルフケア支援のために，歯科衛生士による歯科保健指導・健康教育が必要な場合：口腔衛生・自己観察・禁煙支援・栄養摂取・習癖など. 例）ブラッシング指導，歯磨剤使用後のうがいの指導，フロッシング指導，口腔機能訓練，食生活指導など
観察計画 Observation Plan ：O-P	対象者の変化，経過を歯科衛生士が観察・評価することが必要な場合：歯科衛生介入によって対象者に起こった変化の観察・評価. 例）PCR，唾液緩衝能判定，歯周ポケット測定，BOPなど

(2) 短期目標の設定

短期目標は，1日〜数週間で達成できる目標である．原因句が具体的に細かく記載できていれば，細かく具体的な短期目標を設定することができるので，長期目標が到達できるよう段階的に設定する．

(3) 目標の中に入れるべき項目（図Ⅲ-1-14）

目標は，「誰が，何を，どのように，どの程度までを，いつまでにするか」を明確に表現する．

3）計画の立案

歯科衛生上の問題を解決するための計画を，表Ⅲ-1-6の3つの内容で立案する．

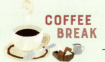

COFFEE BREAK　目標は"ぐ・た・い・て・き"に設定する

対象者が行動に移しやすく，モチベーションを維持しやすいゴール設定をするためには，目標は具体的に立てましょう．以下が具体的にするコツです．

ⓖ　具体的＝テーマ・表現は具体的か？

ⓣ　達成可能＝現実的に達成可能か？

ⓘ　意欲・意義＝意欲がもてるか，意義があるか？（成果に基づいているか？）

ⓔ　定量的＝第三者が定量的に測定可能か？

ⓚ　期限つき＝期限がついているか？

▼年▲月△日	#1　問題（歯科衛生診断文）
S	#1の歯科衛生診断に関する主観的情報
O	#1の歯科衛生診断に関する客観的情報
A	#1の歯科衛生診断に関するSとOから，判断したこと
P	#1の歯科衛生診断に関して，当日行ったこと（＝計画したこと）と対象者の反応．次回への申し送りなど．

図Ⅲ-1-15　SOAP 記載例

どんな目標に対しても観察計画は必ず立案するが，ケア計画ならびに教育計画は，目標によっては立案しないこともある．**診療ガイドライン**＊などを参考にしながら，計画を立案する．

4. 歯科衛生介入（実施）

1) 歯科衛生介入（実施）とは

　歯科衛生介入とは，対象者の病状回復，病態の改善，健康の維持・向上の過程に歯科衛生士が支援することである．歯科衛生士は，介入のための環境を整えてから実行し，介入ごとに記録を行う．実施ごとに対象者の状態や反応を評価し，対象者の状態や反応の変化によっては，計画の変更や見直しが必要となる．

2)「SOAP」形式による実施記録

　POS〈Problem Oriented System：問題志向型システム〉における**POMR**〈Problem Oriented Medical Record：問題志向型診療録〉を活用して用いる．POMRで用いられている記述方式が**SOAP**である．

S〈Subjective data，主観的情報〉：対象者の自覚的症状，対象者の言葉で表現された「いつ・どこで・どのような症状であるか」などの対象者から聴取した情報．
O〈Objective data，客観的情報〉：Sに対する専門家による多角的所見．検査結果や歯科衛生士による観察結果を含む．
A〈Assessment，アセスメント〉：SとOから歯科衛生士が考え，判断したこと．
P〈Plan，プラン〉：Aで歯科衛生士が判断したことに基づいた治療方針．歯科衛生士が計画したこと，実施したこと．

3)「SOAP」記載時のルール

　原則，問題（歯科衛生診断）ごとにSOAPを記録する（図Ⅲ-1-15）．

＊診療ガイドライン
ガイドラインとは，特定の臨床状況において，適切な判断を行うために，臨床家と患者を支援する目的で，系統的に作成された文書のことです．診療ガイドラインは，先行研究による既存のエビデンスの集合体であり，意思決定に影響する要因の１つとされています．歯科衛生士が計画を考える際にも参考にすべきでしょう．歯科診療ガイドラインは，https://www.jads.jp/guideline（日本歯科医学会：歯科診療ガイドラインライブラリ）から入手できます．

5. 歯科衛生評価

歯科衛生評価とは，対象者の問題解決の過程と結果を判断・評価することである．開始時点（初回時アセスメント）と評価時点とを比較し，変化とプロセスを判定する．

1）目標達成度の判定

目標達成度の判定は，歯科衛生計画の妥当性，歯科衛生介入の有効性を評価する．具体的には，短期目標と長期目標の達成度で判定する．

短期目標は，短期間に対象者が達成可能で，歯科衛生士により客観的に測定できるように設定している．このため，設定した期日までに「予測した対象者の行動や状態」と「実際の対象者の行動と状態」を比較して，行動や状態が一致していれば「達成」，一部が変化し改善がみられる場合は「部分達成」，まったく変化がみられない場合は「未達成」とする．

長期目標は原則として，短期目標の達成により，原因や関連因子が変化あるいは除去された結果を設定している．このため，長期目標に対する評価は複数掲げた短期目標がすべて達成された時点で行う．

2）対象者満足度の判定

対象者満足度は，歯科衛生士のかかわりや介入が適切だったか，振り返って，対象者から評価してもらう．対象者に満足度を評価してもらうことによって，ある程度評価できる．満足度が高くても低くても，自らのかかわりを客観的に振り返ることが重要である．

3）要因の分析と課題の抽出

目標達成度の判定と対象者満足度の判定を合わせて，対象者の問題解決のプロセ

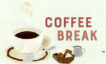

POMR〈問題志向型診療録〉

1969年にWeedによる成書が刊行されて注目されたカルテの記載法の規範です．わが国では，日野原重明医師が普及に努めました．問題ごとに情報を整理し，SOAPに分けて記載する方法で，PDCAサイクルを回すことで医療を進めながら科学的記録をとります．日野原氏はこの記録を「患者の問題が，患者のQOLを大切にしながら最も効果的に解決されるようにいつも全人的立場から問題を取り上げ，考え，かつ行動する一連の記録である」と定義しました．このことを忘れずに記録することが重要です．

スにおいて，計画の妥当性，介入の有効性，歯科衛生士のかかわりを総合的に判定し，その判定結果について要因を分析し，歯科衛生士自身の課題を含めた課題やその解決方法を検討する．

4）要約〈サマリー〉

退院・転院時などに入院中の対象者の状態や歯科衛生介入の内容を記述する．いわば入院中に歯科衛生士が行った歯科衛生介入のまとめのようなものである．近年は周術期等口腔機能管理に関わる歯科衛生士が増えてきており，ある期間集中して介入する場合などは，終了時に**サマリー**を書いておくと，対象者が地域へ戻って，歯科医院につなぐときの参考になる．病院勤務でなくても，積極的介入の終了時にはまとめておくようにすると，次回来院時の参考になる．

6. 記録（書面化）

歯科衛生過程では，すべてのプロセスを書面化して記録に残すことの重要性が強調されている．歯科衛生士の専門的なかかわりをしっかり記録に残すことによって，歯科衛生介入の質の保証と質の向上へとつなげることができ，歯科衛生士の専門領域を対象者や多職種に対して明示することが可能となる．

参考文献

1) グロービス経営大学院著：改訂3版 グロービスMBAクリティカル・シンキング. ダイヤモンド社，2012.
2) 太田光泰：臨床推論の認知心理学的背景とコーチングの方略. 横浜医学，69：37-45，2018.
3) Darby M.L, Walsh M.M.：Dental hygiene diagnoses：Dental hygiene theoty and practice third education, Saunders, 357-359, 2010.
4) 厚生労働省：ICF（国際生活機能分類）－「生きることの全体像」についての「共通言語」－.
5) 厚生労働省：国際生活機能分類－国際障害分類改訂版－（日本語版）. 2002.
6) 大井麻子，斎藤 淳：歯周治療と口腔関連QOL. 日歯周誌 60(4)：160-166, 2018.
7) 吉川菜穂子，大津一義：PRECEDE-PROCEED Modelに基づく肥満予防のための健康教育カリキュラム開発のあり方：順天堂大学スポーツ健康科学研究 7：24-38，2003.
8) 吉田直美，遠藤圭子，渡邉麻理，鈴木純子：歯科衛生過程 HAND BOOK 優しく学べる・これならわかる（歯科衛生士教育サブテキスト）. クインテッセンス，東京，2015.
9) 厚生労働省：生衛業向け 生活衛生関係営業の生産性向上を図るためのマニュアル（基礎編）生産性＆効率アップ必勝マニュアル～マネジメント手法～. 2022.
10) 吉田直美ほか：マンガでわかる！ 歯科臨床での動機づけ面接超入門 患者さんがみるみる変わる スタッフも楽になる. クインテッセンス出版，東京，2024.
11) Calley KH, Rogo E, Miller DL, Hess G, Eisenhauer L.：A proposed client self-care commitment model. J Dent Hyg. 2000 Winter, 74(1)：24-35.
12) 日野原重明：わが国における Problem Oriented System（POS）の歴史. 医学教育，17(6)：377-379, 1986.
13) Lawrence L. Weed：Medical records, medical education, and patient care；the problem-oriented record as a basic tool, Case Western Reserve University, Cleveland, 1969.
14) 日本歯科医学会：歯科診療ガイドラインライブラリ https://www.jads.jp/guideline/
15) 厚生労働省：国際生活機能分類（ICF：International Classification of Functioning, Disability and Health），https://www.mhlw.go.jp/houdou/2002/08/h0805-1.html

16) Darby M. and Walsh MM：A proposed human needs conceptual model for dental hygiene：J Dent Hyg. 1993 Sep-Oct, 67(6)：326-34.

17) Walsh MM, Darby M. Application of the human needs conceptual model of dental hygiene to the role of the clinician：part II. J Dent Hyg, 67：335-346, 1993.

18) Darby ML, Walsh MM. Application of the human needs conceptual model to dental hygiene practice. J Dent Hyg 2000, 74：230-237.

19) L MacDonald, DM Bowen：Theory analysis of the Dental Hygiene Human Needs Conceptual Model, 09 November 2016. International Journal of Dental hygiene, https://doi.org/10.1111/idh.12256

20) 全国歯科衛生士教育協議会編：よくわかる歯科衛生過程. 医歯薬出版，東京，2015.

21) Wilkins EM. Clinical Practice of the Dental Hygienist. 12th edn. Philadelphia, Lippincott Williams & Wilkins, 2016.

22) Williams KB, Gadbury-Amyot CC, Bray KK, Manne D, Collins P.：4 Oral health-related quality of life：a model for dental hygiene. J Dent Hyg. 1998 Spring, 72(2)：19-26.

23) 下野正基監修/佐藤陽子・齋藤淳編著/保坂誠・Ginny Cathcart 著：歯科衛生ケアプロセス. 医歯薬出版，東京，2007.

24) 佐藤陽子・齋藤淳編著：歯科衛生ケアプロセス実践ガイド. 医歯薬出版，東京，2015.

25) Laura Mueller-Joseph（著），Marie Petersen：Dental Hygiene Process：Diagnosis and Care Planning（Health & Life Science）（英語）ペーパーバック-1995/1/10

26) Gurenlian JR, Sanderson TR, Garland K, Swigart D.：Exploring the Integration of the Dental Hygiene Diagnosis in Entry-Level Dental Hygiene Curricula. J Dent Hyg, 2018 Aug；92（4）：18-26. https://dimensionsofdentalhygiene.com/article/Implementing-Dental-Hygiene-Diagnosis-into-Practice/

27) American Dental Hygienists' Association：Dental Hygiene Diagnosis, An ADHA White Paper, 2016. https://www.eiseverywhere.com/file_uploads/c43967e549cea2aee4a7fb404f8d9b0c_DentalHygieneDiagnosisWhitePaper.pdf

28) Darlene J. Swigart and JoAnn R. Gurenlian：Implementing Dental Hygiene Diagnosis into Practice, Journal of professional excellence Dimensions of Dental hygiene, 13(9), 56-59, 2015. https://dimensionsofdentalhygiene.com/article/Implementing-Dental-Hygiene-Diagnosis-into-Practice.

29) 鳥山佳則，石井拓男，武井典子，金澤紀子，吉田直美監修：歯科衛生士のための歯科診療報酬入門 2018-2019. 医歯薬出版，東京，2018.

30) Michele Leonardi Darby and Margaret Walsh：Dental Hygiene：Theory and Practice, 4e, Saunders, N. Y. 2015.

31) 高林克日己：問題志向型診療録. 日内会誌, 106：529-2534，2017.

32) C. Gadmury-Amyot, K. Willams, Manne D, P. Collins：Validity and reliability of the oral health-related quality of life instrument for dental hygiene. J Dent Hyg, 73：126-134, 1999.

33) SS Miles, EJ Rogo, KH Calley, NR Hill：Integration of the Client Self-Care Commitment, Model in a Dental Hygiene Curriculum, https://doi.org/10.1111/idh.12070.

2章 歯科衛生アセスメントとしての情報収集と情報処理

到達目標

① 情報収集の目的や得られる情報を説明できる.
② 医療面接の目的を説明できる.
③ 対象者の全身的な健康状態について把握できる.
④ 対象者の認知および精神状態,生活に関する情報を把握できる.
⑤ 口腔の機能的な問題を把握できる.
⑥ 口腔内の観察項目とポイントを列挙できる.
⑦ 歯科衛生介入に関連する検査方法を説明できる.
⑧ 口腔清掃や歯周病の指数を説明できる.
⑨ 画像からの情報収集を説明できる.
⑩ 歯周病に関連する検査を列挙できる.
⑪ う蝕活動性試験を説明できる.

　歯科衛生過程の構成要素の1つでもある**歯科衛生アセスメント**は,対象者の問題を特定していくための第一段階である.

　歯科衛生アセスメントの手順は,対象者から情報収集を行い,収集した情報の整理や分類,さらに情報の解釈・分析までが連続して行われる.情報の種類には,対象者自身の発言などの**主観的情報**と,各種検査データや専門家の視点から得られる所見などの**客観的情報**に分類される.情報は,対象者やその家族および関係者から直接収集するほか,診療録や歯科衛生士業務記録などの記録物から収集したり,カンファレンスや地域ケア個別会議などの多職種との連携の中で収集したりする場合がある.

　収集された情報は,次の段階である歯科衛生診断や歯科衛生計画立案を効率よく進めるために分類・整理しておく.さらに歯科衛生士の専門的視点から,対象者のニーズごとに情報の意味を解釈・分析し,歯科衛生診断へとつなげる.

　本章では,う蝕や歯周病に罹患している患者のみならず,健康な口腔環境を維持している対象者や,多様な問題を抱える者に対して行う歯科衛生アセスメントについて,全身状態や認知機能・生活環境の把握から,口腔内の情報収集とその処理方法を解説する.

① 患者（対象者）からの情報収集

　患者（対象者）からの情報には，身体的な情報，心理的な情報，社会的な情報など，さまざまな要素が含まれる．それらの情報を正確に収集することは，その後の情報の整理・分類，解釈・分析にも深く関わるため，非常に重要である．

　まずは患者をよく観察し，不安や不満を抱えている場合は適切に対応し，信頼関係を築く努力をする必要がある．そのうえで，主訴や現病歴，既往歴などの情報を収集していく．

1. 主観的情報の把握

1) 情報収集の目的

　情報収集の目的は，歯科医師の診断に必要な現症の検査結果を補うことである．具体的には，初診時に歯科医師の診断の助けとして実施するもので，その前段階として，患者による予診票や健康調査票（図Ⅲ-2-1）の記入がスムーズに行われるよう，歯科衛生士には患者とコミュニケーションを十分とることが求められる．

　問診では，主訴や来院の動機，既往歴，全身の状態，治療に対する要望などを把握する．さらに，健康調査票に記載された内容から，歯科衛生士としての介入に関連する情報を的確に読みとることも重要である．

2) 情報収集の項目

（1）主訴

　「患者がどうして歯科医院にかかろうとしたか」の訴え，すなわち具体的な来院動機である．自覚症状がほとんどであるが，他覚症状を訴える場合もある．例えば，「歯科健診でむし歯があると言われた」「口が臭いと言われた」などである．

（2）現病歴

　主訴に関連して，症状の始まりから現時点までの経過についての情報である．

① 発症の原因および誘因（外傷など明らかな場合）
② 発症の時期とそのときの症状
③ 発症から現在までの進行状況
④ これまでに行われた対応とその効果（治療していれば治療経過を含む）

2章　歯科衛生アセスメントとしての情報収集と情報処理

健康調査票

記入日　年　月　日

ふりがな お名前	生年月日　年　　月　　日　（　　）歳
ご住所	
お電話番号	ご紹介者様
当院を知ったきっかけ　ご紹介 ・ ご近所 ・ インターネット ・ ホームページ ・ SNS・ その他（　　　　　　　）

1. 本日はどうされましたか？

□歯が痛い　□歯がしみる　□詰めものや被せものがとれた　□歯ぐきから出血する　□歯ぐきがはれた
□噛みにくい・噛めない　　□飲み込みにくい　□顎関節が痛い　□歯の色が気になる　□口臭が気になる
□歯並びが気になる　□歯のクリーニング希望　□健診希望　□その他（　　　　　　　　　　　　　）

2. 現在の健康状態はいかがですか？

□よい　　　□ふつう　　□よくない

3. 現在かかっている病気、飲んでいる薬はありますか？

□ない　　□ある　　病名（　　　　　　　　　　）　病院名（　　　　　　　　　）
　　　　　　　　　薬・サプリメント名（　　　　　　　　　　　　　　　　　）

4. 次の病気にかかったことはありますか？

□心臓病　□肝臓病　□腎臓病　□胃腸の病気　□血液疾患・貧血　□糖尿病　□脳血管の障害
□肝炎（A型 B型 C型 不明）　□その他（　　　　　　　　　）　□上記の病気にかかったことはない

5. 薬・食べ物でアレルギーや過敏はありますか？

□ない　　□ある　　薬・食品名（　　　　　　　　　　　　　　　　　　　　）
症状 … 蕁麻疹が出る　下痢をする　胃の調子が悪くなる　かゆくなる　発疹がでる　その他（　　　）

6. 【女性のみご回答ください】現在、妊娠していますか？

□はい（　　ヵ月　　週）　　□いいえ　　□ わからない

7. 歯の治療で具合が悪くなったことはありますか？

□ない　　□ある
症状 … 血が止まりにくかった　痛みが続いた　貧血を起こした　熱が出た　気分が悪くなった
　　　　その他（　　　　　　　　　　　　　　　　）

8. 歯を抜いた経験はありますか？

□ない　　　　□ある　　抜いた時期（　　　　　　　）　抜歯後に異常（　あり ・ なし ）

9. 治療費についての考え方を教えてください。

□保険の範囲内で治療したい　　　　　□基本的には保険の範囲内で、部分的に費用がかかってもよい
□費用の概算を聞いてから決めたい　　□最もよい方法・材料で治療したい

10. 歯の治療や歯科医院についてどう思いますか？

□なんともない　　□恐ろしい　　□気分が悪くなる　　□なんとか我慢できる　　□できれば避けたい

11. 治療の進め方の希望を教えてください。

□悪いところはすべて治療したい　□必要最低限治療したい　□歯科医師や歯科衛生士と相談して決めたい
□詳細な説明を受けたい　　□その他（　　　　　　　　　　　　　）

ご記入お疲れ様でした。お手数ですが受付または担当者までお持ちください。

図Ⅲ-2-1　健康調査票の例

（3）全身の既往歴

過去における健康状態のことで，歯科臨床では歯科の既往歴を確認することもある．

> ① 今までかかった病気について（現在治療中の病気を含む）
> ② 大きな手術を受けたことがあるか
> ③ 大きな事故などにより傷害を受けたことがあるか

全身の状態は，患者が直接歯科の主訴と関係ないことと考え，正しく伝えない場合がある．しかし，歯周病と糖尿病のように全身の既往歴が歯科の現病歴に密接に関連する場合も多いため，確認する必要がある．また，既往歴に伴い，服用薬剤，アレルギーの有無，輸血の有無も確認する．

（4）家族歴

家族および近親者の健康状態の情報である．患者の病気が遺伝性か体質性か家族内発生の状況などを知るために，通常，患者本人の三親等まで確認する．また家族歴は，遺伝性疾患や感染症などで重要となるだけではなく，患者の背景を知り，適切な治療方針を立てるうえでも参考になる．

3）情報収集のポイント

問診時には，主治医である歯科医師とともに，歯科衛生士もチェアサイドにいることが望ましい．特に自分の担当患者の場合には，共通の認識をもって情報を共有することができる．初診時に信頼関係を少しでも築くことができれば，治療への移行も円滑である．

また，患者から個人情報が歯科衛生士に語られることが多いため，医療従事者として秘密保持には十分注意する．

2. 医療面接〈メディカルインタビュー〉

1）問診と医療面接の違い

問診は，診断の参考のために患者に病歴や病状などを質問することで，医師・歯科医師が初診時に行う最初の対面行為であるが，医師・歯科医師から患者への一方的な質問になりがちである．

問診が診療の最初に行われる行為であるのに対し，**医療面接**は，初診からメインテナンスに至るまでの診療のすべての期間において行われる対面行為である．長期にわたり良好なコミュニケーションを維持していくことが基盤となるので，歯科医師のみならず歯科衛生士の役割が大きい．さらに，インタラクティブ（対話型）なコミュニケーションであれば，患者が不満を感じることは少ないが，医療従事者側の努力が必要となる．現在では，問診は医療面接の中の一部分と考えるのが一般的である．

2）医療面接の目的

患者主体の医療を考えていくうえで，まず問題になるのが，医療従事者側のコミュニケーション能力である．かつての問診は，医師（歯科医師）主体で問いかけ，医師（歯科医師）が診断のために必要と思われる情報のみを収集していた．そのためどうしても症状に焦点を当てた質問となり，患者の感情や考え，期待，生活習慣などについてはあまり問題にされなかった．そのことが不安や不満につながり，患者と医療従事者との間に感情的なわだかまりを生じさせることもあった．

このような背景から近年，医学・歯学教育において**医療面接**の技法が取り入れられている．医療面接の大きな目的は，「信頼関係の確立（ラポールの形成）」「情報収集」「治療への動機づけ」の3つである．

（1）信頼関係の確立（ラポールの形成）

患者と信頼関係を築くためには，患者の不安・不満や表情・行動に対して適切に対応することが必要である．まず，コミュニケーションを上手にとることを考えるべきであり，コミュニケーションスキルが応用できる．

❶ 共感的理解

初診患者は，痛みや不安感をもって来院することが多い．診療室の様子を気にしながら，「よい先生だといいな」「優しい歯科衛生士さんかな」などと緊張しながら，待合室で待っていることであろう．

患者が歯科用ユニットに座ってから，歯科医師・歯科衛生士が主訴を聴くことになるが，主訴が痛みであったとしても，その裏にある患者のよくかめないイライラ感や今後の治療への漠然とした不安感などの感情面も的確に受け止め，「それはおつらいですね」「ご家族の介護で大変だったのですね」などと共感する理解を示すことが必要である．感情面に配慮することで，良好な信頼関係を築きやすくなる（p.49 参照）．

❷ 傾聴

例えば，患者の言葉を遮（さえぎ）らずによく聴いていれば，主訴に隠された感情や本音などが垣間みえることもある．会話のペースを患者に合わせながら（**ペーシング**），患者が話した語尾を繰り返したり，うなずいたりすることは，話を促進させるよい方法である．患者の言葉が少ない場合には，「聴いていますよ」という態度を崩さないまま待つ姿勢も必要である．

良好なコミュニケーションの基本は，とにかく相手に話をさせることであり，医療従事者側がよく聴くことである．「この人は私の話を一生懸命聴いてくれる」「この人は私を理解してくれようとしている」と感じてもらうことが，信頼関係の基盤となる．

（2）情報収集

歯科衛生士が行う情報収集は，主訴や病歴以外にも多岐にわたることが多い．歯科衛生士は，歯科医師と比べて患者と接する時間が長いため，患者は心を開きやすく，会話する機会も多いからである．ゆえに，経時的に変化している情報を収集す

表Ⅲ-2-1 "閉ざされた質問"と"開かれた質問"の例

閉ざされた質問		開かれた質問
歯ブラシは硬めがお好みですか？	⇒	どのような歯ブラシを使っていらっしゃいますか？
甘いものはお好きですか？	⇒	おやつはどのようなものがお好きですか？
今日は歯が痛いのですか？	⇒	今日はどうされましたか？

ることができ，その情報を歯科医師とも共有することにより，即時に治療に活かすことができる．

　例えば，治療期間中に患者の病気に対する考えが変化することはよくあることで，治療に対する要望が変化しても，言い出しにくいことがある．とりわけ，生活習慣についての情報収集は，歯科衛生士が行うことが多い．

❶ 質問形式の工夫

　限られた時間で情報を得るには，工夫が必要である．例えば，「1日に何回歯を磨くか」「いつ磨くか」「甘いものは好きか」「タバコを吸うか」などは，ブラッシング指導の前に行う一般的な質問だが，より多くの情報を引き出したいときには，このようにYES/NOや数値などで答えられる「閉ざされた質問」よりも，「おやつはどのようなものがお好きですか」といった「開かれた質問」のほうが，相手はいろいろ考えて答えようと努力するので，さまざまな情報を得られる場合が多い（表Ⅲ-2-1）．しかし「開かれた質問」は，医療従事者側が収集したい情報を理解しており，患者の回答に応じて適切に次の質問を投げかけるスキルがないと成立しにくい．そのため，医療面接前に確認したいことを考え，整理しておくことが大切である．いくつか聞きたい項目が決まっている場合は，「閉ざされた質問」のほうが有効なこともある．相手の反応を見ながら，質問形式を使い分けていくことが望ましい．

　一方，「このごろ体がだるいと思っていたら，健診で血糖値が高いと言われた」「頭痛が続くのでお医者さんへ行ったら，血圧が高くて先週から降圧薬を処方された」など，何気ない会話から現在の全身状態を把握できることがある．全身状態については，患者は隠すつもりはなくても，歯科治療の場において報告する必要はないと思っている場合も多いため，会話に質問を折りまぜて情報を引き出していくことも大切である（p.51 参照）．

❷ ユニットチェアの高さと座る位置（図Ⅲ-2-2）

　まず，ユニットチェアの高さに気をつけたい．目線が患者より高いと，患者は威圧感を感じて話しづらくなるため，目線は同じくらいの高さに設定する．さらに自然に目線を合わせたり，そらしたりできる距離感も必要である．

　そして座る位置も大事である．テーブルなどが介在する場合は，正面ではなく90度が好ましいとされている．重要な話を人に伝えるときは，正面に座り目線を合わせることがよいとされるが，患者は緊張してしまう．歯科での医療面接は，患者が歯科用ユニットに座っている場合が多いので，歯科衛生士自身が自分の座っているスツールを移動させて，患者が話しやすい環境を設定することが重要である．感染

・患者と同じ目線の高さになるようにチェアの高さを調整する．
・患者の後方位から質問しない．
・前方位か側方位をキープする．
・体の向きを患者のほうに向ける．
・患者の落ち着く対人距離（パーソナルスペース）に留意する．

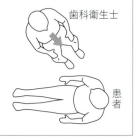

図Ⅲ-2-2　患者が話しやすい位置関係（歯科用ユニット） (山田隆文，2017．)[1]

対策に配慮したうえで身だしなみを整え，自然な対面コミュニケーションをとるように努める（p.48参照）．

(3) 治療への動機づけ

まず，患者に自分の口の中の状態を理解してもらう．現在の病状を説明し，「もしこのまま何もしないとどうなるか」「治療するならばどのような方法があるか」「治療期間の目安」などを説明する．節目ごとに「何か質問はありますか」「ご理解いただけましたか」などと，随時フィードバックを行う．**非言語的コミュニケーション**とよばれる表情や仕草，態度，動作，目線などからも，患者の心情を知ることができる．自ら質問することが難しい患者もいることを忘れずに，広い視野で患者を観察することが重要である．

歯科衛生士として強調すべきは，う蝕や歯周病の治療もしくは再発予防の主体は患者であって，プラークコントロールの重要性，すなわちセルフケアでの努力を常に促すことである．患者から「削って詰めてもらったから治った」「歯石を取ってもらったから治った」と感謝されるのは医療従事者として喜ばしいことだが，患者主体の歯科医療を目指すのであれば，「自分自身の口腔の健康は自分で守っていく」という姿勢を支援することが必要である．このような常日頃の働きかけが，患者のモチベーションを高め，円滑な歯科医療を実現させることにつながる．

一方，治療前の**インフォームド・コンセント**（説明に対する理解と同意）が信頼される歯科治療の第一歩となるが，インフォームド・コンセントが不十分なまま医療従事者主体で歯科医療を行うと，「あそこの歯科医院でいきなり削られてしまった」「歯科衛生士にガリガリやられて痛かった」などと，医療従事者側が思ってもみない不満をもたれてしまうことさえある．

② 全身の健康状態の把握

1. 器質的・機能的問題の把握

　歯科衛生士が対応する患者のなかには，全身疾患を抱えていたり，加齢とともに虚弱状態にある者が少なくない．そのため歯科衛生士は医療面接を通して，または待合室や診療室での様子から，全身疾患や服用薬，全身の状態の器質的・機能的な面*から健康状態を把握する必要がある．

　口腔には全身疾患の部分症状や，薬の副作用が現れることもあるため，歯や歯周組織の異常に気づけるようにすることはもちろんのこと，全身疾患の知識ももつことが求められている．また近年では，歯周病とさまざまな全身疾患との関連も明らかになっている．

　歯科衛生士が自ら関わる患者の全身的な状態や疾患を把握しておくことは，ほかの専門職と連携を図るうえでも必須である．患者を総合的に捉え，より有効なケアを提供できるよう，口腔だけではなく全身状態および全身疾患や薬剤に関する知識を深めていく必要がある．

　また，加齢に伴い，筋力や心身の活力の低下を表す**フレイル**についても注意が必要である（p.354 参照）．

2. 服薬状況の把握

　医療面接により全身疾患や服用薬の内容・量・服薬状況などを把握することは必須である．そして，服用している薬が今後の歯科治療に影響する可能性について，医療面接時に説明する必要がある．

　全身疾患の治療で服用している薬の種類によっては，歯科で処方される抗菌薬などと相互作用で効果が増強，もしくは相殺されて効かなくなる場合もあるため，疾患や服薬についても正直に話してもらえるような雰囲気づくりが重要である．「お薬手帳」などを持参する患者も多いため，そこから情報を得て記録に残すことも必要である．しかし，お薬手帳に記載がなくても，OTC 医薬品*や各種サプリメントなどを服用している場合もあるため，詳細な聞き取りが必要である．

　なお，**服薬アドヒアランス**を向上させるための服薬指導*も重要であるが，それには，対象者や家族などから，薬物治療に関する理解力と服薬能力などの情報収集が必要である．

＊全身状態の器質的な面

形態学的な変化を伴った病態を「器質的な変化」といい，それにより起こる疾病を器質的疾患といいます．肺炎，大腸がん，脳出血や心筋梗塞など．

＊全身状態の機能的な面

形態学的な異常を認めない場合を「機能的な変化」といい，それによって起こる疾病を機能的疾患といいます．緊張や不安により生じる消化不良や偏頭痛，過敏性腸症候群など．

🔗 **Link**
OTC 医薬品
『薬理学 第 2 版』
p.63

🔗 **Link**
服薬指導
『薬理学 第 2 版』
p.51-55

3 認知機能の把握

　認知機能とは，さまざまな情報を視覚や聴覚，知覚，嗅覚，体性感覚を通じて，それを認識して活動する脳の働きをさす．具体的には，記憶，注意，遂行機能，言語機能，視空間認知機能，構成機能など，日常生活を送るうえで必要な能力に直結する機能である．

　認知症や脳卒中，外傷などにより脳に損傷を受けると，認知機能が傷害される．軽度の認知機能の障害は外見的にわかりにくいことが多く，周囲の人が気づいて発見されることがほとんどである．歯科の場合では，「来院予定の無断キャンセルが増える」「プラークコントロールが悪化する」などにより気づくことがある．

　歩く・手を動かすなどの運動機能に支障がない場合でも，例えば歯ブラシを持つことはできるが，その使い方がわからなくなり歯を磨くことができなくなることもある．しかし，洗面所に誘導し，歯ブラシに歯磨剤をつけて口元まで運ぶ支援をするとブラッシングができる人もいる．このように認知機能の障害は，程度や種類に違いがあるため，個々に合わせた対応や支援が必要である．

1. 認知機能の評価方法

　認知機能の低下が疑われる場合はスクリーニング検査を行う．認知機能の代表的な評価スケールを以下に述べる．評価スケールは質問式と観察式の2つに大きく分けられる．質問式は，与えられた形式に沿って対象者に質問を行い，算出された得点から判断する方法である．観察式は，対象者の行動を観察して行う方法であり，対象者が非協力的であっても行動を通して評価することができる．

1）質問式スケール

Link
HDS-R
MMSE
MoCA-J
『高齢者歯科学』
p.109-112

(1) 改訂長谷川式認知症スケール〈HDS-R〉*

　日本で認知機能の評価スケールとして広く使用されており，介護保険認定での主治医意見書でも記載が推奨されている．

　認知機能を評価する9つの質問項目について，正解数の合計点で判定を行う．質問項目は「年齢」「日時の見当識」「場所の見当識」「3つの言葉の記銘」「計算」「数字の逆唱」「3つの言葉の遅延再生」「5つの物品記銘」「言葉の流暢性」である．

　30点満点で，20点以下だった場合に「認知症の疑いあり」と判定する．

(2) MMSE〈Mini Mental State Examination〉*

　世界で広く使われており，国際比較することが可能である．

　知的機能を評価する11の質問項目について，正解数の合計点で判定を行う．質問項目は「時間の見当識」「場所の見当識」「即時想起（記銘）」「計算・注意力」「遅延再生（短期記憶）」「呼称」「読字・復唱」「言語理解」「文章理解」「文章構成」「図形模写（構成能力）」である．

30点満点で，27点以下の場合に「軽度認知症障害〈MCI〉の疑いあり」，23点以下の場合に「認知症の疑いあり」と判定する．

(3) MoCA-J 〈Japanese version of Montreal Cognitive Assessment〉*

軽度の認知機能低下を評価する尺度であり，軽度認知障害〈MCI〉のスクリーニングを目的とする．

質問項目は，「視空間/実行系」「命名」「記憶」「注意」「言語（復唱，語想起）」「抽象概念」「遅延再生」「見当識」の8項目である．

30点満点で，25点以下の場合に「軽度認知障害〈MCI〉の疑いがある」と判定する．

2）観察式スケール

(1) FAST 〈Functional Assessment Staging Test〉*

日常生活動作能力〈ADL〉を総合的に評価し，アルツハイマー型認知症の重症度を判定する．家族・本人等に現在の状態および発症から現在までの経過についての情報も聴取する．

主観的にも客観的にも機能低下が認められない stage 1 から，高度のアルツハイマー型認知症の stage 7 までの7段階に分類されており，それぞれの段階の症状の具体例が示されている．

(2) CDR：臨床認知症評価尺度 〈Clinical Dementia Rating〉*

認知症の重症度を臨床的に判定する評価法の1つである．

対象者の日常生活を十分に把握している家族や介護者からの情報をもとに，「記憶」「見当識」「判断力と問題解決能力」「社会適応」「家庭状況および趣味・関心」「介護状況」の6項目について，それぞれ障害の程度を「なし：0点」「疑わしい：0.5点」「軽度：1点」「中等度：2点」「重度：3点」の5段階で評価し，「健康：CDR 0」「認知症の疑い：CDR 0.5」「軽度認知症：CDR 1」「中等度認知症：CDR 2」「重度認知症：CDR 3」のいずれかに判定する．

(3) 地域包括ケアシステムにおける認知症アセスメントシート 〈DASC-21〉*

地域で認知症支援に携わる専門職が，家族からの情報の有無に関わらず，本人の日常生活の様子から認知機能と生活機能の障害を系統的かつ簡便に把握し，認知症のスクリーニングと生活機能の評価を行う．

「物忘れ」に関する導入の質問（採点外）2項目と，「記憶」「見当識」「問題解決・判断力」「家庭外の IADL，家庭内の IADL」「身体的 ADL」に関する21の質問項目からなる．それぞれにつき1〜4の4点で評価する．

DASC-21 の合計点が31点以上の場合は「認知症の可能性あり」と判定する．加えて，遠隔記憶（項目 No.3），場所の見当識（項目 No.5），社会的判断力（項目 No.9），身体的 ADL に関する項目（項目 No.16〜21）のいずれもが1点または2点の場合は「軽度認知症」，いずれかが3点または4点の場合は「中等度認知症」，いずれもが3点または4点の場合は「重度認知症」の可能性ありと判定する．

Link

NM スケール
『高齢者歯科学』
p.321

ほかに NM スケール*〈Nishimura Mental scale：N 式老年者用精神状態尺度〉、柄澤式「老人知能の臨床的判断基準」などがある.

④ 生活環境と生活背景の把握

患者を取り巻く環境には、さまざまな側面がある. 代表的なものとしては身体的側面・精神的側面・役割的側面・家族的側面・金銭的側面があり、ライフステージのなかで複雑に変化するものである. それらを総じて「患者を取り巻く環境」と捉え、心身ともに健康な生活を送れるよう支援するには、その生活環境や生活背景を把握する必要がある.

人は生活する地域で、それぞれに固有の生活背景をもって暮らしている. 医療従事者側からみて、その個人にとって適切な支援をしたとしても、個々の生活背景や趣向に見合わない情報や支援は受け入れられず、問題解決につながることはない. 生活者の視点も含めた幅広い領域から情報を集め、問題を検討する姿勢が求められる.

1. 社会構造の変化への対応

Link

孤食
『栄養学』
p.124

毎日、朝から夜遅くまで働くビジネスマンには、自身の健康に興味をもつ余裕があるだろうか. また、塾や習い事で余裕のない生活を送る子どもたちは、主体的にプラークコントロールを実践できるのだろうか. 孤食*や個食、欠食、偏食、スマートフォンを見ながらの"ながら食べ"といった不規則な食行動や深夜の就寝などにより、生活リズムが乱れている者も少なくない（p.333 参照）. さらにコロナ禍においては、在宅ワークや遠隔での授業参加など、感染拡大を予防するための対策がそのときどきにおいて考案されてきた.

人々はこのような社会構造の変化に順応していくことに迫られており、これは今後もさまざまな場面において求められることが予想されるが、個人の努力や家庭の中だけで解決することは難しい. 歯科衛生士として、現代の社会状況に合わせた生活環境や生活背景を把握し、対象者が自ら問題解決できる能力を身につけさせる支援が課題となる.

2. 虐待への対応

Link

小児虐待
『小児歯科学』
p.66

歯科診療の場において、多数歯う蝕や重症う蝕、重度歯肉炎など、口腔内の状態が劣悪な小児患者に出会うことがある. このような場合、小児患者が虐待を受けている可能性が考えられる.

小児虐待（児童虐待）*は大きく 4 つに分けられる. ① 身体的虐待、② 心理的虐

待，③ 性的虐待，④ **ネグレクト**（育児放棄）である．厚生労働省の「令和4年度福祉行政報告例」によれば，児童相談所の児童虐待の相談対応件数は214,843件（対前年度＋1.03％）と過去最多であった．相談の種別にみると，「心理的虐待」が最も多く，次いで「身体的虐待」となっている．

　歯科臨床においては，身体的虐待とネグレクトを発見しやすい．身体的虐待では不自然な顔面・頭頸部の外傷，新旧の受傷痕跡の混在，多数の熱傷痕や外傷痕などが，ネグレクトでは多数歯う蝕や重症う蝕，重度歯肉炎など劣悪な口腔内の状態が兆候となりうる．

　歯科医療従事者は，歯科疾患の状況などから養育者と子どもの関係が好ましくないと判断した場合には，児童福祉法第25条に従って通告の義務がある．この場合，歯科医療従事者が診療上知りえた情報を関連機関に通告することは，守秘義務違反にはあたらない．通告を受けた児童相談所が総合的に判断するため，虐待であるかどうか確信がもてない場合や実際には虐待でなかった場合でも問題はなく，通告者の情報が相手に知られることもない．

　虐待には，児童虐待以外にも**高齢者虐待**もあり，近年高齢化率の増加に伴い深刻化している．高齢者虐待の特徴としては，小児虐待同様の4つの虐待に加え，金銭の搾取などの「経済的虐待」が含まれる．高齢者虐待について歯科との関連はまだ明らかにされていないが，高齢者の口腔内をみるときにも注意が必要である．

⑤ 生活習慣の把握

🔗 **Link**

生活習慣病
『保健生態学』
p.281-283

　生活習慣病＊〈LifeStyle-related Diseases〉は，食事・運動・休養・喫煙・飲酒などの生活習慣の乱れが発症の原因に深く関わっているとされる疾患の総称であり，がん，心疾患，脳血管疾患，糖尿病，高血圧症，脂質異常症などがあげられる．

　これらの疾患に対して，厚生労働省は早期発見・早期治療（第二次予防）の政策をとっていたが，発症を防ぐ（第一次予防）方向へ政策転換した．第一次予防推進のためには生活習慣の重要性を理解し，それを見直す必要がある．

1. 生活習慣病のリスク

　多くの生活習慣病の共通点として，発病してもかなり進行するまで自覚症状がほとんど現れない．そのため，健康診断などで異常な検査結果が明らかになっても，生活習慣病のリスクを自覚しにくく，予防や治療のステップに移行できない，またはその必要性を感じない者も少なくない．

1）主な生活習慣の問題と生活習慣病

　食習慣や運動不足が原因で発症する疾患は，糖尿病，肥満，脂質異常症，高血圧

表Ⅲ-2-2　特定健康診査の実施項目

基本的な項目	○質問表（服薬歴, 喫煙歴等）　○身体計測（身長, 体重, BMI, 腹囲） ○血圧測定　○理学的検査（身体診察）　○検尿（糖尿, 尿蛋白） ○血液検査 　・脂質検査（中性脂肪 HDL コレステロール, LDL コレステロール） 　・血糖検査〔空腹時血糖または NGSP 値（HbA1c）〕 　・肝機能検査（GOT, GPT, γ-GTP）
詳細な健診の項目	※一定の基準のもと, 医師が必要と認めた場合に実施 ○心電図　○眼底検査 ○貧血検査（赤血球, 血色素量, ヘマトクリット値）　○血清クレアチニン

症などである. これらが進行すると心筋梗塞などの循環器疾患に発展するリスクが高まる. また, 喫煙によって発症する疾患は肺がんや**慢性閉塞性肺疾患**〈COPD：Chronic Obstructive Pulmonary Disease〉, 過度な飲酒により発症する疾患は肝硬変や脂肪肝などの肝疾患が代表的である.

　また, 睡眠時間と生活習慣病は互いに関連性があることが報告されている. 慢性的な不眠や睡眠不足が続くと, 高血圧, 糖尿病, 脂質異常症や心筋梗塞, 脳血管疾患のリスクが高まる. 近年では, 就寝前にパソコンやタブレット端末, スマートフォン（スマホ）などの操作やゲームに時間を費やすようなライフスタイルが, 睡眠不足や睡眠の質の低下につながっている.

2）肥満とメタボリックシンドローム

　肥満は多くの生活習慣病に関わる危険因子であり, 日頃の体重管理が生活習慣病の対策として非常に重要である. 肥満とは, **BMI** * 25 以上の状態をいう. 肥満には内臓脂肪型と皮下脂肪型があり, 内臓脂肪型は**メタボリックシンドローム**（内臓脂肪症候群）に移行する危険性が高い（p.350 参照）.

　特定健康診査はメタボリックシンドロームに着目した健診で, 表Ⅲ-2-2 の項目を実施する. なお, 特定健康診査は公的医療保険の保険者が 40 歳から 74 歳までの被保険者に対して実施される.

　メタボリックシンドロームは, 内臓脂肪の蓄積（へその高さで腹囲が男性 85 cm 以上, 女性 90 cm 以上）に, 「脂質異常」「高血圧」「高血糖」の 3 項目のうち 2 項目以上が該当する状態のことをいう（図Ⅲ-2-3）.

　生活習慣病は, 発症すると予後が不良なため, 予防が重要である. 歯科衛生士は, 生活習慣病の発症リスクなどについて, 正しく理解し（付 1, p.427-435 参照）, 発症する前に対象者の生活習慣について把握する必要がある.

2. 保健行動

　生活行動のなかでも, 健康の維持・増進に関連するものを**保健行動**とよぶ. 具体的には, 健康を自覚している際に維持・増進しようとする行動, あるいは病気に

＊BMI
BMI＝体重（kg）÷
［身長（m）×身長（m）］

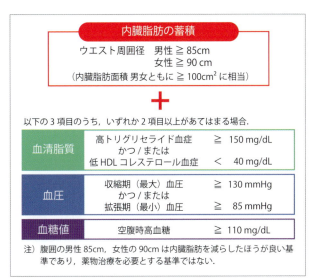

図Ⅲ-2-3　メタボリックシンドロームの診断基準
（メタボリックシンドローム診断基準検討委員会，2005．）[2]

罹ったかもしれないと思ったときに早めに病気を見つけ，対処し，健康な状態に戻そうとする行動のことである．

　保健行動の多くは，乳幼児期に母子関係のなかで獲得され，学齢期や思春期の学校保健を通して定着する．成人期になると，さらに生活環境や健康状態への自覚などを通して保健行動は変化していき，その後高齢期に至るまで「気づき」や「学習」そして「定着」を繰り返しながら，生涯にわたって発達していく．したがって，保健行動は認知レベルでみても，無意識に習慣的に行われる行動から意識的な予防行動まである，幅広い概念といえる．

　口腔に関連した口腔保健行動は，口腔清掃行動，摂食行動，歯科受診・受療行動に分類できる．特徴として，ライフステージごとにそれらの行動と評価できる健康指標が具体的に提示されていることである．例えば，学齢期初期の幼若永久歯のう蝕罹患性や，高齢期の口腔機能低下への対応などがあげられる．ライフステージに沿って，特徴的な口腔保健行動を理解しておく必要がある．

3．受療行動

　受療行動とは，患者が医療機関・医療施設で診察を受ける行動のことである．令和2（2020）年の厚生労働省「患者調査」によると，わが国における歯科受診・受療行動の実態として，1日の全国の推計患者数は約133万人であり，総人口の約1％が毎日歯科医療機関を受診している．

　成人における歯科受診の動機は，症状を自覚した場合（他覚症状を訴える場合もある）と，口腔清掃指導，歯石除去，定期健診などを目的とした場合である．後者の予防を目的とした受診パターンへと変容するには，歯科衛生士の働きかけが重要

となる．それには提供される歯科医療サービスの質を高め，患者の満足度を上げる努力が求められる．

6 口腔の器質的問題の把握

1. 口腔内の観察

口腔内の観察は，口腔内の客観的情報を得る手段の1つであり，歯科治療や歯科衛生介入をする際の基礎として最も大切なことである．医療面接などで得られた主観的情報に対応した観察を行うことで，患者が有する問題点を明確にできる．また，患者の主訴に関わる情報だけではなく，口腔周囲も含めた観察を行うことにより，その後の検査，診断，治療，指導の方向や優先度を決定することができる．

2. 検査項目

1）歯

（1）歯式（図Ⅲ-2-4）

現在歯の数，う蝕，処置歯，矯正装置や義歯の状態，歯石，破折など，患者が受けたこれまでの歯科治療や，現在の補綴装置の状態などの検査結果を記録する．必要に応じて，患者に抜歯の経験の有無を確認する．

（2）形態，色

う蝕や歯周病のリスクとなる形態の歯がないかを観察する．矮小歯やエナメル滴などの特殊な歯の形態は，唾液や舌・頬粘膜による自浄作用を低下させたり，清掃性を悪くするため，プラークコントロールが難しく，う蝕や歯周病のリスクとなる．

歯の形態については後天的なものとして，酸蝕，摩耗，咬耗（図Ⅲ-2-5）があり，これらを総称して **Tooth Wear**〈トゥースウェア〉という．

歯の着色や変色（エナメル質形成不全など）は審美面での問題点となるため患者の希望を聞いたうえで対応する必要がある．

（3）不正咬合

不正咬合とは，歯や歯列弓，または顎顔面骨格が何らかの原因で不正をきたし，機能的あるいは形態的に正常な咬合状態から逸脱した状態の総称である．

❶ 歯の位置異常

不正咬合のうち，歯の位置異常には傾斜や叢生（図Ⅲ-2-6）などがあり，歯の形態異常と同様に唾液や舌・頬粘膜による自浄作用を低下させたり，プラークコントロールを困難にする要因となる．この状態が続くと，う蝕や歯周病のリスクが高まる．

また，上顎前突または開咬による口唇閉鎖不全は前歯部歯肉が乾燥しやすく，プ

歯 科 診 療 録

公費負担者番号		保険者番号	1 1 1 1 1 1 1 1
公費負担医療の受給者番号		被保険者証・被保険者手帳 記号・番号	0000・0000
		有効期限	令和 年 月 日

受診者	氏名	歯科 太郎	被保険者氏名	歯科 太郎
	生年月日	大・昭・平・令 1年 1月 1日生 (男)・女	資格習得	平成・令和 24年 4月 1日
	住所	東京都新宿区○○○○ 電話 11-0000 局 0000 番	事業所・船舶所有者 所在地	東京都新宿区○○○○ 電話11-0000局 0000 番
			名称	○○○○
	職業	会社員 被保険者との続柄 本人	保険者 所在地	東京都新宿区○○○○ 電話11-0000局 0000 番
			名称	×××

部位	疾病名		開始	終了	転帰
54| / |56	P1	上・外	26年 6月5日	年 月 日	
763+7 / 7+47	P2	上・外	26年 6月5日	年 月 日	
4|	C2	上・外	26年 6月5日	26年 6月25日	治ゆ
|6	C3 急化 Per	上・外	26年 6月5日	年 月 日	
		上・外	年 月 日	年 月 日	
		上・外	年 月 日	年 月 日	
		上・外	年 月 日	年 月 日	
		上・外	年 月 日	年 月 日	
		上・外	年 月 日	年 月 日	
		上・外	年 月 日	年 月 日	
		上・外	年 月 日	年 月 日	
		上・外	年 月 日	年 月 日	
		上・外	年 月 日	年 月 日	

[主 訴] その他

1か月前から歯が時々しみる.
虫歯かもしれないから診て欲しい.
歯石も取って欲しい.

疾病名	労務不能に関する意見 意見書に記入した労務不能期間	意見書交付	入院期間
	自 月 日 至 月 日 日間	年 月 日	自 月 日 至 月 日 日間

業務災害又は通勤災害の疑いがある場合は,その旨	
備考	

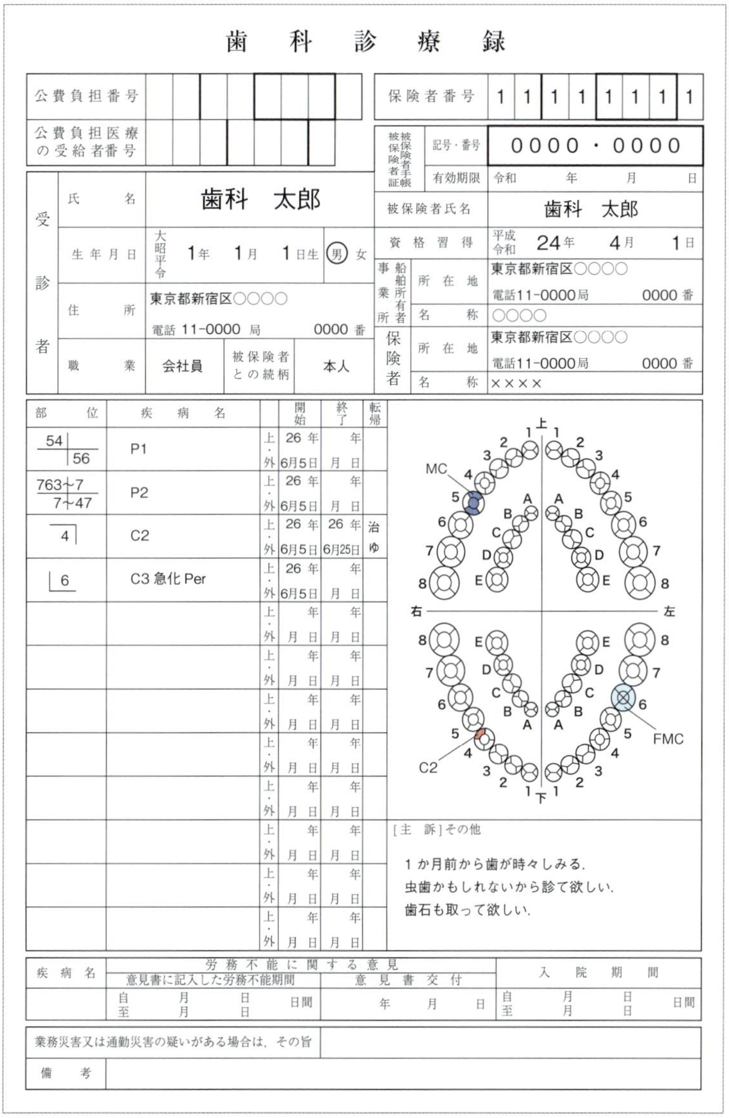

図Ⅲ-2-4　歯式の記載例（歯科診療録）

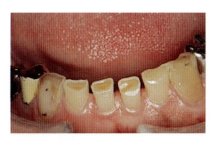

図Ⅲ-2-5　咬耗

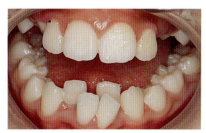

図Ⅲ-2-6　叢生

ラークの付着を助長し，歯肉の炎症を増悪させる．

❷ 咬合接触の異常

咬合接触の異常とは，咬耗や歯の動揺，移動，ブラキシズムなどによって従来の咬合関係に変化をきたし，歯や歯周組織あるいは顎関節に障害を及ぼす咬合状態のことである．

早期接触などの咬合の不調和，筋の過緊張，ストレスなどの精神的要因により，咀嚼以外に上下の歯が長時間接触している状態を**ブラキシズム**という．ブラキシズムは**グラインディング**〈歯ぎしり〉，**クレンチング**〈くいしばり〉，**タッピング**（上下の歯をカチカチと連続的に速くかみあわせる）の3つに分類され，さまざまな影響を引き起こす．症状としては，咀嚼筋の疲労性疼痛，顎関節の疼痛や機能障害，口腔粘膜や舌の損傷などがあり，歯周組織に対しても咬合性外傷を引き起こす．

2) 歯肉

歯肉が正常であるか，病的であるかは歯肉の変化から判断する（表Ⅲ-2-3）．
病変が起きている歯肉には以下の症状がみられる．

---

① 歯肉の発赤など歯肉の色調の変化
② 歯肉の腫脹・肥厚などの形態変化
③ 歯肉ポケット・歯周ポケットの形成
④ 歯肉溝からの出血，排膿，滲出液の増加
⑤ 歯肉退縮

そのほか，付着歯肉の幅，小帯の位置，歯槽骨の厚さや高さ，骨隆起なども観察する必要がある．

歯肉の病変は，プラークの蓄積だけではなく，抗てんかん薬（フェニトイン）や降圧薬（ニフェジピンなどのカルシウム拮抗薬）などによる薬物性歯肉増殖症もある．また，習慣や習癖に関連して現れる歯肉の形態異常として，咬合性外傷や不良補綴装置に関連した**フェストゥーン**，口呼吸や喫煙による口蓋側歯肉の**テンションリッジ**〈堤状隆起〉，不適切なブラッシングによる擦過傷や**クレフト**などがあげられる．

3) 舌

(1) 舌苔

舌苔は，舌背の糸状乳頭に剝離上皮細胞や口腔内細菌，食物残渣などが付着したもので，一般的に白色の膜状を呈している（図Ⅲ-2-7）．舌苔は健康な人でもうっすら付着するが，唾液分泌量の低下や全身疾患などにより増加する．舌苔の発生要因を表Ⅲ-2-4 に示す．

舌苔は口臭の強さと関連しており，舌苔の除去は口臭治療の1つである．また，

表Ⅲ-2-3　正常な歯肉と病的な歯肉

	正常な歯肉	病的な歯肉
色調	・淡いピンク色．健康な場合でも黒褐色のメラニン色素沈着が見られる場合もある． 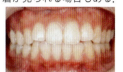 正常な歯肉	・炎症の慢性化により赤みが増し，暗赤色から赤紫色に変化する． ・喫煙者はメラニン色素沈着が見られることが多い． 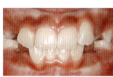 メラニン色素沈着　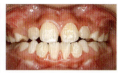 病的な歯肉（歯肉炎）　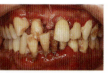 病的な歯肉（歯周炎）
形態	・歯間乳頭は前歯部・小臼歯部は先端がナイフエッジのようなピラミッド型をしており，大臼歯部は頰舌的な形態がやや平坦になっている． ・辺縁歯肉は歯頸線に沿ってループ状を呈している．付着歯肉は幅と厚みが周囲と連続性がある．	・歯間乳頭は腫脹して丸みを帯びた形状になり，炎症が消失すると歯間乳頭は退縮して消失することが多い． ・辺縁歯肉がロール状に肥厚するフェストゥーンや，Vあるいは U 字型の裂け目であるクレフト，歯肉退縮など，特徴的な形態が生じることもある． ・不適切なブラッシングによる擦過傷や，咬合の関与による歯周ポケット形成などが生じることもある． 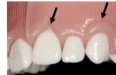 クレフト，フェストゥーン　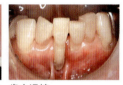 歯肉退縮　擦過傷
性状	・歯肉には張りがあり，付着歯肉にはスティップリングが存在することが多い． 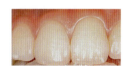 スティップリング	・軟らかくブヨブヨとした質感であり，弾力性は失われる．腫脹するとスティップリングが消失する傾向にある． ・化膿性の炎症により，膿瘍を形成し，瘻孔から排膿・出血が見られることもある． 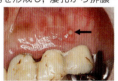 瘻孔

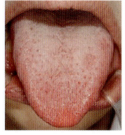

図Ⅲ-2-7　舌苔

表Ⅲ-2-4　舌苔の発生要因

・健康状態，免疫力の低下	・ストレス
・ドライマウス（口腔乾燥）	・舌の神経麻痺
・口呼吸	・全身疾患（糖尿病，シェーグレン症候群など）
・唾液分泌量の低下	・消化器疾患（十二指腸潰瘍など）
・自浄作用の低下	・薬物の副作用
・喫煙	・ビタミン欠乏
・加齢	・アレルギー
・発熱	など

高齢者や嚥下障害のある者にとっては誤嚥性肺炎を起こす原因となるため，舌苔を除去し，口腔内細菌をコントロールすることで誤嚥性肺炎を予防することができる．

（2）舌にみられる病的変化

舌は，病気や生活習慣の結果として生じる全身の生理機能や病理的変化を現すた

Link

舌に生じる疾患
『口腔外科学・歯科
麻酔学 第2版』
p.64-66

め，疾患の早期発見や予防，症状改善や治療の指標となる*．舌の所見や特徴を理解することで，口腔内だけではなく全身状態を含めた介入ができる．

4）口腔粘膜

口腔粘膜は，口腔を覆う粘膜のことで，健康な口腔粘膜は淡いピンク色であるが，炎症が起こると血管が拡張し，赤色を呈する．口腔粘膜には，外部からの刺激に対する保護機能，痛覚・触覚・冷覚・温覚などの感覚機能，吸収機能，分泌機能，熱の調節機能がある．

全身の病気を示す変化は，口腔粘膜の病的変化として現れ，舌と同様に疾患の早期発見や予防，症状改善や治療の指標となる．

口唇，唇・頰粘膜，口腔底を，色や形態，大きさ，外傷や腫瘍・潰瘍の有無，小帯と遊離歯肉との関係，付着歯肉の状態などに注意して観察する．

5）唾液

唾液の分泌量，その性状などを観察し，口腔乾燥の徴候がないか確認する．詳細は p.25 を参照されたい．

6）歯面の付着物・沈着物

歯面の付着物・沈着物にはプラーク，歯石，ペリクル，ステインがあげられる．

観察や測定には，一般的に**探針**が用いられる．近年はライト付きゴーグルやマイクロスコープなどを併用し，通常では確認しにくい口腔内を5〜30倍に拡大し，明視下で観察することが多い．

探針は先端が細くとがった針金状の検査器具であり，う蝕検査用と歯周組織検査用に分けられる．さまざまな種類の探針があり，部位や使用目的によって使い分ける（図Ⅲ-2-8）．ここでは歯周組織検査用について述べる．

（1）探針の使用目的

歯周組織検査用探針は，先端から伝わる感触を頼りに，さまざまな付着物や形態異常などを探査する（表Ⅲ-2-5）．

（2）探針の基本操作（エキスプローリング）

執筆状変法で，指先に感触が伝わりやすいよう軽く把持する（図Ⅲ-2-9）．固定は，無理なく操作できるように探査部位の隣接歯に求めるが，部位によっては口腔外でもよい．

探針の先端1〜2 mmを歯面から離さないようにして，垂直・斜めなどさまざまな方向にストロークさせる（図Ⅲ-2-10）．ストロークの幅は2〜3 mmで，隅角部から中央部に移動させ，先端の向きを変えてもう一方の隅角部へ向かってストロークさせる（図Ⅲ-2-11）．向きを変える際は，先端が口腔粘膜を傷つけないよう先端を歯面に向けて回転させる．

歯肉溝内・歯周ポケット内を探知する場合は，探針先端部側面を歯面から離さな

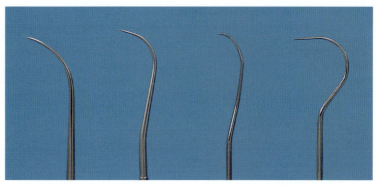

図Ⅲ-2-8 探針

表Ⅲ-2-5 探針の使用目的

- プラークや食物残渣の探査
- 歯肉縁上歯石や歯肉縁下歯石の有無，硬さの探査
- 歯根面の形態の探査
- 歯の表面粗さや段差の探査
- スケーリング後の評価（歯石の取り残しの確認など）

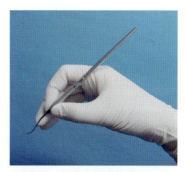

図Ⅲ-2-9 持ち方（執筆状変法）

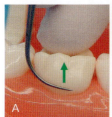 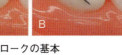

図Ⅲ-2-10 ストロークの基本
A：垂直ストローク，B：斜めストローク

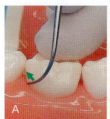 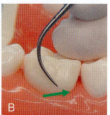

図Ⅲ-2-11 基本操作
遠心（A）・近心（B）を探知している．

いよう，作業部の背面から挿入する．

(3) プラーク〈歯垢〉（p.29 参照）

プラークは，歯列不正や辺縁不適合な修復物，歯石の存在によって除去することが困難になる．これらプラークの蓄積を起因させる因子を**プラークリテンションファクター**という．

本項では観察しやすい歯肉縁上プラークの測定法について述べる．プラークの付着状況の測定には，歯垢染色剤でプラークを染色して測定する方法（歯垢染色法）と，探針で測定する方法がある．

❶ 歯垢染色法（表Ⅲ-2-6）

プラークは歯と近似した色をしているため，付着状況がわかりにくい．染色する

2章 歯科衛生アセスメントとしての情報収集と情報処理

表Ⅲ-2-6 歯垢染色法の種類と特徴

方法	形状	特徴
一般法 （綿球・綿棒塗布法）	液	・プラークの染色性がよい． ・部分染めができる． ・強く擦るとプラークが取れてしまう． ・染色したい部位に，確実に染色剤を到達させないと染まらない． ・綿棒塗布法は自分で染めることができる．
滴下法	液	・器具などを使用しないため，手軽に使用できる．
含嗽法	液	・粘性唾液の存在により染まりにくい部位がある． ・舌など口腔内全体が染まる．
	錠剤	・準備が少なく，携帯できる． ・集団応用によい． ・プラークの染色性が劣る． ・かみ砕いた側に錠剤が残ることがある．
	ジェルタイプ	・歯ブラシで簡単に塗布できる．
	歯磨剤含有タイプ	・ブラッシングしながら塗布するため，磨く前のプラークの観察ができない．

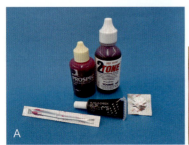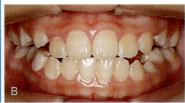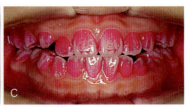

図Ⅲ-2-12 歯垢染色剤と染め出しを行った口腔内
A：歯垢染色剤，B：染め出し前，C：染め出し後

ことで測定しやすくなるだけではなく，患者の視覚に訴える効果があり，セルフケアを促すよいモチベーションとなる（図Ⅲ-2-12）．

歯垢染色剤はさまざまな種類があるため，それぞれの特徴をよく理解して取り扱うようにする（表Ⅲ-2-7，8）．

A. 手順

患者の衣服への汚染を防ぐため，襟元までしっかりエプロンをかける必要がある．舌や歯肉，口唇なども赤く染まるため，実施前の説明も重要である．

a．一般法（綿球・綿棒塗布法）

歯垢染色剤を浸した綿球や綿棒を用いて，歯面に塗布する．強く擦るとプラークが取れてしまうので，軽く歯面を押さえるように塗布する．染色時に口唇が染まりやすく，実施後に目立つため，あらかじめワセリンを口唇に塗布しておくと不必要な染色が避けられる．

染色後の洗口は1～2回程度にする．後片付けの際は，使用した器具はガーゼで

表Ⅲ-2-7　歯垢染色剤の所要条件
1. 色調が目立ち染色度が強い（易鑑別性色調と好染色性）
2. 自然に脱色する（易脱色性）
3. 味が悪くない（非不快味）
4. 顔や服を汚さない（非汚染性）
5. 粘膜を刺激しない（無刺激性）
6. 防腐性あるいは殺菌性がある（口腔清掃性）
7. 発癌性がない（非癌原性）

〔厚生省医務局歯科衛生課（現厚生労働省医政局歯科保健課）〕

表Ⅲ-2-8　歯垢染色剤に用いられる色素の種類

	色素 （食用色素の種類番号）	形状
赤色系	フロキシン （食用赤色 104 号）	液 錠剤
	ローズベンガル （食用赤色 105 号）	液 ジェル
	アシッドレッド （食用赤色 106 号）	液 （綿棒）
二色系	ブリリアントブルー＋フロキシン （食用青色 1 号）＋（食用赤色 104 号）	液

染色剤を拭き取り，染色綿球は綿花などで包んで捨てると汚染防止となる．

　b．滴下法

　　舌下部に歯垢染色剤を数滴滴下した後，舌で歯垢染色剤を全体にいきわたらせる．その後，水でうがいをする．

　c．含嗽法

① 液：歯垢染色剤 5 mL を口に含み，ブクブクうがいで口腔内全体に歯垢染色剤をいきわたらせた後，水でうがいをする．

② 錠剤：錠剤（タブレット）を口腔内に入れ，30 回程度かみ砕き，唾液と錠剤を混ぜ合わせ，舌を使って全体にいきわたらせ，水でうがいをする．

③ ジェルタイプ，歯磨剤含有タイプ：適量を歯ブラシにつけてブラッシングを行い，その後，水でうがいをする．

　B．留意事項

・染色前に洗口すると，食物残渣や粘性唾液が除去され，染色性が向上する．

・歯垢染色剤には，赤色に染め出すものや青色に染め出すもの，また，新しいプラークと古いプラークを 2 色に染め分けるものもある．

・誤って衣服などを汚染した場合は，ただちに流水下で歯垢染色剤を洗い流す．その後，衣類用漂白剤またはクリーニングなどで処理をする．完全に落ちないことが多いため，汚染させないよう注意する．

・口唇や舌に付着した場合は，半日〜1 日程度で徐々に脱色されるため，無理に擦らず，水ですすぐのみにする．

・6 歳未満の幼児に使用する際は，アナフィラキシーの既往を確認して，問題ない場合に応用する．

　❷ 探針で測定する方法

　　エアで唾液を排除し，歯頸部に付着しているプラークの付着量を評価する．肉眼で確認できない歯頸部のプラークを探針で軽く擦過し，先端にプラークが付着するかどうかを観察する．PℓI〈Plaque Index〉の診査などで用いる方法である（p.129参照）．探針の先端にプラークが付着したら，その都度ガーゼなどでプラークを完全に拭き取ってから次の部位の測定に移る．

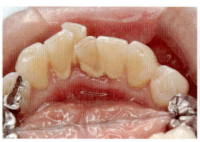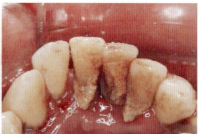

図Ⅲ-2-13　歯肉縁上歯石

（4）歯石（p.30 参照）

歯石には**歯肉縁上歯石**と**歯肉縁下歯石**がある．歯肉縁上歯石は肉眼で観察可能であり，エアで歯面を乾燥させると判別しやすい．歯質はエナメル質特有の透明感や硬質感があるが，歯石は黄白色や灰白色の層状の構造を呈しているため，歯質に比べると光沢のない質感である（図Ⅲ-2-13）．

歯肉縁下歯石は肉眼で観察できないため，歯周プローブや探針を用いて確認する．歯周プローブや探針は，執筆状変法で指先に感触が伝わりやすいよう軽く把持し，歯根面の粗糙感を触知する．歯周ポケットの深さやエックス線画像を参考にしながら，歯石の位置や量，硬さなどを探知する．エックス線画像では，隣接面に沈着している歯石の位置や量を確認できるが，頰舌側などに沈着している歯石は，確認が難しい．

（5）その他の付着物・沈着物

プラークや歯石以外の付着物・沈着物としては，ペリクル，ステイン（図Ⅲ-2-14）が代表的である（p.28，31 参照）．ステインは審美性に大きく関わり，ブラッシングなどのセルフケアでは除去が難しい．また，それ自体が病因となることはないが，ステインがバイオフィルム形成やプラーク付着の誘因となることがある．

7）歯周ポケット

プロービングデプス〈**PD**：Probing Depth〉とは，歯周ポケット内に挿入した歯周プローブの先端から歯肉辺縁部までの深さのことである（図Ⅲ-2-15）．

歯周ポケットの検査では，歯周プローブを用いて測定を行う．

（1）歯周プローブ

先端の断面は平坦型と丸型のものがあり，先端が直径 0.5 mm の球状になっているものもある．目盛りは，先端から 1 mm 単位，2 mm 単位あるいは 3 mm 単位などがあり，目盛りを読みやすくするため黒色やカラーにマークされているものもある．材質は金属製とプラスチック製のものがある．

歯周プローブはメーカーによってさまざまなタイプがあるため，用途に合わせて選択するとよい（表Ⅲ-2-9）．集団検診用に考案された WHO プローブ，CPI〈地域歯周疾患指数〉に用いられる CPI プローブ，根分岐部病変用のファーケーションプ

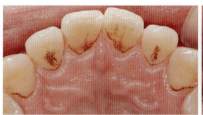
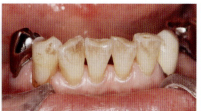

図Ⅲ-2-14　ステイン

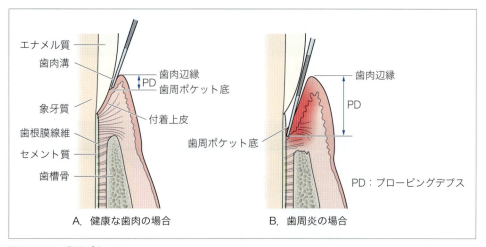

図Ⅲ-2-15　歯周ポケット
A：歯周プローブは上皮性付着の中で止まる．
B：歯周プローブは炎症により上皮性付着を突き抜け，結合組織付着の中で止まる．

表Ⅲ-2-9　歯周プローブの使用目的

- 歯周ポケットの深さの測定
- クリニカルアタッチメントレベルの測定
- プロービング時の出血の有無の確認
- 根分岐部病変の確認，歯根面の形態の確認
- 歯肉縁上歯石や歯肉縁下歯石の有無，歯石の性状の把握
- 歯の表面粗さや段差の把握
- スケーリング後の評価（歯石の取り残しの確認など）

ローブ，インプラント用のプラスチックプローブなどがある（図Ⅲ-2-16）．

(2) 基本操作（プロービング）

❶ 把持法と挿入方法

　執筆状変法（図Ⅲ-2-17）で軽く把持し，測定部位に近く安定した所に固定点をとり，歯周プローブ先端をできるだけ歯軸と平行に保ち，歯面に沿わせながら挿入する（図Ⅲ-2-18）．挿入後も，先端を歯面から離さないようにゆっくりポケット底部まで到達させる．

　把持に力が入りすぎると触覚が伝わりにくくなるため，指先で軽く持つことが大

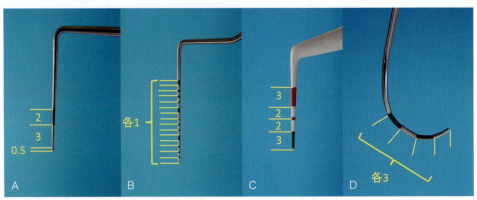

図Ⅲ-2-16　歯周プローブ
A：CPIプローブ，B：＃6ペリオプローブ，C：プラスチックプローブ，D：ファーケーションプローブ

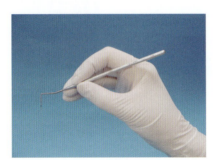

図Ⅲ-2-17　歯周プローブの把持法

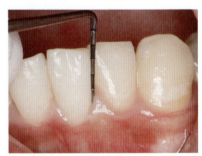

図Ⅲ-2-18　歯周プローブの挿入

切である．

❷ プロービング圧

プロービング圧は15～25g程度の一定の圧で行う（CPIは20gを超えないように測定する）．目安としては，指の腹に歯周プローブを当てたときに指の腹の表面が白くなる程度で，痛みを感じないくらいである．ただし，歯肉の炎症度合いや患者によって痛みの程度が異なるため，プロービングをしながら圧をコントロールする必要がある．

❸ 操作方法

歯周プローブを歯周ポケットに挿入したら，先端を歯面に沿わせ，歯周ポケット内を1～2mmの間隔でゆっくり上下運動しながら，近遠心方向に1mmくらいずつ移動させる．歯周プローブの先端が歯周ポケット内を歩いているように移動させるため，**ウォーキングプロービング**とよばれている（図Ⅲ-2-19）．

コンタクトポイント（隣接面の接触点）直下を測定するときは，歯周プローブをやや傾けて挿入する（図Ⅲ-2-20）．

❹ 目盛りの読み方

使用している歯周プローブの目盛りの間隔を把握したうえで，歯肉辺縁にある目

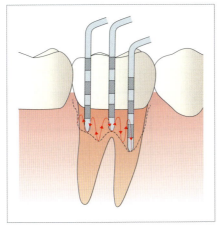

図Ⅲ-2-19 ウォーキングプロービング
歯周プローブの先端を歯軸と平行に歯周ポケット底部までゆっくり挿入した後，上下に1〜2 mm，近遠心方向に1 mmずつ移動させる．

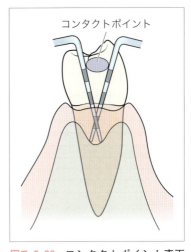

図Ⅲ-2-20 コンタクトポイント直下の測定
コンタクトポイントを避けて斜めに歯周プローブを挿入し，測定する．

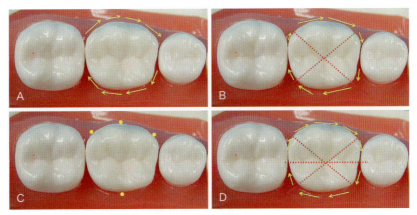

図Ⅲ-2-21 プロービングデプスの測定法と測定部位
A：1点法，BC：4点法，D：6点法

盛りをプロービングデプスとする．目盛りの中間に歯肉辺縁がきたときは，深いほうの目盛りを読むことが多い．唾液などにより目盛りが見づらくなることがあるため，エアで排除しておくとよい．

❺ 測定部位・測定法（図Ⅲ-2-21）

　プロービングデプスの測定には，1点法，4点法，6点法があり，臨床において，歯周基本検査では1点法以上，歯周精密検査では4点法以上が保険診療の算定要件となっている．

　a．1点法
　歯周プローブで歯を全周し，最も深い1カ所を測定する（図Ⅲ-2-21A）．

　b．4点法
　4点法には2つの測定方法がある．歯面を頰側，舌側，近心，遠心の4つに分割

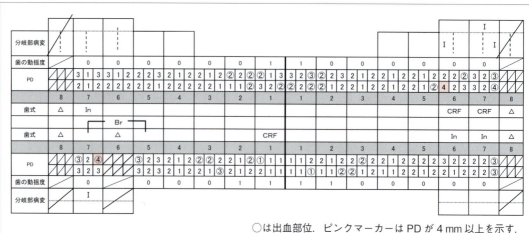

図Ⅲ-2-22　記録用紙と記録方法（＊6点法による測定）の例

して，各面のなかで最も深い所を測定する方法（図Ⅲ-2-21B）と，頰側の近心・中央・遠心の3点と舌側中央の1点の4カ所を測定する方法（図Ⅲ-2-21C）がある．

c. 6点法

歯面を頰側の近心・中央・遠心と，舌側の近心・中央・遠心の6つに分割し，各面の中で最も深い所を測定する（図Ⅲ-2-21D）．頰側および舌側の近心・遠心については，隅角部からコンタクトポイント直下までを範囲として測定する．

❻ 記録方法

記録方法は測定法によって異なるが，患者に必要かつ十分な情報提供を行うため，歯周組織の状態および経過がわかるように整理されているとよい（図Ⅲ-2-22）．

（3）歯周ポケットの深さ

測定の際は，デンタルエックス線写真を用いて歯槽骨の吸収程度や歯根の形態などを照らし合わせるとよい．

（4）出血の有無

プロービング時の歯周ポケットからの出血は**ブリーディングオンプロービング〈BOP：Bleeding On Probing〉**といい，出血が認められるということは，歯周ポケット内に炎症が存在するということである．プロービングデプスの値が大きくても，出血がなければ安定している可能性は高く，逆にプロービングデプスの値が小さくても，出血があれば炎症が存在する可能性がある．

（5）クリニカルアタッチメントレベル

クリニカルアタッチメントレベル〈CAL：Clinical Attachment Level〉は，**セメント-エナメル境〈CEJ〉**から歯周ポケット底までの距離のことであり，歯周組織の付着状態の変化を表すよい指標となる．

例えば，同じ5mmのプロービングデプスであっても，歯槽骨の吸収が進行している5mmのプロービングデプスと，歯槽骨の吸収がまだ少ない5mmのプロービ

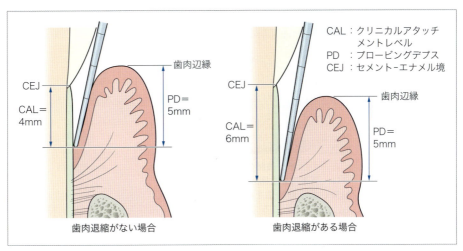

図Ⅲ-2-23　クリニカルアタッチメントレベル〈CAL〉

ングデプスでは，歯周組織の破壊程度や歯肉退縮量が全く違う状態となる（図Ⅲ-2-23）．また，同一歯周囲の歯周組織の治癒状態を確認する場合も，歯肉辺縁部だけの変化なのか，それとも歯周組織の付着の変化なのかは，プロービングデプスの数値だけでは判断が難しい．

そこで，炎症などで位置が左右されないセメント-エナメル境を基準点として評価するクリニカルアタッチメントレベルは，歯周組織の付着状況を判断するのに大変有効である．

8）根分岐部病変

根分岐部病変は，複数根（上下顎大臼歯，上顎小臼歯）において，歯周組織の付着の喪失が進行したときに現れる病変である．歯肉が退縮して根分岐部が露出している場合と，根分岐部が歯肉の中に存在し直接観察できない場合がある．通常は後者が多く，プロービングによる探知や，デンタルエックス線写真で根分岐部病変を示す透過像などから判断する．

根分岐部病変のプロービングには，**ファーケーションプローブ**（図Ⅲ-2-16D 参照）を用いると根分岐部の曲線的な形態に沿わせることができるため，測定しやすい．

（1）測定方法

ファーケーションプローブの先端を歯根面に沿わせ，ゆっくり挿入する．圧をかけないように根が分岐しているところまで先端を静かに下ろしていく．分岐部を触知したら，指先で把柄部を少しずつ回転させ，ファーケーションプローブ先端が止まったところでファーケーションプローブの挿入具合を測定する（図Ⅲ-2-24）．

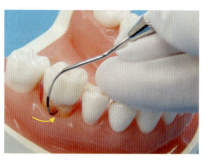

図Ⅲ-2-24　根分岐部の測定
プローブ先端を歯根面に沿わせ，分岐部を触知したら把柄部を回転させながら挿入し，止まったところを測定する．

Link
根分岐部検査
『歯周病学』
p.62

（2）根分岐部検査*の分類

❶ Lindhe & Nyman の水平的分類（図Ⅲ-2-25）

1度：プローブが根分岐部に入るが，歯冠幅径の1/3以内．
2度：プローブが歯冠幅径の1/3以上根分岐部に入るが，貫通しない．
3度：プローブが根分岐部を貫通する．

❷ Glickman の分類（図Ⅲ-2-26）

1級：根分岐部病変があるが，臨床的・エックス線的に異常を認めない．
2級：根分岐部の一部に歯槽骨の破壊と吸収が認められるが，歯周プローブを挿入しても根分岐部を貫通しない．
3級：根分岐部直下の骨が吸収し，頰舌的あるいは近遠心的に歯周プローブは貫通するが，根分岐部は歯肉で覆われている．
4級：根分岐部が口腔内に露出しており，歯周プローブが貫通する．

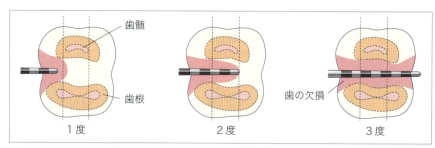

図Ⅲ-2-25　Lindhe & Nyman の水平的分類

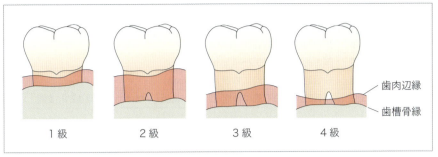

図Ⅲ-2-26 Glickman の分類

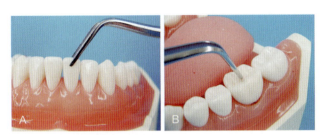

図Ⅲ-2-27 歯の動揺度の測定
A：前歯部，B：臼歯部

9）歯の動揺度

歯の動揺は，歯周支持組織の減少により現れる．具体的には支持組織の量，歯根膜の量とその状態，歯肉の炎症，歯根の形態，歯列・咬合状態，咬合性外傷などのさまざまな因子が重なった結果，歯が動揺するようになる．そのため，歯の動揺度は歯周治療の方針や歯周治療の効果を評価する指標として有効である．

(1) 測定方法

前歯は切縁を歯科用ピンセットで挟んで唇舌方向に動かし，臼歯は歯科用ピンセットの先端を合わせて咬合面に押し当て，頰舌・近遠心方向に動かして判定する（図Ⅲ-2-27）．

(2) 分類

歯の動揺は生理的動揺と病的動揺に分けられる．生理的動揺は健康な歯周組織における動揺で，歯根膜の厚さとされる約 0.2 mm の範囲内である．病的動揺はそれ以上の動揺をさす．

動揺度の判定基準として一般的なのは，**Miller の分類**である（図Ⅲ-2-28）．

10）口臭

(1) 口臭症の分類

口臭の診断分類を表Ⅲ-2-10 に示す．

口臭は治療必要度に基づいて，大きく真性口臭症，仮性口臭症，口臭恐怖症に分類される．

スコア	基準
0度	生理的な動揺の範囲（0.2 mm 以内）
1度	頰舌的に動揺（0.2〜1 mm）
2度	頰舌的，近遠心的に動揺（1〜2 mm）
3度	頰舌的，近遠心的に動揺（2 mm 以上），だけでなく垂直的に動揺

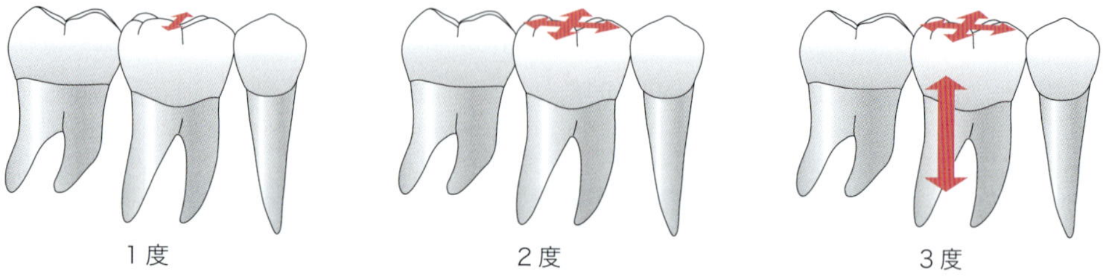

1度　　　　　　　　2度　　　　　　　　3度

図Ⅲ-2-28　Miller の分類

表Ⅲ-2-10　口臭診断の分類

Ⅰ．真性口臭症

社会的容認限度を超える明らかな口臭が認められるもの
 a．生理的口臭
  器質的変化，原因疾患がないもの（ニンニク摂取など一過性のものは除く）
 b．病的口臭
  1．口腔由来の病的口臭
   口腔内の原疾患，器質的変化，機能低下などによる口臭（舌苔，プラークなどを含む）
  2．全身由来の病的口臭
   耳鼻咽喉・呼吸器系疾患など

Ⅱ．仮性口臭症

患者は口臭を訴えるが，社会的容認限度を超える口臭は認められず，検査結果などの説明（カウンセリング）により訴えの改善が期待できるもの

Ⅲ．口臭恐怖症

真性口臭症，仮性口臭症に対する治療では訴えの改善が期待できないもの

※タバコなど生活習慣口臭は上記のカテゴリーに含まない

(安井，宮崎ほか，2017．より改変)[3]

❶ 真性口臭症

真性口臭症は社会的に容認限度を超える明らかな口臭が認められるものと定義され，さらに生理的口臭と病的口臭に分類される．

A．生理的口臭

生理的口臭は起床時や空腹時，月経時などに起こる口臭で，器質的変化や原因疾患がないものである．口腔内の腐敗作用により産生され，舌苔がつきやすい舌背後方から産生される口臭である．

B．病的口臭

病的口臭は，治療または改善すべき原疾患や器質的変化があり，口腔由来と全身由来に分類される．

表Ⅲ-2-11　官能検査の判定基準

スコア	判定	判定基準（強さと質）
0	臭いなし	嗅覚閾値以上の臭いを感知しない
1	非常に軽度	嗅覚閾値以上の臭いを感知するが，悪臭と認識できない
2	軽度	かろうじて悪臭と認識できる
3	中等度	悪臭と容易に判定できる
4	強度	我慢できる強い悪臭
5	非常に強い	我慢できない強烈な悪臭

（安井，宮崎ほか，2017．より改変）[3]

a．口腔由来の病的口臭

口腔由来の病的口臭は，プラーク，舌苔，歯石，う蝕，歯周病，舌炎，口内炎などの口腔領域に起因する．清掃不良の義歯や不良補綴装置，唾液分泌機能低下も含まれる．口腔内細菌がこれらに含まれるタンパク質を分解して，口臭の原因物質である**揮発性硫黄化合物**〈**VSC**：Volatile Sulfur Compounds〉を産生する．揮発性硫黄化合物には，硫化水素，メチルメルカプタン，ジメチルサルファイドなどがあり，単独あるいは混在して認められる．

b．全身由来の病的口臭

全身由来の病的口臭は，耳鼻咽喉系疾患，呼吸器系疾患，消化器系疾患，その他全身疾患などが原因となる．全身疾患による特有の臭いとして，糖尿病のアセトン臭，肝疾患のアミン臭，腎疾患のアンモニア臭などがあげられる．これらの口臭は，鼻や副鼻腔から口腔に排出されるもの，血液から肺を介して呼気として排出されるもの，消化器から口腔に排出されるものがあり，原因疾患が改善されれば消失する．

❷ 仮性口臭症

患者は口臭を訴えるが，社会的容認限度を超える口臭は認められず，検査結果を含めた説明（カウンセリング）で訴えの改善が期待できるものである．

❸ 口臭恐怖症

真性口臭症，仮性口臭症でもないが，「口臭がある」と訴え，「口臭が対人関係を阻害してしまう」と過剰に心配し，他人との接触を恐怖に感じたり，口臭の発現を異常に恐れたりするものである．わが国では，自臭症とよばれることもある．心理的要因が大きく，真性口臭症や仮性口臭症の治療では訴えの改善が期待できないため，歯科だけではなく心療内科など専門医の対診が必要である．

（2）口臭の検査

口臭の測定には，官能検査と口臭測定機器による検査がある．

❶ 官能検査

官能検査は，検査者の嗅覚による口臭検査法である．数種類の官能検査法があるが，一般的に行われているのは検査者が鼻で直接臭いを嗅ぐ方法である．官能検査の判定基準（表Ⅲ-2-11）のスコア2以上で真性口臭症と診断される．診断基準の嗅覚閾値は個人により異なるため，検査者は2名以上が望ましい．

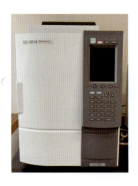

図Ⅲ-2-29　ガスクロマトグラフィー

表Ⅲ-2-12　簡易的な口臭測定器

品名	使用方法	判定
ハリメーター	測定前に3分間口を閉じて鼻呼吸で待つ．その後，インレットチューブに接続したストローをくわえ，口腔内の呼気を自動吸引し30秒間測定する．3回測定後，平均値が表示される．	測定値（ppb） 口臭のない人：　　130 以下 口臭のある人：　　130～200 口臭の強い人：　　200 以上
ブレストロン	唾液を吸引しないよう，やや上向きでフィルター内蔵マウスピースを口にくわえ，口腔内の呼気を自動吸引し45秒間測定する．	指示値（ppb） ノーマル（口臭なし）：　　0～250 マイルド（軽度の口臭）：　251～600 モデラート（中等度の口臭）：601～1500 シビア（重度の口臭）：　1501～3000
オーラルクロマ	口臭測定用のシリンジを根元まで口の中に入れて動かないように前歯でかみ，口唇を閉じて30秒間経過した後，内筒をゆっくり引いて，再度押し戻し，もう一度引いてから，口から離す．シリンジ内のガスを本体に注入すると，半導体ガスセンサーにより，硫化水素（H_2S），メチルメルカプタン（CH_3SH），ジメチルサルファイド（$(CH_3)_2S$）とよばれる口臭の三大要素ガスに分離して，それぞれのガス濃度を測定する．	判定パターン | No. | H_2S | CH_3SH | $(CH_3)_2S$ | 判定コメント | |---|---|---|---|---| | 1 | − | − | − | 口臭はあるがほとんど臭いを感じない範囲． | | 2 | ＋ | − | − | やや口臭を感じる範囲（さほど不快感はない）． | | 3 | ＋ | ＋ | ＋または− | 明らかに口臭を感じ，明確に不快を感じる範囲． | | 4 | ＋ | − | ＋ | 各ガスの産生過程上，ほとんど存在しないパターン．口臭はあるが，口臭の強さは中程度以下が多い． | | 5 | − | ＋ | − | | | 6 | − | ＋ | ＋ | | | 7 | − | − | ＋ | ほとんど存在しないパターン．ある種の食品摂取による代謝産物など，いずれも「呼気」にまれに含まれている場合がある． |

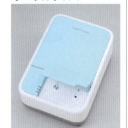

❷ 口臭測定機器による検査

　口臭測定機器には特異的に揮発性硫黄化合物〈VSC〉の測定が可能なガスクロマトグラフィーがある（図Ⅲ-2-29）．口臭を客観的に評価する方法として有効だが，機器が高価であることや設備の大きさから使用が限られる．

　簡易的な口臭測定器として，ハリメーター，ブレストロン，オーラルクロマなどがあり，短時間で口臭物質を検出できる（表Ⅲ-2-12）．

⑦ 口腔機能の把握

　口腔機能の維持は，偏りなく必要な栄養を摂取することや，低栄養・脱水の予防，誤嚥・窒息の防止，さらに食べる楽しみや社会参加などにもつながる．高齢者が要介護状態に至る過程では，フレイルという状態を経るが，そのなかで，口腔機能の低下は比較的早期にみられる．そのため，食べこぼしやむせ，食事に時間がかかるようになったなどのわずかな変化を早期に見つけ，適切な介入を行うことで要介護状態に至るリスクを低減することができる．

　口腔機能を把握するには，以下の項目について観察し，評価する．

1．観察による評価

1）歯，咬合

　歯の欠損により，咀嚼障害，発音障害，感覚障害が生じるため，歯数と残存歯の状態，う蝕や歯周病の状態，補綴装置や咬合状態などをみる．

　また，長期的な歯の欠損の放置は，隣在歯の傾斜や移動，対合歯の挺出など歯列の変化を引き起こす．歯列の変化は咬合状態の変化にもつながるため，開口量や下顎運動，顎関節も確認を行う．

2）口腔衛生状態

　口腔機能の低下により唾液分泌量が減少すると，自浄作用が低下し，口腔内に食物残渣が停滞し，口腔内の細菌が増加する．さらに麻痺などで舌による自浄作用が低下すると，麻痺側に食物残渣やプラークが大量に残存した状態になる．

　このように口腔衛生状態は口腔機能を反映するため，義歯の片側や口腔内の片側，口蓋あるいは口腔前庭などに食物残渣やプラークが大量に付着していないかを確認する．

3）舌

　舌は萎縮の程度や舌苔の付着状態を確認する．観察時は，まず開口させて安静を保つように指示する．高齢者は安静時に舌が後退位をとることが多いため，舌の位置も観察する．運動時は，舌の可動域，速度，巧緻性，力強さを確認する．

　舌苔の付着状態の検査法には TCI〈Tongue Coating Index〉*が用いられる．舌苔の付着舌表面を9分割し，それぞれのエリアに対して舌苔の付着程度を3段階（スコア0，1または2）で視診により評価し，合計スコアを算出する．

4）口唇・頰

　口唇・頰は，安静時と運動時の状態を確認する．顔面神経麻痺がある場合，安静時に人中が健側に偏位したり，片側の口角の下垂，鼻唇溝の左右差や消失がみられ

🔗 **Link**

TCI
『歯科診療補助論
第2版』

『臨床検査』
p.194

2章
歯科衛生アセスメントとしての情報収集と情報処理

123

ることがあるため，安静時は口唇が左右対称であるかを観察する．

運動時は，舌と同様に口唇・頬の可動域，速度，巧緻性，力強さを確認する．

5）軟口蓋

軟口蓋は，嚥下時や発音時に挙上し，鼻腔と咽頭腔を分離する．嚥下時は鼻咽腔を閉鎖することで，食塊が鼻腔に逆流するのを防ぐ．そのため，軟口蓋挙上不全がある場合は，嚥下時の食塊の鼻腔逆流や構音の鼻音化（パンダ→マンナなど）が生じやすい．

6）唾液

口腔機能の低下によって唾液分泌量が低下すると，舌や口唇・頬の動きが悪くなり，咀嚼や発音が困難になる．さらに味覚が鈍くなり，食欲低下につながることもある．口腔乾燥が進むと，唾液の粘性亢進や泡沫状の唾液がみられるようになる．そのため，唾液の量と質，口腔乾燥の有無を確認する．

7）義歯

適切な義歯の装着は摂食嚥下リハビリテーションに役立つことが多いことから，義歯の使用状態，義歯の種類，適合状態，粘膜の状態，食形態の状況などをみる．

8）その他

声では湿性嗄声*や開鼻声*，頬粘膜で咬傷がみられる場合は，口腔機能の低下が疑われる．また，診療中や口腔健康管理の際に，むせやうがいの状況を観察することで，軟口蓋や口唇・頬の運動機能を評価することが可能である．

┃ 2．口腔機能の評価

1）咀嚼機能の評価*

咀嚼とは，摂取した食物を口腔内に取り込み，歯でかんで粉砕し唾液と混和して食塊を形成することであり，口腔から咽頭へ搬送するまでの過程を含む．この過程には多くの器官が関与しており，咀嚼が不十分であった場合は，どの段階でどのような問題が起きているか理解しておく必要がある．

咬合力や咀嚼機能の検査を行ったり，質問紙調査で評価する．

2）嚥下機能の検査

嚥下機能の評価は，スクリーニングテストと精密検査の2つに大別される．

（1）スクリーニングテスト*

スクリーニングテストは，精密検査と比べて検査機器がない環境下でも実施可能であり，臨床的評価に関する知識があれば誰でも評価ができる点が特徴である．ス

---

*湿性嗄声
下咽頭に唾液や液体が喉頭に侵入した場合に起こる，湿ったようなガラガラ声です．嚥下障害を疑わせる兆候の1つです．

*開鼻声
軟口蓋裂や口蓋の動きの麻痺，鼻咽腔閉鎖不全により，鼻腔内から息が漏れて音が抜けすぎるためにうまく言葉の発音ができない状態です．ダ行とタ行の一部の音がナ行に近い音になって発声されます．

🔗 Link
口腔機能の評価-
口腔機能低下症
『臨床検査』
p.193

🔗 Link
摂食嚥下障害のスクリーニングテスト
『高齢者歯科学』
p.207
『障害者歯科学』
p.117

クリーニングテストには反復唾液嚥下テスト〈RSST〉，フードテスト〈FT〉，嚥下スクリーニング検査〈EAT-10〉，自記式質問票（聖隷式嚥下質問紙），改訂水飲みテスト〈MWST〉，咳テスト，頸部聴診法などがある．本書では RSST のみ解説する．

❶ 反復唾液嚥下テスト〈RSST〉

随意的な嚥下反射の惹起能力を，定量的に評価する方法である．

被検者を座位にし，被検者の喉頭隆起と舌骨に検査者の指腹を当てる．喉頭隆起が指腹を乗り越えて上前方部に移動し，元の位置に戻ったら，1 回の嚥下完了とする．これを 30 秒間繰り返させる．

30 秒間に嚥下回数が 3 回以上で正常，2 回以下の場合は「嚥下機能に問題あり」と判断する．

（2）精密検査

❶ 嚥下内視鏡検査〈VE〉

嚥下内視鏡検査〈VE：Video endoscopy〉は，鼻から内視鏡を挿入して咽頭の様子を観察する検査である．VE では，咀嚼中に咽頭腔に搬送・集積された嚥下前の食塊を観察することで，食塊形成される食物の動きを評価できる．検査の目的によって検査食の内容は変わるが，VF と異なり被曝することもない．

❷ 嚥下造影検査〈VF〉

嚥下造影検査〈VF：Video fluorography〉は，エックス線造影撮影装置を使用し，バリウムなどの造影剤を混ぜた検査食を被験者が食べて飲み込むところを撮影する検査であり，実際の咀嚼嚥下運動を評価できる．

食物の誤嚥や咽頭残留の状態，嚥下関連諸器官の運動が障害されているかを診断できる．一方，造影設備がある場所でしか検査ができないといった欠点がある．

3）口腔乾燥の検査

口腔乾燥の検査は，口腔粘膜湿潤度または唾液量で評価する．

4）舌圧の検査

舌圧の検査には舌圧測定器＊などを用いて評価する．

5）舌口唇運動機能の検査

オーラルディアドコキネシスは，10 秒間に特定の言葉を繰り返して発音してもらい，口唇や舌の機能を評価する検査法である．その後，1 秒あたりの/pa/，/ta/，/ka/それぞれの音節の発音回数を計測する．

発音に合わせて紙に鉛筆で点を打つことで測定できるが，専用の測定器（図Ⅲ-2-30）でも測定できる．

Link
舌圧側定器
『臨床検査』
p.196
『歯科診療補助論
第 2 版』

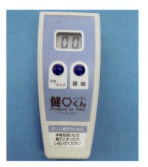

図Ⅲ-2-30　オーラルディアドコキネシス測定器（健口くんハンディ，竹井機器工業）

8 分析のためのデータ

1. 指標

1）口腔衛生状態の指数*

プラークや歯石の付着・沈着状態を数値化して記録することで，口腔清掃指導の効果や，患者の口腔清掃習慣を客観的に評価できる．また，プラークの付着しやすい部位，患者の歯磨きの癖や，それに伴う磨き残し部位などの把握ができる．さらに患者に対し，う蝕や歯周病を予防するための口腔清掃の具体的な目標を設定することができ，口腔清掃への動機づけにつながる．

(1) O'Leary の PCR〈Plaque Control Record〉

歯頸部のプラークの付着の有無を評価する．個人への歯科保健指導で用いる頻度は高く，具体的な目標値（％）を設定して使用すると有効である．

❶ 対象歯

第三大臼歯を含むすべての現在歯を対象とする．

❷ 判定基準

プラーク染色後に歯面を頬側，舌側，近心，遠心の4つに分け，染色された歯頸部歯面数をカウントする（図Ⅲ-2-31）．

❸ 計算方法

$$PCR = \frac{プラークが付着している歯頸部歯面数}{被検歯面数} \times 100（\%）$$

❹ 注意点

歯頸部のプラークが観察の対象となるので，切縁寄りに付着しているプラークはカウントしない．ブリッジのポンティックは対象外とするが，全部被覆冠，インレー修復されている歯は検査対象となる．

(2) OHI〈Oral Hygiene Index〉

デブリ*の付着状態を示す DI〈Debris Index〉と歯石の沈着状態を示す CI〈Calculus Index〉から，口腔衛生状態を評価する．デブリと歯石の付着・沈着状態を個

Link
口腔衛生状態の指数
『保健情報統計学』
p.34-60

*デブリ〈Debris〉
歯に付着したプラークのような軟性物のことです．

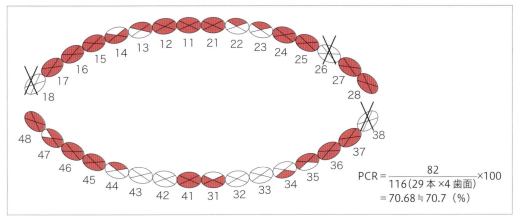

図Ⅲ-2-31　O'Leary の PCR（チャート用紙の記入例と計算例）

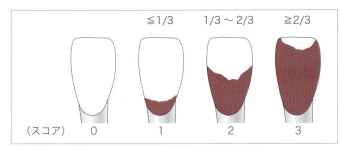

図Ⅲ-2-32　デブリの付着状態とスコア（DI）

スコア	判定基準
0	デブリ付着やほかの外来性沈着物（色素も含める）が認められない．
1	歯面の1/3以下にデブリが付着，または外来性沈着物が存在する．
2	歯面の1/3〜2/3にデブリが付着している．
3	歯面の2/3以上にデブリが付着している．

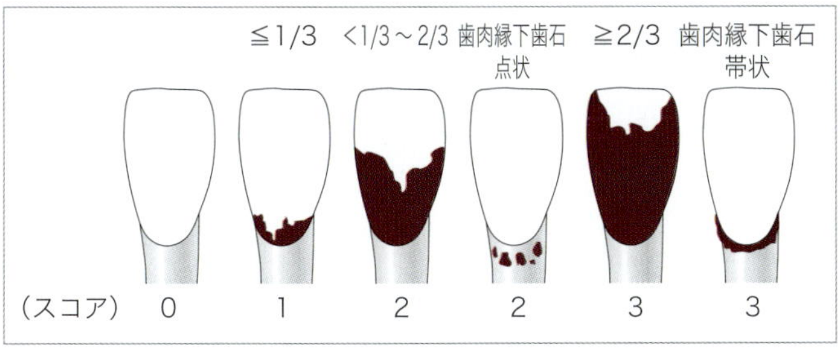

図Ⅲ-2-33　歯石の付着状態とスコア（CI）

スコア	判定基準
0	歯石が認められない．
1	歯面の1/3以下に歯肉縁上歯石が沈着している．
2	歯面の1/3〜2/3に歯肉縁上歯石が沈着している．あるいは歯頸部付近に歯肉縁下歯石が点状に沈着している．
3	歯面の2/3以上に歯肉縁上歯石が沈着している．あるいは歯肉縁下歯石が帯状に沈着している．

別，あるいは同時に評価できる指標であり，世界的に用いられている．

❶ 対象歯

第三大臼歯を除くすべての現在歯を対象とする．

❷ デブリの判定基準（DI）

図Ⅲ-2-32 のとおりである．

❸ 歯石の判定基準（CI）

図Ⅲ-2-33 のとおりである．

デブリと歯石の記録

上顎	歯石	頬側	3	3	1	1	0	2	1	2	0	0	0	0	／	3
		口蓋側	1	1	2	1	0	0	1	0	0	1	1	1	／	2
	デブリ	頬側	2	1	1	1	1	3	1	2	1	1	1	1	／	2
		口蓋側	1	1	3	1	1	1	2	1	1	1	1	2	／	2
歯種			7	6	5	4	3	2	1	1	2	3	4	5	6	7
下顎	デブリ	舌側	1	3	2	1	0	1	1	1	1	1	0	1	2	2
		頬側	1	1	1	0	1	0	1	1	0	1	1	1	1	1
	歯石	舌側	2	3	1	0	0	1	2	2	1	0	0	0	2	2
		頬側	1	1	0	0	0	0	0	0	0	0	0	1	1	1

■ は OHI-S の対象歯面

OHI

		デブリ〈DI〉				歯石〈CI〉			
		右臼歯部	前歯部	左臼歯部	計	右臼歯部	前歯部	左臼歯部	計
上顎	頬側	2	3	2	7	3	2	3	8
	口蓋側	3	2	2	7	2	1	2	5
下顎	舌側	3	1	2	6	3	2	2	7
	頬側	1	1	1	3	1	0	1	2

$$DI = \frac{7+7+6+3}{6} = \frac{23}{6}$$

$$CI = \frac{8+5+7+2}{6} = \frac{22}{6}$$

$$OHI = DI + CI = \frac{23}{6} + \frac{22}{6} = \frac{45}{6} = 7.5$$

OHI-S

		デブリ（DI-S）				歯石（CI-S）			
		右臼歯部	前歯部	左臼歯部	計	右臼歯部	前歯部	左臼歯部	計
上顎	頬側	1	1	2	4	3	1	3	7
	口蓋側								
下顎	舌側	3		2	5	3		2	5
	頬側		1		1		0		0

$$DI\text{-}S = \frac{4+5+1}{6} = \frac{10}{6}$$

$$CI\text{-}S = \frac{7+5+0}{6} = \frac{12}{6}$$

$$OHI\text{-}S = DI\text{-}S + CI\text{-}S = \frac{10}{6} + \frac{12}{6} = \frac{22}{6} = 3.66$$

図Ⅲ-2-34　OHI と OHI-S の集計表と計算例

❹ 計算方法

口腔内を 6 ブロックに区分（$\frac{7\text{-}4\,|\,3\text{-}3\,|\,4\text{-}7}{7\text{-}4\,|\,3\text{-}3\,|\,4\text{-}7}$）し，さらに頬側と舌側（口蓋側）に分けてデブリと歯石を観察する（図Ⅲ-2-34）．1 区分の頬側，舌側（口蓋側）それぞれで最も高いスコアを選ぶ．デブリと歯石それぞれで選んだスコアの合計を被検区分数で割って DI と CI を求め，合計して OHI を算出する．最小値は 0，最大値は 12（全区分でスコア 3 と判定された場合）である．

OHI＝DI＋CI

$$=\frac{\text{デブリのスコアの合計}}{\text{被検区分数}}+\frac{\text{歯石のスコアの合計}}{\text{被検区分数}}$$

※被検区分数は通常 6

(3) OHI-S〈Oral Hygiene Index-Simplified〉

OHI を簡略化したものである．特定歯の歯面に付着しているデブリと歯石の付着・沈着面積を観察し，口腔衛生状態を評価する（図Ⅲ-2-34）．

❶ 対象歯

$\frac{6\ \ 1\,|\ \ 6}{6\ \ |\ 1\ \ 6}$ の 6 歯で，$\frac{6\ \ 1\,|\,1}{\quad}$ は頬側のみを，$\overline{6\,|\,6}$ は舌側のみを観察する．

表Ⅲ-2-13 PℓIの判定基準

スコア	判定基準
0	プラークなし.
1	肉眼ではプラークの付着が確認できないが，探針を用いて確認できる程度のプラークが歯肉辺縁に付着.
2	肉眼でプラークの存在を確認できる程度のプラークが歯肉辺縁に付着.
3	多量（厚さ1〜2mm）のプラークが歯肉辺縁に付着.

❷ 判定基準

OHI と同様である.

❸ 計算方法

OHI-S＝DI-S＋CI-S

$$=\frac{デブリのスコアの合計}{被検区分数}+\frac{歯石のスコアの合計}{被検区分数}$$ ※被検区分数は通常6

❹ 注意点

対象歯喪失時は，第一大臼歯の場合は第二大臼歯あるいは第三大臼歯を代用し，中切歯の場合は反対側中切歯を代用する．対象歯が金属冠で修復済み，高度のう蝕罹患，外傷歯などの場合は，対象から除外する.

（4）Silness と Löe の PℓI〈Plaque Index〉

歯肉炎のリスクファクターであるプラークを重視し，歯肉辺縁に接する部位（歯面1/3）の付着量を評価する．GI（p.132 参照）と対象歯が同一であるため併用するように考案されている.

❶ 対象歯

$\frac{6\ \ 2}{4\ \ 2}\Big|\frac{4}{2}\ \frac{}{6}$ の近心・遠心・頰（唇）側・舌側の4歯面である.

❷ 判定基準

表Ⅲ-2-13 のとおりである.

❸ 計算方法（図Ⅲ-2-35）

$$各被検歯の PℓI=\frac{4歯面のスコアの合計}{4（歯面数）}$$

$$個人の PℓI=\frac{各被検歯の PℓI の合計}{被検歯数}$$

いずれも最大値3，最小値0となる.

❹ 注意点

歯石や修復物表面のプラークは検査対象とする．歯頸部以外のプラークは対象外とする.

（5）PHP〈Patient Hygiene Performance〉

口腔清掃実行度ともよばれる．OHI-S と同様の対象歯において，ブラッシングの清掃効果を評価するための指標であり，患者の口腔清掃の改善度を評価できる.

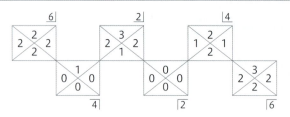
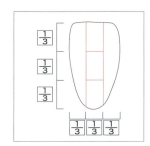

各被検歯の PℓI

$$= \frac{4 歯面のスコアの合計}{4（歯面数）}$$

$\underline{6|}$ の PℓI $= \frac{8}{4} = 2$　　$\underline{2|}$ の PℓI $= \frac{8}{4} = 2$　　$\underline{|4}$ の PℓI $= \frac{6}{4} = 1.5$

$\overline{|6}$ の PℓI $= \frac{9}{4} ≒ 2.3$　　$\overline{|2}$ の PℓI $= \frac{0}{4} = 0$　　$\overline{4|}$ の PℓI $= \frac{1}{4} ≒ 0.3$

個人の PℓI

$$= \frac{各被検歯の PℓI の合計}{被検歯数}$$

$$= \frac{\frac{8}{4} + \frac{8}{4} + \frac{6}{4} + \frac{9}{4} + \frac{0}{4} + \frac{1}{4}}{6} = \frac{8}{6} ≒ 1.3$$

図Ⅲ-2-35　PℓI のスコア記入例と計算例

図Ⅲ-2-36　PHP の判定基準

❶ 対象歯

$\frac{6\ 1}{6}\ \left|\ \frac{6}{1\ 6}\right.$ の 6 歯で，$\frac{6\ 1}{\ }\ \left|\ \frac{6}{1}\right.$ は唇頬側のみを，$\overline{6|6}$ は舌側のみを観察する．

❷ 判定基準

歯面を近遠心的に 2 区分，中央部を 3 区分した計 5 部位（図Ⅲ-2-36）に区分する．歯垢染色剤で染色された部位をそれぞれ 1 点，なければ 0 点とする．

❸ 計算方法

$$\mathrm{PHP} = \frac{被検歯面のスコアの合計}{被検歯面数（通常6）}$$

最大値 5，最小値 0 となる．

🔗 Link

歯周病の指数
『保健情報統計学』
p.45-54

2）歯周病の指数*

歯周組織の状態などを数値化することによって，個人の記録や変化の観察，集団を対象とした疫学的研究が可能となる．

(1) 歯肉炎の指数

❶ PMA Index〈PMA 指数〉

歯肉炎の広がりを検査する．簡便で特別な器具も必要としないが，歯周組織の実質的な破壊程度は評価できない．若年者の歯肉炎の検査に適している．

A．対象歯

前歯部または全歯だが，臨床的には前歯部の唇側歯肉のみを対象とする場合が多い．

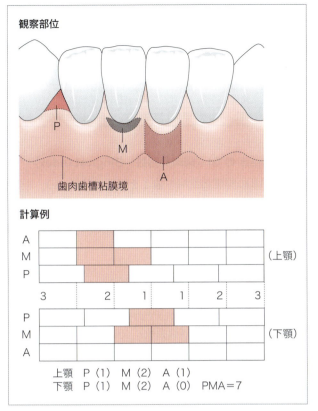

図Ⅲ-2-37　PMAの観察部位と計算例

B．判定基準

歯肉に炎症のある部位を調べる．炎症がある部位を1点として評価し，P，M，Aの値を合計する．

P：Papillary Gingiva（歯間乳頭部）
M：Marginal Gingiva（辺縁歯肉部）
A：Attached Gingiva（付着歯肉部）

C．計算方法（図Ⅲ-2-37）

前歯部PMA＝Pの合計（0～10）＋Mの合計（0～12）＋Aの合計（0～12）
最大値は前歯部34，最小値は0である．

D．注意点

左右・上下顎犬歯遠心の歯間乳頭〈P〉については評価しない．

表Ⅲ-2-14　GI の判定基準

歯周プローブによる出血は，歯肉辺縁に沿ってプローブで擦過して評価する．

評価	所見
0：正常な歯肉	異常なし．
1：軽度の炎症	わずかな発赤，わずかな浮腫，プローブによる出血なし．
2：中等度の炎症	発赤，浮腫，光沢，プローブによる出血．
3：重度の炎症	著しい発赤，浮腫，潰瘍形成，自然出血の傾向がみられる．

❷ Löe & Silness の GI〈歯肉炎指数：Gingival Index〉

歯肉炎の広がりの程度と炎症の強さを同時に評価する．

A．対象歯

$\frac{6}{4} \frac{2}{|} \frac{2}{|} \frac{4}{6}$ の近心・遠心・頬（唇）側・舌側の 4 歯面である．

B．判定基準

表Ⅲ-2-14 のとおりである．

C．計算方法

$$1 歯あたりの GI = \frac{4 部位のスコアの合計}{4（歯面数）}$$

$$個人の GI = \frac{各歯の GI の合計}{被検歯数}$$

$$集団の GI = \frac{個人の GI の合計}{被検者数}$$

（2）歯肉炎および歯周炎の指数

❶ Russell の PI〈Periodontal Index〉

歯周炎の進行度（歯周組織の破壊程度）を評価する．成人期・高齢期を対象とした疫学調査や研究に適しており，集団における PI の平均値から，疾患の平均的進行度を知ることができる．

A．対象歯

第三大臼歯を含むすべての現在歯の歯周組織を観察する．ただし第三大臼歯を除く場合もある．

B．判定基準（表Ⅲ-2-15）

一般の疫学調査では，エックス線検査を併用する場合と併用しない場合がある．通常はエックス線検査を併用しない．

歯肉の炎症のみではなく，歯槽骨の喪失についても間接的に評価する．

C．計算方法

$$個人の PI = \frac{各被検歯のスコアの合計}{被検歯数}$$

$$集団の PI = \frac{個人の PI の合計}{被検者数}$$

ほかの指数同様，いずれも最大値は 8，最小値は 0 となる．

表Ⅲ-2-15　PIの判定基準

スコア	一般集団検診の場合	エックス線検査を併用する場合
0	変化なし. 炎症も支持組織の破壊も認められない.	エックス線所見は正常.
1	軽度の炎症を認めるが,対象歯の全周を取り囲むほどではない.	
2	対象歯の全周に歯肉炎を認めるが,上皮付着の明らかな破壊はない.	
4	(使用しない　または　該当なし)	歯槽骨頂に吸収像を認める.
6	上皮付着が破壊され歯周ポケットの形成が認められる. ただし歯の病的動揺はなく咀嚼機能は正常である.	歯槽骨の水平的喪失を認める. ただし歯根長の1/2までは達していない.
8	歯の動揺が著明で咀嚼機能の障害が認められる.	歯根長の1/2以上の骨喪失を認める. 歯根膜腔が拡大し骨縁下ポケットが存在する.

(安井利一ほか,2023.改変)[3]

表Ⅲ-2-16　Gingivalスコアの評価基準

点数	評価基準
0	歯肉に炎症を認めない.
1	遊離歯肉に軽い炎症がある.
2	付着歯肉に及ぶ中等度の炎症がある.
3	腫脹を伴い容易に出血する炎症がある.

(安井利一ほか,2023.)[3]

❷ GB Count 〈Gingival Bone Count〉

歯肉炎と歯槽骨の吸収の程度を合算して評価する.

A. 対象歯

第三大臼歯を含む現在歯すべてを対象とする.

B. 判定基準

それぞれの歯の歯肉を評価基準に基づき Gingival スコアで評価する(表Ⅲ-2-16).歯槽骨の状態は,プロービングとエックス線検査を行い,評価基準に基づき Bone スコアで評価する(表Ⅲ-2-17).全歯の合計を被検歯数で割ったものがそれぞれ個人の Gingival スコアと Bone スコアとなり,両者の和を GB count とする.

C. 計算方法

個人の GB count＝Gingival スコア＋Bone スコア

$$集団の GB count＝\frac{個人の GB count の合計}{被検者数}$$

いずれも最大値は 8,最小値は 0 となる.

❸ CPI*〈地域歯周疾患指数,Community Periodontal Index〉

専用の軽い金属製の CPI プローブ(図Ⅲ-2-38)を用いて歯肉出血と歯周ポケットの 2 つの指標で評価する方法で,15 歳以上の全年齢層に適用できる.集団におけ

*CPI
WHO の Oral Health Surveys の第 5 版(2013)には,新たな歯周疾患の評価方法として,CPI-modified が掲載されています.

表Ⅲ-2-17　Boneスコアの評価基準

点数	評価基準
0	骨喪失を認めない．
1	歯槽骨頂に骨吸収の初期像を認める．
2	歯根長の約1/4の骨吸収，または歯根長の約1/2以下のポケット形成．
3	歯根長の約1/2の骨吸収，または歯根長の約3/4以下のポケット形成．
4	歯根長の約3/4の骨吸収，または根尖に達するポケット形成．中程度の歯の動揺を認める．
5	根尖までの骨吸収および著明な歯の動揺が認められる．

(安井利一ほか，2023.)[3]

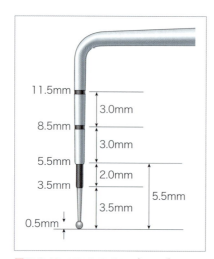

図Ⅲ-2-38　WHOのCPIプローブ
先端が直径0.5 mmの球状をなし，先端から3.5 mmと5.5 mmの間に黒いバンドがあり，先端から8.5 mmと11.5 mmの部位に刻みが入っている．

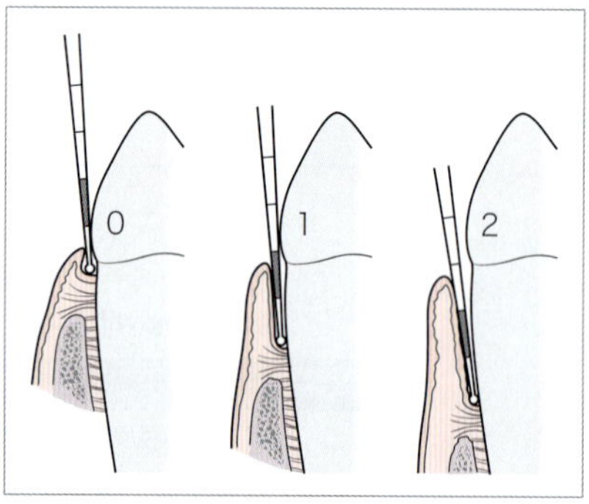

図Ⅲ-2-39　CPIプローブの位置と歯周ポケットスコア

る歯周疾患の処置ニーズを計測できるため，要処置者のスクリーニングあるいは集団保健指導に活用できる．

A．対象歯

現在歯すべての歯肉について診査する．プローブを歯肉溝内に挿入する際は，プロービング圧が20ｇを超えないように，歯根面の解剖学的形態に沿って，プローブ先端の小球を滑らせるようにする．

B．判定基準

歯肉出血スコアと歯周ポケットスコアの評価基準を図Ⅲ-2-39，表Ⅲ-2-18, 19に示す．

3）う蝕の指数

う蝕は蓄積性疾患であり，横断調査により過去の有病経験を把握できることから，う蝕経験のある歯の合計が有病状態の評価に用いられる．

スコア	基準
0	プロービングによる歯肉出血なし
1	プロービングによる歯肉出血あり

表Ⅲ-2-18 歯肉出血スコア

※除外歯および歯がない場合は，両者とも以下のスコアを記入する．
9＝除外歯，X＝歯の存在なし

スコア	基準
0	歯周ポケットなし（深さ3mm以下）
1	歯周ポケットの深さ4〜5mm
2	歯周ポケットの深さ6mm以上

表Ⅲ-2-19 歯周ポケットスコア

（1）DMF

永久歯のう蝕経験はD，M，Fを用いて示される．

D：Decayed teeth の略．う蝕の未処置歯．
M：Missing teeth の略．う蝕を原因とする喪失歯．
　高度う蝕による要抜去歯を含める場合もあるが，矯正歯科治療や外傷による喪失は含まない．
F：Filled teeth の略．う蝕の処置歯．処置済みであっても二次う蝕が認められた場合はDに含む．

下記の計算式を用いて，このD，M，Fからう蝕の指数を算出する．

$$\text{DMF 者率} = \frac{\text{DMF のいずれかを1歯以上有する者の数}}{\text{被検者数}} \times 100 \ (\%)$$

$$\text{DMF 歯率} = \frac{\text{DMF 歯の合計}}{\text{被検歯数（喪失歯を含む）}} \times 100 \ (\%)$$

$$\text{DMF 歯面率} = \frac{\text{DMF 歯面の合計}}{\text{被検歯面数（喪失歯の歯面を含む）}} \times 100 \ (\%)$$

$$\text{DMFT 指数} = \frac{\text{被検者の DMF 歯の合計}}{\text{被検者数}}$$

$$\text{DMFS 指数} = \frac{\text{被検者の DMF 歯面の合計}}{\text{被検者数}}$$

（2）def と dmf

乳歯のう蝕経験は小文字のd，m，f，eを用いて示される．

d：う蝕の未処置乳歯（乳歯におけるD）
m：う蝕を原因とする喪失乳歯（乳歯におけるM）
f：う蝕の処置乳歯（乳歯におけるF）
e：抜去を必要とするう蝕乳歯

dmfはDMFと同じ解釈で，一般に生理的脱落の始まらない5歳未満の小児に対して用いる．一方，5歳以上の小児においてはdefが用いられる．defを用いる指数

では，検査時に口腔に存在しない歯を対象から除外する．

$$\text{def 者率} = \frac{\text{def のいずれかを 1 歯以上有する者の数}}{\text{被検者数}} \times 100 \,(\%)$$

$$\text{def 歯率} = \frac{\text{def 歯の合計}}{\text{被検歯数（喪失乳歯を含まない）}} \times 100 \,(\%)$$

$$\text{dft 指数} = \frac{\text{被検者の df 歯の合計}}{\text{被検者数}}$$

（3）その他の指数

ほかにもう蝕の指数として，初期う蝕の処置要否を判断する目的で考案されたICDAS基準*や，永久歯列，乳歯列，混合歯列に共通して使用できるRID指数*などがある．

Link
ICDAS基準
RID指数
『保健情報統計学』
p.41-44

2. 写真・画像

1) 口腔内写真

口腔内写真を撮影すると，患者の口腔内の状態を明確に記録できる．また，歯科衛生士が行った処置と指導を客観的に評価できる．さらに患者指導のときに説明媒体として用いることで，より具体的な指導ができ，患者の動機づけにつながる．

（1）口腔内写真から読み取れること
　①歯肉の色（淡いピンク色，発赤，メラニン色素沈着）
　②歯肉の形態（退縮，腫脹，肥厚）
　③歯肉の質（浮腫性，線維性）
　④歯肉の硬さ・緊張度（軟らかい，硬い，引き締まっている）
　⑤付着歯肉の幅の程度（正常，狭い，広い）
　⑥歯肉の損傷（擦過傷，クレフト）
　⑦歯根露出状態（歯頸線の位置）
　⑧歯面の状態（プラーク，歯石，外来性色素沈着物）
　⑨歯質の損傷（摩耗，楔状欠損）
　⑩歯列の状態（正常，叢生，転位，捻転，離開など）
　⑪補綴装置の状態（適合，不適合，破損）

これらは1回だけの観察で終わるのではなく，初診時，SRP後，ブラッシング指導実施後，メインテナンス時などに，経時的・定期的に行うことで，患者の口腔内状態の変化を捉え，指導や処置の評価を行う際に役立つ．

（2）規格枚数の例

施設や用途によって異なるが，規格枚数の例として，5枚法と9枚法があげられる．

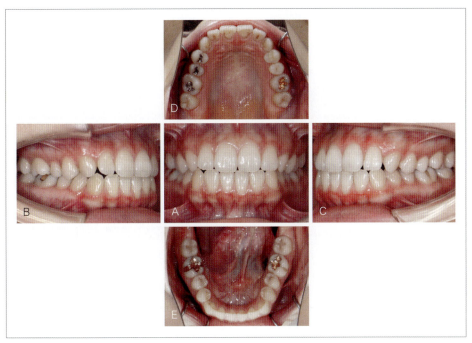

図Ⅲ-2-40　5枚法
A：正面観，B：右側方面観，C：左側方面観，D：上顎咬合面観，E：下顎咬合面観（D・Eはミラー使用）

❶5枚法（図Ⅲ-2-40）
　口腔内写真撮影の基本の撮影枚数である．初診時の口腔内状態を把握したい場合，治療の経過観察時に採用する．

❷9枚法（図Ⅲ-2-41）
　5枚法に口蓋側・舌側のミラー撮影が追加される．歯周病患者の経過観察時や，より歯肉の状態把握が必要な場合に採用する．
　正面観撮影時や上下顎咬合面観のミラー使用時に前歯部のアップ，顔貌（正貌，側貌，微笑時），全身撮影などが追加される場合もある．

2）エックス線写真

　エックス線写真からは，歯および歯槽骨などの硬組織の変化を知ることができる（図Ⅲ-2-42～44）．
　歯科領域において使用されるエックス線撮影法には，口内法*（二等分法，平行法，咬翼法，咬合法），パノラマエックス線撮影法*などがあり，それぞれに特徴がある．
　エックス線写真から読み取れる情報を表Ⅲ-2-20に示す．エックス線写真で頰舌側の骨の形態を正確に捉えることは困難であるが，歯間部の骨のレベルを知ることができる．

Link
口内法，パノラマエックス線撮影法
『歯科放射線学　第2版』
p.19，50

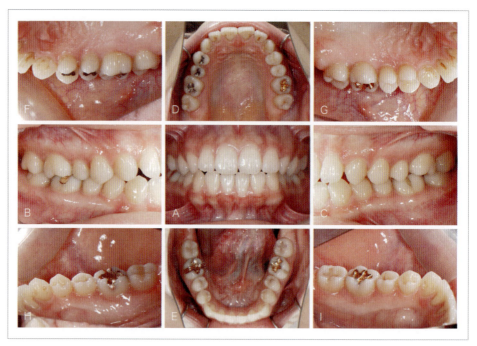

図Ⅲ-2-41 9枚法
A：正面観，B：右側方面観，C：左側方面観，D：上顎咬合面観，E：下顎咬合面観，F：上顎右側口蓋側面観，G：上顎左側口蓋側面観，H：下顎右側舌側面観，I：下顎左側舌側面観（D〜Iはミラー使用）

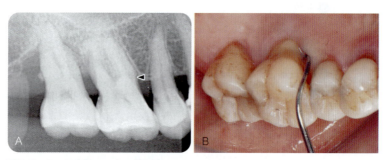

図Ⅲ-2-42 口内法エックス線写真
歯周病像，根分岐部病変（A）と同一部位の口腔内写真（B）
A：$\overline{6}$近心の根分岐部（◀：分岐部入口），B：同一部位をファーケーションプローブを用いて検査している．

3. 歯周病に関する検査

　歯周病の進行状況は，う蝕とは異なり，重症化した場合を除き把握しにくい．歯周病の直接的な原因は細菌（プラーク）であるが，さまざまな宿主因子や環境因子も関与し，複雑化している．

　これらの因子を分析する検査は，歯周病になりやすいのか，歯周病がどの程度進行することが予測されるか，進行する場合はその原因や速さはどの程度かなどを把

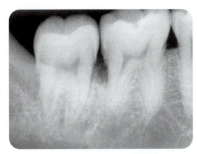

図Ⅲ-2-43　口内法エックス線写真
歯周病像，垂直性骨吸収がみられる．

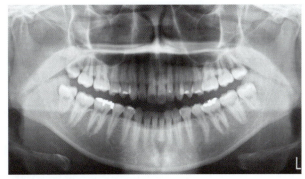

図Ⅲ-2-44　パノラマエックス線写真
埋伏歯（下顎第三大臼歯）がみられる．

表Ⅲ-2-20　エックス線写真から読み取れる情報

歯の硬組織	① 歯冠や歯根の長さや形態の異常 ② 歯冠と歯根の比 ③ 歯根の近接程度 ④ 歯根離開度とルートトランクの長さ ⑤ う蝕，修復物，補綴装置の状態 ⑥ 隣接面の歯石沈着の状態
歯周組織	① 歯槽骨吸収の程度と吸収の形 ② 歯槽硬線の肥厚，消失，断裂の状態 ③ 歯根膜腔の幅 ④ 骨梁の状態 ⑤ 槽間中隔，根分岐部の状態 ⑥ 根尖周囲の骨の状態

握でき，歯科衛生計画立案の際に予防手段や処置方法の目標が立てやすくなる．さらに，一連の歯科衛生介入が終了した後の評価にも用いることができる．

　本項では，歯周病の発症や進行に関わるさまざまな因子のうち，細菌因子を分析するための歯周病関連菌検査について述べる（図Ⅲ-2-45）．

1）原理

　口腔内における検査目的菌をPCR〈Polymerase chain reaction〉法（ポリメラーゼ連鎖反応）などにより定量的に検査する．

2）試薬および器具

　必要な試薬，試験紙および器具は，すべてキットに含まれている（図Ⅲ-2-45A）．

3）方法

（1）唾液が検体の場合

　対象者に採唾用漏斗を付けたスピッツを持たせ，刺激時唾液採取用補助剤を5分間かませながら唾液を採取する．採取した唾液0.5 mLを，同封のスポイトでヌンクチューブに入れてパラフィルムで蓋を固定し，ポリスピッツに入れる．

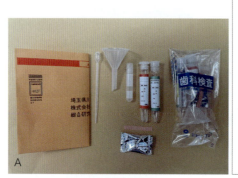
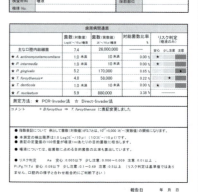

図Ⅲ-2-45 歯周病関連菌検査（ビー・エム・エル提供）
A：製品キット，B：検査報告書．

（2）歯肉溝滲出液が検体の場合

滅菌した綿球かキュレットで歯肉縁上プラークを除去し，防湿する．ペーパーポイントの先端を歯周ポケット底部まで挿入し（1ポケットに2本のペーパーポイントを使用），そのままの状態で10秒間待ち，ペーパーポイントをヌンクチューブに入れてパラフィルムで蓋を固定し，ポリスピッツに入れる．

4）判定

検体と検査依頼書を検査機関に送り，後日検査報告書が返送される（図Ⅲ-2-45B）．

4．う蝕に関する検査（う蝕のリスク評価）

1）う蝕活動性とは

効果的なう蝕予防を進めるためには，局所的ならびに全身的要因，社会的環境に加えて，個人の保健行動なども考慮したう蝕発生要因のそれぞれの個別の因子の評価に基づいた，科学的かつ個別の歯科予防処置と歯科保健指導が望まれる．

う蝕活動性〈Caries Activity，カリエスリスク〉とは，「ある一定の時点または期間において予想される，う蝕発生の危険性とう蝕進行の可能性」をいう．Bratthall（1994）は，この概念をさらに具体的に「ある決まった時点またはある決まった期間における，将来の脱灰または脱灰進行のリスク」と説明している．したがって，具体的なリスク因子としては第1にKeyes（1962）が示した3つの局所的な要因，すなわち細菌叢，宿主，そして食餌性基質があげられる．第2に唾液分泌の低下を

表Ⅲ-2-21　う蝕発生要因

局所的要因	① う蝕原性微生物：*Mutans streptococci*，*Lactobacilli* など ② 歯列の状態および歯の萌出・形態 ③ 歯質の耐酸性：フッ化物応用の頻度 ④ 唾液の性状と分泌速度 ⑤ 食事と食品 ⑥ 修復歯と補綴歯
全身的要因	① 全身の健康状態 　　シェーグレン症候群 　　精神疾患 　　放射線治療 　　要介護状態 ② 服薬状況
社会的要因	① 家庭環境：養育者 ② 社会経済的環境：地域性（保健環境），教育，所得（収入）

きたす全身疾患や治療手段，要介護状態などの全身的要因としての健康状態があり，第3に地域，家庭，経済，教育といった社会的要因としての生活環境の問題があげられる．最後に，個人の保健行動も大きな要因になりうる（表Ⅲ-2-21）．

　このようなう蝕発生要因を評価することによって，将来にわたるう蝕の発生と進行に関する大切な情報を得ることができるのは事実であるが，これらのリスクを総合的に評価することはきわめて困難である．また，う蝕の病因論より，単一の予防手段ではなかなか成功しないのが常であるため，現在のところは，唾液やプラークを用いた局所的な発生因子の判定に基づいた予防手段の組合せに重点がおかれている．

　口腔内サンプルから判定したう蝕活動性が高いことは，近い将来，新しいう蝕の発生やすでに罹患しているう蝕による歯の崩壊をさらに進行させる可能性が高いことを表している．したがって，リスクの大きな因子を突き止め，このリスクを低減させる実践的な予防行動を起こすことが基本である．

2）う蝕活動性試験の意義，条件，目的

（1）意義

　う蝕発生要因を大きく分けると，広義の口腔環境因子と宿主因子からなり，前者はさらに病原因子と食餌性の基質因子に分けることができる．う蝕はこれらの因子が複雑に絡み合った結果生じるものであり，う蝕予防プログラムを立案する際においても，これらの因子の強弱についての評価を個人ごとに行い，① 今後新たなう蝕が起こりやすい状態かどうか，② 現在あるう蝕が進行しやすい状態かどうかを，包括的かつ科学的に診断する必要がある．また，このようなう蝕活動性の評価は，個人に対する歯科予防処置や歯科保健指導の方針を立案するときばかりではなく，その過程で改善がみられたかどうかの評価（モニタリング）にも役立つ．

　う蝕病原因子および宿主因子からう蝕の発生と進行を予測するために，「**う蝕活動性試験**：Caries Activity Test」と総称される種々の評価方法が数多く報告されてきた．

（2）具備すべき条件

Snyder と Newbrun の提唱をもとに，う蝕活動性試験が具備すべき条件を列挙する．

① う蝕病因論に基づいていること
② 臨床成績との関連性があること
③ 結果の再現性が確かであること
④ 操作時間が短く，特殊な技術を要しないこと
⑤ 判定時間が短く，容易であること
⑥ 安価であること

（3）使用目的

う蝕活動性試験の使用目的には，次の項目が考えられる．

① う蝕予防プログラムの立案
② う蝕予防プログラム実施中のモニタリングと評価
③ 歯科保健指導におけるプラークコントロールの動機づけ
④ リコール間隔の決定
⑤ 矯正歯科治療開始時期の判定と治療中の口腔清掃指導
⑥ 修復物および補綴装置の装着の可否の判定
⑦ 集団を対象に歯科保健指導を行う際のリスク・スクリーニング

特にう蝕発生が問題とされる時期に，う蝕活動性を個人的に把握できれば，歯科診療所だけではなく保健所，学校などの地域保健の場においても，将来の永久歯列のう蝕予防を目的とした歯科保健指導にきわめて有用であると考えられる．

3）う蝕発生要因の評価方法の種類と特徴

個人の有するう蝕発生要因を評価するう蝕活動性試験には多くの方法が知られている（表Ⅲ-2-22）．さまざまなう蝕活動性試験を，使用する検体ごとに分類し，評価項目と簡単な解説を加えたものが表Ⅲ-2-23 である．

表Ⅲ-2-22　う蝕発生要因の評価方法の分類

宿主因子の評価方法	(1) 歯 　① 歯の形態および歯列 　② エナメル生検法 　③ 歯質耐酸性測定 (2) 唾液 　① 唾液緩衝能測定 　② 物理的清掃作用
広義の口腔環境因子の評価方法	(1) 口腔微生物叢の評価 　① 乳酸菌数判定 　② *S. mutans* 菌数測定 　③ グラム陽性菌数測定 　④ プラーク pH 測定 　⑤ その他 (2) 基質（食餌）因子 　　間食調査と分析 (3) 口腔微生物叢と基質因子とが総合された評価 　① 口腔清掃状態の評価 　② プラーク形成速度の評価

Link

う蝕活動性試験
『保健生態学』
p.149-151

4）う蝕活動性試験*

(1) RD テスト（図Ⅲ-2-46）

　一般に，1980 年までに開発されてきたう蝕に関わる微生物因子の評価法は，少なくとも 24 時間を超える細菌の培養を必要とし，37℃の恒温槽や特殊な測定機器を要するものが多かった．そのため，試験時にその結果に基づいた歯科予防処置あるいは歯科保健指導を講ずることができなかった．

　このような欠点を改善するために開発された試験法がRDテストである．しかし，この試験法は細菌に選択性をもった培地ではないため，第一段階のスクリーニングとして応用することが妥当であろう．

❶ 原理

　唾液中のグラム陽性菌，特に *Streptococci* や *Lactobacilli* など，糖質を代謝し酸を産生するう蝕病原細菌のレサズリン試薬に対する還元作用に基づく色調変化を利用した試験法である．15 分間という短い反応時間で判定が可能で，腕に貼付して体温を利用するため，恒温装置を必要としない．

❷ 試薬および器具

　必要な試験薬レサズリン・ディスクおよび器具は，キットに含まれている（図Ⅲ-2-46A）．

　レサズリン・ディスク〈RD〉（0.0275% resazarin sodium salt, 10% sucrose, 0.2% polyvinyl alcohol を直径 8 mm の固形濾紙片に浸漬したもの，図Ⅲ-2-46B），滅菌スポイト．

❸ 方法

　① 咀嚼刺激により混合唾液を採唾カップに集める（図Ⅲ-2-46C）．幼児など採唾の困難な被検者の場合は，滅菌スポイトで直接口腔内より唾液を採取する．

表Ⅲ-2-23　う蝕活動性試験一覧

		う蝕活動性試験	評価項目	解説
唾液を検体とするう蝕活動性試験	微生物因子	Hadley test (Hadley 1933)	乳酸菌数測定	pH5.0 の寒天培地を利用
		Rogosa test (Rogosa et al. 1952)	乳酸菌数測定	SL 寒天培地を利用
		Dentocult-LB (Larjas 1975)	乳酸菌数測定	dip-side method
		Fosdick test (Fosdick 1937)	唾液中細菌によるエナメル質脱灰能	エナメル質溶解による Ca 量と pH を測定する
		Snyder test (Snyder 1940, 1942, 1951)	唾液中の主として乳酸菌の酸産生能	pH 指示薬（B. C. G）によって唾液中耐酸性菌の酸産生能をみる．培地 pH は 5.0
		Dentocult-SM	ミュータンスレンサ球菌数測定	ミュータンスレンサ球菌の壁付着性を利用する
		RD テスト (眞木ら 1982)	レサズリン還元性菌の活性測定（グラム陽性菌数）	レサズリン還元性菌の活性を 15 分後のディスクの色調変化でみる
	宿主因子	Dreizen test (Dreizen 1964)	唾液緩衝能	0.1 N 乳酸による滴定で，唾液の pH が 7.0 から 6.0 になるまでの滴定量を求める
		Dentobuff-Strip	唾液緩衝能	唾液を滴下した 5 分後にテストパッドの色変化で判定する
		オーラルグルコースクリアランステスト	口腔内グルコース残留時間	唾液の流出速度に関係するといわれる
		唾液 pH 測定法	唾液 pH 測定	pH 電極を用いる
		唾液分泌量測定法	唾液分泌速度測定	一定時間内の唾液分泌量をみる
		唾液粘稠度テスト (Katzs 1976)	唾液粘稠度測定	唾液の粘稠度をみる
プラークを検体とするう蝕活動性試験	微生物因子	Swab test (Grainger et al. 1965)	プラーク中酸産生菌の酸産生能	消毒綿でプラークをぬぐい取って培養し，培養後の培地の pH を色調変化でみる
		プラーク pH 測定法	プラーク中酸産生菌の酸産生能	1）アンチモニー電極（Stephan 1940）2）微小ガラス電極 3）トランジスター電極（五十嵐 1980）
エナメル質を検体とするう蝕活動性試験	宿主因子	Enamel Biopsy（エナメル生検法）（Enamel Biopsy の目的は，その方法により 2 つに分けられる）	歯質耐酸性	1）エナメル質の脱灰性を測定する（1）酸によって溶解した Ca または P の溶出量測定（2）歯面に接触した酸の pH の推移
			エナメル質表層フッ化物イオン濃度	2）エナメル質中の F 含量を測定する（1）acid etching によるもの（2）微量削去によるもの

②採取した唾液を滅菌スポイトで微量を採取し，RD に滴下し，透明フィルムで両側から押え込み，嫌気状態とする．ただし，唾液の滴下量は少なめに，濾紙の周囲に一層乾燥した部分が残るようにする（図Ⅲ-2-46D）.

③RD を挟んだ透明フィルムは，上腕内側に貼付し，体温（32〜37℃）で 15 分間保温後，ディスクの色調変化によってリスクを判定する.

❹ 判定

標準比色表と対比し，RD の色調変化を目視判定する（図Ⅲ-2-46E, 表Ⅲ-2-24）.

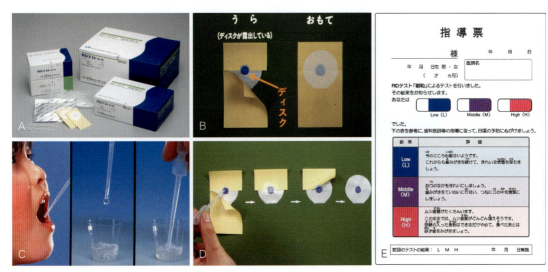

図Ⅲ-2-46　RD テスト
A：製品キット，B：レサズリン・ディスク〈RD〉，C：混合唾液の採取，D：唾液を RD に滴下，E：指導票にある比色表と対比して判定.

表Ⅲ-2-24　RD テストの判定

判定	測定部の色	唾液中の細菌数
low	青色 ■	10^6 未満
Middle	紫色 ■	10^6〜10^7 程度
High	ピンク色 ■	10^8 以上

　カリエスリスクは，青色が Low（低），ピンク色が High（高），紫色が Middle（中間）と評価する．

(2) Dentocult-SM（図Ⅲ-2-47）

❶ 原理
　特殊なコーティングを施したストリップを用い，混合唾液中の S. mutans の菌数を測定する．

❷ 試薬および器具
　必要な培地と器具は，採唾カップを除きすべてキットに含まれている．
　培地（MS 培地）入り試験管，ストリップ，バシトラシンディスク，パラフィンワックス（図Ⅲ-2-47A）．

❸ 方法
① MS 培地にバシトラシンディスクを入れて S. mutans の選択培地（MSB 培地）を調製する．
② パラフィンワックスを約 1 分間かむ．丸縁がおよそ第一大臼歯の位置になるように，ストリップを舌の上に置く（図Ⅲ-2-47B）．口を開いて，唾液で濡れるようにストリップを 10 回ほど回転させる．
③ 閉じた口唇の間からストリップを引き出す．

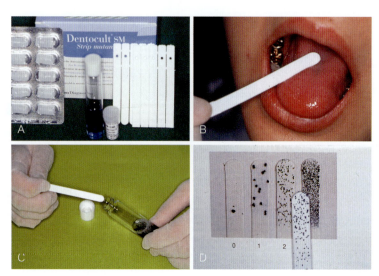

図Ⅲ-2-47　Dentocult-SM
A：製品キット，B：ストリップを舌の上に置く，C：試験管にストリップを挿入，D：判定．

表Ⅲ-2-25　Dentocult-SM の判定

判定	唾液中の *S. mutans* の菌数レベル
Class 0	<10^4 CFU/mL
Class 1	10^4～10^5 CFU/mL
Class 2	10^5～10^6 CFU/mL
Class 3	>10^6 CFU/mL

④試験管を素早く開け，ストリップを挿入して蓋をする（図Ⅲ-2-47C）．

⑤ストリップを 37℃で 48 時間培養する．

❹ 判定

判定表とストリップを比較する．ストリップのコロニーが付着している面のみを観察して判定する．Class 0 から 3 までの 4 段階に分類される（図Ⅲ-2-47D）．Class 2，3 の場合は「う蝕リスクが高い」と判定する（表Ⅲ-2-25）．

(3) Dentocult-LB（図Ⅲ-2-48）

❶ 原理

混合唾液中の *Lactobacilli* の菌数レベルを，平板状の選択培地上で測定する．

❷ 試薬および器具

必要な培地と器具は，採唾カップを除きすべてキットに含まれている（図Ⅲ-2-48A）．

Lactobacilli の選択寒天培地と培養ケース，パラフィンワックス．

❸ 方法

①パラフィンワックスを咀嚼させながら唾液を採取し，寒天スライドの両面に唾液を注ぐ（図Ⅲ-2-48B）．

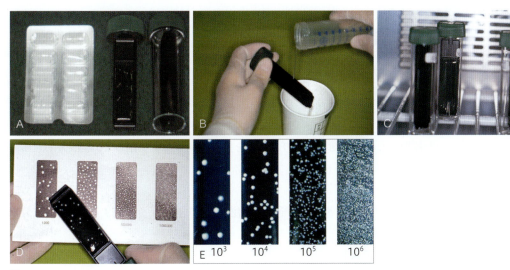

図Ⅲ-2-48 Dentocult-LB
A：製品キット，B：寒天スライドの両面に唾液を注ぐ，C：培養（37℃ 4日間），D：判定，E：分類．

表Ⅲ-2-26 Dentocult-LB の判定

判定	唾液中の *Lactobacilli* の菌数レベル
Class 0	<10^4CFU/mL
Class 1	10^4CFU/mL
Class 2	10^5CFU/mL
Class 3	≧10^6CFU/mL

② 37℃で4日間培養する（図Ⅲ-2-48C）．

❹ 判定

判定表を見ながら Class 0 から 3 までの4段階のいずれかに分類する（図Ⅲ-2-48D，E）．Class 2，3 の場合は「う蝕リスクが高い」と判定する（表Ⅲ-2-26）．

(4) 咀嚼刺激による唾液分泌速度の測定

唾液には歯を保護する多種多様なシステムと物質が含まれている．分泌された唾液は口腔の表面に潤いを与え，食物残渣を口腔内から取り除くだけではなく，細菌が産生する酸を希釈，中和し，さらには唾液に含まれる抗菌物質が細菌の発育や代謝を阻害することが知られている．

❶ 試薬および器具

メスシリンダー（50 mL）または滅菌スピッツ管（10 mL），パラフィンワックス（またはガムベース），ストップウォッチ．

❷ 方法

① パラフィンワックスを1分間かませて，溜まった唾液を嚥下させる．
② 続いてパラフィンワックスを4分間かませながら，口腔内に溜まった唾液をその都度メスシリンダーまたは滅菌スピッツ管に吐き出させる．

表Ⅲ-2-27　**唾液分泌速度の判定基準**

判定	判定基準
Very low	0.7 mL/分未満
Low	0.7〜1.0 mL/分未満
Normal	1.0〜3.0 mL/分

③ 採取した唾液の総量を測り，これを採取時間4分間で割って，唾液分泌速度を求める．

❸ 判定

表Ⅲ-2-27 の基準に従って，唾液の分泌速度（刺激時）を判定する．1.0 mL/分未満では注意を要する．

(5) サクソンテスト

ガーゼによる刺激時唾液の測定法で，ドライマウス（口腔乾燥）の検査に用いることが多い．

❶ 使用器具

乾燥したガーゼ（10 cm×10 cm），唾液を含むガーゼの回収用蓋付きカップ，計量器（最大10 g程度まで）

❷ 方法

① 事前に重量を測定したガーゼを口腔内に入れて2分間咀嚼する．

② ガーゼに吸収された唾液の重量（増加量）を測定する．

❸ 判定

ガーゼの重量増加が2 g/2分以下を，唾液分泌速度低下の目安とする．

(6) シルマー試験紙による安静時唾液分泌速度の測定

安静時における口腔前庭の唾液分泌速度を，シェーグレン症候群における涙液分泌量の評価に使用される専用の濾紙（シルマー試験紙）を用いて，短時間で測定する方法である．

❶ 試薬および器具

シルマー試験紙

❷ 方法

① シルマー試験紙を下顎前歯部の口腔前庭に置く．

② 口唇を閉じ，1分後のシルマー試験紙の唾液による湿り具合を目盛りから判定する（図Ⅲ-2-49）．

❸ 判定

シルマー試験紙の湿り具合が20 mm以上であれば正常と判定する．

(7) オーラルグルコースクリアランステスト

❶ 原理

グルコース溶液で洗口した後，口腔内に残留したグルコースが消失するまでの時間（グルコース・クリアランス）を測定する．唾液分泌速度と関連が深いとされる．

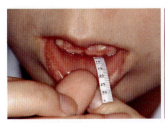
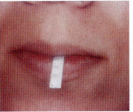

図Ⅲ-2-49　シルマー試験紙による測定

❷ 試薬および器具

グルコース，蒸留水（10%グルコース溶液を調製する），テス・テープ（尿糖測定試験紙），採唾カップ，スピッツ管（10%グルコース溶液の保管容器）．

❸ 方法

① 10%グルコース溶液を30秒間口に含んだ後に吐き出す．
② 一定時間ごと（直後，5，10，15，20分後）に採唾カップに唾液を採取し，これにテス・テープを浸してその色調を観察し（標準比色表と比較），グルコース消失まで，または洗口直前にテス・テープで色調観察している場合は，グルコース洗口直前の色調に戻るまでの時間を測定する．

❹ 判定

グルコースが消失するまでの時間（通常は15分程度で消失）により判定する．

(8) 唾液緩衝能の測定

唾液緩衝能とは，唾液が口腔内のpHの変動に抵抗する能力のことである．唾液緩衝能が高ければ，pHは予想されるほど低下せず，酸性の食品や炭水化物の摂取後もpHの低下は短時間しか続かないことを意味する．唾液の緩衝能は，唾液中のいくつかの化学的なシステムに依存しており，通常，刺激時唾液は安静時唾液に比較して，より高い緩衝能を有している．唾液緩衝能の測定方法には主に以下の2つがある．

❶ Dreizen test

唾液のpHが7.0から6.0になるまでに要する0.1N乳酸の消費量（mL）を求め，唾液緩衝能を評価する．

Link
Dentobuff-Strip
『臨床検査』
p.176

❷ Dentobuff-Strip*

ストリップは取り扱いが簡便で，しかも迅速，確実に唾液緩衝能の評価を得ることが可能である．

(9) Enamel Biopsy（エナメル生検法；歯質耐酸性の測定）

ポリッシングブラシにフッ化物無配合の研磨剤をつけて，歯（生活歯）の表面の汚れを除去した後，一定の条件（酸の種類，濃度，pH，液量，接触面積，接触時間）で酸液を歯面に接触させ，溶出した歯のエナメル質成分の量（カルシウムまたはリン）を測定する．既知の歯質溶出量の分布から歯質の対酸性の強弱を知る，宿主因子の評価法である．乳酸緩衝液など複数の試薬類と，原子吸光分光光度計とい

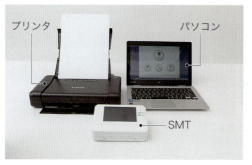

図Ⅲ-2-50　SMT
（注）PC，プリンタは付属されていない．

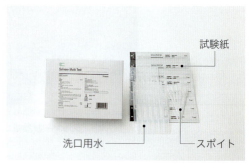

図Ⅲ-2-51　SMTの検査キット
試験紙（Salivary Multi Test）・洗口用水（3 mL）・スポイトで構成される．

う大型機器を必要とするので，通常の診療所における検査には適さないが，エナメル質のう蝕活動性を判定する試験として利用されることがある．

また，エナメル質表層のフッ化物イオン濃度を測定する試験法もある．

5. う蝕と歯周病のリスクを同時に判定する検査

1) SMT〈Salivary Multi Test〉

❶検査項目

多項目・短時間唾液検査システム「SMT」（図Ⅲ-2-50, 51）および「シルハ」は，う蝕および歯周病の発生リスクに関連するう蝕発生因子（①う蝕病原細菌/グラム陽性菌数，②酸性度，③緩衝能），歯肉の健康に関する因子（④白血球，⑤タンパク質），口腔内の清掃度に関する因子（⑥アンモニア）の6項目を5分で測定できる唾液検査である．

❷操作と判定

複雑な操作や特別な技術は必要とせず，誰でも素早く簡単に検査を行えるのが，SMTの特徴である．検査方法の一連の流れを以下に示す．

　①洗口用水のキャップをねじって外し，全量を紙コップに入れる．
　②洗口用水を口に含み，口腔内全体にいきわたるように10秒間軽く洗口させ，吐出液を採取する．
　③アルミパックから試験紙を取り出し，ペーパータオルの上に置く．
　④吐出液を軽く撹拌し，気泡が入らないように注意してスポイトで吸引する．
　⑤試験紙の各パッドに1滴ずつ点着する．完了したら測定機器の「開始」をタッチする．
　⑥余剰液を吸い取る（アンモニアのパッドが触れないように注意する）．
　⑦試験紙を測定機器のホルダにセットすると，自動で測定が始まる．
　⑧5分後，測定が完了し，チャート化された結果がパソコンに表示される．

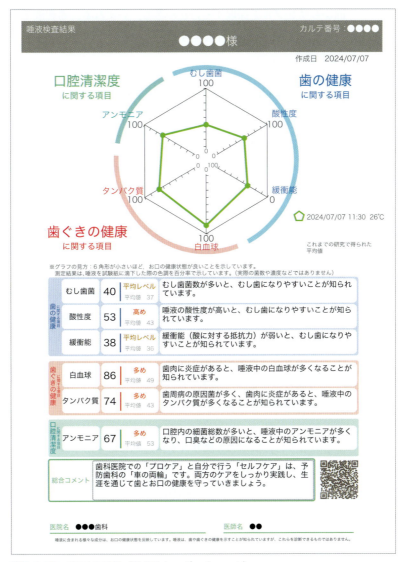

図Ⅲ-2-52　SMTの結果（数値とレーダーチャート）

❸ 活用の実際

　日常診療に新しいものを取り入れる場合，このように術式が簡便で，術者にとって負担が少ないことも大切である．

　また，SMTは，う蝕と歯周病のリスクを簡単に測定できるうえ，結果が数値とレーダーチャート（図Ⅲ-2-52）で示されるため，患者は簡単に理解できる．

2）口腔細菌定量検査法（口腔内細菌カウンタ）

　口腔内細菌カウンタはチェアサイドやベッドサイドで，簡易的かつ迅速に細菌数を測定できるようになった．

　口腔細菌の定量検査には，① 舌下部の唾液をサンプルとする方法と，② 舌上の表

面からサンプルを採取する方法がある．いずれも，希釈液 1 mL あたりの細菌数で
バイオフィルム感染症を診断する．

6. う蝕活動性試験の評価結果に基づく予防と治療

う蝕活動性試験を実施して個別のう蝕活動性を評価することは，その後のう蝕予
防処置や治療の内容と組合せ，さらには歯科保健指導の手法や順序などを決定する
うえで，基本となるものである．特にリスクの異なる個別の患者に対する予防手段
は，総合的な評価ではなく，下記のような評価項目ごとの対処が重要である．

① *S. mutans* および *S. sobrinus* などのミュータンスレンサ球菌のレベルが高い：
　フッ化スズの応用とクロルヘキシジンなどの抗菌製剤の応用が望まれる．
② *Lactobacilli* のレベルが高い：未処置う窩の存在や不適合な補綴装置・充塡物
　の存在が疑われるので，これらの処置が優先される．さらに小窩裂溝塡塞法
　〈シーラント〉の応用と同時に，フッ化物配合歯磨剤や洗口剤の日常応用が推奨
　される．
③ 唾液の分泌速度や緩衝能の低下：口腔乾燥と服用薬剤の問題が指摘され，唾液分
　泌機能の改善と服用薬剤の確認を図るとともに，歯科診療室および家庭でのフッ
　化物応用が望まれる．

このように，個別のう蝕リスクに適応した予防手段の適切な組合せを考える必要
がある．また，治療に際しても予防的な処置方法を考慮し，フッ化物徐放性の修復
材を使用することを含め，含糖食品や飲料に関する歯科保健指導も有効と考えられ
る．

参考文献

1) 山田隆文：でんたるこみゅにけーしょん －歯科医療面接技法総論－．学建書院，東京，2017.
2) メタボリックシンドローム診断基準検討委員会：メタボリックシンドロームの定義と診断基準．日内会誌，94：794-809，2005.
3) 安井利一，宮﨑秀夫ほか編著：口腔保健・予防歯科学．医歯薬出版，東京，2017.
4) 全国歯科衛生士教育協議会監修：最新歯科衛生士教本　高齢者歯科　第 2 版．医歯薬出版，東京，2018.
5) 遠藤俊英：認知症の臨床評価について．国立長寿医療研究センター，診調組，平成 23 年 4 月 13 日．
6) 神﨑恒一：アルツハイマー病の臨床判断．日老医誌，49：419-424，2012.
7) 河野一彦監修：ぜんぶわかる認知症の事典．成美堂出版，東京，2016，74-81.
8) Yoshinori Fujiwara, et al.：Brief screening tool for mild cognitive impairment in order Japanese：Validation of the Japanese version of the Montreal Cognitive Assessment, Geriatr Gerontol Int, 10：225-232, 2010.
9) 栗田主一ほか：地域在住高齢者を対象とする地域包括ケアシステムにおける認知症アセスメントシート（DASC-21）の内的信頼性・妥当性に関する研究．老年精神医学雑誌，26：675-686，2015.

10）加藤久子：絵でわかるスケーリングのきほん．デンタルダイヤモンド社，東京，2021．

11）石原美樹，小牧令二：歯科衛生士臨床のための Quint Study Club しっかり測定できる！ 歯周組織検査パーフェクトブック．クインテッセンス出版，東京，2008．

12）田中越郎：系統看護学講座 専門基礎分野 疾病のなりたちと回復の促進 2 病態生理学 第 2 版：医学書院，東京，2016，2-3．

13）E・M・ウィルキンス/遠藤圭子ほか（監訳）：ウィルキンス歯科衛生士の臨床 原著第 11 版．医歯薬出版，東京，2015．

14）杉本なおみ：医療コミュニケーション・ハンドブック．中央法規出版，東京，2008．

15）黒崎紀正ほか編：イラストレイテッド・クリニカルデンティストリー ① 患者の診かたと歯科診療．医歯薬出版，東京，2001．

16）橋本賢二ほか：診療室・多職種連携の現場で活きる！歯科衛生士のための全身疾患ハンドブック．医歯薬出版，東京，2015．

17）一般社団法人日本老年医学会：フレイルに関する日本老年医学会からのステートメント．https://jpn-geriat-soc.or.jp/info/topics/pdf/20140513_01_01.pdf

18）厚生労働省 令和 3 年度福祉行政報告例の概況：https://www.mhlw.go.jp/toukei/saikin/hw/gyousei/21/dl/kekka_gaiyo.pdf

19）森岡俊介ほか：歯科医師の児童虐待理解のために．財団法人 口腔保健協会，東京，2004．

20）O'Leary, T. J. et al.：The plaque control record. *J Periodontal*, 43：38, 1972.

21）Greene, J. C. et al.：The oral hygiene index：a methods for classifying oral hygiene status. *JADA*, 61：172-179, 1960.

22）Greene, J. C. et al.：The simplified oral hygiene index. *JADA*, 68：7-13, 1964.

23）Silness, J. and Löe, H.：Periodontal disease in pregnancy. II. Correlation between oral hygiene and periodontal condition. *Acta Odont Scand*, 22：121-135, 1964.

24）Podshadley, A. G. and Haley, J. V.：A method for evaluating oral hygiene performance. *Public Health Rep*, 83：259-264, 1968.

25）Schour, I. and Massler, M.：Prevalence of gingivitis in young adults. *J Dent Res*, 27：733, 1948.

26）Russell, A. L.：A system of classification and scoring for prevalence surveys of periodontal disease. *J Dent Res*, 35：350-359, 1956.

27）Löe, H. and Silness, J.：Periodontal disease in pregnancy. I. Prevalence and severity. *Acta Odont Scand*, 21：533-551, 1963.

28）Dunning, J. M. and Leach, L. B.：Gingival Bone count：a method for epidemiological study of periodontal disease. *J Dent Res*, 39：506-513, 1960.

29）World Health Organization：Oral health surveys basic methods. 5th edition, World Health Organization, 2013.

30）ダグラス・ブラッタール（柳澤いづみ，鈴木 章，眞木吉信 訳）編：カリエスリスク判定のてびき（Douglas Bratthall：A practical guide to the assessment of caries risk）．エイコー，東京，1994．

31）Keyes P. H.：Recent advances in dental caries research, Bacteriology, Int. Dent. J. 12：443-464, 1962.

32）Newbrun, E：Cariology, 2nd ed. The Williams & Wilkins company, Baltimore, 1983.

33）眞木吉信ほか：Resazurin Disc による齲蝕活動性迅速判定法．口腔衛生会誌，32；121-122，1982．

34）眞木吉信ほか：唾液による齲蝕活動性迅速判定法としての Resazurin Disc の変色特異性．口腔衛生会誌，33：169-182，1983．

35）高江洲義矩，松久保隆，眞木吉信：口腔衛生学 第 2 版．一世出版，東京，2000．

36）Jensen B, Bratthall D：A new method for the estimation of mutans streptococci in human saliva. J Dent Res, 68(3)：468-471, 1989.

37）Crossner CG, Hagberg C：A clinical and microbiological evaluation of the Dentcult dip-slide test, Swed Dent J, 1(3)：85-94, 1977.

38）小関真理子，眞木吉信，高江洲義矩ほか：ドライアイの症状をきたす眼科疾患患者における唾液分泌速度の測定方法に関する検討．歯科学報，101(1)：48-56．2001．

39）松久保隆，眞木吉信：口腔衛生実施マニュアル．一世出版，東京，2002．

40）Ericson D, Bratthall D：Simplified method to estimate salivary buffer capacity. Scand J Dent Res, 97(5)：405-407, 1989.

41）西永英司，牧 利一，斉藤浩一ほか：唾液による総合的な口腔検査法の開発．日本歯科保存学会誌，58(3)，219-228，2015．

42) 西永英司, 内山千代子, 牧 利一ほか：唾液による総合的な口腔検査法の開発. 日本歯科保存学会誌, 58(4), 321-330, 2015.

43) Bratthall D, Hansel Petersson G：Cariogram-a multifactorial risk assessment model for a multifactorial disease, Community Dent Oral Epidemiol, 33(4)：256-264, 2005.

44) 佐々木洋, 田中英一, 菅原準二：口腔の成長をはかる3巻セカンドステージへのステップアップ. 医歯薬出版, 東京, 2004.

45) 向井美穂ほか：口腔機能への気づきと支援. 医歯薬出版, 東京, 2014.

46) 富野康日己：糖尿病以外も知っておきたい！生活習慣病アップデート. DHstyle 01, デンタルダイヤモンド, 2019.

47) 歯科医療について（その1）. 中医協, 総-3 平成27年7月22日.

48) 「歯科保健医療ビジョン」の検討に際して, 第4回歯科医師の資質向上等に関する検討会, 平成29年5月22日.

49) 八重垣健ほか：臨床家のための口臭治療ガイドライン. クインテッセンス, 東京, 2000.

50) 厚生労働省：「健康づくりのためのからだ活動基準2013」及び「健康づくりのためのからだ活動指針（アクティブガイド）について」.

51) 深井穫博：わが国の成人集団における口腔保健の認知度および歯科医療の受容度に関する統計的解析. 口腔衛生会誌, 48：120-142, 1998.

52) 厚生労働省：平成11年保健福祉動向調査（歯科保健）.

53) 全国歯科衛生士教育協議会監修：最新歯科衛生士教本 歯周病学 第2版. 医歯薬出版, 東京, 2018.

54) 福田知恵子, 金子菜美江：診査・スケーリングテクニック. クインテッセンス, 東京, 2013.

55) 松田裕子ほか：オーラルケア辞典. 学建書院, 東京, 2018.

56) 小西昭彦, 新田 浩, 牧野 明, 茂木美穂：育もう！歯周病検査力. DHstyle 増刊号. デンタルダイヤモンド, 10-13, 20-25, 30-41, 60-71, 104-113, 2019.

57) 榊原由紀田郎ほか：新歯科衛生士教本歯科保健指導. 医歯薬出版, 東京, 2012.

58) 全国歯科衛生士教育協議会監修：最新歯科衛生士教本 高齢者歯科 第2版. 医歯薬出版, 東京, 2018.

59) 菊谷 武：オーラルフレイルの診かた第2版. 医歯薬出版, 東京, 2018.

60) 菊谷 武, 田村文誉, 水上美樹：口腔機能へのアプローチ. 医歯薬出版, 東京, 2016.

61) 藤島一郎, 柴本勇ほか：摂食・嚥下リハビリテーション. 中山書店, 東京, 2006.

62) 日本歯科医学会：口腔機能低下症に関する考え方：平成30年3月.

63) 日本歯科医学会：口腔機能発達不全症に関する考え方：平成30年3月.

64) 全国歯科衛生士教育協議会監修：最新歯科衛生士教本 歯・口腔の健康と予防に関わる人間と社会の仕組み3 保健情報統計学. 医歯薬出版, 東京, 2013.

3章 歯科衛生介入としての歯科予防処置

到達目標

❶ スケーラーの種類と使用目的を説明できる.
❷ シックルタイプスケーラーを操作できる.
❸ キュレットタイプスケーラーを操作できる.
❹ 超音波スケーラーを操作できる.
❺ 音波スケーラー〈エアスケーラー〉を操作できる.
❻ スケーラーシャープニングができる.
❼ 歯面清掃・歯面研磨の意義を説明できる.
❽ 歯面清掃器材の種類と使用方法を説明できる.
❾ フッ化物応用法を説明できる.
❿ フッ化物の毒性と急性中毒への対応を説明できる.
⓫ 小窩裂溝塡塞法について説明できる.

　歯科衛生士が行う歯科予防処置は，法的位置づけにおいて**業務独占**であり，その内容は，スケーリング，歯面研磨，フッ化物の応用，小窩裂溝塡塞などである．歯の喪失を防ぎ，健全な咀嚼を維持することができるよう，歯・口腔の健康状態を保つ歯科疾患の予防が目的である．また，歯科診療補助として行われる歯周病患者への**スケーリング・ルートプレーニング**〈**SRP**：Scaling and Root Planing〉は，歯肉縁上および歯肉縁下のプラークや歯石，起炎性物質を除去することや，歯根面を滑沢に仕上げ，プラークの再付着を抑制させるために行う．いずれも歯科衛生士にとって重要な業務で技術を要する．

　歯科衛生介入として歯科予防処置を行う前には，歯科衛生アセスメントとなる歯周組織検査や患者から情報収集を行い，口腔内の状況や歯周組織の状態を把握することはもちろんのこと，全身の状態や患者の生活習慣を十分に把握し，そのうえで出された歯科衛生診断をもとに，患者のリスクを考慮して歯科衛生計画を立案し，処置に入るべきである．処置を行った後は，その介入が適切であったか，どこまで回復したかを歯科衛生評価する．

1 スケーリング・ルートプレーニング

1. スケーリングの基本

1) スケーリング時の姿勢

スケーリングは一般的に **Knee-nose-position**〈**患者水平位**〉で行う．Knee-nose-position は術者，患者ともに疲労の少ない姿勢である．術者が無理のない適切な姿勢で施術することにより，安全なスケーリングを行うことができ，術者にとっても，疲労の軽減につながる．

(1) 術者の基本姿勢（図Ⅲ-3-1）

① 両足が床に完全につくようにスツールの高さを調節する．このとき，膝の角度は 90°程度になるようにし，両足の間隔を腰幅程度に開くとよい．
② 術者の中心に施術部がくるように位置させる．
③ 術者の肘を 90°に曲げた手元に患者の口腔がくるように高さを合わせる．
④ 背中をまっすぐ伸ばし，肩が上がらないように注意する．

(2) Knee-nose-position（図Ⅲ-3-2）

Knee-nose-position は患者の鼻と膝を結んだ線で調節し，ヘッドレストの先端に患者の頭頂部を合わせる．ヘッドレストの先端を患者の頭頂部に合わせていない場合，**マキシラアングル**（床面と上顎咬合平面とのなす角度）がうまく設定できず，術野が確保しにくいので注意する．

2) スケーリング時のポジション

(1) 患者頭部の設定

❶ ヘッドレストの設定（マキシラアングル，図Ⅲ-3-3）

基本位置は，上顎の咬合平面が床と垂直になるように設定する．施術部位が上顎

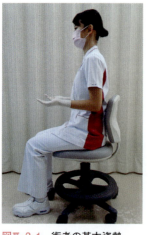
図Ⅲ-3-1　術者の基本姿勢

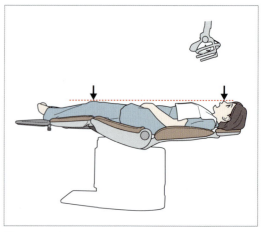
図Ⅲ-3-2　Knee-nose-position

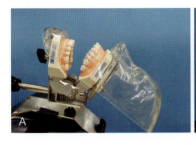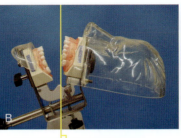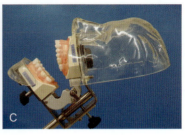

図Ⅲ-3-3 マキシラアングル
A：上顎位，B：基準位，C：下顎位

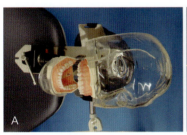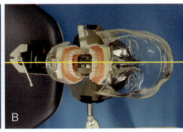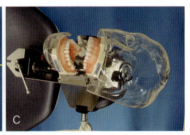

図Ⅲ-3-4 ヘッドローテーション
A：左，B：基準，C：右

の場合は，ヘッドレストを下げ患者の顎が少し上がるように設定し，施術部位が下顎の場合は，ヘッドレストを上げ，患者の顎を引くように設定すると口腔内を直視しやすい．

❷ **患者の顔の向き（ヘッドローテーション，図Ⅲ-3-4）**

施術部位によって患者の顔の向きを左右に設定することを**ヘッドローテーション**という．特に臼歯部の操作を行う場合にヘッドローテーションが必要になる．左右の傾斜の程度は，開口量や歯の傾斜角度によって調整する．

(2) 術者のポジション

SRPを実施するときのポジションは，十分に視野を確保でき，安全に操作が行えることが重要である．位置を表す尺度として，患者の頭部の方向を12時，足の方向を6時として時計の文字盤に例えて用いる（図Ⅲ-3-5，6）．術者は施術部位に合わせて適宜ポジションを選択するが，一般的には，8時から1時の位置でSRPを行うことが多い．

3) スケーラー

スケーリングに用いる器具をスケーラーという．スケーラーには手用〈Hand〉スケーラー〈ハンドスケーラー，Manual scaler〉と機械的〈Power〉スケーラー〈パワードリブンスケーラー，Power-driven scaler〉がある．

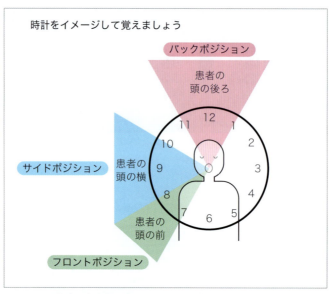

図Ⅲ-3-5　時計の文字盤に例えた術者のポジション(小林明子. 2010. 改変)[1]

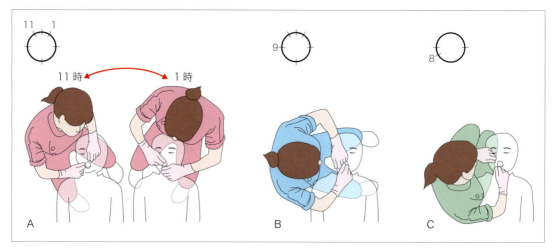

図Ⅲ-3-6　術者のポジション
A：バックポジション（後方位），B：サイドポジション（側方位），C：フロントポジション（前方位）．

4）手用スケーラーの構成

手用スケーラーは，大きく分けて，刃部（作業部），頸部，把柄部で構成される（図Ⅲ-3-7）．

(1) 刃部〈ブレード〉

SRPを行う際の機能部を刃部〈ブレード〉といい，施術の際には刃部の先端1～2 mmの**切縁**〈**カッティングエッジ**〉を作業部として，適切な角度で歯面に適合させ操作する．

(2) 頸部〈シャンク〉

刃部と把柄部を接合する部分であり，刃部が目的の部位に正しい角度で適合する

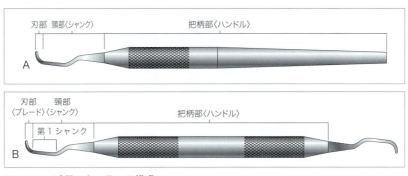

図Ⅲ-3-7　手用スケーラーの構成
A：片頭タイプ，B：両頭タイプ

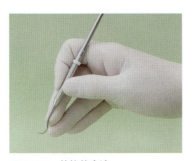

図Ⅲ-3-8　執筆状変法

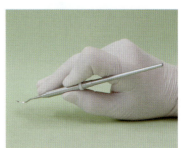

図Ⅲ-3-9　執筆状変法を別の角度から見たとき

ようにデザインされている．また，刃部に隣接する頸部のことを**第1シャンク**〈ローワーシャンク：lower shank〉という．

(3) 把柄部〈ハンドル〉

　術者がスケーラーを把持する部分を把柄部〈ハンドル〉という．把柄部の太さ，形態，材質，重さなどはさまざまである．

5) スケーラーの把持法

　手用スケーラーの操作を安定させるためには，スケーラーを効果的にコントロールすることが重要である．そのためには執筆状変法でスケーラーを把持し，適切に**手指固定**〈フィンガーレスト〉を置くことで，安全な操作と適切なコントロールが可能になる．

　執筆状変法は，第1指，第2指，第3指の指先でスケーラーを把持する方法である．第1指と第2指でハンドルを把持し，第3指の内側で受け止め，スケーラーの先端から見たとき，三角形になるように把持するとよい（図Ⅲ-3-8, 9）．操作の途中にも，3指が離れないように操作することが望ましい．

6) スケーラーの固定

　スケーリングをする際には，**ビルドアップ**で高さをもたせて固定する（図Ⅲ-3-

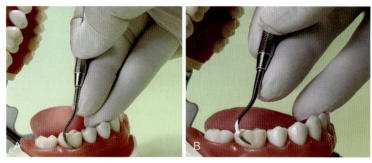

図Ⅲ-3-10　ビルドアップ
A：正しい方法．中指と薬指で固定する．B：誤った方法．中指と薬指が離れている．

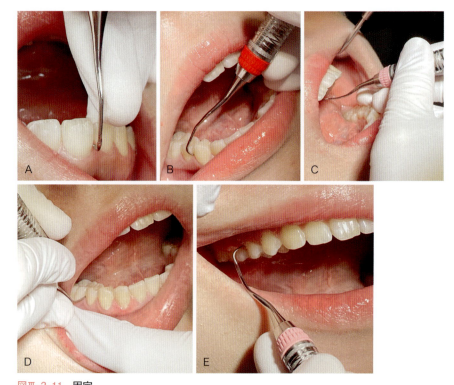

図Ⅲ-3-11　固定
A：作業部付近の歯列への固定，B：反対側の歯列への固定，C：対合歯列への固定，
D：ほかの指への固定，E：口腔外固定

10)．器具を安定させた状態で操作するために必ず手指固定を置く（図Ⅲ-3-11）．

　固定が必要な理由は，①安全性，②手指のコントロールができる，③器具の操作をコントロールできる，である．

　固定には口腔内固定と口腔外固定があり，器具の操作上，より安定できる方法を選択する（表Ⅲ-3-1）．

表Ⅲ-3-1 固定の種類

種類	方法
口腔内固定	
① 作業部付近の歯列への固定（図Ⅲ-3-11A）	作業部付近の歯肉に固定を置く．
② 反対側の歯列への固定（図Ⅲ-3-11B）	処置歯の左右対称の位置に固定を置く． 右側が処置歯の場合は左側，左側の場合は右側．
③ 対合歯列への固定（図Ⅲ-3-11C）	処置歯の上下対称の位置に固定を置く． 上顎が処置歯の場合は下顎，下顎の場合は上顎．
④ ほかの指への固定（図Ⅲ-3-11D）	スケーラーを把持していない手の第2指もしくは第3指の上に置く．
口腔外固定（図Ⅲ-3-11E）	患者の頰や顎など，口腔外に固定を置く．
保持固定	反対側の歯列に置く方法や口腔外固定の際，スケーラーを把持していない手の第2指もしくは第1指をスケーラーのシャンクや把柄部付近に当てる．

7）スケーラーの運動

スケーリングは第4指固定を中心に以下のような運動で操作する．

（1）前腕回転運動（動画①）

手，手首，前腕を右方向へ同時に回転させることで，スケーラーを引き上げる方法で，スケーリング時に基本となるストロークである．

（2）手指屈伸運動（動画②）

第1指，第2指，第3指を屈伸させることでスケーラーを引き上げる方法である．

（3）手根関節運動（動画③）

手根関節（手首の関節）を上下させることでスケーラーを引き上げる方法である．

2. デンタルミラー操作の基本

口腔内は，頰粘膜や舌の存在により，歯や歯肉を直視できない場合が多い．直視できない部位や術野は，デンタルミラー〈歯鏡〉を使用して安全に操作する．

1）種類と特徴

デンタルミラーは，把柄部〈ハンドル〉，接続部〈シャンク〉，頭部〈ヘッド〉で構成されている．デンタルミラー頭部の直径は 15～30 mm とさまざまな大きさがあり，把柄部の材質や形態にもそれぞれ特徴がみられる．また，ミラーも平面鏡（平らな表面），表面反射鏡，拡大鏡（凹凸鏡）と各種ある．ミラーの頭部は傷つきやすいため，ミラー部分だけ交換できるようになっている．また，ディスポーザブルのデンタルミラーもある（図Ⅲ-3-12）．

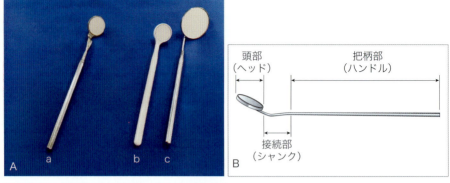

図Ⅲ-3-12　各種デンタルミラー（A）と構造（B）
a：両面ミラー，b：ディスポーザブルミラー，c：総山式平行測定ミラー

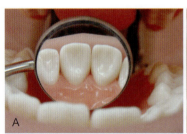
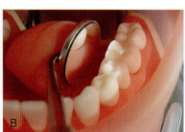
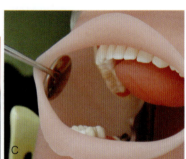

図Ⅲ-3-13　デンタルミラーの役割
A：投影（鏡視），B：反射（明視），C：排除（圧排）

2）使用方法

（1）デンタルミラーの役割（図Ⅲ-3-13）
① **投影（鏡視）**：直視できない歯面や口腔内を鏡に映して見えるようにする．
② **反射（明視）**：ライトの光をミラーに集めて反射させ，術野を明るくする．
③ **排除（圧排）**：舌や頬粘膜を押さえて，軟組織で隠れてしまう術野を見やすくする．

（2）デンタルミラーの把持および固定
デンタルミラーの把持は，長く把持する方法と短く把持する方法がある．執筆状変法で把持し，固定することにより，口腔内での操作を確実にコントロールできる（図Ⅲ-3-14）．いずれの把持の場合も，術野を明視しやすく，ミラーの向きが自由に変えられるよう柔軟に把持する．第4指を歯や頬に固定するとよい．

（3）デンタルミラーの挿入
① 術野が見えやすい方向からデンタルミラーを挿入し，器具を把持した手と反対側に，把柄部を広げて位置する（図Ⅲ-3-15）．
② 施術歯を鏡面の中央に，その両側の歯が映る距離間をとった位置で保持し，固定する．

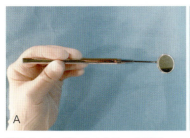
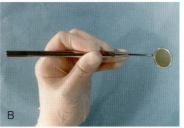

図Ⅲ-3-14　デンタルミラーの把持
A：長く把持する方法，B：短く把持する方法．

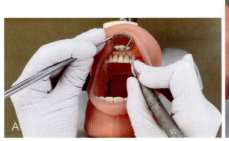
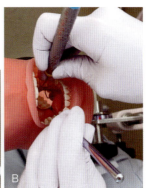

図Ⅲ-3-15　デンタルミラーの操作
A：バックポジションの場合，B：サイドポジションの場合

（4）操作時の注意点
① デンタルミラーの挿入時および使用時には，歯にミラー頭部を接触しないようにする．
② デンタルミラーの使用時は，ミラー頭部を顎堤や口腔底に押しつけたり，舌背に乗せたりしない．
③ 頬の排除は，口角部を避けて引き，口唇を巻き込んだり，ミラー接続部で過度な力を加えない．
④ 反射面を曇らせないよう，患者の頬粘膜で反射面を温めたり，鼻呼吸してもらうよう協力を求めるなどの工夫をする．
⑤ 各部位別のポジションは，スケーラー操作時のポジションに準じる．

（5）デンタルミラーの手入れ
① 滅菌時に，ほかの器具との接触などで傷が付いていないか確認する．
② 傷や汚れが入り込んだミラー頭部は交換する．

3．スケーラーの種類

スケーラーはその目的に適応するように設計されており，主として，手用スケーラー〈ハンドスケーラー〉と機械的スケーラー〈パワードリブンスケーラー〉に分

表Ⅲ-3-2 スケーラーの種類

手用スケーラー	シックルタイプ〈鎌型〉スケーラー キュレットタイプ〈鋭匙型〉スケーラー ファイルタイプ〈やすり型〉スケーラー チゼルタイプ〈のみ型〉スケーラー ホウタイプ〈鍬型〉スケーラー
機械的スケーラー	超音波スケーラー〔ピエゾ式（電歪式）/マグネット式（磁歪式）〕 音波スケーラー/エアスケーラー

けられる（表Ⅲ-3-2）．手用スケーラーには使用目的に合わせた形状の違いにより，シックルタイプ〈鎌型〉，キュレットタイプ〈鋭匙型〉，ファイルタイプ〈やすり型〉，チゼルタイプ〈のみ型〉，ホウタイプ〈鍬型〉がある．機械的スケーラーには超音波〈Ultrasonic〉スケーラーや音波〈Sonic〉スケーラーがあり，機械振動をハンドピースからインサートチップに伝え，歯石やプラークを除去する．

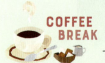

COFFEE BREAK 手用スケーラーの刃部の形態

手用スケーラーはさまざまありますが，使用頻度が高いのは，キュレットタイプ，シックルタイプ，ファイルタイプです．

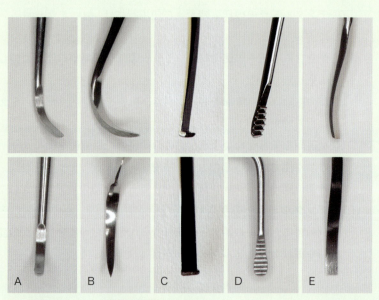

図 手用スケーラーの刃部の形態
A：キュレットタイプ，B：シックルタイプ，C：ホウタイプ，D：ファイルタイプ，E：チゼルタイプ．
（村上伸也ほか，2020．改変）[2]

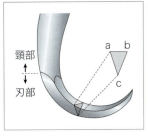

図Ⅲ-3-16 刃部とカッティングエッジの内角
a-b:フェイス,a-cとb-c:ラテラルサーフェイス,a, b:カッティングエッジ

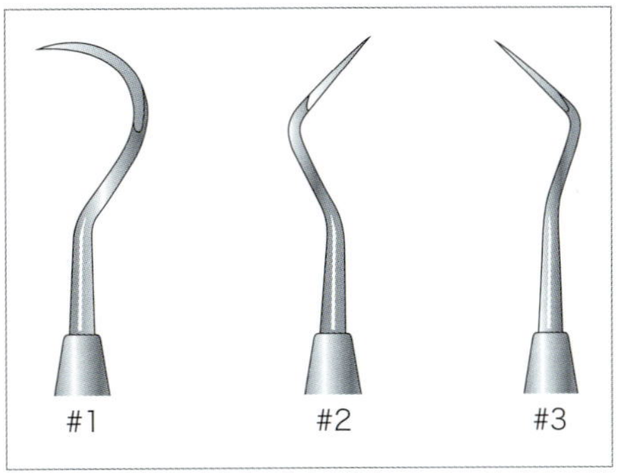

図Ⅲ-3-17 シックルタイプスケーラー
#1:単屈曲,#2・#3:複屈曲

表Ⅲ-3-3 シックルタイプスケーラーの分類

刃部の形態		頸部の形態	
カーブドシックルタイプ	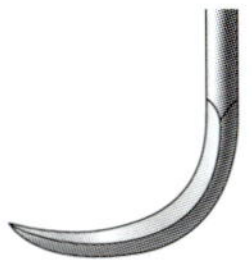	曲線形	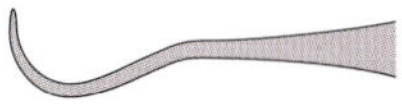
		屈曲形	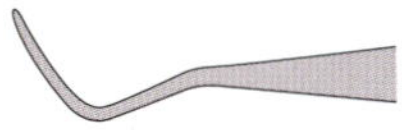
ストレートシックルタイプ	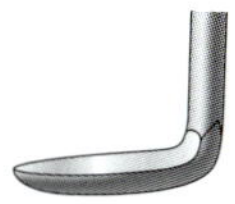	直線形	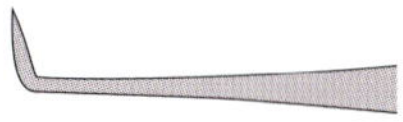
		屈曲形	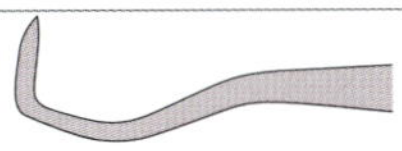

4. 手用スケーラーと操作法

　ここでは手用スケーラーのうちシックルタイプスケーラー,キュレットタイプスケーラーについて説明する.

1) シックルタイプスケーラー

　刃部の形態が鎌の形をしており,歯肉縁上の歯石除去,浅い歯肉縁下の歯石除去,外来性色素沈着物の除去,歯肉縁上・歯冠表面のプラーク除去に用いられる.先端が鋭利で,断面は三角形を呈しており,カッティングエッジの内角は70～80°である(図Ⅲ-3-16).歯肉縁下に挿入する際には十分に注意する必要がある.

(1) 種類(図Ⅲ-3-17,表Ⅲ-3-3)

　シックルタイプスケーラーには,彎曲した刃部に2つのカッティングエッジが付いているカーブドシックルタイプと直線状の刃部両側にカッティングエッジが付いているストレートシックルタイプがある.

　それぞれシャンクの形態も直線形と屈曲形があり,目的に合わせて使い分ける.

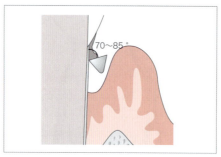
図Ⅲ-3-18 歯石除去時のスケーラーと歯面との操作角度

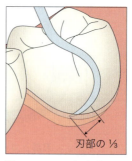
図Ⅲ-3-19 刃部と歯面の適合
カッティングエッジの先端 1/3 を当てる．

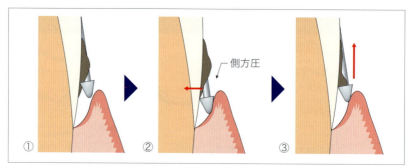
図Ⅲ-3-20 側方圧
歯石の下にカッティングエッジを当てて（①），歯石をかませて側方圧をかけ（②），引き上げる（③）．

(2) 操作方法

❶ ストロークは歯軸の方向に操作する

シックルタイプスケーラーは，歯軸の方向に沿って操作する．歯石の下に刃部を置き，歯面に対して 70～85°の角度で沿わせる（図Ⅲ-3-18）．そのうえで，側方圧をかけて 1～3 mm 程度引き上げる．ストロークは歯頸部から歯冠部の方向に操作する．このとき，始点と終点のはっきりした動きで操作する．

❷ 歯面に合わせた適正な角度で操作する

スケーリング時は，スケーラーの先端を歯面に適合させて操作する（図Ⅲ-3-19）．先端を歯面に適合させることで，歯根面や軟組織の損傷を防ぎ，また，不必要な操作を軽減できる．

❸ 適切な側方圧で操作する

スケーラーの刃部から歯面に対して加える力を**側方圧**という（図Ⅲ-3-20）．この側方圧は，付着している歯石の厚みや性状によって調整する．

❹ 固定を置く

スケーリングの操作は必ず手指固定で行う．手指固定は，スケーラーを把持する手の第 4 指を使い，基本的には，施術歯または隣在歯の切縁か咬合面に置くが，施

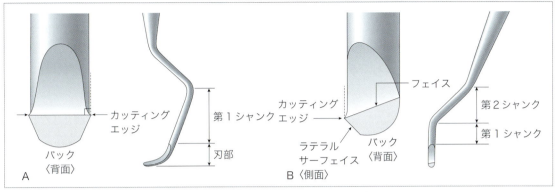

図Ⅲ-3-21 ユニバーサルタイプキュレットとグレーシータイプキュレットの比較
A：ユニバーサルタイプの刃部と第1シャンク，B：グレーシータイプの断面図

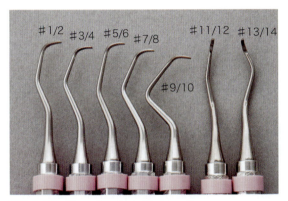

図Ⅲ-3-22 グレーシータイプキュレット

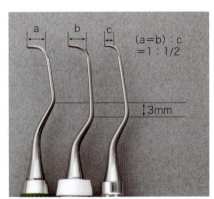

図Ⅲ-3-23 グレーシータイプキュレットのシャンクと刃部の寸法
左からスタンダード，アフターファイブ，ミニファイブ

術歯の状態や患者の口の大きさ，開口量によって，対合歯や口腔外に固定指を置くこともある（図Ⅲ-3-11参照，表Ⅲ-3-1参照）．

2）キュレットタイプスケーラー

刃部の先端やバック〈背面〉に丸みをもたせており，歯肉縁下に0°で挿入したとき，歯周ポケットの内面を傷つけないように設計されている．歯肉縁下の歯石除去や，歯根面の滑沢化（ルートプレーニング），**ディプラーキング***に用いる．ユニバーサルタイプキュレットとグレーシータイプキュレットがある（図Ⅲ-3-21）．

(1) 種類

❶ ユニバーサルタイプキュレット

カーブドシックルと同じように第1シャンクに対して刃部のフェイスが90°になっており，刃部の両面にカッティングエッジがある．先端が丸みを帯びて，歯肉縁下に挿入時，歯肉内面を傷つけないようにバックも丸く加工されている．ユニ

* ディプラーキング〈deplaquing〉
歯周ポケット内のプラークを除去する操作のことです．歯根表面の硬組織にはアプローチしません．

バーサルタイプキュレットの作業部は，通常両頭の対になっている．シャンクの角度やカーブはメーカーにより異なるが，基本的にはすべての部位に適応可能であることから，「ユニバーサル（一般的な）」とよばれている．

❷ グレーシータイプキュレット

部位別キュレットであるグレーシータイプキュレットは，第1シャンクに対してフェイスが70°に傾斜しており（**オフセットブレード**），傾斜した下側（片方）にのみカッティングエッジがあるため，歯肉損傷を最小限で操作することができる．現在は歯肉縁下の処置にグレーシータイプキュレットが多用されている．Knee-nose-positionで使用しやすいシャンクの形状や刃部の長さ・幅により，スタンダード，アフターファイブ，ミニファイブなどが開発されている（図Ⅲ-3-22, 23）．

また，スタンダードよりシャンク部分の金属が固い，または太いリジット，さらに固いエクストラリジットもある．

表Ⅲ-3-4 と図Ⅲ-3-24 にグレーシータイプキュレットの番号と使用部位を示す．

(2) 操作方法

❶ スケーラーの把持法と固定

キュレットタイプスケーラーを執筆状変法で把持し，基本的に第4指で固定を行う．スケーリング操作の基本となる前腕回転運動と手指屈伸運動で操作する．

第2指や第3指が離れてしまうと，手・指・手首が同時に動かしにくくなり，指の屈伸運動（手指屈伸運動）でのスケーリングになりやすい．側方圧がかかりにくく，力の向きもコントロールしにくくなり，危険な操作になりやすい．また，指先の疲労も大きくなるため注意が必要である．前腕回転運動で操作することを推奨する．

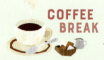 **COFFEE BREAK** グレーシータイプキュレット

グレーシータイプキュレットが開発された当時は，術者が立位，患者が座位で診療が行われていました．現在ではKnee-nose-positionへと変化し，キュレットタイプスケーラーの挿入角度が大きく変化しました．そのため，Knee-nose-positionに対応した臼歯部用スケーラーとして，臼歯部近心には，＃11,12に対して＃FIT11,12（ヒューフレディ）＃15,16（アメリカンイーグル），臼歯部遠心用には＃13,14に対して＃FIT13,14（ヒューフレディ），＃17,18（アメリカンイーグル）が改良型として設計されています．

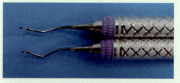
＃11,12
＃15,16

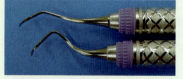
＃13,14
＃17,18

表Ⅲ-3-4 グレーシータイプキュレットの使用部位

番号	使用部位
#1/2	前歯部
#3/4	前歯部
#5/6	前歯部，小臼歯部
#7/8	臼歯部頰舌側面
#9/10	臼歯部頰舌側面
#11/12	臼歯部近心面および近心方向の隣在歯間部
#13/14	臼歯部遠心面および遠心方向の隣在歯間部

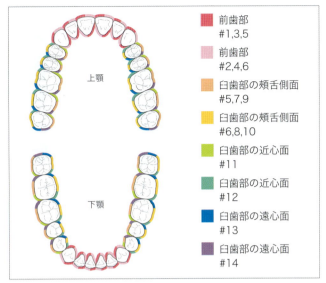

図Ⅲ-3-24 グレーシータイプキュレットの番号と使用部位

❷ 刃部の挿入角度と操作角度

カッティングエッジの歯根面への適合・挿入および操作角度を正しく理解して，目的に合わせた一連の動きとしてスムーズに行うことが大切である．

① 前腕回転運動しやすい位置に固定をとり，カッティングエッジを軽く歯面に適合させる．
② 第1シャンクを倒し，フェイスを歯面に対して0°にする．
③ 0°を保ったまま，歯根面に沿ってポケット底部まで挿入する．硬く粗糙感があるところは歯石があるため，そこを通過する際には刃部を少し歯根面から離して歯石の上を通過するように挿入し，歯石の下にかませる．
④ ポケット底に挿入できたら第1シャンクと歯根面をユニバーサルタイプキュレットスケーラーは20°，グレーシータイプキュレットスケーラーは平行にするようにスケーラーを起こす．そうすることで，フェイスと歯根面の角度が70°になり，適正な操作角度を獲得できる．操作角度が90°以上になると，セメント質や歯肉組織にくい込む危険性があり，また，45°以下ではカッティングエッジが歯根面を滑り，SRPが効果的に行えず，かつ歯石の粗糙部が削られて滑沢になる．歯石の表面が滑沢になると，探知が困難になり，取り残しが起こる可能性が高くなる．

❸ 側方圧

適切な圧力は目的に応じて異なるが，多量で硬い歯石が沈着している場合は中等度から強度の側方圧が必要であり，ルートプレーニングやディプラーキングでは弱い側方圧で，また，比較的長いストロークで操作する．いずれの場合も，側方圧が強すぎると，過度にセメント質を削るなど歯根面に損傷を与え，知覚過敏の原因にもなるので注意が必要である．

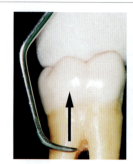 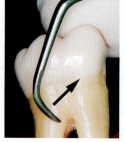 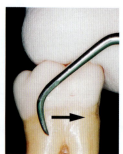

垂直ストローク　　　斜めストローク　　　水平ストローク

図Ⅲ-3-25　器具のストロークの方向

❹ストローク

　ストロークとは，スケーラー操作の動きのことである．歯石除去の際は短いストロークで操作し，ポケット底部から側方圧をかけて始点と終点のはっきりとしたストロークを行い，ルートプレーニングは，均等で弱いストロークを行う．ストロークは歯肉辺縁を越えると，再度，挿入から行う必要が生じるため，歯周ポケット内での連続した操作が望ましい．SRP 時のストロークは 3 種類ある（図Ⅲ-3-25）．

(1) 垂直ストローク：歯冠側に向かって歯軸方向に操作
(2) 斜めストローク：歯冠側に向かって歯軸に対して斜めの操作
(3) 水平ストローク：歯頸線と平行のストローク．歯根面の形態はさまざまであるため，短いストロークで操作．

　SRPでは垂直ストロークと斜めストロークを多用する．水平ストロークは刃部の先端が根尖方向に向き，ポケット底部を損傷する恐れがあるため，垂直ストロークや斜方ストロークでは到達性の悪い場合などに選択する．

3）部位別操作法

　手用スケーラーの操作では，術者の位置やマキシラアングル，ヘッドローテーションを適切に合わせ，術者の疲労が少なく，患者には負担の少ない効率のよいスケーリングを行うように考慮することが重要である．

　各部位のポジショニングおよび操作法を示す（図Ⅲ-3-26～31）．なお，本書ではキュレットによる操作を中心にまとめた．

(1) 下顎前歯部（3＋3）での操作（図Ⅲ-3-26）
　①使用スケーラー：［キュレット］#1/2, #3/4, #5/6
　　　　　　　　　　［シックル］#1（図Ⅲ-3-17参照）
　②固定点：4指固定（施術歯または1歯右隣の歯）

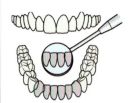

バックポジション	唇側：	3−1 近心,	1−3 遠心
	舌側：	3−1 近心,	1−3 遠心
フロントポジション	唇側：	3−1 遠心,	1−3 近心
	舌側：	3−1 遠心,	1−3 近心

※色分けは術者の位置を示す

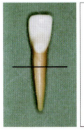
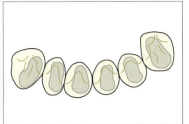

咬合面から見た歯冠外形と歯根上方より1/3部の根切断画像を重ねた図

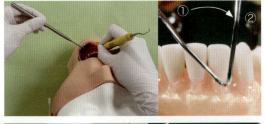

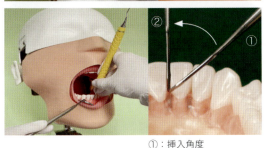

①：挿入角度
②：操作角度

根の形態
下顎前歯は近遠心径が短く，唇舌径が長い．近遠心隅角部では刃部の先端が歯面から浮き上がらないように，彎曲に沿って第1指の腹でスケーラーを隣接面方向へ回転させ，刃部を歯面に平行に保つ．遠心面にはくぼみがあるので，少し角度をつけて先端部近くのカッティングエッジを当て，取り残さないよう注意が必要である．

操作法
スケーラーは①の角度で挿入し，②の角度で操作する．
遠心面および近心面はともにポケット底部から切縁に向かう垂直ストロークで操作する．
唇舌側中央は垂直または斜めストロークで操作する．

図Ⅲ-3-26　下顎前歯部（3＋3）での操作

(2) 上顎前歯部（3＋3）での操作（図Ⅲ-3-27）
　①使用スケーラー：［キュレット］＃1/2, ＃3/4, ＃5/6
　　　　　　　　　［シックル］＃1（図Ⅲ-3-17参照）
　②固定点：4指固定（施術歯または1歯右隣の歯）

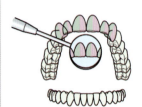

バックポジション	唇　側：	3−1 近心, 1−3 遠心
	口蓋側：	3−1 近心, 1−3 遠心
フロントポジション	口蓋側：	1−3 近心, 3−1 遠心
	唇　側：	3−1 遠心, 1−3 近心

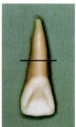
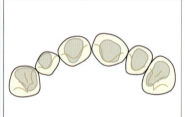

咬合面から見た歯冠外形と歯根上方より1/3部の根切断画像を重ねた図

根の形態
上顎前歯唇側の近遠心径は下顎に比べて広い．隅角部は口蓋側に向かって三角形を描き，口蓋側の近遠心径は短く，彎曲が強い．隅角部では刃部の先端が浮き上がらないように彎曲に沿って，第1指の腹でスケーラーを隣接面方向へ回転させ，刃部を歯面と平行に保つ．1|1の近心面と3|3の遠心面にはくぼみがあるので，先端部近くのカッティングエッジを当て，取り残さないよう注意が必要である．

操作法
遠心面および近心面はともにポケット底部から切縁に向かう垂直ストロークで操作する．
唇舌側中央は垂直または斜めストロークで操作する．

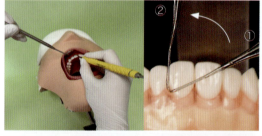

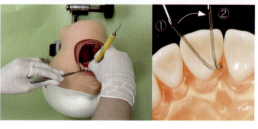

図Ⅲ-3-27　上顎前歯部（3＋3）での操作

(3) 下顎右側臼歯部（7－4|）での操作（図Ⅲ-3-28）

① 使用スケーラー：［キュレット］遠心#13/14，頬舌側中央#7/8，
近心#11/12
［シックル］頬側遠心・近心#2，頬舌側中央#1，
舌側遠心・近心#3（図Ⅲ-3-17参照）

② 固定点：4指固定（施術歯，または1歯か2歯前方の歯）

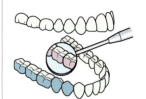

サイドポジション	頬側
バックポジション（やや1時方向）	舌側

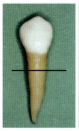
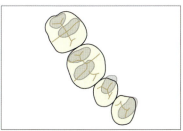

咬合面から見た歯冠外形と歯根上方より1/3部の根切断画像を重ねた図

根の形態

5 4|は前歯に比べて丸みを帯びている．
7 6|は近遠心径に比べて頬舌径のほうが長い．歯根は近心および遠心に1根ずつあり，近心隣接面にはくぼみがある．頬舌側の中央には根分岐部のくぼみがあり，頬側の根幹〈ルートトランク〉は6|で短く，7|，8|の順に長くなる．

操作法

下顎臼歯近心部では，挿入角度を0°にするのは困難なため，スケーラーの先端を隅角部の歯頸部に当て（①），隣接面方向へ回転させながら挿入する．
遠心面は歯軸に沿って垂直ストロークで行う．
頬舌側中央はポケット底部から斜めストロークまたは水平ストロークで行う．
遠心根近心面は頬側を#11，舌側を#12で，近心根遠心面は頬側を#14，舌側を#13で垂直および斜めストロークで行う．
近心面は垂直ストロークまたは隣接面に向かって斜めストロークで操作する．

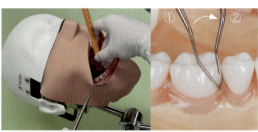
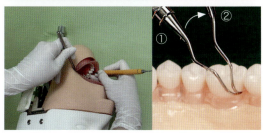

図Ⅲ-3-28　下顎右側臼歯部（7－4|）での操作

(4) 下顎左側臼歯部（|4－7）での操作（図Ⅲ-3-29）

① 使用スケーラー：［キュレット］遠心#13/14，頰舌側中央#7/8，
近心#11/12

［シックル］頰側遠心・近心#3，頰舌側中央#1，
舌側遠心・近心#2（図Ⅲ-3-17 参照）

② 固定点：4指固定（施術歯，または1歯か2歯前方の歯）

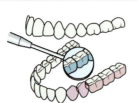

バックポジション　頰側
（やや10時方向）

サイドポジション　舌側

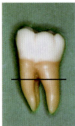
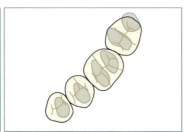

咬合面から見た歯冠外形と歯根上方より
1/3部の根切断画像を重ねた図

根の形態

|4 5は前歯に比べて丸みを帯びている．
|6 7は近遠心径に比べて頰舌径のほうが長い．
歯根は近心および遠心に1根ずつあり，近心隣接面にはくぼみがある．頰舌側の中央には根分岐部のくぼみがあり，頰側の根幹は|6で短く，|7，|8の順に長くなる．

操作法

遠心面は歯軸に沿って垂直ストロークで行う．
頰舌側中央はポケット底部から斜めストロークまたは水平ストロークで行う．
遠心根近心面は頰側を#12，舌側を#11で，近心根遠心面は頰側を#13，舌側を#14で垂直および斜めストロークで行う．
近心面は垂直ストロークまたは隣接面に向かって斜めストロークで操作する．

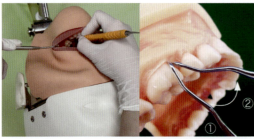
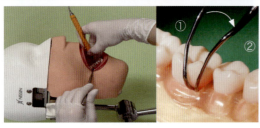

図Ⅲ-3-29　下顎左側臼歯部（|4－7）での操作

(5) 上顎右側臼歯部（4－7｜）での操作（図Ⅲ-3-30）

① 使用スケーラー：［キュレット］遠心＃13/14，頬舌側中央＃7/8，
　　　　　　　　　　　　　　　　近心＃11/12
　　　　　　　　　［シックル］頬側遠心・近心＃3，頬舌側中央＃1，
　　　　　　　　　　　　　　　舌側遠心・近心＃2（図Ⅲ-3-17 参照）
② 固定点：4指固定（施術歯，または1歯か2歯前方の歯）
③ その他の固定点：対合歯列への固定（頬側施術時），保持固定（口蓋側施術時）

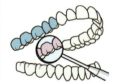

サイドポジション（フロントポジションでもできる）	頬側
バックポジション（やや1時方向）	口蓋側

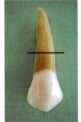

咬合面から見た歯冠外形と歯根上方より1/3部の根切断画像を重ねた図

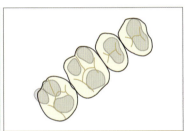

根の形態

5 4｜の近遠心径は短く，頬口蓋側径は長いため，楕円を描く．4｜は2根で，頬側および口蓋側に1根ずつある．4｜の近心面と5｜の遠心面にはくぼみがある．

7 6｜は3根で，頬側に2根，口蓋側に1根ある．頬側2根の頬口蓋側径は近心根のほうが長い．頬側中央，遠心面，近心面には根分岐部がある．両隣接面の根分岐部は口蓋側寄りに位置する．口蓋根は近遠心径が長く，中央にはくぼみがある．

操作法

近心部は0°で挿入することは困難なため，下顎臼歯部の操作に準じて行う．
遠心面は歯軸に沿って垂直ストロークで行う．
頬口蓋側中央はポケット底部から斜めストロークまたは水平ストロークで行う．
頬側の遠心根近心面は＃12で，近心根遠心面は＃13で垂直および斜めストロークで行う．
近心面は垂直ストロークまたは隣接面に向かって斜めストロークで操作する．7 6｜の隣接面の根分岐部は垂直および斜めストロークで行う．

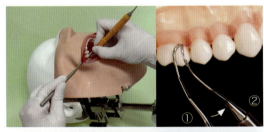
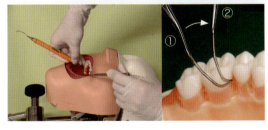

図Ⅲ-3-30　上顎右側臼歯部（4－7｜）での操作

(6) 上顎左側臼歯部（|4－7）での操作（図Ⅲ-3-31）
　①使用スケーラー：［キュレット］遠心#13/14，頰舌側中央#7/8，
　　　　　　　　　　　　　　　　　近心#11/12
　　　　　　　　　　［シックル］頰側遠心・近心#2，頰舌側中央#1，
　　　　　　　　　　　　　　　　舌側遠心・近心#3（図Ⅲ-3-17 参照）
　②固定点：4 指固定（施術歯，または 1 歯か 2 歯前方の歯）
　③その他の固定点：反対側への固定（頰側施術時），保持固定（口蓋側施術時）

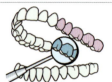

バックポジション（やや11時方向）	頰側
サイドポジション	口蓋側

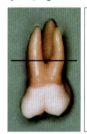
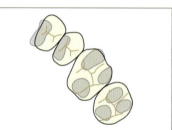

咬合面から見た歯冠外形と歯根上方より1/3部の根切断画像を重ねた図

根の形態

|4 5の近遠心径は短く，頰口蓋側径は長いため，楕円を描く．|4は2根で，頰側および口蓋側に1根ずつある．|4の近心面と|5の遠心面にはくぼみがある．

|6 7は3根で，頰側に2根，口蓋側に1根ある．頰側2根の頰口蓋側径は近心根のほうが長い．頰側中央，遠心面，近心面には根分岐部がある．両隣接面の根分岐部は口蓋側寄りに位置する．口蓋根は近遠心径が長く，中央にはくぼみがある．

操作法

遠心面は歯軸に沿って垂直ストロークで行う．頰口蓋側中央はポケット底部から斜めストロークまたは水平ストロークで行う．頰側の遠心根近心面は#11で，近心根遠心面は#14で垂直および斜めストロークで行う．近心面は垂直ストロークまたは隣接面に向かって斜めストロークで操作する．|6 7の隣接面の根分岐部は垂直および斜めストロークで行う．

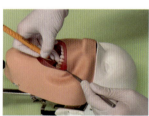
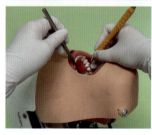

図Ⅲ-3-31　上顎左側臼歯部（|4－7）での操作

表Ⅲ-3-5　主な歯周ポケット洗浄・消毒薬

製品名（メーカー）	組成	濃度
イソジン（明治製菓） ネオヨジン（岩城）	ポビドンヨード	0.5％ポビドンヨード溶液を希釈して0.1％ほどで用いる.
オキシドール（各社）	過酸化水素2.5〜3.5％を含む水溶液	口腔内の洗口には10倍希釈で用いる.
アクリノール（各社）		0.05〜0.1％の水溶液
クロルヘキシジン* コンクールF（ウエルテック）	クロルヘキシジングルコン酸塩	0.01％程度の濃度で応用されることが多い.
塩化セチルピリジウム	ベンゼトニウム塩化物として用いる.	0.004％（50倍希釈）溶液で用いる.
塩化ベンゼトニウム ネオステリングリーン	陽イオン界面活性剤として作用	洗口には0.004％（50倍希釈）溶液で用いる.

(五味一博, 2016, 改変)[3]

＊クロルヘキシジン
手指や皮膚, 手術野, 器具などの消毒に広く使用されていますが, 粘膜への使用でショックを起こした報告があり, 口腔粘膜への適用は禁忌とされています.

5. 歯周ポケット内洗浄〈ポケットイリゲーション，sub-gingival pocket irrigation〉

　SRP後やメインテナンス後に, 超音波スケーラーやシリンジを用いて薬剤をポケット底まで注入し, 洗浄・消毒を行う. SRPで除去した歯石片や不良肉芽, 病的セメント質などの残留物を除去し, 歯肉縁下の細菌を洗浄し, 付着を抑制することを目的とする.

1）使用する薬剤
　使用する薬剤については, 事前にアレルギーの有無を患者に確認する必要がある. 表Ⅲ-3-5に主な歯周ポケット洗浄・消毒薬を示す.

2）方法
・超音波スケーラーのイリゲーションチップを使用して洗浄する.
・シリンジなどにポケット内洗浄針を装着し, 水圧をかけて洗浄する.

6. 機械的スケーラーと操作法

　スケーリングにおいて, 歯肉縁上歯石, 歯肉縁下歯石を確実かつ効率的に除去する方法が求められており, 現在ではスケーリングの手段として, 手用スケーラーを用いる方法に加え, 機械的スケーラーとして超音波スケーラーや音波スケーラーなどの音波による振動を利用して歯石を破砕する器具が頻繁に使用されている.

1）音（周波数）の領域
　音波とは「音を出す物が振動することにより, その周囲に伝わる波動」のことである. ヒトの耳に聞こえる周波数は, おおよそ20 Hz*〜20 kHzといわれ, これを

＊Hz
Hzとは, 1秒間に1回の周波数を意味し, 20KHzとは毎秒20,000回振動を繰り返している状態をいいます.

3章　歯科衛生介入としての歯科予防処置

177

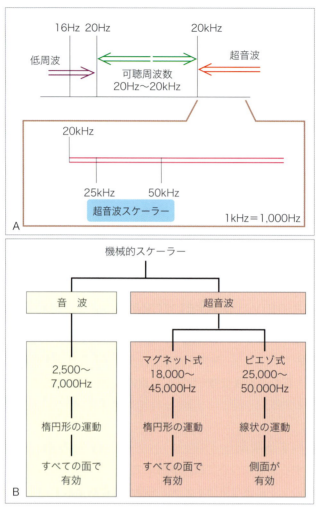

図Ⅲ-3-32　超音波の周波数
A：周波数，B：機械的スケーラーの比較（E. M. ウィルキンス，2015.）[4]

機械的スケーラーは各種メーカーにより，周波数が異なります．

可聴周波数という（図Ⅲ-3-32）．これより高い周波数，つまり「ヒトの聴覚ではとらえられない周波数の高い音波」のことを**超音波**という．超音波スケーラーは，25～50 kHz の超音波を高周波電気エネルギーとして機械振動に変換するので，聞くことのできる領域を超えた音波の利用になる．超音波は波長が短いので，一方向に集中して液体や固体中でも伝播し，エネルギーの強力な繰り返し応力を得ることで，物質を強く揺さぶる性質をもっている．

2）超音波スケーラー

超音波スケーラーはスケーリングを効率よく行う目的で開発され，歯肉縁上歯石の除去に用いる．超音波スケーラーのインサートチップは，歯面への損傷をできるだけ少なくするために，大きく，太く，先端が鈍である．しかし，近年ではより小さな直径や長い作業長をもったインサートチップ，また，歯質に傷をつけることの

表Ⅲ-3-6 超音波スケーラーの種類

商品名	メーカー名	起動方式	インサートチップ
メルサージュエピック S	松風	ピエゾ式	スケーリング用，ペリオ用，エンド用
スプラソン P-MAX2	ACTEON/白水貿易	ピエゾ式	スケーリング用，ペリオ用，エンド用
ソルフィー F	モリタ	ピエゾ式	スケーリング用，ペリオ用エンド用
エナック 11W	長田電機工業	ピエゾ式	スケーリング用，根分岐部用，ペリオ用，インプラント用
バリオス 970	ナカニシ	ピエゾ式	スケーリング用，ペリオ用，エンド用
ピエゾ SII	ヨシダ	ピエゾ式	スケーリング用，ペリオ用，エンド用
シロソニック L/TL	デンツプライシロナ	ピエゾ式	スケーリング用，ペリオ用，エンド用
E スケーラーα P スケーラーα	ビーエスエーサクライ	ピエゾ式	スケーリング用，ペリオ用，エンド用
キャビトロンタッチ/セレクト SPS キャビトロン MP/JET プラスタップオン	デンツプライシロナ	マグネット式	スケーリング用，ペリオ用，インプラント用

(2024 年 10 月現在)

少ないプラスチックチップが開発され，深い歯周ポケットや根分岐部への到達性がよくなり，歯肉縁下の SRP に対しても効果的な器具となっている（表Ⅲ-3-6）．

(1) 原理

　高周波電気エネルギーを早い振動の超音波機械振動に変換し，そのエネルギーで歯石を粉砕して歯面から剝離する．超音波振動によって多量の熱が生じるので，冷却するための水がハンドピース内を通って，インサートチップ先端で微細な噴霧状となる．噴霧状の水滴は内部が真空であり，その気泡が瞬時に破裂する際にエネルギーを発散する．これを**キャビテーション**という（図Ⅲ-3-33）．インサートチップは歯石やプラークに直接触れて機械的に除去するように使用する．また，注水による歯周ポケット内洗浄，マイクロストリーミング（渦状の定常流）（図Ⅲ-3-34）によるキャビテーション領域の拡大などの効果により，ポケット内の**デブライドメント***を行うとされている．

＊デブライドメント
歯根面に付着した歯石やプラーク，炎症性肉芽組織を除去することです．

(2) 構造

　超音波スケーラーは，超音波発生装置である本体の発振器と，電気エネルギーを機械振動に換える変換器（ハンドピース），振動を伝達して手用スケーラーの刃部に相当する役割をもつインサートチップ，給水システム，および作動スイッチで構成される（表Ⅲ-3-7，図Ⅲ-3-35）．

　超音波スケーラーは，電気エネルギーを超音波機械振動に変換する方法によって，電歪式〈ピエゾ式，Piezoelectric〉と磁歪式〈マグネット式，Magnetostric-

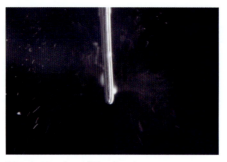
図Ⅲ-3-33　キャビテーション
（白水貿易提供）

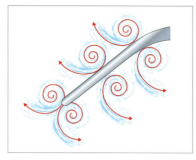
図Ⅲ-3-34　マイクロストリーミング（渦状の定常流）

表Ⅲ-3-7　各種超音波スケーラーの構成

① 変換器（ハンドピース）	電気エネルギーを，ハンドピース内の超音波振動子によって超音波機械振動に変換し，インサートチップに伝達することで，振動数1秒間に25,000～40,000回，振動振幅は最大300μmの機械微細振動に変換される．超音波を発生する素子には磁歪振動子と電歪振動子がある．
ピエゾ式	セラミックなどの強誘導体に交流電圧をかけることにより，長さが伸び縮みする素子（ピエゾ）を利用．電歪振動子は軸方向に一定した直線の振動方式をとる．インサートチップは縦方向の直線運動を行うため，チップの使用部位に制約がある．スケーリング時はインサートチップの性質を知ったうえで，チップ側面を歯面に当てる．
マグネット式	磁性体物質に交流磁場をかけることで，長さが伸び縮みする性質をもつ素子を利用し，交流電流を流すことによって超音波が発生する．この方式によりインサートチップの振動方向を前後左右に変えることができる．インサートチップは楕円運動を行うため，チップの使用部位に制約がなく操作することができる．
② 出力調整ダイヤル	インサートチップに適切な出力を与えるように調整するダイヤルである．
③ モード調整ダイヤル	スケーリングモードやペリオモード，エンドモードなど使用目的別に適切なモードに切替えられる．
④ 水流調整ダイヤル	発熱防止のために，インサートチップ先端を冷却する水あるいは薬液の量を調整する．水量の調整によって霧状や直線状に注水することができる．施術中は，水・薬液がチップから霧状に途切れることなく安定して流れている状態にする．
⑤ 作動スイッチ	製品の多くがフットスイッチ式である．
⑥ 給水システム	内部注水装置と外部注水装置がある．外部注水装置には生理食塩水や水溶性の洗口剤，含嗽剤の使用が可能である．
⑦ インサートチップ	用途別に多くの種類がある． ・スケーリング用：歯肉縁上と歯肉縁下用，キュレットと同じ形状（a，b） ・ルートプレーニング用：先端が球状（c） ・根分岐部用：根分岐部の形状に対応した右曲りや左曲り，分岐部側面や分岐部頂点にも対応（d） ・イリゲーション用：歯周ポケット内洗浄ができるようチップの先端あるいは横穴より注水 ・インプラント用：インプラント体を傷つけないチタン製やプラスチック製のインサートチップ

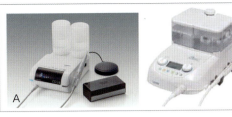
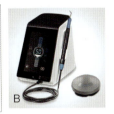

図Ⅲ-3-35　超音波スケーラー
A：ピエゾ式〔(株)松風，サテレック社/白水貿易〕，B：マグネット式〔デンツプライシロナ(株)〕

tive〉に分けられる．ピエゾ式とマグネット式との大きな違いは，チップの先端部の動きであり，ピエゾ式ではチップ先端部が直線的な線運動を，マグネット式では楕円の起動を描く．

(3) 特徴

❶ 利点

A．術者の疲労と患者の負担が少ない

手用スケーラーは操作に熟練を要し，疲労感も大きいが，超音波スケーラーは使用方法が簡便であり，硬い歯石，あるいは多量の歯石を短時間で除去できるので，術者の疲労とともに患者の苦痛など負担が少ない．

B．歯質を傷つけることが少ない

手用スケーラーに比べて，歯根面や周囲軟組織への損傷が少ない．

C．器具の到達性がよい

根分岐部などの複雑な形態の歯周ポケットにおける器具の到達性がよい．

D．洗浄効果や抗菌作用がある

インサートチップから出る冷却水によるキャビテーションは，歯石やバイオフィルムを洗い流すイリゲーション〈洗浄〉効果がある．ボトルタイプは薬液の使用が可能であり，薬液やキャビテーション効果が細菌の構造にダメージを与えることによる抗菌作用を有する．

E．プラークの除去，バイオフィルムの破壊

プラークを除去したり，バイオフィルムを破壊する．

F．深い歯周ポケットへの対応が可能

先端が細く長い形態のインサートチップの使用により，深い歯周ポケットへの到達が期待できる．

❷ 欠点

A．患者の苦痛

閉経期の女性や神経過敏症などの患者には，超音波特有の音や振動などにより不快感を与える場合がある．個人差はあるが，象牙質知覚過敏のような疼痛を伴うことがあるので，事前に説明し，同意を得る．

B．歯石の触知が難しい

インサートチップ自体が振動しているので，特に歯肉縁下歯石や細かい歯石，沈

着物の把握は手用スケーラーに比べると劣る．

C．過度の器具操作（オーバーインスツルメンテーション）による軟組織・歯質の損傷

側方圧，歯面とインサートチップの接触時間，インサートチップ先端の形態や角度，根面に対する角度，作業端の鋭利度，ストローク回数などの多くの因子によって，象牙質知覚過敏や歯髄炎を起こすことがある．

D．エアロゾルの浮遊

患者の血液，唾液，歯肉溝由来の感染性微生物がエアロゾルに含まれて空気中に遊離するので，感染予防対策が必要である．エアロゾルの発生は避けられないため，口腔内外バキュームの併用によりエアロゾルの拡散を抑制する．また，感染症の患者にはできるだけ使用を避ける．

E．ペースメーカー装着者に対しては使用しない

近年のペースメーカーは大幅に改良されているが，超音波の振動がペースメーカーの誤動作を招くおそれがあるので，ペースメーカーを装着している患者への使用を避けるのはもちろんのこと，術者においても同様である．米国歯周病学会では，マグネット式超音波スケーラーの使用は避けるように勧告している．

3）音波スケーラー〈エアスケーラー〉

音波スケーラーは，エアタービン用の圧縮空気を応用してチップを微振動させ，歯石を除去する器具である（表Ⅲ-3-8）．ハンドピースとその先端に装着するチップからなる（図Ⅲ-3-36）．振動数は 2,500～7,000 Hz で超音波スケーラーがヒトの耳に聞こえない領域の周波数であるのに対して，音波スケーラーは可聴領域であり，超音波スケーラーに比べると振動数は少ない．

ハンドピース内の振動子の内部に振動体があり，振動子の外壁との間に微小な隙間がつくられている．エアタービンの圧縮空気を振動子のノズルからこの隙間に流すと，振動体に楕円軌道の振動が生じる．この振動が振動子に伝達され，振動子に直結されているチップが振動し，チップ先端に振動が生じる構造になっている．チップは楕円軌道を描いて振動する．

（1）特徴

❶ 利点

A．振動数が少ないため過熱や刺激が少ない

過熱の心配がなく，水量が少なくて済むので，術野の確認が容易で，機械振動による疼痛や刺激および歯面への損傷が少ない．手用スケーラーに近い感覚で使用できる．

B．歯周ポケットに使用可能

超音波スケーラーと同様に，インサートチップの選択により歯周ポケットへの挿入が可能である．

表Ⅲ-3-8　各種音波スケーラー

商品名	メーカー/販売会社名	チップ・その他
シリウス	長田電機工業	リングライト ・ユニバーサル ・シックル ・ペリオ ・ブラシチップ
ソニックフレックス エアースケーラー 　2008 クイック 　2008LS クイック 　2003 　2004LM	カボプランメカジャパン	グラスロットライト ・ユニバーサル ・ルートプレーニング ・ペリオ ・ソニフレックスフレックス用ブラシ
スイーパー SW-1L	日本アイ・エス・ケイ	リングライト ・ユニバーサル ・シックル ・ペリオ
エアークイッツ G/K	ジーシー	振動周波数：16.0〜17.0 kHz（従来の約3倍） ・スケーリング ・ルートプレーニング
シロエアー L	デンツプライシロナ	・Sチップ ・Lチップ
ティーフォース エアスケーラ	タカラベルモント	チタン製ボディー ・ユニバーサル ・シックル ・ペリオ
エアースケーラー Ti-Max S970KL Ti-Max S970L	ナカニシ	ライト付き ・ユニバーサル ・シックル ・ペリオ （ストレート，右・左彎曲タイプ）
エアーソルフィー 4H AS-4H-OV エアーソルフィー P AS-2-OV	モリタ	ライト付き ・ユニバーサル ・ルートプレーニング
サリー/ポピー ユリー（ブラシシステム）	ヨシダ	・オールマイティ ・スケーリング ・歯周ポケット ・歯間，歯列叢生用 ・ユリーブラシ

（2024年10月現在）

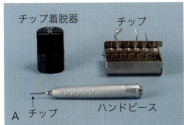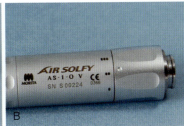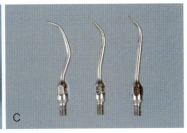

図Ⅲ-3-36　音波スケーラー
A：音波スケーラーの構成．B：パワー調節ダイヤル．パワー調節ダイヤルは目的に合わせてP（Perio）-モード，E（Endo）-モード，S（Scaling）-モードなどに切り替えができる．C：音波スケーラー用チップ．

C．洗浄効果

イリゲーション効果が期待できる．

D．プラークの除去，バイオフィルムの破壊

プラークを除去したり，バイオフィルムを破壊する．

E．術野の明視が可能

先端にライトがついているハンドピースが多いので，術野が明視できる．

F．ペースメーカー装着者に使用できる

音波スケーラーは振動子を圧縮空気で動かすので，電気的なノイズの発生がなく，ペースメーカー装着者にも安全に使用できる．

❷ 欠点

A．歯石除去率が劣る

超音波スケーラーに比べると振動数が少ないため，歯石除去率がやや低い．

B．エアロゾルの浮遊

患者の血液，唾液，歯肉溝由来の感染性微生物がエアロゾルに含まれて空気中に遊離するので，感染予防対策が必要である．エアロゾルの発生は避けられないため，口腔内外バキュームの併用によりエアロゾルの拡散を抑制する．

C．患者の苦痛

振動数が少ないため，チップ先端の振幅は超音波スケーラーより大きく，歯面に触れたときの不快感が強い．不快感が強い場合は，出力を下げてチップの振幅を小さくする．

4）機械的スケーラー使用時の注意事項

誤った方法で使用すると，歯や歯周組織，修復物・補綴装置などに大きな損傷を与えるため，機器や専用インサートチップの特徴を説明書から正しく理解して活用することが大切である．

（1）手用スケーラーと機械的スケーラーの使い分け

基本的にはどちらか一方のみを選択するのではなく，それぞれの所要時間，歯根面への到達性，症状，術者の技術などに応じて効果的に併用する．

インサートチップが改良され，適応範囲は広がったが，歯根面の形態，部位，歯石の状態によっては，より繊細な手指の感覚が必要な場合もあるため，手用スケーラーとの併用が望ましい．

（2）歯周ポケットならびに歯根の形態を正確に把握する

歯肉縁下のSRPには，歯周ポケットの深さ，エックス線画像やプローブにより歯肉縁下歯石の存在部位を確認したうえで使用する．

（3）修復物への配慮

修復物の辺縁やインプラントの周囲では，損傷を防ぐためにも硬いメタルチップの使用は避け，プラスチックチップ，メタルソフトチップを用いる．

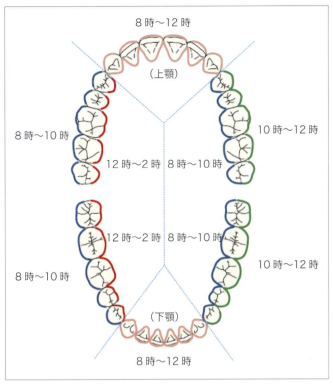

図Ⅲ-3-37　操作しやすい術者の位置

(4) 口唇，頬粘膜，舌への配慮

口唇，頬粘膜，舌などの軟組織にインサートチップが触れて損傷を与えないように，バキュームチップやデンタルミラーで軟組織を排除しながら使用する．

(5) チップとパワーの選択

チップは状況に応じて選択し，適切なパワーで使用する．チップには，太いもの，細いもの，刃の有無など特徴がある．刃のついていないチップを用いて歯石除去を行う場合は，強いパワーで使用する必要がある．一方，使用するチップの形状を見極め，歯に負担をかけないように，パワーを適宜選択することが求められる．

(6) インサートチップ破損における対応

インサートチップに破損が生じた場合は，破損したチップ片をすみやかに口腔内から除去する．誤嚥・誤飲した疑いがある場合は，ただちに歯科医師に報告し，指示を仰ぐ．

5) 超音波スケーラーの操作方法

音波スケーラーも基本的に超音波スケーラーと同様の操作方法であるため，ここでは超音波スケーラーの操作方法を示す．

(1) 操作しやすい術者の位置（図Ⅲ-3-37）

適切な位置で操作することで安全で効果的な操作ができる．

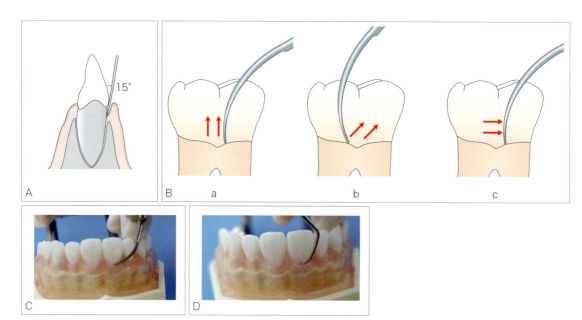

図Ⅲ-3-38 超音波スケーラーの基本術式
A：インサートチップと歯面の角度．
B：超音波スケーラーのストローク．a：ストロークは垂直（上下），b：斜め，c：水平（左右）の3方向を使い分けて使用する．
C：歯肉縁上（上顎前歯部）．D 歯肉縁下（上顎前歯部）．

（2）基本的操作（スケーリング操作）

① インサートチップを選択する．
② キャビテーションが起こるかどうか，術前に口腔外で発振させて確認する．
③ 水量の調節とパワーの設定を行う．歯肉縁上の場合は，噴霧状で水量を調整する．ユニット内蔵タイプの超音波スケーラーの場合は，パワー設定後，インサートチップに合わせて水量調節を行う．
④ インサートチップの基本の使用角度は，歯面に対して15°前後である（図Ⅲ-3-38A）．
⑤ ストロークは垂直（上下），斜め，水平（左右）の3方向を使い分けて使用する（図Ⅲ-3-38B）．
⑥ インサートチップの歯面への側方圧はフェザータッチ（40〜80g程度）で応用する（手用スケーラー使用時の1/10程度）．
⑦ 一点に留まらず常に移動させる．
⑧ インサートチップの先端は歯面に対して垂直に当てず，歯面を傷つけないように側面先端から1〜2mmの部分を沿わせるように動かす（動画⑦）．特にピエゾ式では注意が必要である．

（3）歯周ポケット内洗浄＊（歯肉縁下イリゲーション）の操作

① 専用のインサートチップを選択する．
② 水量とパワーの設定を行い，水量はインサートチップの先端から線状に出る状

＊**歯周ポケット内洗浄**
歯肉縁下イリゲーションのほか，ポケットイリゲーションということもあります．

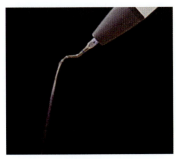
図Ⅲ-3-39　線状に水が出る状態

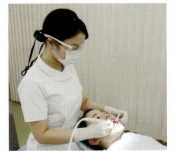
図Ⅲ-3-40　バキュームの基本的操作

態に調整する（図Ⅲ-3-39）．歯周ポケット内のイリゲーション効果を期待するためにもこの水量で行う．

③インサートチップをポケット底部まで挿入し，チップの先端2mm程度の側面を用い，歯根面をなでるように上下左右のゆっくりとしたストロークで数回動かす．

6）術者保持のバキューム操作

（1）基本的操作（図Ⅲ-3-40）

ハンドピースは執筆状変法で把持し，固定を置く．バキュームで貯留液の吸引や口唇・舌・頬の排除を行う．インサートチップから出る水を直接吸引してしまうと，キャビテーション効果や洗浄効果が期待できなくなるため，術部から適度な距離を保ってバキュームを挿入する．

（2）困難な部位の操作

上顎右側頰側，下顎右側頰側はバキュームによる頬や舌の排除が困難な部位である．補助者がいない場合は排唾管〈エジェクター〉を使用する．

7）臨床における注意事項

（1）感染予防対策

術者に対する感染予防は，ガード付きマスク，防塵メガネ，口腔内外バキュームの使用が望ましい．

キャビテーション効果による水滴が噴霧状に患者の顔や衣服に飛散するので，患者にはエプロンを襟元まで覆い，タオルで顔を覆うなどの配慮が必要である．

また，感染症や呼吸器系疾患のある患者への超音波・音波スケーラーの使用の際には注意を払い，口腔内の微生物レベルを下げるために，術前にクロルヘキシジン（0.0001〜0.0006％濃度）などで洗口させるか，イリゲーションモードで薬液を使って歯周ポケット内を洗浄する．

（2）知覚過敏

歯頸部や歯根露出部，知覚過敏を起こしている歯には，事前に患者への十分な説

明を行い，弱いパワーで使用する．患者が不快を示す場合は使用を中止する．また，メタルチップの使用は避ける．

（3）歯周ポケット内洗浄

イリゲーション効果を期待して使用する場合の水量は，インサートチップの先端から線状に出る状態に調整する．

注水による歯肉縁下プラークの除去効果，キャビテーション効果により，歯根面（セメント質）を傷つけずに表面の付着物（プラーク）のみを容易に短時間で効果的に除去できる．また，歯肉縁下の歯根面や歯周ポケット内の細菌なども注水によって取り除くことが可能で，歯周ポケット内の環境改善に有効である．シリンジなどを使用して歯周ポケットに薬液を流し込み，洗浄することも有効である（表Ⅲ-3-5参照）．

イリゲーションを行うことができるインサートチップには，インプラントメインテナンス用として樹脂でコーティングされたインサートチップや，先端が細く，深い歯周ポケットや根分岐部，最後臼歯の遠心部まで洗浄可能なものなど，さまざまな種類がある．

8）使用後の滅菌・消毒・メインテナンス

超音波スケーラーを効果的かつ長く使用するためには，メインテナンスが重要である．

（1）ホース部分

水や薬液が通るホースの中は汚れや目詰まりの可能性があるので，使用後は最低20秒間，最大流量の水で洗浄する．

（2）ハンドピース，チップ，チップ着脱器

オートクレーブ滅菌が可能である．チップは流水下でナイロンブラシなどを用いて洗浄する．材質に影響する可能性があるので，消毒液に直接浸けてはならない．その後，滅菌パックし，オートクレーブで滅菌する．ケミクレーブや乾熱滅菌などの高熱対応ではないので注意する．

（3）外部注水装置

薬液（ボトルタイプ）を使用した場合は，ホース内に薬液が残留していると故障の原因になるため，使用後はボトルに水道水を入れ替えて洗浄する．

（4）チップの交換

チップは使用とともに摩耗して短くなるため，作業効率が低下する．一般に2mmの摩耗で効率が50%低下するといわれている．専用インジケーターで定期的に確認する方法もある．刃のあるチップは，シャープニングを行って適切なカッティングエッジを付与することで，弱いパワーで負担をかけることなく歯石除去が可能である．

7. シャープニング

1) 目的

シャープニングとは，スケーラーの刃部の形態を変えずに，鋭利なカッティングエッジを得るために行う操作である．SRP を行う際，鋭利なスケーラーやキュレットを使用することによって操作がより正確になり，操作時間が短縮されて，術者の疲労および患者に与える不快感を軽減することなどが可能である．したがって，SRP に取り組む歯科衛生士にとって，正しいシャープニング技術を習得することは，SRP 操作の習得と同様に大切なことである．

2) 砥石の種類と管理

(1) 砥石の種類

砥石は天然砥石と人工砥石に大別される．

砥石の表面は，器具を研ぐための研磨粒子である微小な結晶体の塊からできている．この結晶体は，研ごうとする器具の金属よりも硬い．粒子の粗い砥石は速く研ぐことができ，切れ味の鈍った器具に使用する．粒子の細かい砥石は繊細な仕上げ用に用いられることが多い．砥石の材質による分類を表Ⅲ-3-9 に示す．

(2) 使用目的による分類

❶ 手用砥石

手用砥石の形態は，平らな長方形や円柱形，円錐形，そして溝があるものがある（図Ⅲ-3-41）．

❷ ポイント型砥石

金属製のマンドレールにつけられた先端が円形の砥石で，低速回転用ハンドピースに取りつけ，その回転によって使用する．

❸ シャープニング用器械・器具専用砥石

多数市販されており，それぞれに専用の砥石が準備されている．

(3) 砥石の管理

天然砥石，人工砥石とも，高熱に耐えられるものはオートクレーブなどで滅菌する必要がある．

表Ⅲ-3-9　砥石の種類

砥石の種類		特徴		用途
		粒子	潤滑剤	
天然石	アーカンサスストーン	中～細かい	オイル使用	日常のシャープニング，仕上げ用
人工石	インディアストーン	中	オイル使用	切れ味が鈍くなった器具の形態修正
	セラミックストーン	極めて細かい	水または不要	日常のシャープニング，仕上げ用

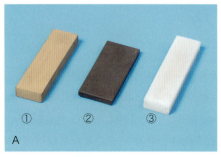 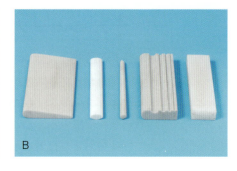

図Ⅲ-3-41　手用砥石
A：さまざまな砥石の種類（① インディアストーン，② セラミックストーン，③ アーカンサスストーン）．
B：さまざまな砥石の形態．

① オイルを使用した砥石は，ペーパータオルでオイルを拭き取り，超音波洗浄器にかける．
② 砥石の目詰まりやオイルの汚れは，中性洗剤を用いてナイロンブラシで洗う．
③ 砥石を洗浄した後は，乾燥させ，高圧蒸気滅菌または低温プラズマ滅菌を行う．

3）シャープニングの知識
(1) スケーラーの形態
　スケーラーの原形を変えないためには，スケーラーの刃部の形態や角度を十分理解したうえでシャープニングを行うことが大切である（図Ⅲ-3-42, 43）．

(2) シャープニング用器材と用途（図Ⅲ-3-44）
　❶ 砥石
　❷ 潤滑剤（オイルや水）
　スケーラーから出る金属粒子や砥粒で砥石を目詰まりさせないよう，また，砥石の乾燥や，研磨時の発熱による刃部の損傷を防ぐために，潤滑剤（オイルや水）を用いる．
　❸ ガーゼ
　オイルを含ませて砥石に塗布する．
　❹ ルーペ
　スケーラーの刃部の形態を観察する．
　❺ 油性サインペン
　スケーラーの側面〈ラテラルサーフェイス〉を油性サインペンで塗り，ラテラルサーフェイスに砥石が適切に当たっているか確認する．
　❻ テスト棒
　シャープニング前後の切れ味を評価する．
　❼ 分度器
　スケーラーのフェイスと砥石とのなす角度を確認する．

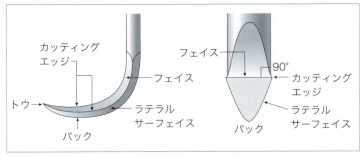

図Ⅲ-3-42　シックルタイプスケーラー刃部の名称

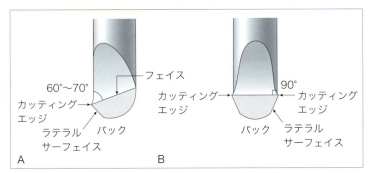

図Ⅲ-3-43　キュレットタイプスケーラー（A：グレーシータイプ，B：ユニバーサルタイプ）の断面図と名称

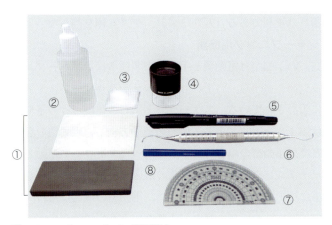

図Ⅲ-3-44　シャープニング用器材
① 砥石：セラミックストーン（下），アーカンサスストーン（上），② 潤滑剤，③ ガーゼ，④ ルーペ，⑤ 油性ペン，⑥ スケーラー，⑦ 分度器，⑧ テスト棒

（3）シャープニングの時期

　スケーラーの切れ味が鈍いと感じたら，いつでもシャープニングを行わなくてはならないが，基本的には使用後に切れ味の確認をして，鈍っていたら行う．

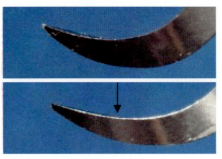

図Ⅲ-3-45　視覚による確認
鋭利な場合は光が反射しない（上），鈍くなった場合は白い線に見える（下）．

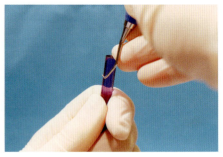

図Ⅲ-3-46　触覚による確認
テスト棒を使用して，切れ味を評価する．

（4）切れ味の確認
　器具の切れ味は視覚や触覚によって評価できる．

❶ 視覚による評価
　鈍くなった器具に光を当てると，カッティングエッジの丸みを帯びた面が光を反射するので，カッティングエッジに沿って白い線として見える．鋭利なカッティングエッジは光を反射せず，白い線や光る部分が見えることはない（図Ⅲ-3-45）．
　また，ルーペでシャープニングした面を確認する方法もある．

❷ 触覚による評価
　器具をプラスチックのテスト棒に軽く当てたとき，表面にくい込むようであれば，器具は鋭利である（図Ⅲ-3-46）．テスト棒を削らないように注意する．

（5）シャープニング用機器
　現在，わが国では電動型と手動型の多種多様なシャープニング用機器が販売されている（図Ⅲ-3-47）．いずれも刃部のラテラルサーフェイスをシャープニングするように設計されている．スケーラーと砥石の角度づけの基準になる面は，フェイスまたは第1シャンクである．砥石の運動方向も，電動型の場合は往復運動や回転運動などで，手動型の場合はガイドに沿ったストローク運動となる．
　シャープニング用機器は，日常の臨床で使用するスケーラーの種類などを考慮して慎重に選択する必要がある．また，電動型の機器は短時間でシャープニングできるので，逆にシャープニングしすぎないように注意が必要である．

（6）シャープニングのポイント
　①シャープニングの前に必ずスケーラーの刃部を観察する．
　②砥石に潤滑剤を付ける．
　③スケーラーか砥石のどちらかをしっかり固定する．
　④ラテラルサーフェイスと砥石の角度を一定にする．
　⑤比較的小さな力で，かつ一定の力で研ぐ．
　⑥粗い砥石から細かい砥石へと順に使用し，仕上げる．
　⑦シャープニングの前後にスケーラーの切れ味を確認する．

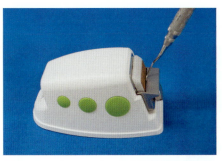
図Ⅲ-3-47 シャープニング用機器の例（Re Born/YDM）

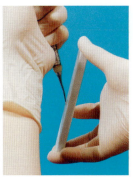
図Ⅲ-3-48 スケーラー固定法

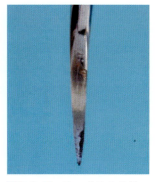
図Ⅲ-3-49 フェイスのスラッジ

4）シャープニングの方法

シャープニングは，砥石を固定して器具の作業部を動かす方法（砥石固定法）と，器具を保持して砥石を作業部に沿わせて動かす方法（スケーラー固定法）がある（図Ⅲ-3-48）．

シャープニングを行っていると，金属の削りかすと油が混ざった泥状物（スラッジ）が出てくる．フェイスにスラッジが出てくることで，カッティングエッジと砥石の角度が正しく，シャープニングが終わりに近づいたことの目安となる（図Ⅲ-3-49）．

(1) シックルタイプスケーラーのシャープニング（スケーラー固定法）

動画⑤

❶ ラテラルサーフェイスを研ぐ方法（動画④）
① ラテラルサーフェイスを油性サインペンで塗る．
② スケーラーを左手で掌握状に把持する．スケーラーを持つ左手は脇を締めて動かないように固定する．あるいは手を机に固定し，右手で砥石を持つ．
③ スケーラーの先端を自分の方向に向けて，フェイスを床面と平行にする（第1シャンクを12時の方向に合わせる）．
④ フェイスと砥石とのなす角度が90°になるように，砥石を合わせる（図Ⅲ-3-50A）．続いて，ラテラルサーフェイスに適合するように砥石を10〜20°傾けて，フェイスと砥石とのなす角度が100〜110°になるようにする（図Ⅲ-3-50B，C）．
⑤ 2cm程度の幅で，砥石を上から下にダウンストロークで研ぐ．
⑥ スラッジが出たら，砥石を下げて終わる．
⑦ 反対側のラテラルサーフェイスはスケーラーの先端を自分とは反対に向けて，同様に研ぐ．

動画⑥

❷ フェイスを砥ぐ方法
① フェイスを油性サインペンで塗る．
② フェイスの彎曲に合わせるように円筒状の砥石を当てる．
③ フェイスに対して砥石を水平に当てて，砥石を左右に動かす（動画⑤，図Ⅲ-

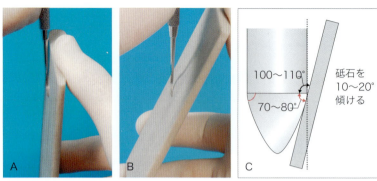

図Ⅲ-3-50　シックルタイプスケーラーのシャープニングの基本の角度
A：フェイスに対して砥石を90°に合わせる．
B：ラテラルサーフェイスに適合するように砥石を傾ける（10～20°）．
C：スケーラーと砥石の角度．

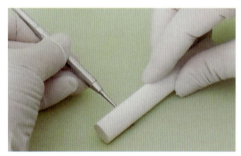

図Ⅲ-3-51　フェイスを研ぐ方法

3-51）．
　また，フェイスに対して砥石を水平に当てて，ヒールからトウに向けて砥石を回転させることで細かなバリを除去する．

（2）キュレットタイプスケーラーのシャープニング（スケーラー固定法）

　グレーシータイプ，ユニバーサルタイプのシャープニングは，スケーラー固定法で行う．シックルタイプスケーラーと同様，フェイスと砥石とのなす角度が100～110°になるように砥石を合わせる．
　以下，グレーシータイプのシャープニング方法を示す．

❶ラテラルサーフェイスを砥ぐ方法（奇数番号）

① スケーラーを左手でしっかり固定して，右手で砥石を持つ．
② スケーラーの先端を自分の方向に向けて，フェイスを床面と平行にする（第1シャンクは11時の方向）．
③ フェイスと砥石とのなす角度が90°になるように，砥石を合わせる（図Ⅲ-3-52A）．
④ 砥石をラテラルサーフェイスに適合するように砥石を10～20°傾けて，フェイスと砥石とのなす角度を100～110°にする（図Ⅲ-3-52B，C）．
⑤ 2cm程度の幅で，砥石を上から下にダウンストロークで研ぐ．刃部のヒール

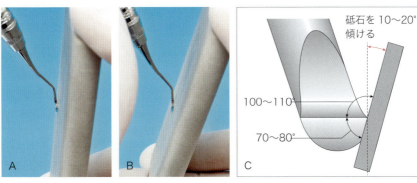

図Ⅲ-3-52　キュレットタイプスケーラー（グレーシータイプ）シャープニングの基本の角度
A：フェイスに対して砥石を90°に合わせる．
B：ラテラルサーフェイスに適合するように砥石を傾ける（10〜20°）．
C：スケーラーと砥石の角度．

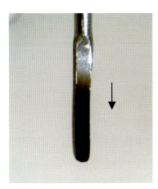 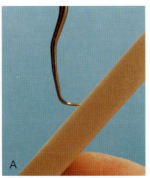 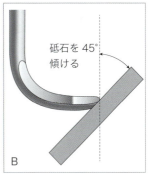

図Ⅲ-3-53　キュレットタイプスケーラー（グレーシータイプ）のラテラルサーフェイスのシャープニング方向

図Ⅲ-3-54　キュレットタイプスケーラー（グレーシータイプ）先端のシャープニング角度

からトウまではまっすぐであるため，ヒールからトウに向かってまっすぐ研ぐ（図Ⅲ-3-53）．

⑥ シャープニングをしていくと，ラテラルサーフェイスから先端に移行する部分が角張ってくるため，先端の形態修正が必要である．

⑦ スラッジが出たら，砥石を下げて終わる．

偶数番号のラテラルサーフェイスは，スケーラーの先端を自分とは反対に向けて，同様の手順で砥ぐ．

❷ トウを砥ぐ方法（動画⑥）

① スケーラーの先端を3時の方向に向けて，フェイスを床面と平行にする．
② フェイスと砥石とのなす角度が90°になるように，砥石を合わせる．
③ 先端に適合するように，砥石を45°傾ける（図Ⅲ-3-54）．
④ 先端の半円形の丸みに合わせて，砥石を2cm程度の幅で上から下にダウンストロークで研ぐ．

⑤ スラッジが出たら，砥石を下げて終わる．

（3）切れ味の確認

切れ味の確認は，作業部位であるトウだけでなく，刃部中央，ヒールも行う．

2 歯面研磨・歯面清掃

歯科疾患のなかでも，歯周病とう蝕は生活習慣病と位置づけられる．これらの疾患は，プラーク（バイオフィルム）の影響を強く受けている．そこで，物理的にプラーク（バイオフィルム）を取り除くために，患者自身の日々行うセルフケアが大切であるが，歯科衛生士による**歯面研磨・歯面清掃**が必要となることがある．

1. 歯面研磨〈ポリッシング〉

1）目的

歯面研磨とは，PTC（p.201 参照）の流れの中で，歯面に付着・沈着しているプラークや外来性色素沈着物，歯石を除去した後に行う歯面の研磨処置をいう．歯面研磨には主に以下の目的がある．

① スケーリングや SRP によってできた粗糙な歯面を滑沢化する．
② プラークや歯石の除去後に残留している細かな歯石や，細部に残った外来性色素沈着物，研磨処置で除去できる薄い着色を除去する．
③ 研磨効果による審美感を与える．
④ 研磨による爽快感を与えることで，口腔の健康維持への意識づけの一助となる．

2）種類

（1）機械による方法

低速のマイクロモーターエンジン用コントラアングルハンドピースに研磨用の器具（研磨用カップ，研磨用ブラシなど）を装着して，歯面・咬合面を研磨する．電動式のコードレスタイプもある．

（2）手用による方法

研磨用カップや研磨用ブラシでは隣接面や接触点下の研磨が十分できない場合，解剖学的構造を理解したうえで，組織の損傷予防のためにデンタルフロス，デンタルテープ，仕上げ研磨用ストリップスなどを用いて研磨を行う（p.198 参照）．

3）歯面研磨剤（ペースト）

研磨による摩擦熱での歯面への損傷を防ぐ目的と，研磨効果を上げるために使用する．さまざまな製品があるので，目的や状態に応じて使い分ける必要がある．

表Ⅲ-3-10　歯面研磨剤の主な構成成分

種類	構成成分
研磨剤	シリカ（無水ケイ酸），炭酸カルシウム，ケイソウ土など
湿潤・潤滑剤	グリセリン，プロピレングリコール，ポリエチレングリコール
粘度調整剤	カルボキシメチルセルロースナトリウム〈CMC〉，カルメロースナトリウム
発泡剤	ラウリル硫酸ナトリウム
その他	フッ化物（モノフルオロリン酸ナトリウム，フッ化ナトリウム）
	殺菌・抗菌剤（クロルヘキシジングルコン酸塩，グリチルリチン酸ジカリウム）
	香料，色素，防腐剤

（1）研磨性

研磨性の指標として**RDA**〈Radioactive Dentin Abrasion〉**値***が用いられることがある．この値は歯質の摩耗量で表されるが，高速回転・側方圧が加わると，RDA値が小さくても歯面の削除量が増すので，研磨性や清掃効果の直接的な指標とはいえない．RDAの表記がなく，「レギュラー（粗粒）」「ファイン（細粒）」などの表記で研磨性や清掃効果を示すものもある．

（2）成分

歯面研磨剤の主な構成成分を表Ⅲ-3-10に示す．

4）使用器材と操作方法

（1）使用器材（図Ⅲ-3-55A）

コントラアングルハンドピースは，一般診療や歯科訪問診療，高齢者診療，障害者診療などの使用状況に合わせて，ヘッドの大きさやコードレスタイプなどを選択する（図Ⅲ-3-55B，C）．

歯面研磨では，研磨用ポイントとして基本的に研磨用カップ，研磨用ブラシ，研磨用コーンを使用する．叢生部隣接面にはデンタルフロス，デンタルテープ，仕上げ研磨用ストリップスを使用するが，歯面の状況に合わせて選択する．

（2）操作方法

❶ 口腔内の観察，洗浄・消毒

施術前には全身状態・口腔周辺および口腔内の観察が必須である．口角炎や口唇乾燥の有無，歯の着色や白濁，充塡物の有無，歯肉の状態や口腔乾燥などの観察を行う．エアロゾルによる感染予防のため，事前の口腔内の洗浄・消毒が必要である．

❷ 器具の安全点検，および歯面研磨剤の選択と塗布

口腔観察で得た情報をもとに，使用する研磨用ポイントや歯面研磨剤の種類を選択し，安全操作のためにハンドピース接続部，回転速度，方向を確認する．歯面研磨剤は，研磨用ポイントの先端，側面または内面で適量を取り，研磨歯面にあらかじめ塗布する．

***RDA値**

歯磨剤または歯面研磨剤の研磨性を国際的に比較するための値です．数値が大きいほど研磨性が高いということになります（p.251参照）．

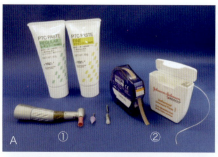
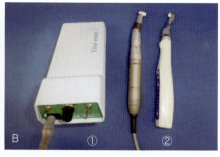
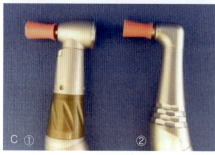

図Ⅲ-3-55　歯面研磨に必要な器材
A：歯面研磨に必要な器材一式（① コントラアングルハンドピース，研磨用ポイント，研磨剤 ② デンタルフロス，仕上げ研磨用ストリップス）
B：タイプ別コントラアングルハンドピース（① 携帯用充電式タイプ，② コードレスタイプ）
C：ハンドピース（① マンドレール仕様，② スクリュー仕様），正回転方向で使用する．

❸ 歯面研磨

コントラアングルハンドピースは必ず固定をし，低速回転で断続的に操作する．このとき，摩擦熱が生じないように，歯面研磨剤を含めて湿潤状態を保ち，過度の圧接をしない，一箇所あたり1～2秒程度の使用にとどめるなどの注意を払う．

A．研磨用コーン（図Ⅲ-3-56）

操作面に対して歯冠方向斜め45°に研磨用コーンの先端を向け，側面を歯の隣接面に当てて研磨する．また，最後臼歯遠心面，歯科矯正用バンドやブラケットの周囲，固定性ブリッジにも使用できる．

B．研磨用ブラシ（図Ⅲ-3-57）

咬合面は，研磨用ブラシを咬頭斜面に沿わせ，短いストロークで動かす．小窩裂溝部および歯石や着色の付着が多い前歯部舌側面にブラシの先端を当てて使用する．小窩裂溝塡塞の場合には歯面研磨剤を使わず，注水下で行う．

C．研磨用カップ（図Ⅲ-3-58）

カップの内側を歯面に当てて，カップの辺縁が少し広がる程度に圧接し，歯肉側から歯冠方向へ動かす．歯面は近心・中央・遠心と3分割し，1歯面あたり5～15秒間を目安として研磨する．また，歯頸部での過度の回転は，歯肉溝に研磨粒子を圧入し，軟組織の損傷や治癒を妨げる原因になるので注意する．

D．デンタルフロス，仕上げ研磨用ストリップス（図Ⅲ-3-59）

歯列叢生部，隣接部の着色除去に用いる．

❹ 口腔内洗浄

歯面研磨剤の残留による患者の不快感防止と，付着物の再沈着防止のために，口腔内をスリーウェイシリンジで洗浄し，歯面研磨剤を除去する．

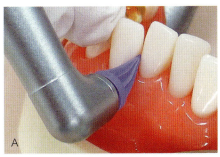 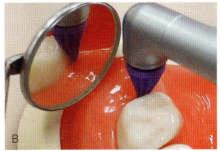

図Ⅲ-3-56 研磨用コーンの操作法
A：研磨用コーンの側面を隣接面に当てる，B：最後臼歯遠心面への応用．

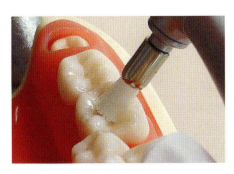

図Ⅲ-3-57 研磨用ブラシの操作法
研磨用ブラシの先端を小窩裂溝部に当てる．

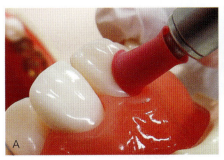 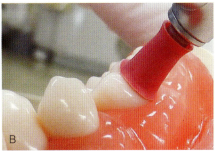

図Ⅲ-3-58 研磨用カップの操作法
A：研磨用カップの辺縁が広がる程度の圧力で唇側面に当てる．B：臼歯部も同様に頰側面に当てる．

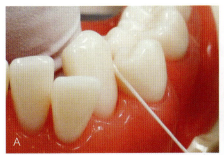 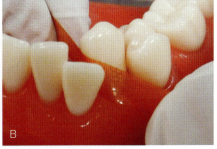

図Ⅲ-3-59 デンタルフロスと仕上げ研磨用ストリップスの使用例
A：叢生部へのデンタルフロス使用例．B：叢生部への仕上げ研磨用ストリップス使用例．

❺ 終了時の観察および患者への指導

操作後，歯面や歯肉，その他粘膜などに異常がないかを確認し，象牙質知覚過敏や二次う蝕，根面う蝕のリスクに応じてフッ化物を塗布し，歯質強化を図る．また，患者指導として，歯面研磨の意義や継続した健康維持の必要性を伝える．

5）臨床における注意事項

（1）歯面研磨による歯への影響

術前に歯面研磨による歯への影響として，以下の2点を理解しておく．

❶ 歯面研磨剤を使用した歯面研磨により，エナメル質は摩耗する

エナメル質表層部が摩耗するとう蝕に対する抵抗力が弱まるが，う蝕抵抗性の効果を期待して，フッ化物配合研磨剤を使用する．エナメル質より軟らかいセメント質と象牙質は多孔質であり，過度な歯面研磨によって象牙細管の先端を露出させないよう注意する．

❷ 歯面研磨は熱を引き起こす

1箇所を継続して研磨し続けることで摩擦熱をもつことがある．摩擦熱により，患者が不快症状や痛みを感じることがある．特に乳歯は歯髄腔が大きく，研磨時に発する熱に弱いため，低速・低圧で行う．

（2）歯面研磨剤を使い分ける

歯面研磨剤の粒子は粗いものから細かいもの，粘度の高いものから低いものと多種多様である．それぞれの特徴を理解し，一次研磨・二次研磨，艶出し用など使用する目的や，**メインテナンス**＊・**SPT**＊〈Supportive Periodontal Therapy〉時の歯面研磨を施術する間隔・頻度に合わせて，歯面研磨剤の性質や使用器具の種類（材質，硬さ，形態）を選択する（図Ⅲ-3-60）．

6）注意を要する症例

（1）歯面の状況，歯肉の状態への対応

エナメル質形成不全症によりエナメル質が極端に薄い部位がある場合や，エナメル質が脱灰している場合は禁忌である．また，歯面研磨を頻繁に行うと，象牙質知覚過敏が生じることもあるため，患者に十分な説明と配慮を行わなければならない．歯肉の腫脹や痛みなどの急性症状がある場合や，炎症反応が予想されるときは，歯面研磨を急ぐ必要はない．

（2）充塡物・補綴装置への対応（インプラント部を含む）

レジン充塡，金銀パラジウム合金部の研磨は，物質表面の粗さが増加するので，歯面研磨剤に配合されている研磨粒子の成分や粒径の選択に注意する．

（3）唾液分泌量による対応

唾液分泌量の少ない患者の場合は，全身疾患の状態を検査・確認のうえ，歯面研磨を行う．なお，操作中は摩擦熱を避けるため，湿潤状態を保ちながら歯面研磨を行う．

＊メインテナンス
定期的に治療後の経過や口腔の状態などを確認し，長期にわたって行う口腔健康管理のことです．

＊SPT
歯周治療により，病状安定となった歯周組織を維持するための治療のことです．

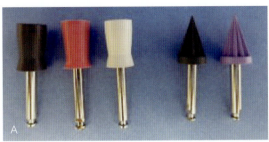
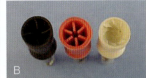
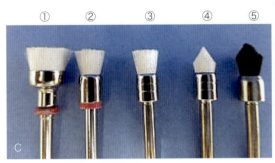
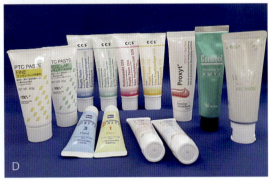

図Ⅲ-3-60　各種歯面研磨用器材
A：ディスポーザブルの研磨用カップ（左）と研磨用コーン（右），B：研磨用カップの内側
C：マンドレール付き研磨用ブラシ（軟・硬タイプ），平型（①～③），コーン型（④⑤）
D：各種歯面研磨剤．RDA 値やレギュラー・ファインなどが表示されている．

　唾液分泌量が多い場合は，歯面研磨剤が唾液と混ざり，飛散しやすいため，バキューム吸引で対応する．

(4) アレルギー患者への対応
　歯面研磨剤の成分によるアレルギーや，ラテックスアレルギーのある患者への配慮のため，シリコン製カップを選択するなど医療事故にならないよう注意する．

2. PTC，PMTC

1) PTC

　PTC〈Professional Tooth Cleaning〉とは，歯科衛生士や歯科医師によるプラーク除去，SRP，歯面研磨の処置すべて行うことをいう．

2) PMTC

　PMTC〈Professional Mechanical Tooth Cleaning〉は，1973 年頃，Axelsson が「往復運動式のエバチップハンドピースとフッ化物配合ペーストを用いて，歯間隣接面も含めすべての歯面の歯肉縁上および歯肉縁下 1～3 mm のプラークを機械的に選択除去する方法」と定義している．歯科衛生士や歯科医師が清掃器具を用いて，すべての歯面から機械的にプラークを取り除くことをいい，SRP は原則として含まない．

（1）PMTC の操作手順

PMTC は，患者の口腔内の健康維持のための包括的な治療の一環であることから，口腔内の状況を観察・把握したうえで，前回の処置時からの変化を確認し，患者に PMTC の目的を説明して了解を得てから処置を始める．

❶ プラークの染め出し

PMTC では，患者自身がセルフケアでコントロールしにくく，プラーク除去が困難な部位を集中的に処置する．プラークを明視するために染め出しを行う．

❷ 歯面研磨剤の注入または塗布

歯間部にフッ化物配合の歯面研磨剤を注入するときは，シリンジの先で歯間乳頭を押し下げるようにして行う．

❸ PMTC（図Ⅲ-3-61）

A．歯間部の PMTC

エバチップを，往復運動するコントラアングルハンドピースにつけて使用する．歯間部にチップを挿入後，歯間乳頭を下げるようにチップを近心面または遠心面に適合させ，適切なスピードで使用する．一般的に患者自身での清掃が難しい歯間部から PMTC を開始する．

B．頰舌側面・咬合面の PMTC

コントラアングルハンドピースに，研磨用カップや研磨用ブラシを装着して行う．終了後は，再度染め出してプラークが除去されているかを確認する．

❹ 口腔内洗浄

スリーウェイシリンジを用いて，口腔内に残存している歯面研磨剤を十分に洗い流す．

❺ フッ化物歯面塗布

二次う蝕や象牙質知覚過敏，根面う蝕の予防として，フッ化物歯面塗布を行う

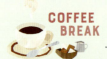

COFFEE BREAK PTC と PMTC

歯周組織に病的変化をもたらす原因は，プラークを構成する微生物です．しかし，それが解明されたのは最近のことで，ほんの数十年前までは，歯石が原因と考えられていました．そのため，歯周組織の改善を目的に，歯石除去（スケーリング）が行われてきました．

「PTC と PMTC の違いは？」と問われれば，専用の機械とフッ化物配合ペーストを用いるか，用いないかにあるでしょう．しかし，どちらにも「すべての歯面のプラーク除去」は共通です．

プラーク除去に何を使用するか，専門家としてその口腔内状況を考えて選択すべきであり，短時間に効率よくプラーク除去を行うことが最優先となります．PTC と PMTC どちらを行うかではなく，患者さん自身がコントロールできないプラーク除去を行うことが，歯科衛生士として大切になります．

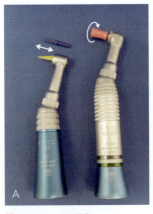
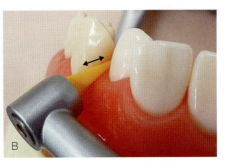

図Ⅲ-3-61　PMTC
A：PMTC用コントラアングルハンドピースと動きの方向，B：前後運動チップ（エバチップ）の隣接面への当て方．

(p.207参照)．

3．歯面清掃

1）歯面清掃器〈エアパウダーポリッシング〉

(1) 特徴
　空気と水，特別に調整されたパウダーを用いて歯面に粒子を噴射させることで，プラークや色素沈着物を除去する（図Ⅲ-3-62，表Ⅲ-3-11）．

(2) 歯面清掃剤
　歯面清掃器に使用するパウダーである．

❶ 炭酸水素ナトリウム（重炭酸ナトリウム，重曹）
　平均粒子径が65μmで比較的大きく，歯面を傷つけやすいので，使用後は仕上げ磨きを要する．

❷ グリシン
　グリシンはアミノ酸の一種であり，粒子が小さく，ポケット内に入っても溶解し，硬度が小さいので象牙質を傷つけない利点がある．平均粒子径65μm（歯肉縁上対応），25μm（歯肉縁上・歯肉縁下対応）がある．

❸ エリスリトール
　代替甘味料としても使用される，非発酵性の糖アルコールである．平均粒子径14μmと粒子が細かく，軟組織や硬組織を傷つけにくく，歯肉縁上・歯肉縁下に使用可能である．水溶性が高いため，歯周ポケット内への噴射でもパウダーが残りにくい．

(3) 使用方法
　一箇所に噴射を集中させずに，小さな円を描くように使用する．一般的に，歯肉縁上では，前歯部で55〜60°，臼歯部の頬側および口蓋側で80°，咬合面では咬合平面に対して90°の角度で使用する（図Ⅲ-3-63）．歯肉辺縁周辺では歯面清掃剤に

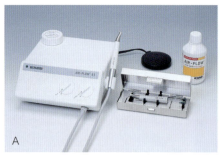
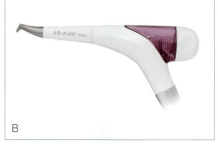
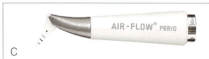
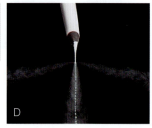

図Ⅲ-3-62　歯面清掃器
A：歯面清掃器（モリタ）
B：ハンディタイプのハンドピース（モリタ提供）
C：歯周ポケット・歯肉縁下用ハンドピース・ノズル（モリタ）
D：ハンドピース・ノズル（C）による歯肉縁下における噴霧

表Ⅲ-3-11　歯面清掃器の種類

商品名	メーカー名	規格	仕様
エアフローハンディ 3.0 plus（ペリオフロー）	モリタ	ハンディタイプ	歯面・歯周ポケット
エアフロープロフィラキシスマスター	松風	据付タイプ	歯面・歯周ポケット
プロフィーフレックス 4	カボプランメカジャパン	ハンディタイプ	歯面・歯周ポケット
ペリオメイト（Perio-Mate）	ナカニシ	ハンディタイプ	歯面・歯周ポケット
コンビタッチ	東京歯科産業	据付タイプ	歯面・歯周ポケット
エア N ゴーイージー	白水貿易	ハンディタイプ	歯面・歯周ポケット
クイックジェット M	ヨシダ	ハンディタイプ	歯面
オサダポラリス	オサダ	ハンディタイプ	歯面

※粉末式のみを示す　　　　　　　　　　　　　　　　　　　　　（2024 年 10 月現在）

よって使用方法が異なり，炭酸水素ナトリウムでは，ノズルは歯面から 2～5 mm 離し，切縁方向に向け噴射する．グリシン，エリスリトールを歯肉縁下に使用するときには，歯周ポケット・歯肉縁下用ハンドピース・ノズルを使用する．ノズルの先は歯面から 2～5 mm 離し，30～60°の角度で噴射する．

　貯留した水や歯面清掃剤はバキュームで対応するが，作業時間や場所によっては，途中の洗口を促し，患者の負担を軽減する．

　術後は，歯面に若干の凹凸ができるため，2～3 時間は着色作用の強い飲食物などは避けるよう指導する．

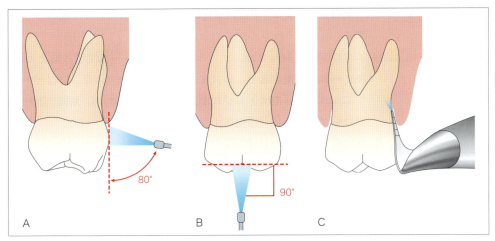

図Ⅲ-3-63　歯面清掃器の使用方法
A：臼歯部頰側，舌・口蓋側は，歯面に対して80°の角度（歯肉縁上使用）で噴射する．
B：咬合面は咬合平面に対して90°の角度（歯肉縁上使用）で噴射する．(Esther M. Willkins, 2015.)[4]
C：歯肉縁下は，歯周ポケット・歯肉縁下用ハンドピース・ノズルを使用する．（モリタ）

（4）安全上の注意事項
❶ 禁忌症
① ナトリウム摂取制限を必要とする患者（高ナトリウム血症，浮腫，妊娠高血圧症候群など）：炭酸水素ナトリウムは使用しない．グリシンやエリスリトールを使用する．
② 呼吸器系に重度の疾患がある患者：慢性閉塞性肺疾患〈COPD〉，嚥下や呼吸が困難な患者
③ 全身的な疾患や障害がある場合：免疫不全，エアロゾルによる伝播性感染症患者，腎機能障害のある患者，心機能障害のある患者，重篤な消化性潰瘍のある患者

❷ 注意を要する場合
① 鼻疾患のため，鼻呼吸が困難な患者
② 象牙質知覚過敏のある患者
③ 口腔粘膜に傷や異常がある場合
④ パウダーに対してアレルギーのある患者：歯面清掃剤（パウダー）によるアレルギー症状（皮膚のかゆみ）が発生した場合は，ただちに中止し，洗口および洗顔で対応する．
⑤ 歯肉縁下用ハンドピース・ノズルの入らない深い歯周ポケット

（5）臨床における注意事項
① 損傷などの偶発症を引き起こすおそれがあるため，口腔内の軟組織（歯肉，粘膜）に直接噴射しないこと．
② 気腫などの偶発症を引き起こすおそれがあるため，骨吸収が進んだ深い歯周ポケット，歯根面，根管，抜歯窩などへ向けて直接噴射しないこと．

③ 空気流量や水量は，患者の知覚状況や色素沈着物の除去程度などにより適宜調整する．

④ エアロゾルに対しては，ノズルの先をバキュームで受けるとともに，口腔外バキュームを併用するとよい．また，患者の顔（目，鼻，口など）はタオルで防護する．パウダーやエアロゾルが大量に飛散するため，常時，ゴーグル，マスク，グローブを装着し，感染防止を行う．

⑤ 歯周病により歯肉退縮を生じているような歯面を清掃する場合，セメント-エナメル境付近から歯根面にかけては使用しないほうがよい．

⑥ 歯肉縁下で使用する場合には，プロービングデプスが4〜9mmの範囲内であるか確認し，1歯あたり5秒以上は使用しない．

⑦ ノズルの目詰まりを防ぐため，十分に乾燥したパウダーを使用し，専用パウダー以外は使用しない．

2) サブソニックブラシシステム（図Ⅲ-3-64，表Ⅲ-3-12）

（1）特徴

エアスケーラーの機構により専用ブラシを用い，注水下でのブラシの振動による音波効果（サブソニック振動）で発生する泡により，歯面清掃を行う．

歯頸部の硬組織やレジン修復物に対しても，通常の回転切削機器（ハンドピース）や超音波スケーラーのように表面粗さに影響を与えることなく安全に使用できる．ただし，PMTCペーストとの併用では，無水下で行う必要がある．

（2）使用機器

専用のハンドピース（各種エアタービンに接続可能），専用ブラシ

（3）適応

① 歯肉辺縁の洗浄

② 象牙質知覚過敏，歯根面露出部の清掃

③ 小窩裂溝填塞前の裂溝の清掃

④ 補綴装置周辺：根面板周辺の洗浄，インプラントアバットメントの清掃

⑤ 矯正装置周辺のプラーク除去

❸ フッ化物の応用

1. フッ化物局所応用によるう蝕予防法

う蝕予防のためのフッ化物応用は，水道水や食品への添加およびサプリメントのような全身応用と，歯科診療所や市町村保健センターでのフッ化物歯面塗布や家庭でのフッ化物配合歯磨剤の使用，学校におけるフッ化物洗口などの局所応用に分類され，いずれの方法も臨床的に大きな予防効果をあげている．現在，わが国におい

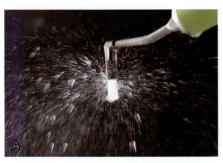
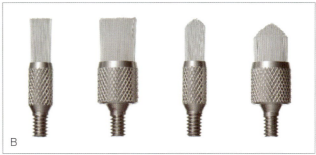

図Ⅲ-3-64　ブラシによる歯面清掃器（サブソニックブラシシステム）
A：注水下での水流と振動の音波効果（サブソニック振動）により発生する泡（ヨシダ提供）
B：各種専用ブラシ（ヨシダ提供）

表Ⅲ-3-12　サブソニックブラシシステムの種類

商品名	メーカー名
ルーティー 560	ヨシダ
Ti-MaxS970（ソニックブラシ）	ナカニシ
ソニフレックスクリーン	カボプランメカジャパン

(2024年10月現在)

ては，全身応用（水道水フロリデーション，フッ化物添加食品，フッ化物サプリメント）は普及していないため，表Ⅲ-3-13に示した3つの局所応用法の特徴について述べる．

2. フッ化物歯面塗布

1）フッ化物歯面塗布とは

　フッ化物歯面塗布は，萌出後の歯のエナメル質表層に直接高濃度のフッ化物を作用させることによって，歯質の改善を図り，う蝕に対する抵抗性を与える方法である．歯科医師・歯科衛生士といった専門家が行ううう蝕予防手段として位置づけられており，歯科診療所や保健所・市町村保健センターなどを中心として，個人に応用されることが多い．公衆衛生的手段としては多くの費用や人出を必要とし，実施対象が制限されるという欠点もあるが，洗口が不要なので，乳幼児から高齢者まで応用可能であり，年数回の実施でう蝕予防効果が認められていることから，小児や高齢者にとっては負担の少ないフッ化物応用方法であるといえる．

2）フッ化物の効果的な塗布時期と対象歯

　う蝕に最も罹患しやすいのは歯が萌出してから2～3年の間であるため，萌出直後からフッ化物歯面塗布を実施するのが効果的である．理由としては，萌出まもない歯は未成熟で反応性が高く，フッ化物歯面塗布による歯の表層へのフッ化物イオ

表Ⅲ-3-13　フッ化物局所応用によるう蝕予防法の一覧

方法	用いられるフッ化物	フッ化物イオン濃度（ppm）
フッ化物歯面塗布	2%フッ化ナトリウム リン酸酸性フッ化ナトリウム 　第1法 　第2法 8%フッ化第一スズ 4%フッ化第一スズ	9,000* 12,300 9,000* 19,400 9,700
フッ化物洗口	0.05%フッ化ナトリウム（毎日法） 0.055%フッ化ナトリウム（毎日法） 0.1%フッ化ナトリウム（毎日法） 0.2%フッ化ナトリウム（週1回法）	225 250 450 900
フッ化物配合歯磨剤	フッ化ナトリウム モノフルオロリン酸ナトリウム フッ化第一スズ	1,500** 1,500** 1,000**

*日本で市販が認められているフッ化物歯面塗布のフッ化物イオン濃度
**日本で市販が認められているフッ化物配合歯磨剤のフッ化物イオン濃度の上限値．フッ化第一スズについては1,000ppmFをを越える歯磨剤の販売申請がない．

表Ⅲ-3-14　フッ化物歯面塗布の時期と主な対象歯

年齢	塗布の主な対象歯
1歳	乳前歯
2〜4歳	乳臼歯
5〜7歳	第一大臼歯，前歯
8〜9歳	前歯，第一小臼歯
10〜11歳	第一小臼歯，犬歯
12〜13歳	第二大臼歯，第二小臼歯

ンの取り込みがよいからである．このため，個々の歯が萌出するたびに塗布を行うことが望ましく，また，何度も繰り返し塗布することによって効果が持続する．

　したがって，小児期であれば表Ⅲ-3-14に示す歯の萌出時期にあわせて，乳前歯の萌出が始まる1歳頃から第二大臼歯の萌出が完了する13歳頃まで，定期的にフッ化物歯面塗布を行うことが望まれる．さらに，成人期や高齢期の根面う蝕や二次う蝕予防の効果も期待される．

3）フッ化物歯面塗布製剤

　市販されているフッ化物歯面塗布製剤の種類と特徴を表Ⅲ-3-15に示す．これらの薬剤はフッ化物イオン濃度が高い医療用医薬品であるため，厳重に管理しなければならない．また，自分で調製するよりも，市販品を購入したほうが容易かつ安全である．フッ化物製剤によるが，製剤の形状は，溶液，ゲル，フォーム（泡）があり，それぞれの形状の利点・欠点を理解したうえで使用する（表Ⅲ-3-16）．

（1）2%フッ化ナトリウム溶液・フォーム〈Sodium Fluoride：NaF〉

　1943年にKuntsonらによって開発された歯面塗布製剤である．フッ化ナトリウ

表Ⅲ-3-15　フッ化物歯面塗布製剤の種類と特徴

使用製剤名	pH	フッ化物イオン濃度	形状	特徴
フッ化ナトリウム〈NaF〉	中性	9,000 ppm	溶液	無味・無臭・無色である．通常，2週間以内に4回の塗布を1単位とし，これを年に1〜2回行う．
			フォーム（泡）	
リン酸酸性フッ化ナトリウム〈APF〉	2.8〜3.0（第1法） 3.4〜3.6（第2法）	12,300 ppm※（第1法） 9,000 ppm（第2法）	溶液 フォーム（泡） ゲル	現在，最もよく用いられている．2%フッ化ナトリウムにリン酸を加えて酸性にし，歯質との反応性を高めたもので，1回の塗布で1単位となる．日本では9,000 ppm（Brudevold第2法）を用いている．通常，年1〜2回塗布を行う．
フッ化第一スズ〈SnF₂〉	2.8	8%：19,400 ppm※ 4%：9,700 ppm※	溶液	化学的に不安定であり，長時間（1時間以上）放置すると白色沈殿が生じ，効力が失われるため使用できない．渋味と収斂性があり，歯肉や粘膜に付着すると白斑を生じたり，塗布後日時が経過すると歯面に着色を生じたりすることがある．通常，年1〜2回塗布を行う．

※日本では市販されていない

表Ⅲ-3-16　フッ化物歯面塗布製剤の形状による利点と欠点

	溶液	ゲル	フォーム
利点	・塗布後の拭き取り操作が不要である．	・塗布しやすい． ・適当なトレーを用いることにより，上下顎一度に塗布できるため時間短縮になる． ・歯面への停滞性がよく，乾燥しないので繰り返し塗布する必要がない． ・塗布状況が明瞭で視認しやすい．	・適当なトレーを用いることにより，上下顎一度に塗布できるため時間短縮になる． ・歯面だけではなく，歯間・隣接面にも入り込みやすく，歯列全体に行き渡る． ・応用時に泡がはじけるため，トレーから漏出して誤飲する心配が少ない． ・誤飲したとしても安全性が高い．
欠点	・湿潤状態を保つために繰り返し塗布する必要がある． ・現在，溶液に適したトレーがない．	・歯面に停滞するため，塗布後にゲルを拭き取る必要がある． ・溶液と比較し高価である．	・トレー法以外には適さない．

ム〈NaF〉2gを，100 mLの蒸留水に溶解させて調製する．この歯面塗布製剤は無味，無臭，無色の液体で，ポリエチレン容器に入れて冷所に保存すれば，長期間使用することができる．しかし，1週間に1〜2回の塗布間隔で，2週間以内に連続4回塗布してはじめて1単位となることから，塗布回数が多くなるという欠点がある．

（2）リン酸酸性フッ化ナトリウム溶液・ゲル・フォーム〈Acidulated Phosphate Fluoride：APF〉

　1963年にBrudevoldらにより開発された歯面塗布製剤である．2%フッ化ナト

表Ⅲ-3-17　リン酸酸性フッ化ナトリウム溶液の調製法（第1法・第2法）

第1法：フッ化物イオン濃度1.23%（12,300 ppm）0.1M リン酸，pH2.8〜3.0	
・フッ化ナトリウム	2.0 g
・85%正リン酸	1.15 g（0.68 mL）
・46%フッ化水素酸	0.72 g
・蒸留水	100 mL
第2法：フッ化物イオン濃度0.90%（9,000 ppm）0.15M リン酸，pH3.4〜3.6	
・フッ化ナトリウム	2.0 g
・85%正リン酸	1.73 g（1.02 mL）
・蒸留水	100 mL

リウム溶液を正リン酸で酸性にしたもので，表Ⅲ-3-17 に示すように第1法（pH 2.8〜3.0）と第2法（pH 3.4〜3.6）がある．わが国で承認されて市販されているのは，第2法のフッ化物イオン濃度9,000 ppm（0.9%）の製品である．この歯面塗布製剤は酸っぱい味がする．歯面への取り込みがよく，ポリエチレン容器に入れて冷所に保存すれば，長期間使用できる．現在，最も多く用いられている製剤で，通常，年1〜2回塗布する．

(3) 4%，8%フッ化第一スズ溶液〈Stannous Fluoride Solution：SnF₂〉

1950年に Muhler により開発された歯面塗布製剤である．この歯面塗布製剤は不安定であり，長時間放置すると白色沈殿が生じ，効力が失われるので使用できない．したがって，使うたびに調製し，1時間以内に使用しなければならない．また，この溶液は酸性（pH2.8 付近）で，渋みと収斂性がある．歯肉や粘膜に付着すると白斑を生じたり，塗布後日時が経過すると歯面に褐色の着色を生じることがある．通常，年1〜2回塗布を実施する．

表Ⅲ-3-18 にフッ化物歯面塗布製剤の製品とその剤型の一覧を示す．口腔内にポーセレンやチタンの補綴装置，コンポジットレジンが存在する場合は，中性のフッ化ナトリウムを使用する．小児の場合はポーセレンやチタンの補綴装置などを考慮しなければならないケースが少ないため，フッ化ナトリウムよりも応用回数が少ないリン酸酸性フッ化ナトリウムのほうが推奨される．

4）フッ化物歯面塗布製剤の保管と使用量の確認

(1) 薬液の保管

フッ化物はガラス製品を腐食するおそれがあるため，プラスチック容器またはポリエチレン容器（市販のフッ化物製剤の多くは遮光容器）を用いて，冷暗所に保管する．なお，市販のフッ化物歯面塗布製剤は記載されている使用期限を守り使用する．

(2) 使用量の確認

フッ化物歯面塗布に用いられる溶液やゲルの使用量は，1口腔あたり2 mL（2 g）以下（小児においては必要最小限にとどめること）であるため，急性中毒の危険性

表Ⅲ-3-18　フッ化物歯面塗布製剤の製品と適用

剤型	小児および口腔内にポーセレン，チタン，コンポジットレジンのない人		口腔内にチタン，ポーセレン，コンポジットレジンのある人
溶液	酸性 フルオール液歯科用 2%（ビーブランド・メディコーデンタル）		中性 弗化ナトリウム液「ネオ」（ナルコーム/ネオ製薬工業）
	中性 弗化ナトリウム液「ネオ」（ナルコーム/ネオ製薬工業）		
ゲル	酸性 フルオール・ゼリー歯科用 2%（ビーブランド・メディコーデンタル）		
フォーム	酸性 バトラーフローデンフォームＡ酸性 2%（サンスター）		中性 バトラーフローデンフォーム N（サンスター）
	中性 バトラーフローデンフォーム N（サンスター）		

(2024 年 10 月現在)

はない．しかし，フッ化物イオン濃度 9,000 ppm の製剤を使用するため，保管には十分注意する．また，急性中毒を起こした際の対応法を知っておく必要がある（p.231 参照）．一般に，使用量の 10〜20% が口腔内に残留するといわれている．

　フッ化物歯面塗布を行った場合は，診療録に製剤名と使用量を必ず記録する．

5）フッ化物歯面塗布の術式

　歯科診療設備のある場所では特別な機器などを準備する必要はないが，設備のない健診会場や学校などで実施する場合は工夫しなければならない．

　フッ化物歯面塗布には**一般法**（綿球・綿棒塗布法），**トレー法**，イオン導入法などがあるが，対象者は座位の姿勢で，ややうつむき加減にさせ，フッ化物の誤飲防止に留意する．**歯ブラシゲル法**は基本的にほかの方法が難しい者，特に低年齢児に対して可能な方法であるため，対象者を膝の上に仰臥位にさせ，保護者に対象者の手を握らせる姿勢をとる．

（1）一般法（綿球・綿棒塗布法）

　綿球および綿棒にフッ化物溶液またはゲルを浸して歯面に塗布する方法である．

❶ **準備器材**（図Ⅲ-3-65）

　タイマー，フッ化物溶液またはゲル（2 mL 以内），ロールワッテ，塗布用の小綿球または綿棒，拭き取り用の小綿球（溶液の場合は不要），デンタルミラー，歯科用ピンセット．

❷ **手順**（表Ⅲ-3-19）

① **歯面清掃**：歯面にフッ化物を十分に作用させるため，プラークや歯面の付着物を可及的に除去する．

② **防湿**：唾液によって薬液が薄められたり，薬液が流出するのを防ぐため，通常，ロールワッテを用いて歯面を隔離（防湿）して，排唾管を装着する．ラバーダム防湿を行う場合もある．

③ **歯面乾燥**：エアで歯面を乾燥させる．

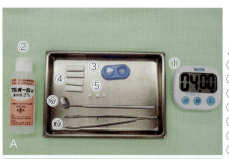

A：溶液を用いた場合（一例）
① タイマー
② フッ化物溶液
③ 分注したフッ化物溶液（2 mL 以内）
④ ロールワッテ
⑤ （塗布用）小綿球（または綿棒）
⑥ デンタルミラー
⑦ 歯科用ピンセット

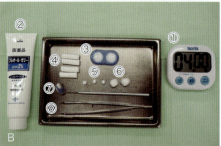

B：ゲルを用いた場合（一例）
① タイマー
② フッ化物ゲル
③ 分注したフッ化物ゲル（2 mL 以内）
④ ロールワッテ
⑤ （塗布用）小綿球（または綿棒）
⑥ （拭き取り用）小綿球
⑦ デンタルミラー
⑧ 歯科用ピンセット

図Ⅲ-3-65　一般法の準備器材

表Ⅲ-3-19　一般法（綿球・綿棒塗布法）の手順

手　順	薬　液	ゲ　ル
①歯面清掃	プラークや歯面の付着物をできるかぎり除去する．	左に同じ
②防湿	ロールワッテまたはラバーダムで対象歯を孤立させる．	左に同じ
③歯面乾燥	圧搾空気で歯面を乾燥させる．	左に同じ
④塗布	2 mL 以内のフッ化物溶液を容器に分注し，小綿球または綿棒を十分浸し，3〜4 分間歯面の湿潤状態を保つように繰り返し塗布する．	ディスポーザブルシリンジなどを用いて 2 mL 以内のフッ化物ゲルを容器に分注する．小綿球または綿棒で歯面全体に塗布し，3〜4 分間開口した状態を保つ．この間，可能ならば排唾管を使用する．
⑤防湿の除去	口腔内に残った余剰の薬液を綿球で拭い，ロールワッテを取り除く．排唾管またはラバーダムを使用した場合はこれを取り除く．	歯面の余剰ゲルを拭き取り，ロールワッテまたはラバーダムを取り除く．

④塗布：
　　［溶液］2 mL 以内のフッ化物溶液に小綿球または綿棒を十分浸し，3〜4 分間，歯面の湿潤状態を保つように溶液を繰り返し塗布する．その際，小窩裂溝や隣接面では軽く圧接するようにして，フッ化物溶液を歯面の隅々まで浸潤させる．
　　［ゲル］ディスポーザブルシリンジなどを用いて 2 mL 以内のフッ化物ゲルを容器に分注する．小綿球または綿棒で歯面全体に塗布したことを確認して，3〜4 分間開口した状態を保つ．ゲルの場合は，繰り返し塗布する必要は

ない.

⑤ 防湿の除去：

　[溶液] ロールワッテを取り除き，排唾させる.

　[ゲル] 歯面の余剰ゲルを小綿球で拭き取り，ロールワッテを取り除き，排唾させる.

　排唾管やラバーダムを使用した場合は，これらを取り除き，排唾させる.

❸ 塗布後の注意

① フッ化物塗布後 30 分間は，唾液を吐かせるにとどめ，飲食や洗口（うがい）をさせないようにする.

② フッ化物の効果と限界を説明し，日常の口腔衛生管理の重要性を指導する.

③ 次回のリコールをとる.

（2）トレー法

　既製のディスポーザブルトレーまたは個人トレーを用いる方法で，薬剤の形状は溶液，ゲル，フォーム〈泡〉がある．現在，わが国では溶液の塗布に適したトレーがないため，溶液のトレー法は勧められない.

❶ 準備器材（図Ⅲ-3-66）

　タイマー，フッ化物溶液，ゲルまたはフォーム，ディスポーザブルシリンジ（フォームの場合は不要），拭き取り用の小綿球（溶液の場合は不要），デンタルミラー，歯科用ピンセット，トレー.

❷ 手順（図Ⅲ-3-67，表Ⅲ-3-20）

① **歯面清掃**：歯面にフッ化物を十分に作用させるため，プラークや歯面の付着物を可及的に除去する.

② **トレーの適合**：対象者の歯列弓に適合するトレーを選択する．必要であれば，このトレーの大きさに合ったスペーサーや塗布紙・綿をセットする（ゲルは省略可，フォームは不要）.

③ **トレーへの薬剤応用**：

　[溶液] トレーにセットした塗布紙・綿に 2 mL の薬液を染み込ませる.

　[ゲル] ディスポーザブルシリンジなどを用いて 2 mL のフッ化物ゲルを計量し，トレーにゲルを盛る.

　[フォーム] トレーに泡が均一になるように注入する．トレー辺縁から約 2 mm 下方まで注入するとよい.

④ **歯面乾燥**：エアで歯面を乾燥させる.

⑤ **トレーの装着**：トレーを口腔内に挿入し，歯列に圧接して 3〜4 分間軽くかませる．排唾管を使用することが望ましい.

⑥ **トレーの除去**：（図Ⅲ-3-68）

　[溶液] トレー除去後に排唾させる.

　[ゲル・フォーム] トレーの除去後に排唾させ，口腔内に残った余剰のゲルまたはフォームを小綿球で拭き取る.

213

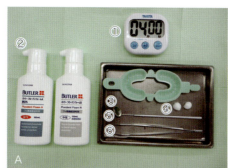

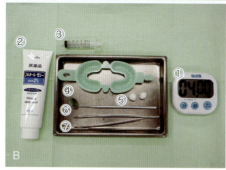

A：フォームを用いた場合（一例）
① タイマー
② フッ化物フォーム
③ 既製トレー
④ （拭き取り用）小綿球
⑤ デンタルミラー
⑥ 歯科用ピンセット

B：ゲルまたは溶液を用いた場合（一例）
① タイマー
② フッ化物ゲル（または溶液）
③ ディスポーザブルシリンジ
④ 既製トレー
⑤ （拭き取り用）小綿球
⑥ デンタルミラー
⑦ 歯科用ピンセット

図Ⅲ-3-66　トレー法の準備器材

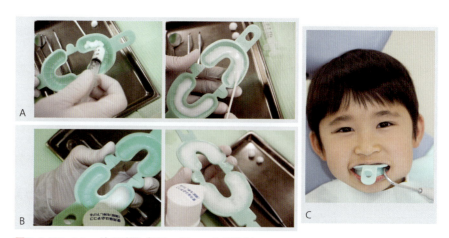

図Ⅲ-3-67　トレー法の手順（ゲル・フォームの場合）
A：トレーへのゲル応用，B：トレーへのフォーム応用，C：トレーの装着．

❸ 塗布後の注意

一般法と同様に行う．

（3）イオン導入法

イオン導入法とは，微小電圧を用いて人体を（＋）に荷電し，歯の表面からフッ化物イオン（−）を浸透させようとするものである．電圧計を備えた本体とコードで接続する電極部をもったトレー側が（−）で，把持棒側に（＋）電極が用いられる．

表Ⅲ-3-20　トレー法

手　順	薬　液	ゲ　ル	フォーム
① 歯面清掃	プラークや歯面の付着物をできるかぎり除去する．	左に同じ	左に同じ
② トレーの適合	対象者の歯列に適合するトレーを選び，このトレーの大きさに合ったスペーサーや塗布紙・綿をセットする．	トレーを試適する．	左に同じ
③ 塗布綿への浸透	スペーサーや塗布紙・綿に2 mL 以内のフッ化物溶液を染みこませる．	ディスポーザブルシリンジなどを用いて 2 mL 以内のフッ化物ゲルを計量し，トレーにゲルを盛る．	トレーに泡が均一になるように注入する．
④ 歯面乾燥	圧搾空気で歯面を乾燥させる．	左に同じ	左に同じ
⑤ トレーの装着	トレーを口腔内に挿入し，歯列に圧接して 3〜4 分間軽くかませる．排唾用チューブを連結して排唾を行うことが望まれる．	左に同じ	口腔内にトレーを挿入し，軽くかませて約 3〜4 分間そのままの状態を保つ．
⑥ トレーの除去	トレーを除去する．	トレーを除去し，余剰ゲルを拭き取る．	トレーを除去し，余剰フォームを拭き取る．

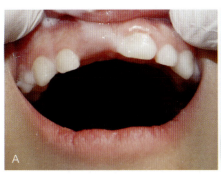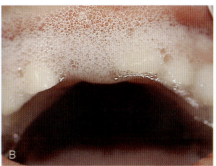

図Ⅲ-3-68　トレー除去後の口腔内
A：ゲルを使用したトレー除去後の様子．余剰ゲルは拭き取る．
B：フォームを使用したトレー除去後の様子．余剰フォームは拭き取る．

❶ 使用薬剤

　使用する溶液は，中性の 2％フッ化ナトリウム溶液〈NaF〉で，リン酸酸性フッ化ナトリウム溶液〈APF〉の使用は避ける．

❷ 手順

　トレーを口腔内に挿入し，軽く歯面に圧接する．把持棒を握らせ，トレーをイオン導入装置に接続して 2〜3 分間通電を行う．先に上顎，続いて下顎を行う．通電以外はトレー法の手順と同じである．

❸ 注意点

　下顎はフッ化物溶液が舌に触れるおそれがあり，特に小児の場合は味を感じさせないように配慮する．また，下顎は刺激時唾液が出やすいため，集団塗布の場などでは，唾液を吐き出させる時間を考慮する必要がある．

(4) 歯ブラシゲル法

フッ化物歯面塗布は一般法（綿球・綿棒塗布法）とトレー法が原則であり，これらが応用できない場合の手段として選択する方法である．歯ブラシゲル法は，乳歯を対象とした自治体における集団応用プログラムでは，最も多い採用率となっている．ゲルを飲み込む危険性が高いため，使用するゲルの量は1 mL（1 g）を上限とし，防湿や各歯列区分の塗布終了後のゲルの拭き取りなどは，原法に従って注意して実施する必要がある．

❶ 準備器材

タイマー，フッ化物ゲル（1 mL），ロールワッテ，拭き取り用のガーゼまたは小綿球，（歯科用ピンセット，デンタルミラー，歯ブラシ）

❷ 手順

① 歯面清掃：実施状況により必ずしも必要ではない．
② 防湿：ロールワッテを用いて簡易防湿する．
③ 歯面乾燥：エアで歯面を乾燥させる．恐怖心が強い場合はガーゼや小綿球で唾液を拭き取る．
④ 塗布：ディスポーザブルシリンジなどを用いて容器に分注しておいた1 mLのフッ化物ゲルを，歯ブラシで歯面にのばす．歯ブラシは歯面に塗布することが目的であるため，歯面にのばした後，繰り返しブラッシングする必要はない．所要時間は1〜2分である．
⑤ 防湿除去：歯面の余剰ゲルをガーゼや小綿球で軽く拭き取り，排唾させる．

❸ 塗布時の注意

一般法と同様に行う．

なお，多少プラークや外来性色素沈着物が残っていても，効果に大きな違いはないため，フッ化物歯面塗布前の歯面清掃は完璧に実施する必要はない．う蝕予防のためには「歯面清掃は不要」と記載している論文もあるが，歯肉炎の予防や糖質による酸産生の観点からは，できるだけプラークを除去することが望ましい．

6）歯科保健指導の際の注意点

フッ化物歯面塗布は歯質強化を目的として行われるものであり，その効果も確認されている．しかし，その効果について過信されないように指導する必要がある．次回のリコールは確実にとるようにする．

7）その他のフッ化物製剤

(1) フッ化物バーニッシュ

高濃度のフッ化物を局所へ長期間停滞させることで，う蝕予防を図ることを目的として，ヨーロッパで開発されたものがフッ化物バーニッシュである．わが国では象牙質知覚過敏症の治療薬として市販されている．フッ化物イオン濃度は22,600

表Ⅲ-3-21　NaF，APF，SnF$_2$ を用いた歯面塗布の研究におけるフッ化物イオン濃度，適用頻度および有効性

特性	NaF	APF	SnF$_2$
フッ化物イオン濃度	9,000 ppm	12,300 ppm	19,400 ppm
適用頻度	2週間以内に4回を年に1回	年に1〜2回	年に1〜2回
有効性（効果）	29%	28%	32%

ppmで，う蝕リスクの高い小児や成人・高齢者の根面う蝕の予防に有効であると考えられる．

　応用方法としては，綿球や綿棒による塗布だけではなく，探針やトゥースピックによる貼付，デンタルフロスとの併用も可能である．

（2）徐放性フッ化物

　フッ化物の**スローリリース***のための方法である．1つは歯科用セメント，コンポジットレジン，小窩裂溝塡塞材〈シーラント〉などのような歯科材料の中にフッ化物を含有したものである．もう1つはフッ化物徐放性の口腔内装置を使用したもので，共重合体装置とフッ化物ガラス装置がある．この技術は将来，う蝕の予防や治療において重要なものとなる可能性はあるが，現在までのところヒトによる臨床データに乏しく，実用化の段階には至っていない．

> *スローリリース
> 低濃度のフッ化物イオンを徐々に放出することです．

8）フッ化物歯面塗布の効果

　フッ化物歯面塗布製剤のう蝕予防効果は，NaF が29%，APF が28%，SnF$_2$が32%であり，製剤による差はほとんどない（表Ⅲ-3-21）．

　フッ化物歯面塗布は，乳歯と永久歯のどちらにも効果的であるとされている．よって，すべての年齢の人々が対象といえる．また，フッ化物歯面塗布のう蝕予防効果を高めるためには，1回の塗布に留まることなく，診療室ベースであれ，地域や学校などの集団ベースであれ，歯が萌出した直後から定期的に継続して応用できるようなシステムを構築することが望まれる．

3. フッ化物洗口

1）フッ化物洗口の特徴

　フッ化物洗口は，毎日または週1回の頻度で，萌出後の歯の表面にフッ化物イオンを作用させることをねらいとした局所応用法の1つである．この方法はセルフケアとして家庭で行うこともでき，また，コミュニティケアとして幼稚園や学校などの施設単位で集団的に実施することもできる．

　2015年には毎日法の低濃度フッ化物洗口液（フッ化物イオン濃度225 ppm）がOTC化され，現在は「一般用医薬品（第3類）」に指定されているので，誰でも処方せんなしで近くの薬局や薬店で購入できるようになった（表Ⅲ-3-22）．歯科医

表Ⅲ-3-22　洗口剤（NaF）

名称	フッ化物イオン濃度
バトラーエフコート（サンスター） クリニカフッ素メディカルコート（ライオン）	225 ppm （第 3 類医薬品）
ミラノール顆粒 11%（ビーブランド・メディコーデンタル） オラブリス洗口用顆粒 11%（ジーシー昭和薬品）	250 ppm
フッ化ナトリウム洗口液 0.1%（ライオン歯科材） バトラー F 洗口液 0.1%（サンスター） フッ化ナトリウム洗口液 0.1%「ジーシー」（ジーシー） フッ化ナトリウム洗口液 0.1%「ビーブランド」（ビーブランド・メディコーデンタル） ミラノール顆粒 11%＊（ビーブランド・メディコーデンタル） オラブリス洗口用顆粒 11%＊（ジーシー昭和薬品）	450 ppm
オラブリス洗口液 0.2%，10 mL（ポーションタイプ）（ジーシー昭和薬品） オラブリス洗口液 0.2%，500 mL（ボトルタイプ）（ジーシー昭和薬品）	900 ppm

赤字：OTC 医薬品　青字：医療用医薬品　　　　　　　　　　　　　（2024 年 10 月現在）
＊水による希釈によってフッ化物イオン濃度が変わる.

師・歯科衛生士の関わる部分が非常に小さく，方法が簡便なうえ，比較的安価で確かなう蝕予防効果が得られることから，局所応用法のなかでは費用対効果に最もすぐれている.

　一方，この方法は洗口が可能な 4 歳以上に適した方法なので，乳歯に対するう蝕予防効果は不十分であり，主に萌出直後の永久歯のう蝕予防手段と考えるべきである. 十分な予防効果を得るためには，永久歯萌出期に数年以上にわたって継続実施することであり，家庭で個人的に実施するよりも，幼稚園や学校など集団の場で，より好ましい結果が得られている.

　また，修復処置をした歯や，歯列矯正装置の装着によって口腔清掃状態が悪化しやすい場合など，う蝕リスクの高まった人への対策としても有効な予防方法である. 成人や高齢者の歯頸部や根面う蝕の予防にも効果があることが示されている.

　また，コロナ禍などにおける感染を避けるためには，ポーションタイプの液体洗口剤を用いることも推奨される（p.220, COFFEE BREAK 参照）. う蝕治療や SRP で歯根面を処置した後の再石灰化促進手段として，処置終了後の洗口にも使用しやすい製剤と考えられる.

2）フッ化物洗口法の種類（毎日法，週 1 回法）

　フッ化物洗口法には，「毎日法」と「週 1 回法」がある. 毎日法は，0.05%（フッ化物イオン濃度 225 ppm），0.055%（250 ppm），0.1%（450 ppm）のフッ化ナトリウム溶液を用いて，毎日 1 回行う. 毎日法は，施設・学校で行うときは 1 週間のうち 5 日間が実施日になるので，「週 5 日法」または「週 5 回法」とよぶこともある. 週 1 回法は，0.2%（900 ppm）のフッ化ナトリウム溶液を用いて，週 1 回行う（表Ⅲ-3-23）.

　う蝕予防効果については，この 2 つの方法に大きな差異はみられないが，対象者や施設での利便性に合わせていずれかの方法や実績を検討し，洗口時間や家庭と施

表Ⅲ-3-23　市販洗口剤のフッ化ナトリウムとフッ化物イオン濃度

用法	洗口剤		
	フッ化ナトリウム濃度	フッ化物イオン濃度	1 mL 中のフッ化ナトリウムの量
毎日法	0.05%	225 ppm	0.5 mg
毎日法	0.055%	250 ppm	0.55 mg
毎日法	0.1%	450 ppm	1.0 mg
週1回法	0.2%	900 ppm	2.0 mg

表Ⅲ-3-24　標準的なフッ化物洗口方法

洗口方法	個人（家庭）応用	集団（学校など）応用
毎日法	・かかりつけ歯科医の指導のもとに家庭で毎日1回実施. ・できれば就寝直前に，通常は5〜10 mL の225〜250 ppm 洗口液で，う蝕ハイリスク児は450 ppm にて，30秒〜1分間（約30秒間）洗口後，吐出.	・園・学校歯科医の指導のもとに月〜金までの毎日（週5回）実施. ・できれば昼食後歯磨きの後に，5〜10 mL の225〜250 ppm 洗口液にて，30秒〜1分間（約30秒間）洗口後，吐出.
週1回法	・望ましくない（誠実に行われにくく，中断に結びつく可能性が大きい，薬剤の管理上が理由）.	・学校歯科医の指導のもとに小，中学校で週1回実施. ・できれば昼食後歯磨きの後に，10 mL の900 ppm 洗口液にて，30秒〜1分間（約30秒間）洗口後，吐出.

※成人・高齢者に関しては個人応用に準ずる（日本口腔衛生学会フッ化物応用委員会編，2017.[5]）

設において確実なう蝕予防効果が得られるように，「標準的なフッ化物洗口方法（表Ⅲ-3-24）」を提案している．集団応用として，就学前施設では毎日法が，小・中学校では週1回法が標準的である．家庭における個人応用では，毎日法により就寝前の歯磨き後に行うとよい．

3）フッ化物洗口の対象者と実施方法

2003年1月に厚生労働省は『フッ化物洗口ガイドライン』を示し，関係機関などに周知を図ってきたが，新型コロナウイルス感染症の影響により，集団フッ化物洗口が一時的に中断されるなど，フッ化物洗口を取り巻く状況は変化している．このような環境の変化に対応しつつ，フッ化物洗口の継続的な実施が必要であることから，令和3年度厚生労働科学研究事業「歯科口腔保健の推進に資するう蝕予防のための手法に関する研究」を実施し，最新の知見などを踏まえた『フッ化物洗口マニュアル』（2022年版）を含む研究報告書がとりまとめられた．

当該報告書を踏まえて，厚生労働省は2022（令和4）年12月28日に『フッ化物洗口の推進に関する基本的な考え方』*を新たに定めた．

（1）対象者

❶ 対象年齢

4歳から成人，高齢者まで広く適用される．特に4〜14歳までの期間に実施する

Link
フッ化物洗口の推進に関する基本的な考え方
『保健生態学』
p.173-177

ことが，う蝕予防対策として最も大きな効果をもたらすことが示されているため，4歳から開始し，14歳までは継続することが望ましい．その後の年齢においても，フッ化物は生涯にわたって歯に作用させることが効果的である．

❷う蝕の発生リスクの高い児（者）への対応

修復処置した歯のう蝕再発防止や，歯列矯正装置装着児（者）の口腔衛生管理など，う蝕の発生リスクの高まった人への利用も効果的である．

(2) フッ化物洗口の実施方法

フッ化物洗口法は，自らでケアするという点では自己応用法（セルフケア）であるが，その高いう蝕予防効果や安全性，さらに高い費用便益率〈Cost-Benefit Ratio〉など，優れた公衆衛生特性を示している．

特に地域単位で保育所・幼稚園や小・中学校で集団応用された場合は，公衆衛生特性の高い方法である．また，集団応用には，保健活動支援プログラムの一環として行うことで長期実施が確保されるという利点もある．

❶器材の準備，洗口剤の調製

施設での集団応用では，学校歯科医らの指導のもと，効果と安全性を確保して実施されなければならない．家庭において実施する場合は，かかりつけ歯科医の指導・処方を受けた後，薬局にて洗口剤の交付を受け，用法・容量に従い洗口を行う．ただし，225 ppm の毎日法の洗口剤は薬局で誰でも処方せんなしに購入できる．

❷洗口練習

フッ化物洗口の実施に際しては，集団応用でも個人応用でも事前に水で練習さ

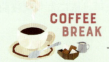

ポーションタイプのフッ化物洗口剤（液）のススメ

コロナ禍以降，歯科診療は感染予防を意図した殺菌または抗菌効果のある洗口液でのうがいから始まることが多いと思いますが，処置後のうがいはこれまでと変わらず，最後に水道水で行っているのではないでしょうか．みなさんはSRP終了後の歯根面のひっかき傷は気になりませんか？また，酸処理操作を要したエナメルの表層脱灰はそのままでかまいませんか？

これからの歯科医療では，う蝕や象牙質知覚過敏の予防のために，エナメル質や歯根面のダメージを回復させる再石灰化を促進するフッ化物洗口を実施すべきではないでしょうか．

通常，歯科診療は週1回のことが多いため，治療終了後のうがいはフッ化物イオン濃度900 ppm（週1回法）のポーションタイプ（図）が，毎回使い切りで感染の問題もないのでおすすめです．

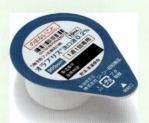

図　ポーションタイプフッ化物洗口剤（オラブリス洗口液0.2%／ジーシー昭和薬品）

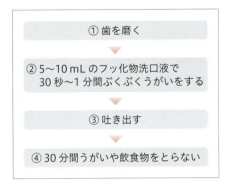

図Ⅲ-3-69　洗口の手順

せ，飲み込まずに吐き出させることが可能になってから開始する．

❸ 洗口の手順（図Ⅲ-3-69）

洗口を実施する場合は，個人応用では6歳未満の場合は保護者のもとで，また，集団応用の場合は施設職員または教員の監督下で行い，5〜10 mL の洗口液で約30秒〜1分間洗口（ぶくぶくうがい）する．洗口中は，座って下を向いた姿勢で行い，口腔内のすべての歯にまんべんなく洗口液がいきわたるように行う．吐き出した洗口液は，そのまま排水口に流してよい．

❹ 洗口後の注意と保存管理

洗口後30分間はうがいをせず，飲食物をとらないようにする．また，集団応用では，調製した洗口液（ポリタンクや分注ポンプ）の残りは，実施のたびに廃棄する．家庭用専用瓶では，1人あたり約1カ月間の洗口ができる分量であり，冷暗所（冷蔵庫）に保存する．なお，洗口液に希釈する前の顆粒の状態のフッ化物は劇薬なので，ほかの物と区別して貯蔵する．学校や施設の場合は，フッ化物顆粒の使用量や残量などについて，薬剤出納簿などを活用して管理することが望ましい．

4）フッ化物洗口実施に関する注意事項

（1）フッ化物洗口法とほかのフッ化物応用との組合せ

フッ化物洗口法とほかの局所応用法を組み合わせて実施しても，フッ化物の過剰摂取になることはない．すなわち，フッ化物洗口とフッ化物配合歯磨剤およびフッ化物歯面塗布を併用しても，特に問題はない．

（2）薬剤管理上の注意

集団応用の場合の薬剤管理は，歯科医師の指導のもと，歯科医師あるいは薬剤師が薬剤の処方，調剤，計量を行い，施設において厳重に管理する．

家庭で実施する場合は，歯科医師の指示のもと，保護者が薬剤を管理する．

なお，薬剤を溶かす水は，新鮮な水道水で問題ない．ミネラルウォーターは硬度の高いものが多いので使用しない．洗口液は冷蔵庫に保管しておき，決められた期間内に使用することが望ましい．

フッ化物洗口剤の溶解・保存には，プラスチックの容器を使用することが望まし

い．ガラス容器はフッ化物との反応性が高いうえ，プラスチック容器のほうが壊れにくいなど扱いやすい利点がある．

（3）インフォームド・コンセント

診療所や病院でフッ化物洗口を実施する場合には，本人あるいは保護者に対して，具体的な方法，期待される効果，安全性について十分に説明した後，同意を得て行う．

保育所・幼稚園・学校などの集団応用では，保護者に対する説明を行った後にフッ化物洗口の希望の有無を文書で確認する．

（4）フッ化物洗口の安全性

本法は，飲用してう蝕予防効果を期待する全身応用ではないが，たとえ誤って1回分の全量飲み込んだ場合でも，ただちに健康被害が発生することはない方法であり，急性中毒と慢性中毒試験の両面から理論上の安全性が確保されている．

❶ フッ化物洗口液の誤飲あるいは口腔内残留量と安全性

A．急性中毒

通常の方法であれば，誤飲したとしても急性中毒の心配はない．

B．慢性中毒

過剰摂取によるフッ化物の慢性中毒には，歯と骨のフッ素症がある．**歯のフッ素症**は，顎骨の中で歯が形成される時期に，長期間継続して過量のフッ化物を摂取したときに発現する．フッ化物洗口を開始する時期は4歳頃で，永久歯の歯冠部は，ほぼできあがっており，口腔内の残留量も微量であるため，歯のフッ素症は発現しない．

骨硬化症は，8 ppm 以上の飲料水を20年以上飲み続けた場合に生じる症状であるので，フッ化物洗口のような微量な口腔内残留量の局所応用では発現することはない．

❷ 有病者に対するフッ化物洗口

フッ化物洗口は，うがいが適切に行われる限り，身体が弱い人や障害をもっている人が特にフッ化物の影響を受けやすいということはない．腎疾患を有する人にも，う蝕予防としてすすめられる方法である．また，アレルギーの原因となることもない．骨折，がん，神経系および遺伝系の疾患との関連などは，水道水フロリデーション地域のデータを基にした疫学調査などによって否定されている．

5）フッ化物洗口によるう蝕予防効果と医療経済効果

千葉県A町におけるフッ化物洗口事業の結果を紹介する．4歳からフッ化物洗口を開始した「フッ化物洗口群」（4〜5歳：0.05％フッ化ナトリウム溶液による毎日法，小学生：0.2％フッ化ナトリウム溶液による週1回法）と，フッ化物洗口をしていない「非フッ化物洗口群」のDMFT指数を図Ⅲ-3-70に示す．非フッ化物洗口群のDMFT指数は2.91であるのに対して，フッ化物洗口群では1.21と1/2以下の低い値であり，う蝕抑制率は約60％であった．

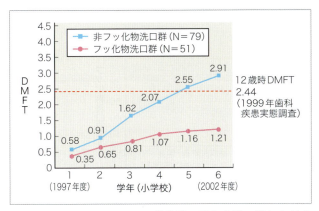

図Ⅲ-3-70　A町におけるフッ化物洗口群と非洗口群における
　　　　　　DMFT指数の経年的推移
（同一の集団を経年的に追跡調査）

　次に，A町における6〜11歳までの1人あたりの歯科医療費と，フッ化物洗口を実施している者の割合を図Ⅲ-3-71に示す．1997年度の1人あたりの歯科医療費は13,684円であったが，フッ化物洗口を実施している者の割合が増加した2001年度には8,189円にまで減少し，4年間で5,495円（40％）の減少効果を示した．
　このような高いう蝕予防効果と医療経済効果が得られたのは，単にフッ化物洗口による直接の効果だけではなく，事業の浸透による教育効果や，歯周病予防教室におけるブラッシング指導，栄養指導により，子どもたちやその家族の歯の健康に対する認知の向上につながったためと考えられた．また，町の行政がこの事業を実施したことを契機に，学校から歯科保健以外の健康問題についても相談を受けるようになるなど，学校と地域の連携強化にも貢献した実績がある．

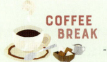

フッ化物洗口の6歳未満児への考え方

　2017年8月にFDI〈世界歯科連盟〉マドリード大会で採択公表されたFDI声明文「Promoting Oral Health Through Fluoride」において，水道水フロリデーションをはじめとする種々のフッ化物応用を推奨することが示されました．特にフッ化物洗口については，これまで「6歳未満の子どもには推奨されない」としてきた見解を，"……… taking in account each country guidelines."，つまり「各国のガイドラインに基づいて」との記述に訂正され，わが国において就学前の4，5歳児でも安全かつ効率的にフッ化物洗口が実施できることを認めています．

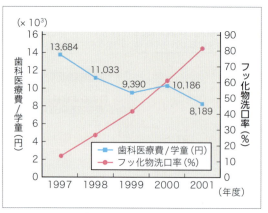

図Ⅲ-3-71　A町における国民健康保険加入児童1人あたりの歯科医療費とフッ化物洗口率の経年推移

4. フッ化物配合歯磨剤

1) フッ化物配合歯磨剤の特徴

　フッ化物配合歯磨剤は，一般的で最も簡単に入手できるセルフケア用のフッ化物応用法であり，世界的な応用実績も70年に達し，広範に普及している．

　Rugg-Gunnによれば，図Ⅲ-3-72に示したように，あらゆるフッ化物応用方法のなかでフッ化物配合歯磨剤の普及状況は最も高く，1990年時点では4億5千万人であったものが，10年後の2000年の推計では約3倍の15億人に達している．次に普及率の高い水道水フロリデーションが3億人であることから，フッ化物配合歯磨剤の利用者はほかのフッ化物利用者を圧倒しているといえる．確かに飲料水中へのフッ化物の添加に対しては，個人の選択権の問題などがクローズアップされ，コミュニティ単位の導入はなかなか進まないのが現状である．これに対して，歯磨き習慣が広く普及している今日では，歯磨剤が歯へのフッ化物供給の最も主要な手段であることは周知の事実である．

2) フッ化物配合歯磨剤の見分け方

　歯磨剤には，化粧品，医薬品，医薬部外品があるが，フッ化物が配合されているものは医薬部外品に指定されており，成分表示の薬用成分の欄に，下記の3種類のいずれかが表示されている（図Ⅲ-3-73）．

フッ化ナトリウム〈Sodium fluoride：NaF〉
モノフルオロリン酸ナトリウム
　〈Sodium monofluorophosphate：MFP：Na_2PO_3F〉
フッ化第一スズ〈Stannous fluoride：SnF_2〉

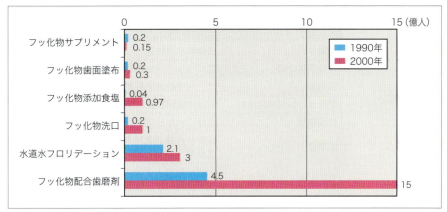

図Ⅲ-3-72　世界におけるフッ化物応用の利用人口

(Rugg-Gunn A, 2001.[6])

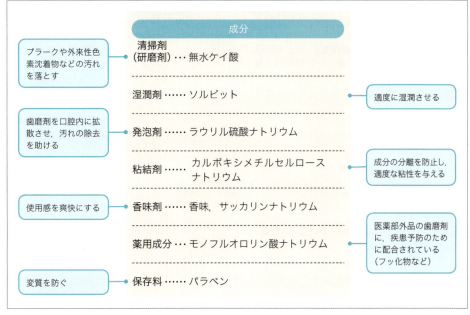

図Ⅲ-3-73　歯磨剤の成分表示の例

3）フッ化物配合歯磨剤の新しい応用方法と考え方

　フッ化物配合歯磨剤は，家庭や職場でのセルフケアによるう蝕予防手段として，欧米の先進諸国では1970年代から80年代にかけて急速に普及し，小児う蝕の急激な減少をもたらしたことが高く評価されている．その結果，歯磨剤に対する考え方も，表Ⅲ-3-25 のようにこれまでの「歯磨き補助剤」から，未成熟な歯に対応した「積極的な予防剤」へと変化してきている．欧米各国でのフッ化物配合歯磨剤の市場占有率は95％以上で，それらの国々でのう蝕減少への貢献度はきわめて高いといえる．わが国においても新しい考え方を提示し，フッ化物配合歯磨剤の年齢別応用量を表Ⅲ-3-26 のように示した．

表Ⅲ-3-25　フッ化物配合歯磨剤の新しい考え方

変更点	現在・未来	従来
位置づけ	積極的な予防剤	歯磨きの補助剤
う蝕予防効果	歯ブラシ＜フッ化物配合歯磨剤	歯ブラシ＞フッ化物配合歯磨剤
応用法	フッ化物配合歯磨剤の応用	ブラッシングテクニック重視
ブラッシング開始年齢	乳歯の萌出直後（0～1歳）	うがい可能な年齢
使用年齢	生涯にわたって	小児期（永久歯の萌出終了まで）
応用量	0歳から成人まで年齢に即した応用量	特に規定なし
フッ化物イオン濃度	0歳から成人まで年齢に即したフッ化物イオン濃度	特に規定なし
ブラッシング後のうがい	5～15 mLの水で1回のみ	歯磨剤が口腔から消失するまで何回も

表Ⅲ-3-26　フッ化物配合歯磨剤の年齢別応用量，フッ化物イオン濃度および洗口・その他の注意事項

年齢	使用量	フッ化物イオン濃度	洗口・その他の注意事項
6カ月（歯の萌出）～2歳	切った子どもの爪程度の少量	500 ppm（フォーム状歯磨剤であれば1,000 ppm）	・仕上げ磨き時に保護者が行う
3～5歳	5 mm程度	500 ppm（フォーム状またはモノフルオロリン酸ナトリウム〈MFP〉歯磨剤であれば1,000 ppm）	・就寝前が効果的 ・歯磨き後5～10 mLの水で1回のみ洗口
6～14歳	1 cm程度	1,000 ppm	・就寝前が効果的 ・歯磨き後10～15 mLの水で1回のみ洗口
15歳以上	2 cm程度	1,000～1,500 ppm	・就寝前が効果的 ・歯磨き後10～15 mLの水で1回のみ洗口

(日本口腔衛生学会フッ化物応用委員会編，2017.[5])

4）1,500 ppmのフッ化物配合歯磨剤の承認

　厚生労働省は，2017年3月17日付でフッ化物イオン濃度1,000～1,500 ppmのフッ化物配合歯磨剤を，日本で初めて医薬部外品として承認した．また，厚生労働省通知には，使用に関して下記の事項が付記された．

1. 使用上の注意として，以下の事項を直接の容器等に記載すること．ただし，十分な記載スペースがない場合には，(2)の記載を省略してもやむをえないこと．
   (1) 6歳未満の子どもには使用を控える旨
   (2) 6歳未満の子どもの手の届かない所に保管する旨
2. また，フッ化物のフッ素としての配合濃度を直接の容器に記載すること．ただし，1. の記載と別の記載箇所であっても差し支えないこと．

5）フッ化物配合歯磨剤の効果的な使い方

(1) フッ化物配合歯磨剤の年齢別応用量，フッ化物イオン濃度

　これまで報告された知見に基づくフッ化物配合歯磨剤の年齢別応用量のフッ化物イオン濃度および洗口およびその他の注意事項の詳細については，表Ⅲ-3-26 に示す．

　6カ月（歯の萌出時）から2歳までの応用について，スウェーデンではこれまでの生後6カ月からのフッ化物サプリメントの服用に替えて，500 ppm のフッ化物配合歯磨剤の使用を推奨しはじめたところである．米国では，早い時期からのフッ化物配合歯磨剤の使用は"very mild"の歯のフッ素症を伴うことが報告され，乳幼児期の子どもの場合は使用した歯磨剤をうっかり嚥下してしまっていることを裏づけている．しかし，WHO のテクニカルレポートでは，歯のフッ素症は"very mild"程度までに限局されており，審美的にも問題となるような程度ではないとして，水道水や食塩へのフッ化物添加の有無に関わらず，フッ化物配合歯磨剤の使用を地域レベルで引き続き推進していくべきであると明確に表現している．

　全身応用の全くないわが国においても，歯の萌出直後からの低濃度（500 ppm）フッ化物配合歯磨剤の応用が積極的に推奨されるべきである．ただし，500 ppm 未満の濃度のフッ化物配合歯磨剤には，う蝕の予防効果が認められていない．

(2) 推奨される効果的な使用方法

　フッ化物配合歯磨剤のう蝕予防メカニズムは，歯磨き終了後に歯面，プラーク，粘膜および唾液などの口腔環境に保持されたフッ化物イオンによる再石灰化と酸産生抑制効果であるといわれている．しかし，その効果はフッ化物の応用量，作用時間，洗口回数ならびに方法などによって大きく左右される．推奨される効果的な使用方法を図Ⅲ-3-74 に示す．

(3) ダブルブラッシング（2回磨き）のすすめ

　1回目はプラークなどの除去，2回目はフッ化物応用を目的とした歯磨き方法として，ダブルブラッシングが有効である．したがって，2回目に使用する歯磨剤は，清掃剤（研磨剤）や発泡剤といった基本成分は必要とせず，配合フッ化物が口腔内に広がりやすいものがよく，歯科医院専用のフォーム状またはジェル状の歯磨剤が適している．また，2回目のときに使う歯ブラシは，あくまでもフッ化物を口腔に運んで供給するための道具である．2回目磨き後は水でうがいはせず，口腔内の歯

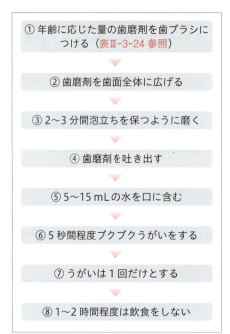

図Ⅲ-3-74 推奨される効果的なフッ化物配合歯磨剤の使用方法

表Ⅲ-3-27 わが国の歯磨剤に使用されているフッ化物の種類

NaF	フッ化ナトリウム〈Sodium fluoride, NaF〉 ・歯磨剤の薬用成分として最もスタンダード. ・小児から高齢者まで幅広く使用されている.
MFP	モノフルオロリン酸ナトリウム〈Sodium monofluophosphate, Na$_2$PO$_3$F〉 ・フッ素がイオン化しにくく血中に入り込みにくいため,ほかの2種より毒性が低いといえる. ・3～5歳で「MFP歯磨剤であれば1,000 ppmを利用可能」としているのは,これが理由.
SnF$_2$	フッ化第一スズ〈Stannous fluoride, SnF$_2$〉 ・唾液やプラーク中の *mutans streptococci* のレベルが高い人に効果がある. ・ただしSnF$_2$歯磨剤はすべてジェルタイプで,研磨剤が入っていないため着色が起こる. ・まずペースト状の歯磨剤で磨いた後に,SnF$_2$歯磨剤で磨く「ダブルブラッシング」をすすめる.

磨剤を吐き出すだけにするとよい.

(4) う蝕リスクに応じたフッ化物配合歯磨剤の応用

わが国において市販されているフッ化物配合歯磨剤には,現在3種類のフッ化物が使用されているが(表Ⅲ-3-27),この3種類のフッ化物をう蝕リスクの内容と程度によって使い分けができれば,う蝕予防効果はさらに上がることになる.以下にその一部を示す.

① ミュータンスレンサ球菌〈*mutans streptococci*〉のレベルが高ければ,フッ化第一スズ配合歯磨剤の応用効果が高い.
　➡ スズイオンの抗菌作用による.

🔗 Link
4学会合同のフッ化物配合歯磨剤の推奨される利用方法
『保健生態学』
p.180

②フッ化物イオン濃度が1,000 ppmを超える歯磨剤の使用は，6歳未満の小児には適さないことが示されているが，*Lactbacilli*のレベルが高い，または多数歯う蝕を有するなどの6歳未満のハイリスク児には，1,000 ppmの==モノフルオロリン酸ナトリウム==配合歯磨剤の日常使用を推奨する．

CLINICAL POINT　4学会合同のフッ化物配合歯磨剤の推奨される利用方法*

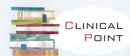

2023年1月1日に歯科医学会関連「4学会合同のフッ化物配合歯磨剤の推奨される利用方法」が示されました（表）．しかし，この利用方法に関しては，低年齢児の応用法における1日の利用回数と歯のフッ素症の発現や予防効果などについて，研究者や専門家の間でも疑義を呈する意見があります．

表　う蝕予防のためのフッ化物配合歯磨剤の推奨される利用方法

年齢	使用量（※1）	フッ化物濃度（※2）	使用方法
歯が生えてから2歳	米粒程度 （1～2 mm程度）	900～1,000 ppmF	・フッ化物配合歯磨剤を利用した歯みがきを，就寝前を含め1日2回行う． ・900～1000 ppmFの歯磨剤をごく少量使用する．歯みがきの後にティッシュなどで歯磨剤を軽く拭き取ってもよい． ・歯磨剤は子どもの手が届かない所に保管する． ・歯みがきについて歯科医師等の指導を受ける．
3～5歳	グリーンピース程度 （5 mm程度）	900～1,000 ppmF	・フッ化物配合歯磨剤を利用した歯みがきを，就寝前を含め1日2回行う． ・歯みがきの後は，歯磨剤を軽くはき出す．うがいをする場合は少量の水で1回のみとする． ・こどもが歯ブラシに適切な量の歯磨剤をつけられない場合は，保護者が歯磨剤をつける．
6歳～成人（高齢者を含む）	歯ブラシ全体 （1.5 cm～2 cm程度）	1,400～1,500 ppmF	・フッ化物配合歯磨剤を利用した歯みがきを，就寝前を含め1日2回行う． ・歯みがきの後は，歯磨剤を軽くはき出す．うがいをする場合は少量の水で1回のみとする． ・チタン製歯科材料（インプラントなど）が使用されていても，自分の歯がある場合はフッ化物配合歯磨剤を使用する．

- 乳歯が生え始めたら，ガーゼやコットンを使ってお口のケアの練習を始める．歯ブラシに慣れてきたら，歯ブラシを用いた保護者による歯みがきを開始する．
- 子どもが誤って歯磨剤のチューブごと食べるなど大量に飲み込まないように注意する．
- 要介護者で嚥下障害を認める場合，ブラッシング時に唾液や歯磨剤を誤嚥する可能性もあるので，ガーゼ等による吸水や吸引器を併用するのもよい．また，歯磨剤のために食渣等の視認性が低下するような場合は，除去してからブラッシングを行う．またブラッシングの回数も状況に応じて考慮する．
- 水道水フロリデーションなどのフッ化物全身応用が利用できない日本では，歯磨剤に加えフッ化物洗口やフッ化物歯面塗布の組合せも重要である．
- どの年齢でも，歯みがきについて歯科医師等の指導を受けるのが望ましい．

※1：写真の歯ブラシの植毛部の長さは約2 cmである．
※2：歯科医師の指示によりう蝕のリスクが高いこどもに対して，1,000 ppmFを超える高濃度のフッ化物配合歯磨剤を使用することもある．

（日本口腔衛生学会・日本小児歯科学会・日本歯科保存学会・日本老年歯科医学会，2023．[7]）

➡ モノフルオロリン酸ナトリウムは，フッ化ナトリウムやフッ化第一スズに比べて毒性が低いので，低年齢児でも安心して使用できる．

③ 6歳以降15歳までの学齢期には，一般にフッ化物イオン濃度1,000 ppmの歯磨剤をすすめるが，歯科医師の判断により，う蝕リスクの高い者には高濃度のフッ化物配合歯磨剤（1,000～1,500 ppm）をすすめる場合もある．

④ 唾液の分泌速度や緩衝能の低下がある高齢者には，口腔乾燥と服用薬剤の問題が指摘されるとともに，高濃度のフッ化ナトリウム配合歯磨剤（1,000～1,500 ppm）をすすめる．

➡ フッ化第一スズは，メーカーからの申請がないので，1,000 ppmを超える歯磨剤が販売されていない．

6）フッ化物応用の注意点—チタン，ポーセレン，コンポジットレジン—

チタンインプラント，ポーセレンジャケットクラウン，コンポジットレジンなどは，高濃度で酸性化したフッ化物の応用（フッ化物歯面塗布〈APF〉溶液・ゲルやフッ化物バーニッシュ）による変色や劣化を考慮しなければならない．歯科医療の専門家としては，このような歯科材料を口腔内に有する患者への対応について，適切な方法を考える必要がある．

しかし，チタンとフッ化物配合歯磨剤に関しては，日本口腔衛生学会が近年報告された学術論文32編を分析した結果，フッ化物配合歯磨剤にはインプラントの劣化やインプラント周囲炎を起こす恐れがないことを，見解として学会ホームページに公表（2015年5月）している．

7）フッ化物配合歯磨剤の効果

（1）フッ化物イオン濃度とう蝕予防効果

フッ化物配合歯磨剤のう蝕予防効果は，フッ化物イオン濃度に依存しているため，1,000 ppm以上のフッ化物イオン濃度では，500 ppm高くなるごとに6%のう蝕予防効果の上昇がみられる．

（2）根面う蝕に対する効果

これまでは，フッ化物配合歯磨剤の応用は，乳幼児期と学齢期の小児に対するう蝕予防が主であり，成人の根面う蝕に対する予防効果の情報は皆無だったが，JensenとKohoutは54歳以上の成人810名を対象とした，1,100 ppmのフッ化物配合歯磨剤に関する1年間の研究で，67%の根面う蝕の予防効果を示し，このう蝕抑制率は歯冠部の41%より優れた効果であったことを報告している．さらにBaysanら，北村ら，加藤らも根面う蝕に対する予防効果を報告しており，フッ化物配合歯磨剤の使用が乳幼児期から高齢期まで生涯を通して有効であることを示唆している．

（3）わが国において期待されるフッ化物配合歯磨剤の普及

わが国でフッ化物配合歯磨剤の市販が開始されたのは1948年で，世界的にみて最も早い時期であったが，その後は普及せず1980年代まで市場占有率が10%程度

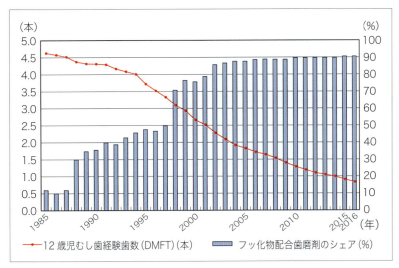

図Ⅲ-3-75　わが国のフッ化物配合歯磨剤の市場占有率と 12 歳児の DMFT 指数
(ライオン歯科衛生研究所[8])

フッ化物配合歯磨剤市場占有率（シェア）の算定値：1985〜1994 年は公益財団法人ライオン歯科衛生研究所調べ，1995〜2016 年はライオン調べ，フッ化物配合歯磨剤はライオン定義による．

で推移し，欧米先進諸国に比べて市場占有率の上昇は 20 年の遅れをとってしまった．市場占有率は 1980 年代後半にかけては 30％を超すまでに増加し，2010 年には 90％に上昇し，2015 年には 91％になった（図Ⅲ-3-75）．

しかし，1990 年代から 12 歳児の DMFT 指数の減少が急激に進み，この要因をブラッシング習慣の定着に求めたり，キシリトールなど砂糖の代用糖によるものとしたり，果ては結核のように栄養状態や社会環境などによるものだとする見解も現れた．図Ⅲ-3-75 は 1985 年から現在までのフッ化物配合歯磨剤の市場占有率と学校保健統計による 12 歳児の DMFT 指数を示したものである．フッ化物配合歯磨剤の普及と DMFT 指数は反比例して推移していることがわかる．

5. フッ化物の毒性と急性中毒への対応

フッ化物の量を誤って応用した場合は，過剰摂取となり，短時間に急性の中毒症状が現れる．さらに高濃度のものを長期間摂取した場合は，慢性中毒として硬組織に関する疾患（歯のフッ素症，骨硬化症）を発症し，腎臓や甲状腺に障害が現れたり，発育抑制がみられる*．

Link
フッ化物イオン濃度とその影響
『保健生態学』
p.163-168

1) 急性中毒

一度に多量のフッ化物を摂取した場合に生じる．う蝕予防処置でフッ化物を用いる場合に注意しなければならないのは，急性中毒である．

表Ⅲ-3-28 フッ化物急性中毒の対処法

フッ化物摂取量（mgF/kg）	対処法
5 mgF/kg（体重）以下の場合	胃洗浄の必要はなく，経口でカルシウム剤（牛乳でもよい）を与え，数時間観察する．
5 mgF/kg（体重）以上の場合	胃の内容物を吐き出させるか胃洗浄，経口で牛乳，5%グルコン酸カルシウム液，5%乳酸カルシウム液を与え，入院させて経過を観察する．
15 mgF/kg（体重）以上の場合	ただちに入院させ，心電図を観察しながら救急処置を行う．胃洗浄，10 mL の10%グルコン酸カルシウム液静注をゆっくり行う．ショック症状に注意し，必要があればグルコン酸カルシウムの静注を追加する．尿の排泄にも注意し，必要であれば利尿剤を投与する．

(フッ化物応用研究会編，2007.[9])

(1) 悪心・嘔吐発現フッ化物イオン量（最小中毒量）

フッ化ナトリウム〈NaF〉として 4 mg/kg（体重），F として 2 mg/kg（体重）．

(2) 見込み中毒量（おそらく中毒を起こすであろうと考えられる量）

NaF として 11 mg/kg（体重），F として 5 mg/kg（体重）．この量を超えると医師の処置が必要である．

(3) 致死量

NaF として 71〜143 mg/kg（体重），F として 45 mg/kg（体重）．

(4) 症状

軽い急性中毒の場合は悪心，嘔吐，流涎がみられるが，数時間後には消失する．さらに症状が進むと腹痛や下痢も発現する．重篤になると全身筋の脱力感や虚脱などが発現し，麻痺または痙攣，そしてひきつけや失神から呼吸困難に陥り，死に至る．

(5) 急性中毒が生じた場合の処置

安全性に配慮していれば，急性中毒が生じることはない．万が一誤飲して急性中毒が生じたときの処置は次のように行う．

①症状がフッ化物によるものか，使用量をチェックする．

②症状が悪心・嘔吐の場合は主治医の指示に従う．

③症状が痙攣の場合は主治医の指示に従う（内科医との連携が必要）．

Bayless らは，フッ化物摂取量の面からの対処として，表Ⅲ-3-28 のように述べている．

2) 悪心・嘔吐発現フッ化物溶液量の算出法

悪心・嘔吐が生じる可能性があるフッ化物量（悪心・嘔吐発現フッ化物溶液量）を算出することは，誤飲や偶発事故などの予防に重要である．悪心・嘔吐発現フッ化物溶液量は，次の順で算出する．

①幼児の悪心・嘔吐発現フッ化物イオン（F）量

②悪心・嘔吐発現フッ化物溶液量

★フッ化物の急性中毒に関する例題

3歳児（体重15 kgとする）に2%フッ化ナトリウム（NaF）溶液（またはリン酸酸性フッ化ナトリウム溶液：APF溶液第2法）を用いて局所塗布を行う際, 誤飲して悪心・嘔吐が生じる可能性がある溶液量および綿球数を求めよ.

算出例1：

① 幼児の悪心・嘔吐発現F（フッ化物イオン）量

幼児の体重は15 kg, 悪心・嘔吐発現量はFとして2 mg/kg（体重）なので

2 mg×15 kg＝30 mg

② 悪心・嘔吐発現フッ化物溶液量

2%NaF溶液100 mL中, NaFは100 mL中の2%すなわち2 gとなる.

NaFの分子量：42（内訳：Na：23, F：19）.

NaF中のFの割合：$\dfrac{19}{23+19}=0.45=45\%$

NaF 2 g中の45%がフッ化物イオン（F）の量であり, NaF 2 gに含まれているフッ化物量は0.9 g（900 mg）である.

NaF溶液100 mL中のF量は900 mgとなる.

100 mL：900 mg＝XmL：30 mg

$\dfrac{X}{100}=\dfrac{30}{900}$

$X=\dfrac{30}{900}\times100$

X＝3.3 mL

③ 悪心・嘔吐発現フッ化物溶液量に相当する綿球数

（直径約5 mmの綿球は0.1 mLの溶液を含むとする）

3.3 mL÷0.1 mL＝33個

算出例2：

① 幼児の悪心・嘔吐発現フッ化物イオン（F）量

幼児の体重は15 kg, 悪心・嘔吐はFとして2 mg/kg（体重）なので

2 mg×15 kg＝30 mg

② 悪心・嘔吐発現フッ化物溶液量

2% NaF溶液はフッ化物イオン（F）濃度が9,000 ppm（0.9%）である.

9,000 ppmとは, 1 mL中に9 mg Fが含まれているということである.

つまり, 100 mLでは900 mgとなる.

100 mL：900 mg＝XmL：30 mg

$$\frac{X}{100} = \frac{30}{900}$$

$$X = \frac{30}{900} \times 100$$

$$X = 3.3 \ mL$$

③ 悪心・嘔吐発現フッ化物溶液量に相当する綿球数

（直径約 5 mm の綿球は 0.1 mL の溶液を含むとする）

3.3 mL ÷ 0.1 mL = 33 個

※リン酸酸性フッ化ナトリウム溶液（APF 溶液第 2 法）でもフッ化物イオン（F）濃度は同じなので算出法は同じである．

算出例 3：簡便法

使用フッ化物		フッ化物イオン濃度(ppm(%))	悪心・嘔吐発現量に相当するフッ化物溶液量（mL）	（例）体重 15 kg の幼児
局所塗布	2%フッ化ナトリウム溶液またはリン酸酸性フッ化ナトリウム溶液	9,000(0.9)	体重（kg）÷4.5	15（kg）÷4.5 = 3.3 mL
	リン酸酸性フッ化ナトリウム溶液	12,300(1.23)	体重（kg）÷6.15	15（kg）÷6.15 = 2.4 mL
洗口	0.2%フッ化ナトリウム溶液	900(0.09)	体重（kg）×2.2	15（kg）×2.2 = 33 mL
	0.1%フッ化ナトリウム溶液	450(0.045)	体重（kg）×4.4	15（kg）×4.4 = 66 mL
	0.05%フッ化ナトリウム溶液	225(0.0225)	体重（kg）×8.9	15（kg）×8.9 = 133.5 mL

---

③ 悪心・嘔吐発現フッ化物溶液量に相当する綿球数

3) 慢性中毒

　ある濃度以上のフッ化物を長期にわたって過剰に摂取した場合に生じる．2 ppm 以上のフッ化物で歯のフッ素症（斑状歯）が生じ，また約 8 ppm を超えると骨硬化症や骨多孔症（骨のフッ素症）が生じる．そして約 50 ppm で甲状腺に変化がみられ，約 125 ppm で腎障害を起こす．

6. ライフステージ別のフッ化物局所応用

　う蝕のエコロジー（生態系）は，乳幼児から学齢期，成人期，さらには高齢期へと大きな変遷の過程を経るので，それぞれのライフステージごとに発生するう蝕の種類が異なる．乳幼児期では乳歯う蝕が問題となり，学齢期では徐々に永久歯う蝕

表Ⅲ-3-29　ライフステージ別のフッ化物応用

齢	う蝕リスク	プロフェッショナルケア	セルフケア	コミュニティケア
0～2歳	低・高	フッ化物歯面塗布（APF, 9,000 ppm）	(NaF)歯磨剤（500 ppm） フォーム（泡）歯磨剤（1,000 ppm）	フッ化物歯面塗布（APF, 9,000 ppm）
3～5歳	低	フッ化物歯面塗布（APF, 9,000 ppm） フッ化物徐放性シーラント	(NaF)歯磨剤（500 ppm） フッ化物洗口（225～250 ppm）（4歳以上） (MFP)歯磨剤（1,000 ppm） フォーム（泡）歯磨剤（1,000 ppm）	フッ化物洗口（保育園・幼稚園，（4歳以上）225～250 ppm/毎日法） フッ化物歯面塗布（APF, 9,000 ppm）
	高	フッ化物バーニッシュ（22,600 ppm）	(SnF₂)歯磨剤（1,000 ppm） フッ化物添加フロス	
6～14歳	低	フッ化物歯面塗布（APF, 9,000 ppm） フッ化物徐放性シーラント	(NaF)歯磨剤（1,000 ppm） (MFP)歯磨剤（1,000 ppm） フォーム（泡）歯磨剤（1,000 ppm） フッ化物洗口（225～250 ppm）	フッ化物洗口（小中学校，225～450 ppm/毎日法） フッ化物洗口（小中学校，900 ppm/週1回法） フッ化物歯面塗布（APF, 9,000 ppm） フッ化物配合歯磨剤（1,000 ppm）
	高	フッ化物バーニッシュ（22,600 ppm）	(NaF)歯磨剤（1,000～1,500 ppm） (MFP)歯磨剤（1,000～1,500 ppm） (SnF₂)歯磨剤（1,000 ppm） フッ化物添加フロス フッ化物洗口（450 ppm）	
15歳～成人	低	フッ化物歯面塗布（9,000 ppm）	(NaF)歯磨剤（1,000～1,500 ppm） (MFP)歯磨剤（1,000～1,500 ppm） フォーム（泡）歯磨剤（1,000～1,500 ppm） フッ化物洗口（225～250 ppm）	フッ化物洗口（学校，900 ppm/週1回法） フッ化物洗口（職場，225～450 ppm/毎日法）
	高	フッ化物バーニッシュ（22,600 ppm）	(SnF₂)歯磨剤（1,000 ppm） フッ化物＋抗菌剤配合歯磨剤（1,000～1,500 ppm） フッ化物添加フロス フッ化物洗口（450 ppm）	
中高年～老年者	低・高	フッ化物歯面塗布（9,000 ppm） フッ化物バーニッシュ（22,600 ppm）	(NaF)歯磨剤（1,000～1,500 ppm） (MFP)歯磨剤（1,000～1,500 ppm） (SnF₂)歯磨剤（1,000 ppm） フォーム（泡）歯磨剤（1,000～1,500 ppm） フッ化物＋抗菌剤（抗炎症剤）配合歯磨剤（1,000～1,500 ppm） フッ化物添加フロス 歯間ブラシ with フッ化物ジェル フッ化物洗口（225～450 ppm）	フッ化物洗口（職場・施設，450 ppm/毎日法） フッ化物配合歯磨剤（1,000～1,500 ppm）

(NaF)フッ化ナトリウム（Sodium fluoride, NaF）
(MFP)モノフルオロリン酸ナトリウム（Sodium monofluorophosphate, Na_2PO_3F）
(SnF₂)フッ化第一スズ（Stannous fluoride, SnF_2）
（　）内の数字はフッ化物イオン濃度を示す.

(眞木吉信，2023)

へと変化していく．さらに，成人期から高齢期にかけては，根面う蝕や二次う蝕が台頭してくるため，ライフステージごとの加齢変化に対応したフッ化物応用による予防手段とその組合せが必要となる.

表Ⅲ-3-29 はわが国の現実に即した0歳～高齢期までのライフステージに応じた

フッ化物の応用例を，プロフェッショナルケア，セルフケア，コミュニティケアの3つの場に分けて示したものである．0〜14歳までは，安全性と予防効果を考慮して，フッ化物イオン濃度や応用量など年齢に応じたフッ化物の使い分けが必要とされるが，エナメル質の形成も完了し体格も成人並みとなった15歳以上では，応用方法に大きな違いはない．特に根面う蝕の発生は成人期以降であるため，フッ化物応用の組合せによる歯のフッ素症，その他の慢性毒性の問題はなくなる．

また，わが国の場合は水道水フロリデーションやフッ化物添加食品，サプリメントなどの全身応用がないので，この点でも慢性毒性を考慮した使い方をする必要はない．

したがって，根面う蝕の予防の基本は，家庭でのセルフケアとしてのフッ化物配合歯磨剤（1,500 ppm）であり，これにプロフェッショナルケアの場における高濃度フッ化物イオン（22,600 ppm）を含有するフッ化物バーニッシュの定期的な応用（3週間〜1カ月間隔）を組み合わせ，職場などでは昼食後のフッ化物洗口を行えば，効率的に根面う蝕の予防と再石灰化によるリバーシブル（健康な状態に戻す）効果が得られる．

④ 小窩裂溝塡塞法

小窩裂溝塡塞法〈フィッシャーシーラント〉は，う蝕の予防プログラムの一環として臨床現場で応用されている（図Ⅲ-3-76）．萌出直後の幼若な臼歯の咬合面はう蝕になるリスクが高く，歯ブラシの届かない裂溝の奥深くまでう蝕病原細菌が生息しているため，この時期に小窩裂溝塡塞材で物理的に裂溝を封鎖し，う蝕の発生を予防することが重要である．

小窩裂溝塡塞法は，歯の萌出後間もない健全な乳歯および永久歯に効果的である．一部う蝕になりかかっている小窩裂溝も含まれるが，すでにう蝕になっている場合は適応ではない．

1．適応歯

主な適応歯を以下にあげる．
・臼歯咬合面の小窩裂溝
・臼歯頬側面の小窩・溝
・上顎前歯口蓋面の盲孔
・癒合歯の裂溝
・異常結節によって形成される裂溝
　また，臨床における適応歯の選択順位を表Ⅲ-3-30 に示す．

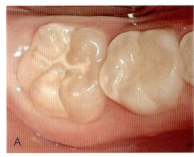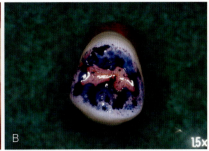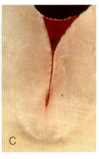

図Ⅲ-3-76 小窩裂溝塡塞の例
A：臼歯咬合面の小窩裂溝への塡塞
B：小臼歯咬合面への塡塞．透明色の小窩裂溝塡塞材を染色した様子．
C：小窩裂溝塡塞部の断面図
(A：北海道医療大学歯学部倉重圭史先生のご厚意による．B・C：眞木吉信先生のご厚意による)

表Ⅲ-3-30 臨床における適応歯の選択順序

① 萌出後の歯の年齢
　萌出後の歯の年齢の若い歯から塡塞する．
② 原則的にう蝕罹患傾向の高い歯から塡塞するが，下記の事項を考慮する．
　$\overline{6}\,\overline{7} > \underline{6}\,\underline{7} > \underline{2}$舌面小窩 $> \underline{4}\,\underline{5}$
③ 裂溝形態
　発病の危険のある裂溝形態なのか判断する．
④ 口腔衛生環境状態
　口腔衛生環境が不良ならば多くの歯に塡塞を行う．
⑤ 初期う蝕病変
　裂溝部に着色，白斑，sticky感などの初期う蝕病変が認められたら早期に塡塞を行う．
⑥ 無小柱エナメル質
　乳歯に塡塞する場合には無小柱エナメル質の存在を考慮する．
⑦ その他
　上顎側切歯の舌面小窩も塡塞の対象となる．
　時間，人手を考慮し，罹患傾向の高い歯から塡塞する．

(眞木吉信, 2011)

2. 小窩裂溝塡塞材

　現在応用されている小窩裂溝塡塞材はレジン系とセメント系に大別される．レジン系は歯質への接着力が強く耐摩耗性に優れ，セメント系はフッ化物イオンを放出し，簡易防湿も可能であるため，萌出途中のラバーダムがかけられない歯に応用できる．

　現在では多くの種類の小窩裂溝塡塞材が販売されており，使い方や特徴もさまざまである（表Ⅲ-3-31）．

　一般的には白色の小窩裂溝塡塞材が多く使用されている．塡塞した箇所が目視できるようピンクなどの有色のものもあるが，これらは乳歯に使用されることが多い．反対に，塡塞した箇所が目立たないように透明色のものもある（図Ⅲ-3-76B）．

表Ⅲ-3-31　主な小窩裂溝塡塞材の種類と特徴

	商品名	製造	重合型	色調	酸処理時間	特徴
レジン系	ティースメイトF-1 2.0	クラレノリタケデンタルモリタ	光重合	無色・赤色白色	40秒	・フッ化物イオン徐放性がある ・耐久性がある ・未切削エナメル質に対する接着力がある ・裂溝封鎖性が高い ・症例に応じた色調選択ができる ・冷蔵保存（2〜8℃） ・各種照射器対応で短時間に重合可能である
	ビューティーシーラント	松風		白色	酸処理なし	・ハイブリット型レジン系シーラント ・水洗不要なセルフエッチングプライマーを採用 ・簡便な術式により小児のチェアタイムを短縮（LED使用時） ・優れた封鎖性，接着性 ・フッ化物イオン徐放性がある ・常温暗所保管であるが，プライマーは冷蔵保管（1〜10℃） ・禁忌・禁止対象者あり
セメント系（グラスアイオノマーセメント）	フジⅢLC	ジーシー	光重合	白色（半透明）	酸処理なし	・長期間のフッ化物イオン徐放性がある ・歯面処理材（キャビティコンディショナー）の使用で高い接着力が得られる ・感水の心配が無用 ・流動性に優れている ・十分な操作時間がある
	フジⅢ		化学重合	ライトイエロー	酸処理なし	・長期間のフッ化物イオン徐放性がある ・優れた流動性がある ・十分な操作時間がある ・歯質を傷めずシーラント処理が短時間で完了する

(2024年10月現在)

3．術式

1）器具・薬剤の準備

　ラバーダム防湿用器材，コントラアングルハンドピース，ポリッシングブラシ，酸処理材（レジン系小窩裂溝塡塞材で必要な場合，混和皿，ディスポーザブルの小筆，フォルダ），小窩裂溝塡塞材（専用アプリケーター，ディスポーザブルブラシ），光照射器（光重合の場合），小綿球，咬合紙・咬合紙ホルダー，ホワイトポイント（図Ⅲ-3-78）．

2）レジン系小窩裂溝塡塞材の術式

（1）防湿

　レジン系小窩裂溝塡塞材を使用する場合は，必ずラバーダム防湿を行う．

（2）歯面の清掃

　プラークの介在によって小窩裂溝塡塞材の接着力が低下するため，小窩裂溝内の

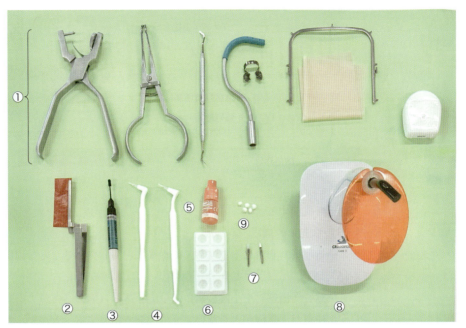

図Ⅲ-3-78　器具・薬剤の準備
①ラバーダム防湿用器材一式，②咬合紙・咬合紙ホルダー，③小窩裂溝塡塞材（専用アプリケーター），④ディスポーザブルの小筆（左：酸処理用，右：塡塞用），⑤酸処理材，⑥混和皿，⑦右：ホワイトポイント，左：ポリッシングブラシ，⑧光照射器，⑨小綿球

プラークを十分清掃する．清掃法には機械的清掃法と化学的清掃法がある．酸処理時間が長くなるためフッ化物を配合した清掃剤は使用しない．

❶ 機械的清掃法

注水下でコントラアングルハンドピースとポリッシングブラシを用いて清掃する．また，音波スケーラーや超音波スケーラーに専用のブラシや裂溝清掃用のチップをとりつけて，入念に清掃する方法もある．

❷ 化学的清掃法

裂溝深部の有機物を除去するため，必要に応じて次亜塩素酸ナトリウム溶液（またはゲル）や過酸化水素水などを用いる．薬液が漏出したり，飛散しないように慎重に行う．

(3) 水洗・乾燥

(4) 酸処理

一般的に30～50％のリン酸が用いられ，エナメル質の表層を10～30μm脱灰して凹凸をつくる（図Ⅲ-3-79）．各製品によって処理時間が異なるが，おおむね15～60秒で行う．乳歯の場合は無柱エナメル（プリズムレスエナメル）が多いので，酸処理時間を1.5倍程度に伸長する場合がある．なお，酸処理面は小窩裂溝に沿った必要最小限の脱灰面をつくるようにする．そのため，酸処理を行うときは慎重に行う必要がある．最近では酸処理の必要がないハイブリッド型レジン系小窩裂溝塡塞材があり，このタイプは歯質表面の脱灰を軽減するためセルフエッチングプライ

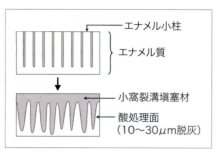
図Ⅲ-3-79 酸処理面

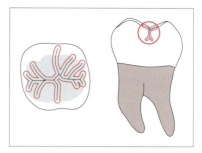
図Ⅲ-3-80 塡塞の範囲

マーを使用する.
(5) 水洗・乾燥
酸処理後,十分に水洗する.乾燥後は白濁していることを確認する.
(6) 塡塞
小窩裂溝塡塞材を小窩裂溝に適量流し込む(図Ⅲ-3-80).過剰に流し込まないように注意し,気泡が入らないように探針で誘導する.万が一,過剰に小窩裂溝塡塞材が流入した場合は小綿球で吸い取る.

なお,塡塞後にフッ化物歯面塗布を行うことが望ましい.
(7) 光照射
光照射器を用いて歯面に近づけ,90°の角度で照射する.この際,網膜保護のために遮光板を装着して行う.
(8) 小窩裂溝塡塞材の硬化確認
探針を用いて硬化の確認をする.
(9) 防湿の除去
ラバーダム防湿を一気に撤去する.
(10) 咬合状態の確認・調整
咬合紙,咬合紙ホルダーを用いて咬合の確認をする.咬合が高い場合はホワイトポイントで調整する.

3) セメント系小窩裂溝塡塞材の術式(光重合型)
(1) 防湿
ラバーダム防湿のほうが好ましいが,萌出途上でラバーダム防湿ができない場合には,ロールワッテを用いた簡易防湿を行う.唾液が侵入しないよう,頰側と舌側にロールワッテを置いて操作する.
(2) 歯面の清掃
レジン系小窩裂溝塡塞材に準ずる.
(3) 水洗・乾燥
簡易防湿の際は乾燥後,ロールワッテを交換する.

（4）小窩裂溝塡塞材の練和

　粉と液を計量し練和する．セメントを専用アプリケーターに入れる．

（5）塡塞

　アプリケーターで小窩裂溝に塡塞する．その際，気泡が入らないように注意する．

（6）光照射（化学重合の場合は必要なし）

（7）小窩裂溝塡塞材の硬化確認

（8）バーニッシュの塗布（光重合の場合は必要ないものもある）

　マイクロブラシにバーニッシュを浸し，小窩裂溝塡塞材に塗布後，エアで乾燥させる．

（9）防湿の除去

（10）咬合状態の確認・調整

4．器具・薬剤の取り扱いと管理方法

　器具・薬剤の取り扱いと管理方法については，通常の歯科材料と同様だが，特に留意すべきことを以下にあげる．

① 光重合型の小窩裂溝塡塞材を使用する場合，室内光でも硬化するため操作を手早く行う．

② エアで乾燥する際にオイルミストなどが残留していると，硬化の促進を阻害するため，事前に確認する．

③ アプリケーターやディスポーザブルの小筆などは，使用時の感染防止のため，患者間での交差使用は避ける．

④ 冷蔵保管のレジンの場合，室温に戻してから使用する製品もあるため，各社の取り扱い説明書で確認する．

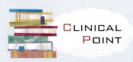

CLINICAL POINT　フッ化物イオンの徐放（リリース）とリチャージ

　近年，塡塞後も長期にフッ化物イオンの徐放（リリース）とリチャージできる小窩裂溝塡塞材も販売されています．

　リリース：小窩裂溝塡塞材からフッ化物イオンを口腔内へ徐放すること．

　リチャージ：フッ化物歯面塗布やフッ化物配合歯磨剤などを使用することにより，フッ化物イオンを小窩裂溝塡塞材に取り込むこと．

5. 小窩裂溝塡塞後の指導

　小窩裂溝塡塞後は，脱落の有無や口腔清掃状態を確認するため来院してもらうよう説明し，次回の予約を取る．

　破折や脱落があった場合は，段差により口腔清掃不良になりやすい．また，萌出後成熟していない深い裂溝が露出するため，う蝕になりやすい．そのため，再塡塞が必要であることから，すぐに来院してもらうように伝える．

　なお，小窩裂溝塡塞材を塡塞したからといってう蝕にならないわけではないことを説明し，3〜6カ月の間隔で定期的に歯科受診し，並行してフッ化物も塗布するよう促す．

6. 臨床における注意事項

① 対象者が小児であるため，チェアタイムを短くする．
② 塡塞部位に付着物や沈着物がある場合，脱落の原因となるため，歯面の清掃は念入りに行う．
③ 歯面の清掃の際は，研磨剤の粒子が裂溝に詰まらないように，研磨剤は使わないほうがよい．
④ 酸処理は製品ごとの適切な時間で行う．また，防湿下で唾液にさらされないようにする．
⑤ 酸処理後の水洗が不十分の場合，エナメル質の脱灰が続き，脱落の原因になるため，十分に水洗する．
⑥ 塡塞する際は探針を用いて裂溝内へ小窩裂溝塡塞材を確実に誘導し，気泡が入らないようにする．
⑦ 小窩裂溝塡塞材を過剰に流し込んだ場合，対合歯からの咬合負担がかかり，破折するおそれがあるため，過剰に流し込まない．
⑧ 小窩裂溝塡塞材の種類によっては発疹や皮膚炎などの症状が出る場合もあるため，事前に問診で，薬剤によるアレルギーがあるかどうかなどを聴取する．

参考文献

1) 小林明子監修：はじめてチェアサイドに立つときに役だつ 歯周治療独習ノート 患者さんの前で戸惑わないための14のステップ．クインテッセンス出版，東京，2010．
2) 村上伸也，申 基喆，齋藤 淳，山田 聡編：臨床歯周病学 第3版．医歯薬出版，東京，2020．
3) 五味一博：歯科衛生士が知っておきたい洗口剤の応用．日歯周誌，58(2)：86-90，2016．
4) Esther M. Wilkins著/遠藤圭子ほか監訳：ウィルキンス歯科衛生士の臨床 原著第11版．医歯薬出版，東京，2015．
5) 日本口腔衛生学会フッ化物応用委員会編：う蝕予防の実際 フッ化物局所応用実施マニュアル．社会保険研究所，東京，2017．
6) Rugg-Gunn A.Preventable-the enigma of dental caries.Brit Dent J 2001.
7) 日本口腔衛生学会・日本小児歯科学会・日本歯科保存学会・日本老年歯科医学会：う蝕予防

のためのフッ化物配合歯磨剤の推奨される利用方法【普及版】について. 2013.

8) ライオン歯科衛生研究所："フッ素配合歯みがき剤のシェアと12歳児のDMFT". https://www.lion-dent-health.or.jp/study/statistics/dmft.htm

9) 日本口腔衛生学会フッ化物応用研究会編：う蝕予防のためのフッ化物歯面塗布実施マニュアル. 社会保険研究所, 東京, 2007.

10) Pence SD, Chambers DA, van Tets IG, Wolf RC, Pfeiffer DC：Repetitive Coronal Polishing Yields Minimal Enamel Loss, J Dent Hyg, 85(4)：348-357, 2011.

11) Jill S. Nield-Gehrig：目で見るペリオドンタルインスルツルメンテーションⅣ　アドバンススキル　原著第6版. 医歯薬出版, 東京, 2010.

12) Prof. Axelsson D. D. S. ph. D本当のPMTCその意味と価値　臨床研究30年のエビデンスに基づいたプラークコントロールの効果とPMTCの応用　第1刷. 株式会社オーラルケア, 東京, 2009.

13) 坂井雅子ほか：エアスケーラー接続型ナイロンブラシがコンポジットレジン表面性状に及ぼす影響. 日本歯周病学会, 54(3)：257-264, 2012.

14) 三好作一郎編著：簡明　歯の解剖学. 医歯薬出版, 東京, 1996.

15) 赤井三千男編：歯の解剖学入門. 医歯薬出版, 東京, 2013.

16) 石原美樹：Q & A で悩み解消図解SRPテクニック. クインテッセンス出版, 東京, 2018.

17) 野村正子：歯科衛生士コーナー「SRPに使用する器具」, 日本歯周病学会誌, 56(4)：2014.

18) Jill S. Nield-Gehrig/吉田直美, 小森朋栄（監訳）：目で見るペリオドンタルインスツルメンテーション, 原著第6版, 医歯薬出版, 東京, 2010.

19) 加藤　熙編著：歯科衛生士のための最新歯周病学. 医歯薬出版, 東京, 2018.

20) 勝山　茂, 伊藤公一：ペリオドンタルインスツルメント. 医歯薬出版, 東京, 1994.

21) 加藤久子：かとうひさこのプロフェッショナルスケーリング・テクニック. 医歯薬出版, 東京, 2002.

22) Sherry Burns, R. D. H., M. S：シェリーバーンズのペリオ急行へようこそ. 医歯薬出版, 東京, 2004.

23) 雨宮ひろみ：私のシャープニング考. 歯科衛生士, 16(7)：26-35, 1992.

24) 樋口静一ほか：光反射を利用した歯石除去用スケーラーの切れ味評価方法. 精密工学会誌, 71(3)：369-373, 2005.

25) 佐藤昌美：ステップアップ歯科衛生士　ペリオに挑戦！　動画でわかるSRP. 医歯薬出版, 東京, 2019.

26) 川本　諒ほか：PMTCペーストに関する研究　疑似エナメル質及び修復物表面性状の変化とプラーク除去率について. 日本歯科保存学会雑誌, 59(5)：402-409, 2016.

27) Carlos JP, Gittelsohn AM. Longitudinal studies of the natural history of caries. II. A life-table study of caries incidence in the permanent teeth. Arch Oral Biol 1965, 10：739-751.

28) Averill HM et al. A 2-year comparison of three topical fluoride agents. J Am Dent Assoc, 74：996-1001, 1967.

29) Horowitz HS, Heifetz SB. Evaluation of topical applications of stannous fluoride to teeth of children born and reared in a fluoridated community：final report. J Dent Child, 36：355-361, 1969.

30) DePaola PF. Caries experience and fluoride uptake in children receiving semiannual prophylaxes with an acidulated phosphate fluoride paste. J Am Dent Assoc, 87：155-159, 1973.

31) Knutson JW, Armstrong WD. The effect of topically applied sodium fluoride on dental caries experience. Pub Health Rep, 58：1701-1715, 1943.

32) Brudevold F et al. A study of acidulated fluoride solutions. I. In vitro effects on enamel. Arch Oral Biol, 8：167-177, 1963.

33) Muhler JC, Van Huysen G. Solubility of enamel protected by sodium fluoride and other compounds. J Dent Res, 26；119-127, 1947.

34) 筒井昭仁, 八木　稔編：新フッ化物ではじめるむし歯予防. 医歯薬出版, 東京, 2019.

35) 須藤明子ほか：歯ブラシを用いたフッ化物ゲル歯面塗布法の口腔内残留フッ素量. 口腔衛生会誌, 42：387-392, 1992.

36) Koch G, Petersson LG. Caries preventive effect of a fluoride-containing varnish (Duraphat) after 1 year's study. Community Dent Oral Epidemiol, 3：262-266, 1975.

37) 眞木吉信訳閲（Helmut FM）：齲蝕予防方法としてのフッ化物バーニッシュの応用. ザ・クインテッセンス, 8：1529-1536, 1989.

38) Ripa LW. An evaluation of the use of professional (operator-applied) topical fluorides. J Dent Res, 69；786-796, 1990.

39) 日本口腔衛生学会フッ化物応用委員会編：フッ化物応用の科学第2版. 口腔保健協会, 東京, 2018.

40) 荒川浩久：特集　フッ化物応用 UPDATE！Chapter1　プロフェッショナルケアとしてのフッ化物歯面塗布．デンタルハイジーン，38(4)：383-388，2018.

41) 西田晃子ほか：フッ化物歯面塗布法に関する研究―塗布要領の再検討　第I報―．口腔衛生会誌，44：97-103，1994.

42) 西田晃子ほか：フッ化物歯面塗布法に関する研究―塗布要領の再検討　第II報―．口腔衛生会誌，44：277-285，1994.

43) 西田晃子ほか：フッ化物歯面塗布法に関する研究―塗布要領の再検討　第III報　in situ―．口腔衛生会誌，47：274-280，1997.

44) 清田義和ほか：フッ化物ゲル歯面塗布法（歯ブラシ・ゲル法）の乳歯う蝕予防効果．口腔衛生会誌，47：307-312，1997.

45) 眞木吉信，石塚洋一編著：エビデンスを臨床に！齲蝕予防マニュアル．デンタルハイジーン別冊，医歯薬出版，東京，2019.

46) 日本口腔衛生学会フッ化物応用研究会編：う蝕予防のためのフッ化物洗口実施マニュアル．社会保険研究所，東京，2003.

47) WHO Expert Committee on Oral Health Status and Fluoride Use. Fluorides and Oral Health. WHO Technical Report Series, 846：1-37, 1994.

48) 日本フッ化物むし歯予防協会：日本フッ化物むし歯予防協会通信．59，2017.

49) Sakuma S et al. Fluoride mouth rinsing proficiency of Japanese preschool-aged children. Int Dent J, 54：126-130, 2004.

50) 眞木吉信監修：フッ化物応用の手引き．東京都健康局，2003.

51) Rugg-Gunn A. Preventing the preventable-the enigma of dental caries. Brit Dent J, 191：478-88, 2001.

52) 厚生労働省："フッ化物を配合する薬用歯みがき類の使用上の注意について"．https://www.pmda.go.jp/files/000216954.pdf

53) WHO Expert Committee on Oral Health Status and Fluoride Use. Fluorides and oral health. WHO Technical Report Series, 846：26-33, 1994.

54) Sjögren K et al. Effect of a modified toothpaste technique on approximal caries in pre-school children. Caies Res, 29：435-441, 1995.

55) 日本口腔衛生学会フッ化物応用研究会編：う蝕予防のためのフッ化物配合歯磨剤応用マニュアル．社会保険研究所，東京，2006.

56) Keene HJ et al. Partial elimination of Streptococcus mutans from selected tooth surfaces after restoration of carious lesions and SnF_2 prophylaxis. J Am Dent Assoc, 93：382-383, 1976.

57) 相田　潤ほか：フッ化物配合歯磨剤はチタン製インプラント利用者のインプラント周囲炎のリスクとなるか．口腔衛生会誌，66：308-315，2016.

58) 眞木吉信：フッ化物配合歯磨剤とチタンインプラント周囲炎の関連性，日本口腔衛生学会の見解「チタンインプラント利用者にもフッ化物配合歯磨剤の利用を推奨する」．日本口腔インプラント会誌，30：174-181，2017.

59) Jensen ME, Kohout F. The effect of a fluoridated dentifrice on root and coronal caries in older adult population. J Am Dent Assoc, 117：829-832, 1988.

60) Baysan A et al. Reversal of primary root caries using dentifrices containing 5,000 and 1,100 ppm fluoride. Caries Res, 35：41-46, 2001.

61) 北村雅保ほか：歯根面う蝕の診査成績に関連する口腔保健行動の要因．口腔衛生会誌，44：376-377，1994.

62) 眞木吉信：フッ化物応用の科学と実際（その2）実際編．日歯医師会誌，56：1049-1064，2004.

63) 加藤まりほか：歯周メインテナンス患者の根面カリエス発生におよぼす因子の解明．日歯周誌，43：308-316，2001.

64) 眞木吉信：成人および老年者における歯根面う蝕の病因と疫学．日歯医師会誌，45：205-217，1992.

65) 眞木吉信ほか編著：歯根面う蝕の診断・治療・予防，医学情報社，東京，9-31，2004.

66) 眞木吉信：根面う蝕の予防．歯科医療，14：53-63，2000.

67) 中垣晴男ほか：歯科衛生士のための齲蝕予防処置法．医歯薬出版，東京，2016.

68) 高木裕三ほか：小児歯科学　第4版．医歯薬出版，東京，2011.

69) 新谷誠康編：小児歯科学クリニカルテキスト，永末書店，京都，1-7，2016.

70) 前田隆秀ほか：小児歯科学基礎・臨床実習　第2版．医歯薬出版，東京，2014.

71) 小沼美穂ほか：シーラントテクニックを再考する．デンタルハイジーン，22(8)，698-712，2002.

4章 歯科衛生介入としての歯科保健指導

到達目標

❶ 口腔健康管理を行うための歯科衛生介入計画を立案できる.
❷ 口腔衛生管理に関する清掃用具を説明できる.
❸ 歯磨剤,洗口液・洗口剤,義歯洗浄剤,義歯安定剤,保湿剤の特徴を説明できる.
❹ 口腔機能管理に関する指導ができる.
❺ 非感染性疾患〈NCDs〉の症例に合わせた歯科保健指導ができる.
❻ 禁煙指導・支援ができる.
❼ 食生活の指導ができる.
❽ ストレスマネジメントの指導ができる.

　口腔は消化管の入口であり,呼吸器官の入口でもある.全身臓器の中でも重要な役割をもち,口腔衛生の状態は歯科疾患だけではなく誤嚥性肺炎,循環障害など全身疾患の発症にも影響を及ぼす.また,摂食・嚥下・咀嚼,呼吸,発語などの口腔機能が健全であることは,生涯にわたる QOL の向上につながる.

　歯科衛生士は,歯科医師と協働で個人や集団の行動をより好ましい保健行動に変容させるために歯科保健指導を行う.地域包括ケアシステムの構築が必要とされるなか,多職種と連携しながら,口腔の健康支援を行うことも多くなっている.

　一方,歯科衛生介入で実施されたプロフェッショナルケアによる臨床的効果は,対象者のセルフケアや食習慣などの日常行動,定期歯科健診の継続により維持される.したがって歯科衛生介入としての歯科保健指導は,前章の歯科衛生介入としての歯科予防処置と相互に補完しており,歯科疾患の予防および口腔の健康状態の維持を通して人々の全身的な健康を支える.

　そのためには,歯科衛生アセスメントで得た情報を考慮しながら,歯科衛生診断に基づき,対象者の状態に適した口腔清掃用品の選択を行い,対象者やその介護者に操作方法,期待される結果などを計画的に教育し,歯科衛生上の問題が解決されたかを評価することが求められる.

1 口腔衛生管理に関わる指導

　口腔内を清潔に保つことは,生涯を通して口腔の健康を維持するための基本となる.歯科衛生士・歯科医師は,ブラッシング,歯間部清掃,機械的歯面清掃 (PTC,PMTC),口腔内洗浄,舌苔除去,歯石除去やフッ化物の応用など口腔清掃を含む口腔環境の改善などの**口腔衛生管理**を専門職として行う.また,対象者やその介護者

表Ⅲ-4-1 電動歯ブラシの種類と特徴

種類	動力	特徴	ブラッシング圧とストローク
高速運動電動歯ブラシ	電動	1分間に約2,000～10,000回の振動・反転でプラークを除去する.	軽いタッチストローク不要
音波歯ブラシ	リニア駆動	1分間に約30,000回の音波振動が発生する. 口腔内の水分により発生する液体流動力でプラークを除去する.	毛先が触る程度ストローク不要
超音波歯ブラシ	超音波発振素子	120万～160万Hzの超音波振動が発生してプラークを除去する.	軽いタッチストローク必要

に対して，健康な口腔を維持するための動機づけ，歯科保健指導を行う．

口腔衛生管理に使用する口腔清掃用具や歯科材料には多くの種類と用途がある．対象者の抱える問題解決に適した口腔清掃用具などの選択と指導を行うことで，口腔内の環境が整い，全身の健康へとつなげる．

1. ブラッシング

ブラッシングは，清潔で健康な状態の口腔を維持するために，日常行われる清掃手段である．歯ブラシと歯磨剤を併用し，歯面に付着したプラークや食物残渣などを除去する．また，色素沈着除去による審美的効果や口腔粘膜マッサージによる口腔機能訓練としても実施される．

1）歯ブラシ

歯ブラシは，口腔の清潔を維持するために，最も選択される口腔清掃用品である．

（1）歯ブラシの規格

歯ブラシの規格は「**日本産業規格〈JIS〉**」と「**国際標準化機構〈ISO〉**」によるものがある．清掃用品としての歯ブラシは，手用歯ブラシと電動歯ブラシに大別され，後者は振動数の違いにより，さらに高速運動電動歯ブラシ，音波歯ブラシ（音波振動式電動歯ブラシ），超音波歯ブラシの3種類に分類される（表Ⅲ-4-1）．

そのほか，歯ブラシに内蔵されたリチウム電池から$10\sim50\,\mu$A（マイクロアンペア）（100万分の10～50A）という超弱電流による細菌の歯面吸着を阻害する電子歯ブラシがある．

家庭用品品質表示法による歯ブラシの定義には，「通常生活で用いられる植毛されたものをいい，柄とブラシ毛から構成されているもの．電動式のもの及び使い捨て用等一時的に使用するものを除く」と規定されている．

（2）歯ブラシの構造

歯ブラシの構造は，ヘッド〈頭部〉，ネック〈頸部〉，ハンドル〈把柄部〉からなる（図Ⅲ-4-1）．

ヘッドは，歯ブラシの作業部分である．ヘッドの大きさは，対象者の歯列弓の大きさ，歯の萌出状況，清掃目的に合わせて設計されている．歯ブラシ毛の材質は，

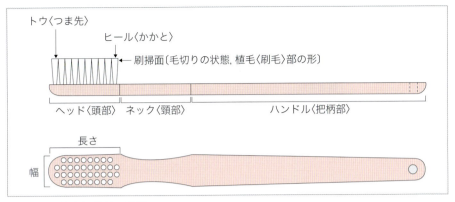

図Ⅲ-4-1 手用歯ブラシの構造

表Ⅲ-4-2 歯ブラシの毛先の形状と特徴および適応例

種類	ラウンド毛	テーパード毛	スーパーテーパード毛
形状			
特徴	先端の面積が大きいため歯面清掃効果が最も高い.	歯面の細かい溝や隣接面,歯肉溝内に毛先が届くよう毛先を加工している.清掃効率と細部到達性のバランスがとれている.	歯肉縁下のプラークコントロールに適する.細い毛先で歯間部へ挿入できる.清掃効率は低い.
適応例	歯肉の状態が安定しているがプラーク付着が多い.着色が気になる.	歯肉の健康を保つ.歯肉の炎症が軽度〜中等度.	歯肉の健康を保つ.歯肉の炎症が軽度〜中等度.

　天然毛と人工毛がある．人工毛には，合成材料毛の飽和ポリエステル樹脂〈PBT：ポリブチレンテレフタレート〉やナイロン毛などがある．毛先の処理方法によりラウンド毛，テーパード毛，スーパーテーパード毛などの形状がある（表Ⅲ-4-2）．歯ブラシ毛の形態*には，毛束の刈り込み形態により，平坦型，波型，ドーム型，多面型，傾斜型，歯科矯正用2段型などがあり，それぞれの口腔形態に合わせた清掃効率を高めるための工夫がなされている．平坦型は，直線に平切りされているため，口腔のすべての部位に到達しやすく，どのブラッシング方法にも適している．

　また，毛の硬さは，歯ブラシ毛の「太さ」「長さ」「植毛本数」により清掃効率や使用感に影響する（表Ⅲ-4-3）．歯ブラシ毛の硬さの表示を表Ⅲ-4-4に示す．

　ネックは，ヘッドとハンドルをつなぐ部分である．基本的な形態はストレートネックである．対象者の歯列弓や歯の傾斜，臼歯部への到達性を高めるためにロングネック，カーブネックを選択する場合もある（図Ⅲ-4-2）．

Link
歯ブラシ毛の形態
『歯科材料』
p.32-33

表Ⅲ-4-3　歯ブラシ毛の硬さに影響する要因

要因	影響
太さ（直径）	直径が小さいほど軟らかく，弾力性がある．
長さ	短い刷毛ほど硬く，柔軟性に欠ける．
植毛本数（1つの毛束における刷毛の数）	刷毛や毛束の密集度が増加すると，隣在する刷毛を支持するので，硬さが増加したように感じる．
刷毛の角度	傾斜した刷毛は，同じ長さで直径のまっすぐな刷毛に比べると，柔軟性が増加するが，硬さがなくなる．まっすぐな刷毛の毛先に加わる力とは同じにならない．

表Ⅲ-4-4　歯ブラシ毛の硬さと適応例

表示	硬さ	適応例と注意点・その他	
H	かため	・健康な歯肉 ・歯間空隙が大きい	・強く磨きすぎると歯肉退縮や歯肉の肥厚，歯の摩耗が生じることもある．
M	ふつう	・健康な歯肉	・毛先を細くしたものは，軟らかく感じる．
S	やわらかめ	・歯肉炎などにより歯肉からの出血がある場合 ・歯の数が少ない（粘膜面が多い）	・症状が改善されれば，段階を「ふつう」に代えていく． ・汚れをとるだけではなく，マッサージ効果も期待する．
SS	さらにやわらかめ		
US	非常にやわらかめ		

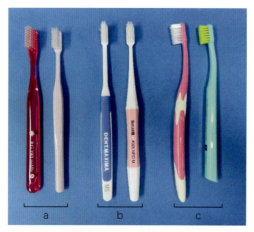

図Ⅲ-4-2　歯ブラシのネック形態
a：ストレートネック，b：ロングネック，c：カーブネック

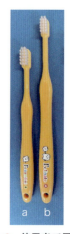

図Ⅲ-4-3　使用者で異なる乳歯列期用歯ブラシ
a：自分磨き用歯ブラシ，
b：仕上げ磨き専用歯ブラシ

　ネックの形態と長さは，ブラッシング圧の伝わり方に影響する．
　ハンドルは，ストレートハンドルが基本形態である．ブラッシングを容易に操作できるように安定して握れるラバーグリップのものもある．乳歯列期に使用する「自分磨き用歯ブラシ」「仕上げ磨き専用歯ブラシ」のように，歯列弓に合わせてヘッドは同じ大きさだが，ハンドルが使用者（保護者ら）に合わせて長いものもある（図Ⅲ-4-3）．

表Ⅲ-4-5　医薬品，医療機器等の品質，有効性及び安全性の確保等に関する
法律からみた歯磨剤の効能・効果

医薬部外品の歯磨剤（薬用歯磨剤）	化粧品の歯磨剤
歯周炎（歯槽膿漏）の予防	
歯肉（齦）炎の予防	
歯石の沈着を防ぐ	歯石の沈着を防ぐ
むし歯を防ぐ，または，むし歯の発生及び進行の予防	ムシ歯を防ぐ
口臭の防止	口臭を防ぐ
タバコのやに除去	歯のやにを取る
歯がしみるのを防ぐ	歯を白くする
歯を白くする	口中を浄化する
口中を浄化する	
口中を爽快にする	
〈その他厚生労働大臣の承認を受けた事項〉	
例：歯垢の沈着の予防及び除去	歯垢を除去する
出血を防ぐ	

(日本歯磨工業会編，2018.)[1]

（3）歯ブラシの管理

歯ブラシの管理は，使用後流水で根元までよく洗い，水分を切った後，風通しのよいところで保管する．コップの中に歯ブラシを立てて保管する場合は，歯ブラシのヘッドを上にして乾燥させる．歯ブラシの交換時期は，1カ月を目安にするが，毛先が広がる，歯ブラシの毛にコシがなくなるなどの状態になったら交換する．

歯ブラシには多種多様な製品がある．歯科衛生士は，対象者やその介助者が必要とする口腔内状態に導くため歯ブラシを選択し，期待できる結果および正しい使用法を教育する．

2）歯磨剤

🔗 Link
『保健生態学』
歯磨剤
p.137

歯磨剤*は，「医薬品，医療機器等の品質，有効性及び安全性の確保等に関する法律〈医薬品医療機器等法〉」に基づき，薬用成分が配合された「医薬品の歯磨剤」「医薬部外品の歯磨剤」と基本成分からできている「化粧品の歯磨剤」がある（表Ⅲ-4-5）．

剤型別には，基本成分である研磨剤の配合割合により，粉，潤製（湿り気のある粉），練り（ペースト状），液状（流動性のある液状粘性），液体に分類される．

6つの基本成分は，清掃剤（研磨剤），湿潤剤，発泡剤，粘結剤，香味剤，保存料で構成される．薬用成分には，フッ化物，抗炎症剤，殺菌剤，酵素などがある（表Ⅲ-4-6）．

現在販売されている歯磨剤は90％以上が医薬部外品である．フッ化物配合歯磨剤は，幼児から高齢者まで生涯を通じて使用されており，利用人口が多い．2017年3月に，フッ化物イオン濃度の上限を1,500 ppmとする医薬部外品の高濃度フッ化物配合歯磨剤の市販が厚生労働省により承認された．ただし，フッ化物イオン濃度が，1,000 ppmを超えるものには，容器への濃度表示と，「6歳未満の子どもへの

表Ⅲ-4-6　歯磨剤の成分による分類

	成分		作用
薬用成分	フッ化物，抗炎症剤，殺菌剤，酵素など		薬用成分の個別機能による効能効果を発揮する．
基本成分	清掃剤（研磨剤）	リン酸水素カルシウム，水酸化アルミニウム，無水ケイ酸，炭酸カルシウムなど	歯の表面を傷つけずに，歯垢やステインなど，歯の表面の汚れを落とす．
	湿潤剤	グリセリン，ソルビトールなど	歯磨剤に適度の湿り気と可塑性を与える．
	発泡剤	ラウリル硫酸ナトリウムなど	口中に歯磨剤を拡散させ，口中の汚れを洗浄する．
	粘結剤	カルボキシメチルセルロースナトリウム，アルギン酸ナトリウム，カラギーナンなど	粉体を液体成分に結合させ，保型性を与えたり，適度の粘性を与える．
	香味剤	サッカリンナトリウム，メントール，ミント類	香味の調和をはかる．爽快感と香りをつけ，歯磨剤を使いやすくする．
	保存料	パラベン類，安息香酸ナトリウムなど	歯磨剤の変質を防ぐ．
その他の成分	着色剤	法定色素など	歯磨剤の外観をととのえる．
	可溶化剤	ポリオキシエチレン硬化ヒマシ油など	油性成分を可溶化させる．
	溶剤	精製水，エタノールなど	

(日本歯磨工業会編，2018．)[1]

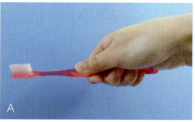 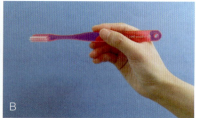

図Ⅲ-4-4　歯ブラシの持ち方
A：パームグリップ，B：ペングリップ

使用を控える」「6歳未満の子どもの手の届かない所に保管する」の注意表示が必要である．年齢別使用量などに留意して使用する（表Ⅲ-3-26，p.226参照）．

3）ブラッシングの方法
(1) 歯ブラシの持ち方

　歯ブラシの持ち方は，**パームグリップ**（掌握状）と**ペングリップ**（執筆状）がある（図Ⅲ-4-4）．

　パームグリップは，歯面を効率よく清掃でき，幼児や障害児者のセルフケアに適するが，ブラッシング圧が強くなり，歯間部や臼歯部，歯列不正のある部位の清掃効果は不十分であることも教育する．ブラッシング操作が安定しない幼児や，持ち

にくさが問題となる対象者へのセルフケアとして指導する．基本の持ち方は，ブラッシング圧や歯ブラシの毛先を適応させやすいペングリップが適する．

(2) 方法

ブラッシングは，2～3歯ずつ口腔内を一筆書きの要領で臼歯部から開始していくと磨き残しが少ない．歯ブラシを軽く持ち，ブラッシング圧をコントロールしながら行う．

ブラッシング時には歯磨剤を併用する．ブラッシング後は，薬効を期待するため，10～15 mLの水で1回のみの洗口が有効である．

ブラッシング方法には，「歯ブラシのわき腹を用いる方法」と「歯ブラシの毛先を用いる方法」がある（p.436，表付-2-1，2参照）．

これらの方法は，同じリスク状態を抱える集団への指導や口腔清掃習慣定着のために指導されてきた．ブラッシングの目的は同じであるが，現在では，一人ひとりの口腔健康状態を把握し，対象者のブラッシングスキルを考慮しながら，歯ブラシの選択と当て方および動かし方の個別指導が重要視されている．

2．その他の清掃方法

口腔には，構造的に歯ブラシによる清掃が困難な部位がある（表Ⅲ-4-7）．

さらに口腔機能（運動，咀嚼，嚥下）の低下や唾液分泌の減少が加わると，自浄作用が働かず，口腔の環境が悪化する．そのため，歯科衛生士は，対象者や介助者に対して歯ブラシ以外の清掃用品を選択し，正しい使用方法で積極的に実施するよう教育する．

1）デンタルフロス（図Ⅲ-4-5）

歯ブラシの毛先が届かない部位（歯間部，歯肉溝）には，プラーク・歯石が沈着しやすく炎症が容易に発現する．炎症は歯間乳頭部の発赤から始まる．乳頭部に炎症が起こると，炎症性細胞の増加と浮腫によって乳頭は腫脹し，**コル**＊の凹部はよ

＊コル
歯の接触点直下の歯肉をさします（p.19参照）．

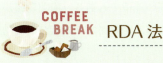
Link
『口腔解剖学・口腔組織発生学・口腔生理学』
p.163

COFFEE BREAK　RDA法

歯磨剤の研磨性の評価はRDA法〈Radioactive Dentine Abrasion〉で測定されます．RDA法とは，ヒトの抜去歯に中性子を放射しておき，研磨性試験機方法を用いて象牙質を研磨した際に生じる微量な摩耗成分の放射能を測定することにより，研磨性を評価する方法です．安全性を配慮して250以下が望ましいとされていますが，販売されているセルフケア用歯磨剤は80以下がほとんどです．「RDA60」など容器や外箱に数値が表示されているものもあります．

表Ⅲ-4-7　口腔清掃が困難な部位および清掃不良につながる口腔環境

清掃困難部位	歯間部	接触する歯の隣接面・歯間鼓形空隙が狭い・コル・コンタクトエリア
	歯頸部	辺縁歯肉・歯肉溝
	臼歯の咬合面	小窩裂溝
	最後臼歯	遠心部・歯肉弁
	孤立歯	多数歯欠損
	歯の位置異常	転位・傾斜・低位・高位・捻転・移転
	舌側面・口蓋側面	歯列弓内面
	舌背	舌正中溝・舌乳頭
口腔環境	萌出途上の歯	乳歯・永久歯の萌出時期
	矯正装置装着周囲	バンドの不適合，ブラケット周囲
	補綴装置装着周囲	クラウン・ブリッジ・有床義歯・インプラント装置装着周囲
	口腔外科手術後術部周辺	抜歯・炎症・外傷（歯・歯槽骨・顎骨・軟組織）など

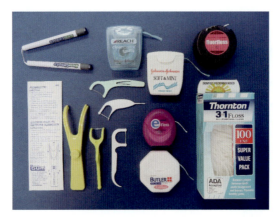

図Ⅲ-4-5　**各種デンタルフロス，ホルダー付きフロス，ホルダー**

り深くなる．炎症は歯頸部から歯根膜に及び，さらに歯槽骨の吸収とそれに伴い歯の動揺をきたしていく．

　通常のブラッシングでは，細菌の潜むコルの凹んだ中央部分に歯ブラシの毛先は届かない．

　また，歯の隣接面は，う蝕発生のリスクが最も高い部位でもある．歯間乳頭が歯間空隙を満たし，歯根面露出が認められない場合には，デンタルフロスが最も効果的である（図Ⅲ-4-6，表Ⅲ-4-8）．

　デンタルフロスは，30〜40 cm 程度の必要量を引き出し，カットして指に巻き付けて使用するものと，ホルダー付きフロスがある．素材はフィラメントを束ねて糸にしたものや，唾液に触れるとスポンジ状に膨らむもの，テープタイプなどがあり，表面をワックスでコーティングしたワックスタイプとコーティングしていないアンワックスタイプがある．ワックスタイプは，歯面へのワックス付着を避けるため，フッ化物などの薬物の塗布時には使用しない．歯間の形状と使用者の操作能力を考

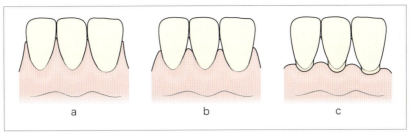

図Ⅲ-4-6 鼓形空隙の歯肉形態の種類
a：歯間乳頭が鼓形空隙を埋めている．
b：歯間乳頭にわずかな退縮から中程度の退縮がある．
c：歯間乳頭が大きく退縮している，あるいは完全に喪失している．

(E.M. Wilkins／遠藤圭子ほか監訳, 2015．)[2]

表Ⅲ-4-8 デンタルフロスのプロフェッショナルケア時の用途とセルフケア時の使用部位

プロフェッショナルケア	セルフケア
・PTC〈professional tooth cleaning〉 ・補綴装置合着時の余剰セメントの除去 ・コンタクトの確認 ・隣接面う蝕，二次う蝕の検知 ・充塡物のマージンの確認 ・フッ化物などの薬剤の塗布	・歯間部隣接面 ・補綴装置連結部 ・ブリッジ基底面 ・インプラント

慮して選択する．
　デンタルフロスの基本的な使用法を図Ⅲ-4-7 に示す．
　コンタクトポイント通過時のストレートな挿入圧力，保持する指と指の間の距離が長すぎる，歯の曲面に沿わすことができていないなどにより，歯間部に過剰な圧力でデンタルフロスを通過させると切創が歯肉辺縁に現れることがある．また，歯の萌出時は付着上皮の結合が緩いので，小児への使用は留意する．指導後は適切な操作が実施できているか必ず確認を行う．

2）歯間ブラシ（図Ⅲ-4-8）

　歯間ブラシは，過度の力を加えずに挿入できるくらい十分なスペースがある鼓形空隙，最後臼歯遠心面，欠損歯や孤立歯の周囲，歯科矯正装置の装着部，ブリッジのポンティック連結部やインプラントなど，歯ブラシでは清掃困難な部位に使用する．また，陥凹した歯根面や露出した根分岐部にも，歯間ブラシが適用となる．歯肉に炎症があると操作時に出血することがある．対象者には出血する場合があることを説明すると同時に，出血の原因と歯間ブラシ使用後の期待できる結果を示し，不安を与えないよう配慮しつつ目標達成に導く．
　歯間ブラシの形態は，ストレートのⅠ型とアングルのついたL型がある．L型は臼歯部や，舌側（口蓋側）からの挿入が容易である．通常の歯間ブラシは，ナイロン毛をワイヤーで束ねた構造であるが，口腔外科手術後やインプラントの対象者に

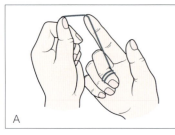 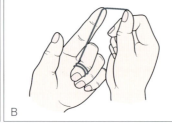 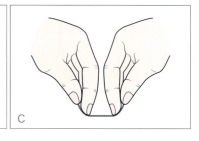

図Ⅲ-4-7　デンタルフロスの基本的な使用法
A：上顎左側部．頰側部は左手第一指指腹を上方に向け，舌側（口蓋側）は右手第二指を上方に向けてその指腹で保持する．右手第二指の近位指関節あたりを対側歯に当て，これを支持点とする．
B：上顎右側部．頰側部は右手第一指指腹を上方に向け，舌側（口蓋側）は左手第二指を上方に向けてその指腹で保持する．左手第二指の近位指関節あたりを対側歯に当て，これを支持点とする．
C：下顎左右側．両手の第二指でデンタルフロスを保持し，第一指を添えて動かす．

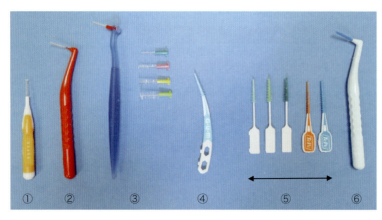

図Ⅲ-4-8　歯間ブラシ
①Ⅰ型（ストレートタイプ）のワイヤータイプ
②L型（アングルタイプ）のワイヤータイプ
③L型のブラシ交換型のワイヤータイプ
④カーブタイプのゴムタイプ
⑤Ⅰ型（ストレートタイプ）のゴムタイプ
⑥L型（アングルタイプ）のゴムタイプ

はより軟らかい素材の歯間ブラシを勧める．ワイヤータイプの歯間ブラシが難しいと感じる初心者や，外出時の携帯には，ゴムタイプのものが適している．

　歯間ブラシは，各部位に挿入し，前後にゆっくり往復運動をする簡単な操作で使用できる．歯間が狭い場合の細いサイズから 4S・3S・SS・S・M・L・LL・3L・4L と太いサイズまである．サイズが大きすぎると刺激により歯肉退縮が起こり歯間空隙を拡大し，小さすぎると清掃効率が下がるため，使用部位に合った歯間ブラシのサイズの選択（図Ⅲ-4-9）と，操作方法の指導（図Ⅲ-4-10），および指導後の評価を行う．

3）タフトブラシ（図Ⅲ-4-11）

　タフトブラシは，間隙のある歯間部，最後臼歯遠心面，欠損歯や孤立歯の周囲，歯科矯正装置の装着部，ブリッジのポンティック連結部やインプラントなどの部分磨きに使用する．歯ブラシでは清掃困難な部位のプラークを除去できる植毛が1つのシングルタフトや，小さな毛束の植毛を複数集めて植毛部を形成しているものがある．使用する目的に合わせて植毛形態や硬さを決定する．操作方法を表Ⅲ-4-9に示す．

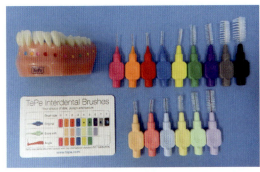
図Ⅲ-4-9 歯間ブラシのサイズ選択の教育用模型

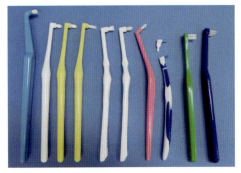
図Ⅲ-4-11 タフトブラシ

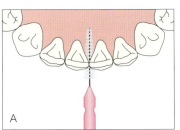
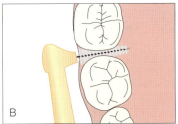
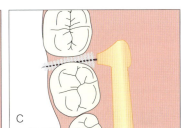
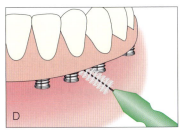
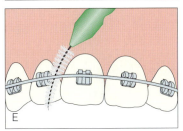

図Ⅲ-4-10 歯間ブラシの操作方法
A：ブラシ部分を歯間にまっすぐに挿入する．
B・C：臼歯部はアングル型で頰側，舌側から挿入する．
D：軟らかい毛の歯間ブラシは口腔外科手術後やインプラント装着者に使用する．
E：歯列矯正装置のブラケット・ワイヤー間に挿入する．

4）粘膜ブラシ（口腔粘膜用ブラシ）

　粘膜ブラシは歯肉の炎症部位や孤立歯とその周辺，口蓋，頰粘膜，顎堤，舌など口腔粘膜全体の清掃に使用する．口内炎ができやすい，抵抗力・免疫力が低下している場合の口腔内の清潔保持や口腔清掃の介助を拒否する対象者へ，歯ブラシ使用の導入としても使用できる．

　また，口腔機能の低下がみられる場合は，口腔清掃と同時に口腔粘膜のマッサージや舌・頬のストレッチとしての効果も期待できる．

　粘膜ブラシは，太さ0.08〜0.13 mm（3〜5 mil）の軟らかい毛で植毛されている．歯ブラシの毛を長くして軟らかさを出している製品と，細い毛を植毛している製品があり，市販のものは前者が多いが，使用すると長い毛の先端が粘膜に刺すように触れることもあるので留意する．ハンドル部に「S/ソフト」「ES/エクストラソ

表Ⅲ-4-9　タフトブラシの使用法

適応	使用例	操作法および注意点
・歯間空隙が大きい ・歯肉退縮がある ・歯肉炎，歯肉の腫脹がある ・歯列不正 ・萌出途中歯 ・半埋伏歯 ・小窩裂溝 ・矯正装置 ・インプラント ・最後臼歯遠心部 ・嘔吐反射がある ・厚い頰筋，舌の緊張で歯間ブラシが使用できない		・プラークを除去したい部位に毛先を当てて振動を加える. ・力を入れすぎないように注意する. ・歯頸部付近では歯肉マッサージ効果もある. ・刷毛部が小さいので困難な部位へも毛先が届きやすい. ・頰粘膜や舌を排除して当てる.
		・プラークを除去したい部位に毛先を当てて振動を加える. ・萌出途中歯や半埋伏歯の歯肉弁付近には毛先が長く軟らかいものを使用する.
		・プラークを除去したい部分に毛先を当てて小さく円を描くように動かす. ・力を入れすぎないように注意する.
・歯頸部 ・知覚過敏		・歯頸部に毛先を沿わせ数回往復させる.
・根分岐部		・根分岐部に毛先を当てて振動させたり，軽くポンピングさせる（一気に力を入れて動かすのではなく，徐々に力を入れていき，力を入れたり緩めたりを繰り返す）.
・外科処置後 ・インプラント術後		・プラークを除去したい部位に毛先を当てて振動を加える. ・軟らかいブラシを選ぶ. ・マッサージするように静かに動かす.

フト」「ESS/エクストラスーパーソフト」「US/ウルトラソフト」「GENTLE CARE」などの表示がある（図Ⅲ-4-12）.

5）スポンジブラシ

スポンジブラシは口腔粘膜の清掃用品である（図Ⅲ-4-13）.

日常生活自立度の低下した要介護者に用いられる．周術期の口腔衛生管理に用いられることも多い．また，スポンジブラシでの口腔清掃は口腔粘膜や舌への刺激となり，唾液の分泌促進や口腔機能の向上にもつながる.

スポンジブラシには，柄の先にスポンジが付いたシンプルなものが最も使用されている．ほかに，ヘッド部分に吸引口があるサクションタイプや指サックタイプが

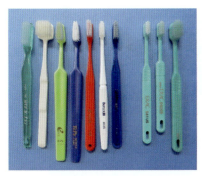
図Ⅲ-4-12　粘膜ブラシ

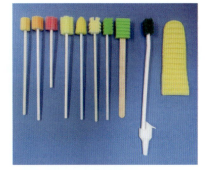
図Ⅲ-4-13　スポンジブラシ
口腔粘膜の付着物などを除去する.

ある.

　操作は，スポンジに水や洗口剤，保湿剤などを含ませて湿潤させながら，口腔粘膜を清拭および清掃する．特に食物残渣，痰や痂皮などの粘着性の付着物の除去に適している．除去物をガーゼなどで拭った後，コップの中の水で洗い，清潔なガーゼなどで余分な水分を取り，再び清掃する．スポンジの水分を固く絞り，清掃中に口腔内に貯留した汚水を吸い取らせることもできる．

　スポンジブラシは，スポンジの柔軟さとシンプルな形態から，口腔への挿入に対する際の不安が少なく，他職種が第一選択として使用していることが多い．しかし，残存歯の付着物の除去は期待できず，歯科疾患や口臭，誤嚥性肺炎の発症を十分に阻止することは難しい．残存歯がある場合は，日常の口腔清掃実施者に，歯ブラシとの併用が必要であることを伝える．

　なお，スポンジブラシは，1回の使用で破棄する（**ディスポーザブル**）.

6) 舌ブラシ（図Ⅲ-4-14）

> **Link**
> 舌背
> 『口腔解剖学・口腔組織発生学・口腔生理学』
> p.7

　舌背上の糸状乳頭は密生し，表面の上皮は角化している．そこに剝離細胞や粘液，食物残渣や細菌などが付着して舌苔となる．舌の角化が亢進すると糸状乳頭が長くなり，さらに付着物が堆積すると舌苔は厚くなる．口腔乾燥，口腔清掃不良，口呼吸，口腔機能低下が重なると，舌苔や痂皮の付着が増大し，唾液の分泌および味覚の感受性を低下させる．また，舌苔は口臭の原因となる．

　舌苔は，舌ブラシを用いると効率よく除去できる．歯ブラシやスポンジブラシ，ガーゼなどを使用することもある．歯ブラシの場合は，一般的に舌背に対して縦方向に挿入することが多いが，舌根近くまで挿入すると嘔吐反射を誘発し，不快感が生じるため，使用を推奨しない．

　舌ブラシには，主に毛束を植毛したブラシタイプ，モールタイプ，シリコーン樹脂，プラスチック製のヘラタイプ，金属製のクリーナーなどがあるが，糸状乳頭が萎縮した舌にブラシタイプやモールタイプ，金属製のクリーナーを使用すると痛みを伴うことがあるので注意する．

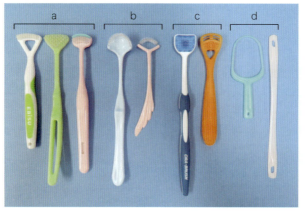

図Ⅲ-4-14　舌ブラシ
a：ブラシタイプ，b：モールタイプ，c：シリコーン樹脂，d：プラスチック製のヘラタイプ

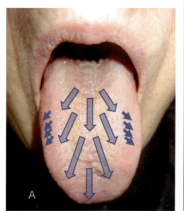

図Ⅲ-4-15　舌ブラシの使用例
A：舌ブラシの清掃例，B：舌ブラシを使ったストレッチの一例

　舌は，全身の健康状態や服薬による影響が反映されることがある．しかし，対象者自身は気づいていないことも多いので，舌苔の付着状況や湿潤，乾燥状態をよく観察し，状況を伝えながら舌清掃を行っていく（図Ⅲ-4-15）．

7）義歯用ブラシ

　義歯用ブラシは義歯の清掃用に設計された専用ブラシで，機械的清掃に用いる（図Ⅲ-4-16）．

　義歯は，通常の歯ブラシで清掃することもできるが，義歯の構造において歯ブラシの毛先が届きにくい部位があるため，義歯用ブラシを使用すると効率よく清掃で

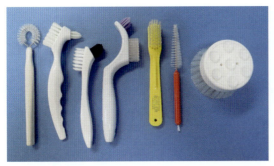

図Ⅲ-4-16 義歯用ブラシ

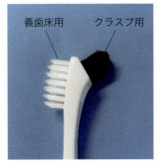

図Ⅲ-4-17 義歯用ブラシ刷毛部の適用

① 機械的清掃
- 水洗しながら食物残渣やプラークを除去する．
- 義歯用歯ブラシを使用すると効率よく清掃できる．

② 化学的清掃
- 義歯洗浄剤をぬるま湯（約40℃）または水に溶かし洗浄液をつくる．
- 5分から一晩浸漬，保管する．
- 義歯洗浄剤は過酸化物系，次亜塩素酸系，酵素系から選択する．

③ 機械的清掃
- 洗浄液から取り出し，洗浄液をつけながら再び汚れを義歯用歯ブラシで除去する．
- 清掃後は流水で洗浄する．
- 残った洗浄液は捨てる．

図Ⅲ-4-18 義歯の清掃手順
浸漬時間は各種義歯洗浄剤の使用方法を適応する．

きる（図Ⅲ-4-17）．

　義歯は，歯槽粘膜に接する義歯床に人工歯を排列して補綴する装置で，材質は主にレジン樹脂と金属である．部分床義歯は，義歯床，人工歯，維持装置によって構成され，さらに残存歯が加わり複雑な口腔内環境を形成する．義歯には，天然歯と同じようにプラーク，歯石，ステインが付着する．義歯用ブラシによる機械的清掃だけでは付着物を除去しきれないため，義歯洗浄剤による化学的清掃を毎日実施する必要性がある．

　義歯の清掃手順を図Ⅲ-4-18に示す．

8）介助用口腔衛生用品

　介助用口腔衛生用品とは，加齢や種々の疾患などで口腔清掃自立度が低下したこ

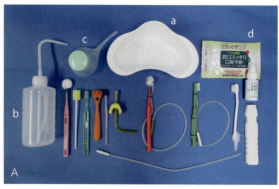
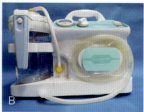

図Ⅲ-4-19　介助用口腔衛生用品の一例
A：介助用口腔衛生用品，B：吸引装置．
a：ガーグルベースン，b：吸引器具，c：洗浄ビン，d：口腔清拭シート

とにより，介助が必要となった対象者に，医療従事者や介助者が使用する口腔衛生用品のことで，口腔ケア用具ともいう．

　このような対象者は，口腔機能の低下により，口腔乾燥，清掃不良，う蝕や歯周病の発生や進行，口臭，摂食嚥下障害などさまざまな問題を抱えるため，口腔の観察を行い，現在使用している清掃用品・使用法をアセスメントし，歯科衛生計画を立案する．介助用口腔衛生用品には，前述のセルフケアに用いる口腔衛生用品のほか，洗口後に吐き出し容器として使用するガーグルベースンや，洗口が困難な対象者に使用する吸引器具および吸引装置，洗浄ビン，口腔清拭シート，開口器などがある（図Ⅲ-4-19）．

　口腔清掃は，口腔衛生状態改善のほか，口腔清掃時の刺激により，唾液分泌の促進，鋭敏な口腔感覚の保持などの効果があるため，QOLの向上，誤嚥性肺炎の予防，口腔機能の維持・回復などが期待できる．したがって歯科衛生士は，口腔の解剖・生理学的な知識をもって自身の専門的口腔清掃の技術獲得と介助者への日常的なセルフケアの方法を指導しなければならない．

3．洗口液・洗口剤

　洗口液と洗口剤はうがいをすることにより，う蝕や歯周病の発生予防や口臭予防を期待して用いられる．

1）種類

　医薬品医療機器等法により，洗口液は液体歯磨と同じ歯磨剤に分類され，医薬部外品，化粧品がある．洗口剤は医薬品として分類される．同法の規定により，医薬部外品・化粧品の洗口液は，フッ化物の配合が認められていないが，医薬品の洗口剤にはう蝕予防の目的として，歯科医師の処方に基づき使用する医療用医薬品と一般用医薬品（第3類医薬品）のフッ化物洗口剤がある（表Ⅲ-4-10）．

表Ⅲ-4-10 歯科で使用される洗口液・洗口剤

種類	医薬品					医薬部外品	化粧品
	医療用医薬品	OTC医薬品				薬用歯磨き類	
		要指導医薬品	一般用医薬品				
			第1類	第2類	第3類		
名称	含嗽剤・洗口剤				フッ化物洗口剤	洗口液・液体歯磨	洗口液
例							
使用法	期間限定の使用					継続使用	
処方	必要	不要					

(竹中彰治ほか，2021，改変)[3]

2) 基本的な使用法

洗口液も洗口剤も液体剤型の製品である．洗口液と液体歯磨は，使用方法が洗口後歯ブラシによるブラッシングを行うかどうかの点で異なる．対象者には，この違いを説明し，使用法を間違わないように指導する．

洗口液は，ブラッシング後に，適量約 10 mL を口に含んですすぐことにより，主に口臭の防止や口中の浄化をする．使用後は，水ですすぐ必要はなく，むしろ水ですすがないほうがより効果を期待できる．ただし，違和感や刺激感などが気になる場合は，水で軽くすすぐよう指導する．

洗口剤は洗口により，口腔の隅々までいきわたらせ，口腔内全体の細菌に対して化学的にプラークコントロールができる．そのためスケーリング前の消毒や殺菌を目的として使用することもある．また，歯肉や口腔粘膜に強度の炎症があり，出血や疼痛のためブラッシングによる物理的プラークコントロールができないときにも適用となる．

医薬品のフッ化物洗口剤は，洗口後の吐き出しができる 4 歳以上に使用する．1回量の目安は，4〜5 歳で 5 mL，6 歳以上で 7〜10 mL で，1 日 1 回食後または就寝前に洗口する（洗口方法は p.219-221 参照）．

3) その他の使用法

香料タイプなどによって刺激が強いと感じられる場合は，使用量を少量にするなどの工夫をする．洗口液にはアルコール（エタノール）を含まないノンアルコールタイプも販売されていることを指導する．

小児が使用する場合は，洗口後の吐き出しができるようになってから開始する．

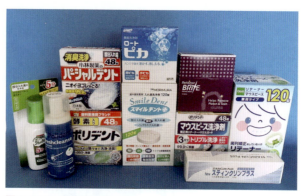

図Ⅲ-4-20 義歯洗浄剤

表Ⅲ-4-11 セルフケア用義歯洗浄剤（化学的清掃）の主な成分と効果

主な成分	バイオフィルム除去作用	殺菌作用	消臭作用	歯石除去作用
過酸化物	○	○	◎	
過酸化物＋酵素	○	○	◎	
酵素	×	△	△	
次亜塩素酸	△	◎		
銀系無機抗菌剤	◎	◎		
生薬	×	×	○	
酸	◎	○	×	◎
過酸化物＋二酸化チタン	○	○		
界面活性剤＋超音波	◎	◎	△	

◎：非常に強い　○：強い　△：ふつう　×：弱い　－：データなし

（前畑 香, 2019.）[4], （浜田泰三ほか, 2002.）[5]

洗口液は，水を使用せずに口腔清掃ができることから，災害時の口腔衛生管理法として日常から理解しておく．

4. 義歯洗浄剤，義歯安定剤

1）義歯洗浄剤

義歯洗浄剤は，義歯の化学的清掃として用いる（図Ⅲ-4-20）．義歯洗浄剤の有効成分（過酸化物系，酵素系，次亜塩素酸系など）（表Ⅲ-4-11）で効果や使用方法が異なるため，義歯の種類によって義歯洗浄剤を使い分ける．

材料に金属を使用している義歯には，酸や次亜塩素系義歯洗浄剤が金属に影響を及ぼす可能性があるため，酵素系や生薬を配合した義歯洗浄剤が適している．軟質リライン材やティッシュコンディショナー（粘膜調整材）を使用している義歯は，機械的清掃が難しく，義歯洗浄剤による化学的洗浄が応用されるため，殺菌作用の強い銀系無機抗菌剤が最も適している．歯科矯正用リテーナーやマウスピース専用

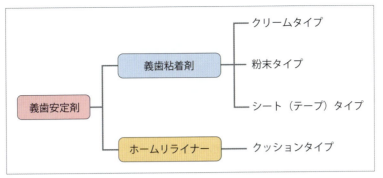

図Ⅲ-4-21　義歯安定剤の分類

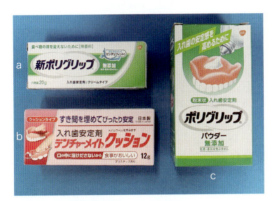

図Ⅲ-4-22　義歯安定剤
a：クリームタイプ，b：クッションタイプ，
c：粉末タイプ

洗浄剤も販売されている．

　形状には，つけ置きタイプのほか，スプレー・泡タイプがある．つけ置きタイプは，保管ケースを利用する．

　プロフェッショナルケア用義歯洗浄剤は，ホームケア用義歯洗浄剤に比べて作用が強く，超音波洗浄の併用により，歯石やステインなども除去することができる．

2）義歯安定剤

　義歯安定剤は，不良な義歯の機能改善を目的として，維持・安定のために患者自身によって応急的に用いられる．義歯床を床下粘膜に固定させるために，唾液などの水分を含むと接着効果を発揮する義歯粘着剤と，水に溶けないペースト状のホームリライナーに大別される（図Ⅲ-4-21）．さらに義歯粘着剤は剤型により，クリームタイプ，粉末タイプ，シート（テープ）タイプに分類される（図Ⅲ-4-22）．ホームリライナーは義歯と顎堤粘膜との隙間を埋めて固定させる．

　義歯に付着したクリームタイプの義歯粘着剤は，ティッシュペーパー，ガーゼあるいは流水下で比較的容易に除去できるが，口腔内に付着した材料は除去に時間がかかることがある．義歯粘着剤の適切な使用量の確認と指導を行う（図Ⅲ-4-23）．

263

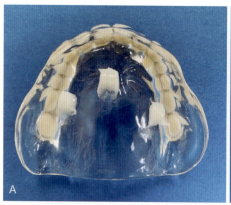 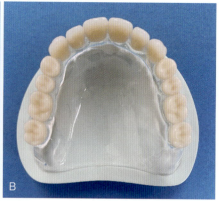

図Ⅲ-4-23　義歯安定剤（クリームタイプ）の使用例
A：説明書の適正量を義歯内面につける．
B：装着後は，義歯安定剤が義歯床内面に広がり，粘着力が維持できる．

ホームリライナーのクッションタイプは粘度が高いため，一時的な維持力の向上は認められるが，義歯床からの除去には時間を要する．

5．保湿剤

　口腔乾燥を有する人や，がん治療患者への周術期等の口腔健康管理，要介護者の口腔清掃用品として広く使用されるようになった．使用の目的は，口腔乾燥の緩和，保湿による口腔粘膜状態の改善であり，口腔の水分を保持する，粘膜を覆う，唾液分泌を刺激するなどの効果が期待され，口腔乾燥による不快感の軽減となる．

1）種類

　保湿剤は，化粧品と医薬部外品に分類される．口腔の保湿を特徴とした化粧品の種類が多いが，口臭および歯周病の予防効果を特徴とする医薬部外品もあり，要介護高齢者の口腔清掃に適している．香料やキシリトールで風味付けしたものがあるので，対象者の嗜好も確認しながら選択する．
　ジェルタイプ，液体タイプ，スプレータイプのほか，白色ワセリンなど，さまざまな形状がある（図Ⅲ-4-24，表Ⅲ-4-12）．
　人工唾液は，シェーグレン症候群による口腔乾燥や頭頸部の放射線照射による唾液腺障害に基づく口腔乾燥の寛解に適応がある医薬品で，病院での処方が必要である．

2）基本的な使用法

　ジェルタイプは，口腔内に塗布した後，舌で広げてなじませて口腔粘膜を保湿する．舌が動かせない場合は，介助者の指やスポンジブラシ，歯ブラシで広げてなじませる．口腔機能向上のためのマッサージの際の潤滑剤として使用することもある．

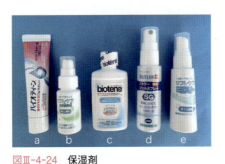

図Ⅲ-4-24　保湿剤
a，b：ジェルタイプ
c：液体タイプ
d，e：スプレータイプ

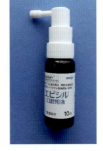

図Ⅲ-4-25　口腔用液（エピシル）

表Ⅲ-4-12　保湿剤の種類と役割，特徴
開口や口呼吸などの重度の口腔乾燥に対しては，粘膜の保湿と蒸発防止を組合せると効果的である．

保湿剤	役割	特徴
スプレー	粘膜の与湿：口腔粘膜へ直接保湿を与える．	口腔内に噴霧して唾液の不足を補う． 外出先でも使用でき簡便である． 噴霧後，舌で口腔になじませる．
液体 （含嗽剤）		軽度の口腔乾燥症向き うがい法のほか，スプレー法，塗布法も効果がある．
ジェル	蒸発防止：蒸発しないよう湿度を保つ．	中等度〜重度の口腔乾燥向き 停滞時間が長く，常時保湿に向いている．

（安細敏弘ほか，2008．改変）[6]

　液体タイプは，適量を口に含み，20〜30秒すすいでから吐き出す．
　スプレータイプは数回スプレーして使用する．うがいができないときに効果的である．

3）その他の使用法

　歯科衛生士が周術期の口腔健康管理に携わることが多くなったが，化学療法や放射線療法に伴う口内炎で生じる疼痛のコントロールのために口腔用液（図Ⅲ-4-25）が使用される．
　口腔粘膜に生じた病変部に適量を適用すると，数分以内に口腔粘膜の水分を吸収してゲル状になる．物理的バリアを形成することにより，口腔内の疼痛を緩和させる．

② 口腔機能管理に関わる指導

　口腔機能の多くは，乳幼児期に獲得され，その後，乳歯から永久歯への歯の交換などを通して機能が成熟し，その機能が維持されて高齢期を迎える頃には機能が減退していく．歯科衛生士には，発達期・学齢期においては機能発達を促し，成人期においては機能の維持，高齢期においては機能減退の予防を主とした支援・指導を行う能力が求められる．口腔機能の評価には，「口腔機能の発達に問題はないか」，「口腔機能の低下が起こっていないか」を判断する検査がある．これらの検査で**口腔機能発達不全症**（p.268 参照）や**口腔機能低下症**（p.269，358 参照）と診断された場合には，健康保険の適用として指導・管理が実施される．「口腔機能が順調に発達しているか」，また「低下していないか」を定期的に評価することで機能不全や機能低下に早く気づき，支援を行うことができる．

1. 口腔機能の発達に関連する指導

　乳児期・幼児期から学齢期の口腔機能は，常に機能の発達・獲得の過程にあるため，各成長のステージに合った指導を行うことが大切である．

1）「食べる」機能発達不全を改善するための指導・管理
（1）咀嚼機能

　歯の萌出や歯列・咬合の成長を観察しながら，多数歯う蝕など，咀嚼機能に顕著な影響を及ぼす歯科疾患を有する場合は，家庭環境などの環境因子の影響も疑われるため，家族を含めた歯科保健指導を重視する．

　咀嚼機能に合わせた食形態を指導し，「普段からよくかんで食べているか」「食事中，水やお茶で食物を流し込んでいないか」などを調べ，あれば改善を指導する．

　乳歯列完成以降，咀嚼時に口唇閉鎖不全や舌運動不全がある場合は，口腔周囲筋の訓練や口唇と舌の姿勢位の訓練（口腔筋機能療法：MFT*）を行う．

　口唇閉鎖を促す訓練として，ボタンや舌圧子を口唇で挟み保持する訓練，口輪筋トレーニング器具（図Ⅲ-4-26）を使う方法などがある．

🔗 **Link**
MFT
『歯科矯正学 第2版』
p.174

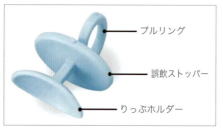

図Ⅲ-4-26　**口輪筋トレーニング器具（りっぷるとれーなー）**
（松風提供）

＊乳児様嚥下
疾患，事故などで乳児パターンに戻ることです．

＊むら食い
たくさん食べるときと，ほとんど食べないときの差が激しいことです．

＊歯間化構音
舌癖が大きく関与する構音障害です．舌尖を上下の歯に挟んで発音するため，「サ行音」が/th/のように聴こえます．

＊側音化構音
舌，下顎を横にずらし口角を横に引くため，呼気が臼歯部から口腔前庭を経て側方に流れ，唾液の混ざった独特の雑音を伴います．「シ」が「ヒ」，「チ」が「キ」のように聴こえます．

＊口蓋化構音
舌の中央部が盛り上がり，舌先が使用できないため，タ行音がカ行音に近く聴こえます．

（2）嚥下機能

　離乳開始時期（乳児後期）においても乳児嚥下や乳児様嚥下＊が認められる場合（嚥下時に舌が出る）には，哺乳の影響を考慮し，哺乳指導・卒乳指導，離乳食指導，口腔諸器官の運動訓練，摂食時の口唇閉鎖介助などの指導を行う．口腔機能の発育段階に合わせて食べられる形・固さの食物を与え，成人嚥下を獲得するための嚥下訓練を行う．

（3）食行動

　食欲不振，偏食，むら食い＊，速食いなどの食行動の問題は，咀嚼・嚥下機能の発達不全や，う蝕や不正咬合のためにかめないなどの口腔内環境，食事への興味や意欲，食事をとる環境や生活のリズムなど多岐にわたる．適度な運動をさせ，自然に空腹感を感じる生活リズムを整え，家族と食卓を囲み，食事を楽しいと感じさせることが大切である．また，食行動の問題は口腔機能や全身機能全般が関与しているため，それぞれ必要な専門職種と連携することが望ましい．

2）「話す」機能発達不全を改善するための指導・管理

　構音機能の発達は成長に伴い変化するため，3歳頃まで経過観察を行い，「問題が長期化する」「顕著になる」などの場合に構音訓練を行う．歯間化構音＊，側音化構音＊，口蓋化構音＊などが認められた場合は，歯科的対応法について検討し，言語聴覚士と連携をとる．

　吸指癖・舌突出癖などの口腔習癖が認められた場合は，筋機能訓練などの習癖除去の方法について指導する．

3）呼吸機能発達不全を改善するための指導・管理

　高頻度の口呼吸の場合，鼻疾患を疑い，小児科，耳鼻咽喉科へ紹介する．

　経時的に適切な口腔機能獲得状況ならびに正常な顎顔面形態発育状況に積極的に介入し，口輪筋の低緊張がある場合は，筋力強化のためのトレーニングを指導する．

　中頻度の口呼吸（鼻呼吸あり）の場合，摂食時と発語時の口唇閉鎖状態，および呼吸状態について観察し，適宜，捕食，咀嚼機能獲得の促進の訓練（硬い食品をかむ，咀嚼筋のトレーニングなど）の指導ならびに構音訓練などについて介入する．

　口蓋扁桃肥大の有無や歯列状態についても観察する．口蓋扁桃肥大の場合，口唇閉鎖，鼻呼吸を促し，改善がなければ小児科，耳鼻咽喉科へ紹介する．

▎2．口腔機能の低下に関連する指導

　加齢だけではなく，疾患や障害などのさまざまな要因によって口腔機能が複合的に低下する．重症化すれば咀嚼機能不全，嚥下機能不全となって全身的な健康を損なう．高齢者の口腔機能低下について適切な指導・管理を行うことでさらなる重症化を予防し，口腔機能を維持，回復することが可能となる．2016年，日本歯科医

学会では，いくつかの口腔機能の低下による複合要因によって現れる病態である**口腔機能低下症**（p.358 参照）の基本的な考え方を示した（図Ⅲ-4-27）.

1）口腔衛生状態の不良を改善するための指導

口腔衛生状態の不良はう蝕や歯周病だけではなく，誤嚥性肺炎の原因にもなるため，口腔内の衛生状態を良好に保つことの必要性を継続的に説明する．そのうえで患者の口腔状態にあった清掃方法や清掃用具を，患者や介助者に指導する．

2）口腔乾燥を改善するための指導

口腔乾燥がある場合には，一般的に水分摂取の管理指導を行い，服用している薬剤が口腔乾燥を招くことが考えられる場合には，主治医や薬剤師に投薬状況を確認する．含嗽剤や保湿剤の使用，唾液腺マッサージの実施，マスクの着用も有効である．

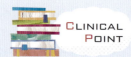

CLINICAL POINT　口腔機能発達不全症

1994（平成6）年より，何らかの発達遅延や摂食機能障害を有している障害児は，医療のなかで「摂食機能療法」として対応されるようになりました．しかし，定型発達児（健常児）の場合，食べる，話すなど，口腔機能が十分に発達していない状態に対して歯科保険診療のなかでは対応することができませんでした．このような背景から「口腔機能発達不全症」という病名が2018年の診療報酬改定で新規に収載されました．

口腔機能発達不全症の基本的考え方は，「小児期の口腔機能は常に機能の発達・獲得（ハビリテーション）の過程にあり，各成長のステージにおいて正常な状態も変化し，機能の発達が遅れていたり誤った機能の獲得があればその修正回復を早い段階で行うことが重要である」とされています．

口腔機能発達不全症の対象は，初診時年齢が0〜18歳までで，「食べる機能」「話す機能」「その他の機能」が十分に発達していないか，正常に機能獲得ができておらず，明らかな摂食機能障害の原因疾患がなく，口腔機能の定型発達において個人因子あるいは環境因子に専門的関与が必要な状態にある児です．

評価・診断は，「口腔機能発達不全症」チェックリスト（離乳完了前・離乳完了後）を用います．診断基準に基づき，実施の結果口腔機能発達不全症に該当した場合には，病態に応じて歯科治療や機能訓練，栄養指導などを行います．医科的問題や話す機能の問題など歯科関連職種で対応困難と判断した場合には，他職種と連携を行うことが望ましいです．

口腔機能発達不全症に対応する際には，機能の獲得や身体の発達に個人差があることを考えながら管理・指導を行います．また，保護者の不安に対しては，アドバイスや生活支援の視点をもちながら進めていくことが重要です．

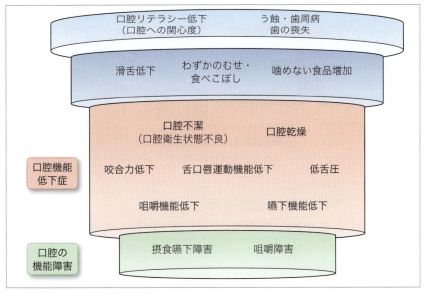

図Ⅲ-4-27 「口腔機能低下症」概念図　　　　　　　　　　（上田貴之ほか，2019.[7]）

3）咬合力・咀嚼機能の低下を改善するための指導

　咬合力が低下すると，摂取できる食品の種類が減る．軟らかい炭水化物の摂取量が増加する一方で肉や魚，野菜などの摂取量が低下し，栄養バランスの低下や食べる楽しみの減少，食への意欲の低下にも通じやすい．歯周治療，う蝕治療の必要性があれば行い，補綴装置によって咬合状態を回復させる．咬合力の低下は全身の筋力低下につながることを理解してもらい，咀嚼筋訓練などの指導を行いながら，患者の動機づけにつなげる．
　咀嚼機能の低下に対する咀嚼訓練は，咀嚼に関わる咬筋，側頭筋の動きを意識して行う．口唇を閉じて左右均等にしっかり咀嚼するよう指導する．

4）口唇・舌の筋力低下や運動機能低下を改善する指導

　口唇や舌の機能低下は，筋力の低下と運動の巧緻性の低下が原因となり，摂取できる食品の種類や量が限定され，その結果として低栄養につながる．また，発音・構音障害を生じることがある．
　口唇の筋力低下を改善するには，口輪筋トレーニング器具（図Ⅲ-4-28）を用いたり，頰の膨らましによる口唇閉鎖力の訓練を行う．また，口唇の運動機能低下を改善するには「パ」の単音節の発音訓練などで口唇の巧緻性の訓練を行ったり，舌を出したり，左右に動かすなど，舌の運動範囲の拡大を目的とした可動域訓練を行う．
　舌の筋力低下を改善するには，抵抗訓練器具や舌圧子を用いて，舌圧向上のための筋力増強訓練の指導を行ったり，「タ」「カ」「ラ」の単音節の発音訓練など舌の巧緻性の訓練を行う．

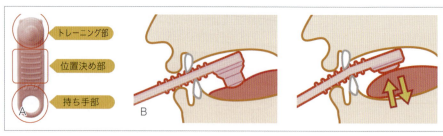

図Ⅲ-4-28　抵抗訓練器具（ペコぱんだ）　　　　　　　　　　　　　　　　　　　（ジェイ・エム・エス提供）
A：ペコぱんだの各部位の名称，B：舌を上下させ，トレーニング部を繰り返し押し潰す．

5）患者への説明と動機づけ

　高齢者の口腔機能低下は指導・訓練により改善・回復することが望ましいが，患者の全身状態などの状況によっては口腔機能を維持し，いかに低下を遅らせるかが目標となる場合も多い．

　口腔機能の指導・訓練は一時的なものではなく，継続的に繰り返し行う必要がある．そのためにも患者や家族，介護者に目的と必要性を説明することで積極的に取り組むように働きかける．

　口腔機能の低下は，栄養摂取のバランスが崩れ，フレイルや全身機能の低下につながる．口腔機能低下を予防し，維持・改善するとともに，適切に栄養を摂取することで，全身の健康を保ち，フレイルや介護予防につながることを理解してもらうことが患者への動機づけとして重要である．

③ 生活習慣の指導

1．非感染性疾患〈NCDs〉

　非感染性疾患〈**NCDs**：Non-Communicable Diseases〉とは，WHOの定義では，不健康な食事や運動不足，喫煙，過度の飲酒，大気汚染などにより引き起こされる，がん・糖尿病・循環器疾患・呼吸器疾患・メンタルヘルスをはじめとする慢性疾患をまとめて総称したものである（図Ⅲ-4-29）．

　わが国においては**生活習慣病**という疾患名で表されている．生活習慣病は，厚生労働省の定義では，「食事や運動，休養，喫煙，飲酒などの生活習慣が深く関与し，それらが発症の要因となる疾患の総称」で，慢性閉塞性肺疾患〈COPD〉を加えたNCDsもよく使われるようになっている（図Ⅲ-4-30）．

　生活習慣病は，はじめは加齢とともに発症・進行すると考えられていたため「成人病」とよばれていたが，幼少期からの生活習慣が基盤となって発症することがわかったため，「生活習慣病」と改められた．

　本書では非感染性疾患に高血圧症，脂質異常症も含めて主なものを解説する．そ

	禁　煙	健康な食事	身体活動の増加	リスクを高める飲酒の減少
が　ん	○	○	○	○
循環器疾患	○	○	○	○
糖尿病	○	○	○	○
COPD	○	-	-	-

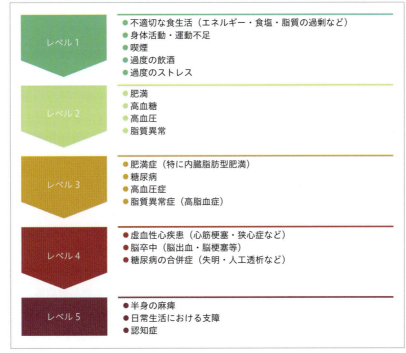

図Ⅲ-4-29　NCDs と生活習慣との関連　（厚生労働省，2012.[8]）

レベル 1	●不適切な食生活（エネルギー・食塩・脂質の過剰など） ●身体活動・運動不足 ●喫煙 ●過度の飲酒 ●過度のストレス
レベル 2	●肥満 ●高血糖 ●高血圧 ●脂質異常
レベル 3	●肥満症（特に内臓脂肪型肥満） ●糖尿病 ●高血圧症 ●脂質異常症（高脂血症）
レベル 4	●虚血性心疾患（心筋梗塞・狭心症など） ●脳卒中（脳出血・脳梗塞等） ●糖尿病の合併症（失明・人工透析など）
レベル 5	●半身の麻痺 ●日常生活における支障 ●認知症

図Ⅲ-4-30　生活習慣病のイメージ　（厚生労働省生活習慣病対策室）

の他，病態別に基礎知識と歯科医療に関連の深い注意点を付 1（p.427-435）にまとめたので参照されたい．

Link
循環器疾患，がん，呼吸器疾患，糖尿病，高血圧症
『歯科診療補助論 第 2 版』

1）心臓血管病（循環器疾患）*

狭心症は，動脈硬化により，冠動脈が細くなり，心臓の筋肉に血液を供給できなくなる病気である．狭心症が進行すると，冠動脈の血流が完全に途絶えた状態になり，これを心筋梗塞という．

歯周病のある者では，歯周病原細菌の刺激により動脈硬化を誘発する物質が放出され，血管内にプラーク（粥状の脂肪性沈着物）ができ，血管が細くなる．したがって歯周病のある者のほうが，心臓血管病に罹患する割合が高いといわれている．

口腔衛生管理としては，歯周病原細菌を減らすためにプロフェッショナルケアであるSRP，歯面研磨，PTCを徹底する．また，セルフケアを継続的に実施することができるよう歯頸部のプラーク除去を目的としたブラッシング指導や，歯ブラシだけでなく，その他の口腔清掃用具を併用できるように指導する．

2）がん*

口腔疾患が，がん発症のリスクと関連があると考えられている．重度の歯周病と肺がん，大腸がんが関連しているとの報告があるが，そのメカニズムは解明されていない．

がん治療前後の口腔衛生管理の重要性は周知のことである．歯科衛生士として，周術期の患者の口腔衛生管理を専門家として実施できる能力が必要である．

口腔粘膜炎が生じやすい部位である口唇の裏側，頬粘膜，舌縁を常に観察し，少しでも早期に発見することが必要である．口腔粘膜炎を生じた場合は，軟膏などを使用する．痛みを伴うので，スポンジブラシや柄の小さい歯ブラシを使用して口腔内を清掃する．また，口腔乾燥を防ぐための保湿剤を使用する（p.264-265参照）．疼痛を緩和するためには，局所麻酔薬を希釈して使用するなど，症状に適した方法を選択する必要がある．

3）慢性肺疾患（呼吸器疾患）*

慢性閉塞性肺疾患〈COPD〉は，主に長期間の喫煙により，肺と気管支が炎症を起こし，気流の障害を呈する疾患である．呼吸筋のエネルギー消費の増大と呼吸困難などに伴う食事摂取量の低下が関与し，多くの場合，栄養障害がみられる．さらに，唾液分泌の低下が認められ，味の満足度や食品摂取能力への影響が懸念されるとともに，口腔乾燥や違和感を生じることが指摘されている．

COPD患者に対する治療では，口腔乾燥，味覚感度を評価することが重要である．

口腔内が乾燥している者には，口腔衛生管理として，歯ブラシやその他の口腔清掃用具を使用してプラーク除去を行い，清潔に保つことが必要である．乾燥に伴って痛みを生じる場合もあるので，保湿剤を使用し，軟毛の歯ブラシで除去していく．ただしプラークを確実に除去するためには，ある程度の硬さが必要である．また，薬剤の副作用が原因の場合は，医師と相談して薬の変更や減量なども必要となる．

4）糖尿病*

糖尿病の第6の合併症として歯周病がある．糖尿病の罹患者は，歯周病にも罹患しており，歯周病の罹患者は，糖尿病にも罹患しているという報告もある．つまり，歯周病と糖尿病は相互に悪影響を及ぼしあっていると考えられる．歯周病を治療す

ると糖尿病が改善されることもわかってきている.

歯周病原細菌（*P. gingivalis*）は，腫脹した歯肉から血管内に侵入し，全身に回る．血管内に入った歯周病原細菌の内毒素は，炎症性サイトカイン（TNF-α）を放出し，血液中の**インスリン***の働きを妨げる.

糖尿病患者には，口腔衛生管理の必要性を指導し，生活習慣や自己管理意識を高めることが重要である．プロフェッショナルケアとして，歯周病原細菌を徹底的に除去するための SRP, PTC の実施，セルフケアとして歯頸部のプラークを歯ブラシで除去し，歯間部は歯間ブラシやデンタルフロス，タフトブラシを併用してプラークを除去する習慣を身につけてもらう.

また，血糖コントロールが不良の場合は，多尿による口腔乾燥を引き起こし，口腔衛生状態を悪化させる．そのため，HbA1c の値を確認しながら口腔衛生管理を徹底することが望ましい.

＊インスリン
血糖値を下げるホルモンのことです.

5）高血圧症＊

高血圧で，甘味性食品の摂取の多い人は，歯周病に罹患している人が多いといわれている．また，歯周病のある人は，降圧薬が効きにくいとの報告もあり，歯周病の予防・治療が重要である.

すなわち，口腔衛生管理として，歯周治療としてのプロフェッショナルケアとセルフケアを徹底することが重要である.

6）脂質異常症

脂質異常症は，血清脂質値が基準値から外れた値を示す病気である．血清脂質値とは，血液中の脂肪分の濃度のことである.

血清脂質値が基準値外でも，自覚症状はなく，症状がないまま全身の血管が傷害される．その結果，主に動脈硬化となって現れる．動脈硬化が進むと，心臓や脳などの血液の流れが悪くなり，突然，狭心症や心筋梗塞，脳梗塞などの発作が起こり，命も左右されかねない.

脂質異常症は，カロリーやコレステロールの高い食事と運動不足が主な原因である．現代は，高カロリー・高コレステロールの食生活で，エネルギー過多になりがちである．また，日常生活において，体を動かさずとも，家事や仕事ができる便利な環境も影響していると考えられる.

具体的には，肉の脂身や乳製品，卵などのとりすぎに注意が必要である．また，中性脂肪の値は，食事の量自体が多すぎたり，清涼飲料水やアルコールを飲みすぎたり，甘い菓子を食べすぎると高くなる.

野菜などに豊富に含まれている食物繊維や魚油（特にイワシなどの青魚），また，豆腐などの大豆製品は，血清脂質値を下げたり，動脈硬化を抑制するように働くため，摂取を心がける.

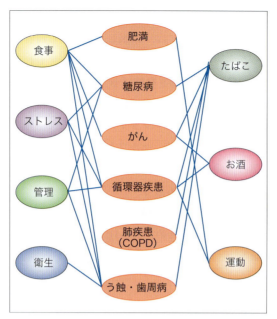

図Ⅲ-4-31　コモンリスクファクターの概念
(Sheiham ら，Community Dent Oral Epidemiol, 2000 より改変)[9]

2. 口腔の健康状態と全身的な健康状態の関連

　口腔と全身の健康状態に関連する**コモンリスクファクター**とは，口腔と全身の健康に影響を与える共通の要因のことである．

　生活習慣病の発症や悪化に関係する好ましくない習慣は，生活習慣病のリスクファクター（危険因子）とよばれている．

　う蝕や歯周病などの口腔疾患は，歯磨きなど口腔清掃習慣の影響を強く受けるが，食生活や喫煙など全身の生活習慣病と関連の深い生活習慣の影響も受けており，生活習慣病と多くのリスクファクターを共有している（図Ⅲ-4-31）．う蝕や歯周病を予防し，健康な口腔状態を保つためには，口腔を清潔に保つだけではなく，食生活の改善や禁煙なども重要な要素であり，そのことは全身の健康維持にも繋がる．

3. 喫煙者に対する指導

1) 日本人の喫煙状況

　令和4年国民健康・栄養調査の結果では，現在習慣的に喫煙している者の割合は，総数14.8%，男性24.8%，女性6.2%となっている（図Ⅲ-4-32）．

　一方，現在習慣的に喫煙している者におけるタバコをやめたいと思う者の割合は，総数25.0%，男性21.7%，女性36.1%となっている（図Ⅲ-4-33）．

　厚生労働省では，健康日本21（第三次）において，生活習慣病の発症予防と重症化予防の徹底を基本的な方針の柱の1つとして位置づけ，生活習慣病の重大な危険

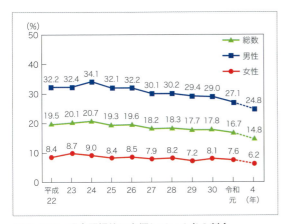

図Ⅲ-4-32 現在習慣的に喫煙している者の割合
（令和4年国民健康・栄養調査）[10]

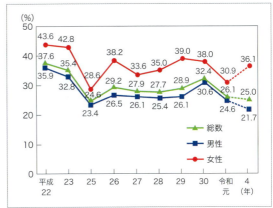

図Ⅲ-4-33 現在習慣的に喫煙している者におけるタバコをやめたいと思う者の割合
（令和4年国民健康・栄養調査）[10]

因子である喫煙による健康被害を短期的ならびに中長期的に減少させるため，「喫煙をやめたい者がやめる」ことを数値化した20歳以上の者の喫煙率12%（令和14年度）の数値目標を設定して取り組みを進めている．

喫煙に対する目標は以下のとおりである．

①成人の喫煙率の減少（喫煙をやめたい者がやめる）
②20歳未満の者の喫煙をなくす
③妊娠中の喫煙をなくす
④受動喫煙の機会を有する者の割合の減少

また，健康増進法の一部を改正する法律（平成30年法律第78号）では，受動喫煙対策を定め，望まない受動喫煙の防止を図ることとしている．

タバコの煙に含まれる**ニコチン**やタールなどの化学物質は，喫煙者本人はもちろんのこと，喫煙する意志のない周囲の人々にも影響を及ぼす．それは，肺がんを代表とする呼吸器疾患，循環器疾患や消化器疾患などの全身疾患だけではなく，口腔がんや歯周病の発症とも関係が深い（表Ⅲ-4-13）．喫煙による歯や歯肉の変化は比較的早期に観察することができ，定期的・継続的に患者のメインテナンスを担当する歯科衛生士はこの変化に対応できる環境にあり，歯科衛生士も禁煙をサポートしていくスキルを身につけることが大切である．

歯科における禁煙治療の特徴が，日本口腔衛生学会や日本口腔外科学会などの合同研究班により報告されている『禁煙ガイドライン』では以下のように述べられている．

表Ⅲ-4-13　喫煙と関係のある口腔疾患および症状

能動喫煙	口腔粘膜 （歯肉を含む）	歯肉メラニン色素沈着，白板症，口腔癌（特に口底，舌，頰粘膜）
		カタル性口内炎，扁平紅色苔癬
		慢性肥厚性（過形成）カンジタ症
	歯周組織	歯周病，急性壊死性潰瘍性歯肉炎
	歯	タバコ色素沈着，歯石沈着，根面のう蝕
	舌	正中菱形舌炎，黒毛症，舌白色浮腫，味覚の減退
	口唇	角化症，口唇炎，口唇癌
	その他	口臭，唾液の性状の変化，壊死性唾液腺化性
受動喫煙	歯周組織	歯肉メラニン色素沈着，歯周病
	乳歯	う蝕
妊婦喫煙	胎児	口唇裂，口蓋裂

〔禁煙ガイドライン（2010 年改訂版）〕[11]

①口腔疾患の罹患率・有病率が高いため，男女さまざまな年齢層の人々に繰り返し接する機会が多い．

②定期歯科健康診断などの際に繰り返し支援・指導を行うことができる．

③歯科医師および歯科衛生士による口腔保健指導の中に禁煙支援を組み入れやすい．

④口腔は患者が自分自身で直接観察することができるので，動機づけを行いやすい．

⑤喫煙による全身疾患の症状がまだ現れていない段階で，禁煙教育を行うことができる．

2）歯周病と喫煙

タバコ煙が最初に通過する口腔は，喫煙の悪影響が貯留する器官であり，特に歯周組織への影響は，タバコ煙による直接的影響と血液を介した間接的影響の双方が関わる．

喫煙直後，ニコチンの末梢血管系への影響として，ニコチンの血管収縮作用により歯肉上皮下毛細血管への血流量の減少，ヘモグロビン量および酸素飽和度の低下を起こす．一方，歯周ポケット上皮側は血流量や歯肉溝滲出液量の増加がみられる．しかし，長期間の喫煙により，炎症歯肉の出血や歯肉溝滲出液量の減少をきたすため臨床的には歯周ポケットが深く進行した歯周炎であっても，プロービング時の歯肉出血〈BOP〉が少ない．また，歯肉メラニン色素沈着もあり，歯肉の炎症症状がわかりにくいことが多いため，歯周病喫煙患者においては，疾患の発症や進行の自覚を遅らせることになる．喫煙者では BOP は少ないが，歯周炎の罹患率が高く，プロービングデプス〈PD〉，アタッチメントレベル〈AL〉，歯槽骨吸収がともに大きく，重度である（表Ⅲ-4-14，図Ⅲ-4-34）．

表Ⅲ-4-14　喫煙者特有の歯周病所見

1. 歯肉辺縁部の線維性肥厚
2. 重症度と比較して歯肉の発赤，腫脹，浮腫が軽度
3. プラーク，歯石の沈着量と病態が一致しない
4. 同年代の非喫煙者の歯周炎と比較して重度
5. 歯面の着色
6. 歯肉のメラニン色素沈着

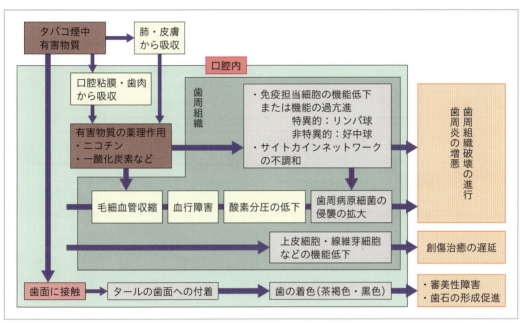

図Ⅲ-4-34　喫煙が歯周組織に与える影響　　　　　　　　　　　　　　　　　　（尾﨑哲則，埴岡 隆，2013．)[12]

3）歯科保健指導としての禁煙支援の取り組み

　歯科保健指導の場での禁煙支援は，歯科衛生士が行う重要な業務である．歯科衛生士は歯科保健指導の技術に加え，ニコチン依存とその対処法に関する知識を備え，禁煙の助言者や支援者として積極的に取り組むことが重要である．

　歯科での禁煙支援の流れは，日常の外来診療の場ですべての喫煙者に短時間で実施する「**5A アプローチ**」（Ask：問診，Advise：助言，Assesment：評価，Assist：支援，Arrange：フォローアップ）が基本となる（図Ⅲ-4-35）．

　まずは，喫煙の状況を把握し，喫煙者であれば禁煙の意志があるかどうかを確認する．禁煙の助言や禁煙意志の評価などを繰り返す動機づけ支援を中心として，動機が高まったときに禁煙実行と長期維持を一貫して支援する．禁煙できない理由や負担に気づき，軽減することで動機を高めることが大切であり，**動機づけ面接**の手法を用いることが有効である（p.60-62 参照）．

　また，短時間での支援はできず，禁煙実行や維持が困難な患者の場合には，じっくり話し合うことが必要になることもある．インプラント治療や外科手術の予定が

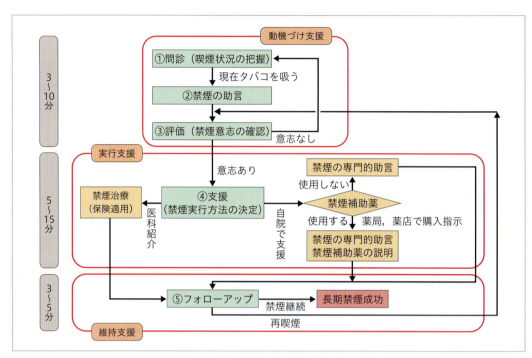

図Ⅲ-4-35 歯科における禁煙支援（5Aアプローチ）の基本的な流れ　　　（尾﨑哲則, 埴岡 隆, 2013. 改変）[12]

ある場合や歯周外科治療，SRPなどで歯周治療の効果が低い場合は，禁煙の優先度を高くする必要がある．患者の状況や診療室の状況に応じて，短時間での支援と集中的な支援を組み合わせながら行う．

4）喫煙状況のアセスメント

ニコチンは依存性のある物質であるため，対象者のタバコへの依存度が，どの程度であるのかを，まずアセスメントする．

- ニコチン依存（生理学的な依存）：一定量の血中ニコチン濃度を保っていないと，不安やいらつきなどの症状を呈し，喫煙をしたくなる依存症．
- 心理的依存（精神医学的な依存）：喫煙行為の習慣化や喫煙にまつわるよい記憶により，喫煙したくなる依存症．

喫煙の生理学的な依存に対して用いられるのが，FTND〈ファーガストロームニコチン依存度テスト：Fagerström Test for Nicotine Dependence〉で（表Ⅲ-4-15），ニコチンの依存度は点数の総計が0〜2点：低い，3〜6点：普通，7〜10点：高い，と判断される．一方，精神医学的な依存に対して用いられるのが，TDS〈Tobacco Dependence Screener〉ニコチン依存度テストで（表Ⅲ-4-16），「はい」を1点，「いいえ」を0点とし，10問の点数の総計が5点以上だと「ニコチン依存症」と診断される．

表Ⅲ-4-15　FTND〈ファーガストロームニコチン依存度テスト〉

質問	0点	1点	2点	3点
1.　起床後何分で最初の喫煙をしますか	61分以後	31〜60分	6〜30分	5分以内
2.　図書館や映画館など，喫煙を禁じられている場所でタバコを吸うのをがまんするのが，難しいですか	いいえ	はい	—	—
3.　1日の喫煙の中でどれが一番やめにくいですか.	右以外	朝最初の1本	—	—
4.　1日に何本吸いますか.	10本以下	11〜20本	21〜30本	31本以上
5.　他の時間帯より起床後数時間に多く喫煙しますか	いいえ	はい	—	—
6.　ほとんど1日中，床に伏しているような病気のときでも喫煙しますか.	いいえ	はい	—	—

表Ⅲ-4-16　TDSニコチン依存度テスト

問1　自分が吸うつもりよりも，ずっと多くタバコを吸ってしまうことがある.
問2　禁煙や本数を減らそうと試みて，できなかったことがある.
問3　禁煙したり本数を減らそうとしたときに，タバコが欲しくて欲しくてたまらなくなることがある.
問4　禁煙したり本数を減らそうとしたときに，次のどれかがありましたか(イライラ，神経質，落ちつかない，集中しにくい，憂鬱，頭痛，眠気，胃のむかつき).
問5　問4でうかがった症状を消すために，またタバコを吸い始めることがある.
問6　重い病気にかかったときに，タバコはよくないとわかっているのに吸うことがある.
問7　タバコのために自分に健康問題が起きているとわかっていても，吸うことがある.
問8　タバコのために自分に精神的問題が起きているとわかっていても，吸うことがある.
問9　自分はタバコに依存していると感じることがある.
問10 タバコが吸えないような仕事やつきあいを避けることがある.

(1) FTND〈ファーガストロームニコチン依存度テスト〉

　ファーガストロームのニコチン依存度指数は，生理学的な側面からニコチン依存症の程度を簡易に評価するためのスクリーニングテストとして，国際的に広く用いられているが，精神医学的な立場から薬物依存症としてのニコチン依存症をスクリーニングする場合は，TDSニコチン依存度テストを用いるのが望ましいと考えられる.

(2) TDSニコチン依存度テスト

　TDSニコチン依存度テストは，保険適用の禁煙治療におけるニコチン依存症診断基準として使用されており，心理的依存も含めたニコチン依存症の診断に有用である．スコアの高低はニコチン依存症の程度の目安として用いることができる.

　喫煙本数と起床後最初に喫煙するまでの時間は，FTNDの項目として用いられているが，FTNDの6項目の中でも唾液中のコチニン濃度や呼気一酸化炭素濃度との相関が特に強いことがわかっており，診療現場では「起床後何分でタバコを吸いますか」という簡単な質問で，身体的ニコチン依存の程度を推定することが広く行われている.

5）禁煙ステージのアセスメントと禁煙支援（サポート）のポイント

禁煙支援は対象者の禁煙へのステージ（準備性）を把握し，そのステージにあった支援をすることで，効果的に行動変容を促すことができるため，**行動変容ステージモデル**を参考に行うとよい（p.55-56 参照）．

（1）禁煙ステージと特徴

❶ 無関心期：禁煙を考えていないステージ

多くの場合，行動を変えることに対して抵抗を示す．喫煙に対して「容認」や「合理化」などの「防衛機制」が働いている状態．

❷ 関心期：禁煙に関心はあり，6 カ月以内に禁煙するつもりはあるが，すぐに（1 カ月以内）禁煙するつもりはないステージ

防衛機制は緩み，健康によくない行動を起こしていることに気づく．「禁煙したいけれど，禁煙したくない」といった，感情を同時にもちあわせている．

❸ 準備期：禁煙に関心があり，すぐに（1 カ月以内）禁煙しようと思っているステージ

禁煙開始に対して自信を深め，喫煙行動を改めようと未来の自分を考えるようになる．

❹ 実行期：禁煙を実行するステージ（禁煙して 6 カ月以内）

行動を変えるために意図的に自分の生活を変える時期．

❺ 維持期：禁煙を継続し（6 カ月以上），維持・評価するステージ

禁煙に対する取り組みを確実なものにしていく時期．我慢し続けるのではなく，吸わないことが普通に感じられるようになることが必要である．

（2）サポートのポイント

❶ 無関心期

無理やり行動させることはせず，禁煙への動機づけを行う．あまり口うるさく介入せず，短時間でも毎回の簡単なアプローチを行う．喫煙による歯および口腔，全身の健康への悪影響と禁煙することのメリットを説明する．歯や歯肉の症状は自分で観察することができるため，禁煙することにより，「歯周病の治療効果が上がる」「口臭が軽減する」「食べ物の味がおいしくなる」などのポジティブな指導を行う．

対象者に自分の喫煙習慣について考えてみるよう働きかけ，禁煙の動機づけを行うための糸口をみつける．

❷ 関心期

禁煙実行に踏み切れるような，動機づけの強化を行う．対象者に応じた禁煙を行うための情報を提供し，より高い禁煙への意識と強い自発性をもたせる．対象者が喫煙の利益と不利益とを秤（はかり）にかけるのを手伝い，対象者に次に何をすべきかを考えさせる．

禁煙の具体的な方法を提示して禁煙の実行を促す．

❸ 準備期

動機の強化，自信の強化，障害となるものを取り除く指導を行う．

禁煙開始日を決定し，禁煙宣言などの決意を示させる．喫煙パターンを分析し，吸いたい気持ちに対する対処法を考える．禁煙後の離脱症状について説明する．

設定や家庭内の喫煙関連商品（灰皿，ライターなど）の処分を促す．

歯面のタバコによる着色を落とし，清潔な状態を確認させる．

❹ 実行期

自信を強化することを中心に，禁煙開始後の相談を3日後，1週間後，2週間後などと定期的に指導を行う．禁煙できたことを褒め，禁煙できてよかったことを探す．

タバコを吸いたくなる状況とその対処法について対象者とともに考える．離脱症状や喫煙欲求のストレスコントロールの仕方，禁煙の効果や自信度をチェックして，禁煙が継続できるよう支援する．

❺ 維持期

禁煙持続の自信を持続させるため，定期健診を兼ねた来院機会を設け，その都度，禁煙について状況を尋ねる．いつでも困ったときにはフォローできることを伝える．

6）禁煙治療

2016年4月から診療報酬の算定方法が改定され，若年層のニコチン依存症患者にもニコチン依存の治療を実施できるよう，対象患者の喫煙本数に関する要件が緩和された．

保険適用の禁煙治療を受けることができるのは，以下の3項目すべてに該当する場合である．

(1) ニコチン依存症に係るスクリーニングテスト〈TDS〉でニコチン依存症と診断された者

(2) 35歳以上の者については，ブリンクマン指数（＝1日の喫煙本数×喫煙年数）が200以上である者

(3) ただちに禁煙することを希望している者で「禁煙治療のための標準手順書」に則した禁煙治療について説明を受け，当該治療を受けることを文章により同意した者

標準的な禁煙治療プログラムは，12週間に渡り計5回の禁煙治療を実施する．

喫煙習慣は人により程度の差はあるが，「ニコチン依存」が関与しているため，生理的依存から脱却するためには，薬物による治療が有効とされる．日本では経口禁煙補助薬（非ニコチン経口薬）であるバレニクリンの投与やニコチン代替療法剤としてのニコチンパッチ（一部のニコチンパッチには適用されていないものもある）は，健康保険等の保険適用となっている．また，ニコチンガムは保険適用ではなく，指定第二類医薬品（**OTC医薬品**）として用いられている．それぞれの薬剤には利点・欠点や副作用，禁忌症もあるので，それらについても十分に理解しておく必要

がある．

7) 健康診査・保健指導での禁煙支援の取り組み

健康診査・保健指導の場での禁煙支援は，メタボリックシンドロームの有無やリスクの大小に関わらず，健康診査当日を含め，すべての喫煙者を対象として行うことが重要である．特定健康診査やがん検診の場など，禁煙支援の時間が十分に確保できない場合は「短時間支援」，特定保健指導や事後指導の場など禁煙支援の時間が確保できる場合は「標準的支援」を行う（表Ⅲ-4-17）．

(1) 短時間支援

「ABR方式」で個別面接の形式で実施する．A（Ask）では，質問票を用いて喫煙状況を把握する．B（Brief advice）では，喫煙者全員を対象に，(1) 禁煙の重要性を高めるアドバイスと (2) 禁煙のための解決策の提案を行う．R（Refer）では，準備期の喫煙者を対象に，禁煙治療のための医療機関等の紹介を行う．

(2) 標準的支援

「ABC方式」で，(1) 初回の個別面接と (2) 電話によるフォローアップの組合せで実施する．A（Ask）とB（Brief advice）の内容は，短時間支援と同様である．C（Cessation support）では，(1) 初回の個別面接で準備期の喫煙者を対象に，① 禁煙開始日の設定，② 禁煙実行のための問題解決カウンセリング（困難な状況をあ

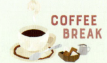

COFFEE BREAK　タバコの種類

喫煙はがんをはじめとする循環器疾患，慢性閉塞性肺疾患〈COPD〉や結核など呼吸器疾患，2型糖尿病，歯周病など，さまざまな健康障害を引き起こすとともに，予防できる最大の死亡原因であることがわかっています．歯科衛生士として，禁煙指導・禁煙支援をするうえで喫煙者のタバコの種類を認識することも必要です．

【タバコの種類】
① 紙巻きたばこ：一番種類が多く流通している．ニコチン依存を引き起こす．
② 加熱式タバコ：日本では4製品が市場に流通している．ニコチン濃度は紙巻きタバコと変わらない．
③ 電子タバコ：バッテリーの爆発事例，急性肺障害や死亡例が急増している．
④ 無煙たばこ：鼻や口腔粘膜に直接貼りつけて使用する．
⑤ 水タバコ（シーシャ）：1回の吸入で1日10本の紙巻きたばこ喫煙に相当する暴露がある．

―下記の厚生労働省の情報提供を調べてみよう―
・喫煙者本人の健康影響｜e-ヘルスネット（厚生労働省）
・女性の喫煙・受動喫煙の状況と，妊娠出産などへの影響｜e-ヘルスネット（厚生労働省）
・喫煙によるその他の健康影響｜e-ヘルスネット（厚生労働省）
・受動喫煙―他人の喫煙の影響｜e-ヘルスネット（厚生労働省）
・加熱式たばこの健康影響｜e-ヘルスネット（厚生労働省）

表Ⅲ-4-17　短時間支援（ABR 方式）と標準的支援（ABC 方式）

	短時間支援（ABR 方式）	標準的支援（ABC 方式）
回数	個別面接 1 回	個別面接 1 回と電話フォローアップ 4 回
時間	1〜3 分	初回面接後 10 分，フォローアップ 5 分
内容	Ask（喫煙状況の把握） Brief advice（短時間の禁煙アドバイス） 　① 禁煙の重要性を高めるアドバイス 　② 禁煙のための解決策の提案 Refer（医療機関等の紹介）＊準備期のみ	Ask，Brief advice は左記と同様 Cessation support（禁煙実行・継続の支援） （1）初回の個別面接　＊準備期のみ 　① 禁煙開始日の設定 　② 禁煙実行のための問題解決カウンセリング 　③ 禁煙治療のための医療機関等の紹介 （2）電話によるフォローアップ　＊禁煙開始日 　　設定者のみ 　① 喫煙状況とその後の経過の確認 　　　※禁煙に対する賞賛と励まし 　② 禁煙継続のための問題解決カウンセリング
支援の場	各種健診（特定健診やがん検診など）	特定保健指導や事後指導等の各種保健事業

(厚生労働省，2018.)[13]

らかじめ予想し，その解決策を一緒に検討する），③ 禁煙治療のための医療機関等の紹介を行う．禁煙開始日を設定した喫煙者には，初回面接後に禁煙実行・継続を支援するための（2）電話によるフォローアップを行う．電話フォローアップを行う時期の目安は，初回の個別面接から 2 週間後，1 カ月後，2 カ月後，6 カ月後である．フォローアップでは，① 喫煙状況とその後の経過の確認，② 禁煙継続のための問題解決カウンセリングを行う．

④ 食生活の指導

1. 食品とう蝕誘発性

1）う蝕は食生活習慣病

　歯表面を覆う**プラーク**は，通常，唾液が常に流れ込んでおり，pH はほぼ中性に保たれている．しかし，少なくとも日に 3 度の食事のたびに糖質が供給され，プラークを構成する微生物叢が急速に糖質を代謝分解し，乳酸などの有機酸を産生する．その結果，歯表面の pH は急速に低下し，エナメル質の臨界 pH である 5.5 以下になると，エナメル質表面の**脱灰**が加速される（図Ⅲ-4-36A）．

　脱灰に伴って，カルシウムとリン酸が溶け出すが，まだ歯表面の実質的欠損には至らない．食事に伴って，唾液（刺激時唾液）が大量に分泌され，唾液による ① 糖質の洗い流し，② 酸性 pH の中和，③ カルシウムやリン酸の供給によって，脱灰されたエナメル質表面は「再石灰化」され，局所の pH も中性に戻る（図Ⅲ-4-36B）．一連のプラーク pH の変化を，それを初めて測定した研究者 Stephan の名を付して**ステファンカーブ**とよぶ．

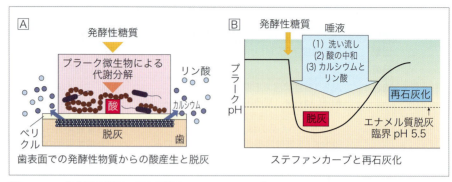

図Ⅲ-4-36　歯表面の脱灰・再石灰化とステファンカーブ

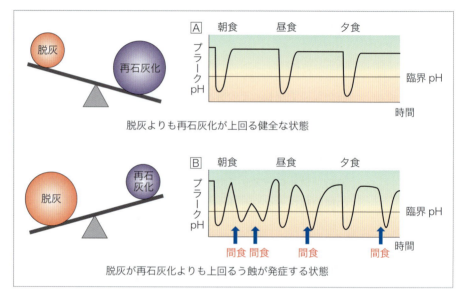

図Ⅲ-4-37　歯表面pHと脱灰・再石灰化の一日の変化

　ステファンカーブに伴う脱灰と再石灰化は，すべてのヒトの口で，食事や間食として糖質を摂取するたびに生じる．糖質が多い食事や間食をとると，よりpHが低下して脱灰が進み，さらに，唾液の分泌量が少ない，酸中和力が弱い，あるいは唾液が届きにくい部位であるとpHの回復は遅くなり，再石灰化は遅れてしまう．

　このような歯表面で生じる現象を一日の生活の中で捉えると，朝食，昼食，夕食に合わせて脱灰が生じ，その後，次の食事を摂るまで再石灰化が続くことになる（図Ⅲ-4-37A）．脱灰と再石灰化の速度を比べると前者のほうが速く，再石灰化には十分な時間が必要となる．通常の食生活であれば，食後の再石灰化時間は十分あり，食事のたびに脱灰が生じても再石灰化されるため，う蝕の発生には至らない．

　しかし，食事中の糖質が多かったり，糖質を含む間食が頻繁だったり，間食の時間が長かったりすると，脱灰が再石灰化を上回り，やがて歯表面が実質的に欠損し，う蝕病巣となってしまう（図Ⅲ-4-37B）．このように，う蝕の発症は食事のとり方

によって決まると考えられることから**食生活習慣病**の1つといわれる.

2）糖質，スクロース（ショ糖）とう蝕の関連性

　う蝕は，上記のように，プラーク構成細菌叢が糖質を代謝分解し，酸を産生してpHを低下させ，歯表面の脱灰が再石灰化を上回ることで始まる．プラーク構成細菌叢は私たちが食物として摂取するほとんどの糖質，具体的には糖質系甘味料に含まれる**単糖**，**二糖**，および**オリゴ糖**を代謝分解し，酸を産生する．さらに，糖質に分類される**デンプン**や**デキストリン**は甘味料ではないため，糖質系甘味料には含まれないが，いずれも唾液アミラーゼとプラーク細菌の共同作業によって，プラーク構成細菌叢の酸産生の原料となる．このようにプラーク構成細菌叢が代謝分解によって酸を産生する材料となる糖質のことを**発酵性糖質**とよび，いずれの発酵性糖質も歯表面の脱灰を生じることから，う蝕の原因となる（表Ⅲ-4-18）.

　発酵性糖質の中で，主食であるデンプンを除き，最も摂取量の多いものの1つが二糖類に分類される**スクロース（ショ糖）**である．スクロースはプラーク構成細菌叢の酸産生基質になることに加え，う蝕誘発能の高いプラーク構成細菌の1つである**ミュータンスレンサ球菌**によって**菌体外多糖類**，特に**不溶性グルカン**が産生される．不溶性グルカンは，α1,3グリコシド結合によってグルコースが重合した多糖であり，粘性が高くて水に溶けにくく，微生物の歯面やプラークへの付着を促進することが知られている．このため，スクロースは特にう蝕誘発性の高い糖質といわれており，それはマウスなどの小動物を用いた「動物う蝕モデル」でも示されている.

　糖類*（単糖および二糖）の消費量とう蝕罹患率との間に相関があることは，長年，糖類がう蝕の原因となることを示唆してきたが，近年になりその相関は不明確になってきた．これは必ずしも糖類のう蝕誘発性を否定するものではなく，フッ化物の応用などのさまざまなう蝕予防策の効果によるものとも考えられる．しかし，スクロースを含む糖類は依然として，優れた甘味料および比較的安価なエネルギー源として世界中で使用されており，特に開発途上国では消費量が高いことから，う蝕発生への関与が大きいと考えられる.

3）食品のう蝕誘発性

　食品に発酵性糖質が全く含まれていなければ，その食品には**う蝕誘発性**はないと判断される．しかし，食品の多くは少量であっても発酵性糖質が含まれているため，実際にヒトがその食品を摂取したとき，プラークで酸が産生され，プラークpHがエナメル質の臨界pHまで低下するかどうかで，そのう蝕誘発性が評価される．食品のう蝕誘発性は，食品の形状や性状，食べ方，唾液との相互作用などの影響を大きく受けるため，ヒトの口腔以外で評価することはきわめて難しい．実際，これまでさまざまな評価法が提案されてきたが，実用化には至っていない.

　さらに，日に3度の食事によるプラークpHの低下に伴う歯表面の脱灰は不可避であり（図Ⅲ-4-37 参照），全身の健康を考えると，食事の主食や副菜のう蝕誘発性

＊糖類

糖質のうち，スクロースやグルコースなどの単糖類・二糖類の総称です.

4章

歯科衛生介入としての歯科保健指導

表Ⅲ-4-18　各種甘味料のプラーク発酵性と甘味度

分類		名称	甘味度	プラーク発酵性	化学構造など
糖質系甘味料	単糖	グルコース（ブドウ糖）	0.74	+	
		フルクトース（果糖）	1.73	+	
		異性化糖	1.30	+	デンプンを原料としてつくったグルコース液に酵素を作用させてグルコースの一部をフルクトースに変えた混合物
		転化糖	1.30	+	スクロースを溶かした液体に酸を加えて加熱するか，分解酵素を作用させて，グルコースとフルクトースに分解（転化）した糖
	二糖	スクロース（ショ糖）	1.00	+	グルコースとフルクトースののα1，β2グリコシド結合による2糖（GF）
		マルトース（麦芽糖）	0.32	+	グルコースの2糖
		ラクトース（乳糖）	0.16	+	グルコースとガラクトースの2糖
		パラチノース（イソマルツロース）	0.50	低	グルコースとフルクトースのα1，β6グリコシド結合による2糖
		ラクツロース（ラクチュロース）	0.60〜0.70	低	フルクトースとガラクトースの二糖
	オリゴ糖	カップリングシュガー	0.50〜0.60	+	スクロース（GF）のグルコース（G）にGを付加したもので，GGG，GGGFなどだが，実際の商品には未反応のスクロースなどが混在する
		フラクトオリゴ糖	0.30〜0.60	+	スクロース（GF）のフルクトース（F）にFを付加したもので，GFF，GFFFなどだが，実際の商品には未反応のスクロースなどが混在する
	糖アルコール	ソルビトール	0.54	−	グルコースの糖アルコール
		マンニトール	0.57	−	マンノースの糖アルコール
		マルチトール	0.80〜0.95	−	マルトースの糖アルコール
		ラクチトール	0.35	−	ラクトースの糖アルコール
		キシリトール	1.08	−	キシロースの糖アルコール
		エリスリトール	0.7〜0.8	−	エリスロースの糖アルコール
		還元麦芽糖水飴・還元水飴	0.2〜0.7	−	水飴に水素添加したもの
		還元パラチトース（イソマルチトール）	0.50	−	パラチノースの糖アルコール
非糖質系甘味料	配糖体系	ステビオシド（ステビア）	300	−	ステビアという植物の葉や根から得られる
		グリチルリチン	50	−	甘草という植物から得られる
	アミノ酸系	アスパルテーム	100〜200	−	フェニルアラニンとアスパラギン酸のペプチド結合体で，アスパラギン酸のカルボキシル基はメチル化されている
	化学合成系	アセスルファムK	200	−	
		スクラロース	600	−	スクロースの一部を塩素に化学合成置換したもの
		サッカリン	200〜700	−	使用制限
		ズルチン	70〜350	−	使用禁止
		サイクラミン酸ナトリウム	300〜700	−	使用禁止

注1：赤地の甘味料は，プラーク酸産生の材料になる「発酵性糖質」である.
注2：青地の甘味料は，プラーク酸産生の材料にならない「非発酵性糖質」である.
注3：黄地の非糖質系甘味料は，プラーク酸産生の材料にはならない．ただし，薄黄地の甘味料は，日本においては使用禁止もしくは使用制限となっている.
注4：糖質に分類されている「デンプン」や「デキストリン」は，糖質系甘味料には分類されていないためこの表には載っていないが，唾液アミラーゼとプラーク細菌の共同作業によって酸産生の材料となる「発酵性糖質」である（本文参照）.

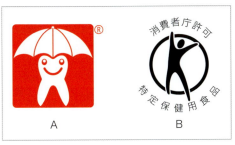

図Ⅲ-4-38　むし歯になりにくい食品
A：国際トゥースフレンドリー協会「歯に信頼」マーク，B：消費者庁特定保健用食品「トクホ」マーク

については議論する必要性は少ない．一方，菓子やスナックなどの間食の頻繁な摂取によるpH低下はう蝕を誘発することから，間食として摂取する食品のう蝕誘発性を評価することは意義がある．

間食として摂取する食品のう蝕誘発性の評価は，1960年代にスイスで始まった**国際トゥースフレンドリー協会**による検定に遡る．検定基準は，エナメル質脱灰臨界pHである5.5に安全域を加えて5.7とし，評価対象食品を摂取して，プラークpHが5.7より下回らない食品を「**むし歯になりにくい食品（歯に信頼マーク）**」として認め，協会のマーク（図Ⅲ-4-38A）の表示を許可している．

1994年，日本はこの検定法を採用し，これに，ミュータンスレンサ球菌による不溶性グルカンの産生基質にならないこと，さらに酸蝕症の原因にならないことを基準として加え，これらの基準を満たした間食として摂取する食品を，国が審議のうえ，「むし歯になりにくい食品」として「**特定保健用食品（トクホ・マーク）**」とすることを許可した（図Ⅲ-4-38B）．当初は厚生労働省が，現在では消費者庁が管轄し，許可業務を行っている．さらに現在では，事業者自らが本法による検定を実施し，有効性や安全性の根拠に関する情報などを消費者庁へ届け出ることで，事業者の責任で機能性の表示を行うことのできる「**機能性表示食品**」の制度も整備されている．

4）代用甘味料

代用甘味料とは「スクロースの代わりに用いる甘味物質」の総称であり，その目的によって，糖尿病でも摂取できる高血糖を生じない代用甘味料，肥満対策に用いる低カロリーのダイエット用代用甘味料，う蝕の原因にならない非発酵性の代用甘味料などに分けられる．特に間食として摂取する食品として，う蝕の原因にならない非発酵性の代用甘味料を利用することは，う蝕予防に有効な手法となる．現在まで，さまざまな非発酵性の代用甘味料が開発されている（表Ⅲ-4-18）．

（1）糖質系代用甘味料

糖質系代用甘味料の中で，非発酵性のものは**糖アルコール**である．糖アルコール

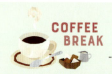

COFFEE BREAK　う蝕予防とシュガーレスガム

シュガーレスとはどのような意味でしょうか？「シュガーレス」に加え，似た表現として「ノンシュガー」があり，さらに「無」「ゼロ」「ノン」「フリー」の表現や，さらには「低」「ひかえめ」「小」「微」などの表示もよく目にします．これらは「強調表示」とよばれ，「食品表示基準」によってその使用基準が定められています(表)．具体的には，食品 100 g もしくは飲料 100 mL に対し，糖類（単糖および二糖）が 0.5 g 未満であればシュガーレスなどの「含まない」という表示が可能なのです．

しかし，「含まない」という強調表示でも，0.5％未満の糖類を含む可能性があるわけで，歯科保健指導の現場では悩むところだと思います．その時は，食品に付されている「栄養成分表」と「原材料名」を見て，食品を評価することになります．例として「シュガーレスガム A」を見てみましょう（図）．糖類は 0 g ですが炭水化物は 18.8 g 含まれており，炭水化物中に糖類以外の発酵性糖質が含まれているかどうかが問題となります．そこで原材料名を見ると，糖質として，マルチトール，還元水飴，キシリトール，マンニトールといった糖アルコールが含まれていますが，発酵性糖質は含まれていないことが分かり，このシュガーレスガム A はう蝕を起こさないと判断できることがわかります．

それに加え，かむことで唾液の分泌を促進し，口腔内の洗浄効果や唾液に含まれる抗菌物質の効果などの恩恵が期待されます．

また，近年では，再石灰化促進効果のある機能性物質を加えることで，より効果的なう蝕予防を目指すガムも増えています．さらに，かむことにより脳機能を活性化し，覚醒作用や認知機能の向上など，脳の働きにも有益な作用があることが報告されています．このように効能があるシュガーレスガムですが，その利用には限界もあり，かむ機能に不具合のある方はもちろんですが，ガムをかむことに抵抗を感じるなどの文化的背景もあると考えられます．今後，う蝕予防機能や唾液分泌促進，さらには脳機能の活性化といったシュガーレスガムの機能をうまく使う工夫が必要です．

栄養成分表示（1 製品当たり）
熱量 48.8 kcal　たんぱく質 0 g
脂質 0.1 g　炭水化物 18.8 g
ナトリウム 0 mg　糖類 0 g

名称：シュガーレス板ガム
原材料名：マルチトール、還元水飴、甘味料（キシリトール、アスパルテーム L-フェニルアラニン化合物、アセスルファム K）、ガムベース、香料、マンニトール、レシチン、香辛料抽出物、着色料

図　シュガーレスガム A の表示

表　糖類に関する強調表示

強調表示	「含まない」と表示する場合		「低い」と表示する場合	
表示例	「無，ゼロ，ノン，レス，フリー」基準値より値が小さければ「0」と表示可能		「低，ひかえめ，小，ライト，ダイエット，オフ」	
糖類量	食品 100 g 当たり	飲料 100 mL 当たり	食品 100 g 当たり	飲料 100 mL 当たり
	0.5 g 未満	0.5 g 未満	5 g 未満	2.5 g 未満

は一般に甘味度が低く，食品に添加する場合はスクロースより多く加える必要があるが，**キシリトール**は例外的にスクロースと同等の甘味度をもち，広く代用甘味料として用いられている．糖アルコールは果物などにも含まれ，自然界に存在するも

のであるが，一度に多量に摂取すると下痢の原因になることがある．1回の摂取で下痢を誘発しない最大摂取量は，体重 1 kg あたり 0.2～0.6 g とされており，通常の食生活では問題にならないと考えられている．しかし，消費者の過剰摂取に注意を促すため「食べ過ぎるとお腹が緩くなることがあります」などの任意表示が行われる．

(2) 非糖類系代用甘味料

非糖質系代用甘味料は，配糖体系，アミノ酸系，および化学合成系があり，いずれも非発酵性であるためう蝕の原因とはならない．配糖体系の**ステビアサイド**はステビアという植物（ハーブ）に含まれ，**グリチルリチン**は薬草としても用いられる甘草（かんぞう）に含まれる．いずれもさまざまな伝統食品の甘味付けとして長く使われており，安全性に問題はないとされている．

アミノ酸系の**アスパルテーム**はダイエット清涼飲料の甘味付けとして世界中で使用されてきた．アスパルテームはアスパラギン酸とフェニルアラニンを含んでおり，**フェニルケトン尿症***（フェニルアラニン代謝異常症）の患者の場合には，摂取に際し注意が必要である．日本の食品表示では，アスパルテームなどのフェニルアラニン含有物を含む食品には「L-フェニルアラニン化合物を含む」などと併記されていることから，食事指導の際には注意する必要がある．

化学合成系の**アセスルファム K** と**スクラロース**は食味がよく，甘味度も高いことから，現在，広く用いられている．一方，ズルチンは肝機能障害誘発性や発がん性などが認められたため，1969 年以降，食品への添加が禁止されている．サイクラミン酸ナトリウムも発がん性の疑いがもたれたことから，1969 年以降，食品への添加は禁止された．サッカリンについては，一時期，発がん性の疑いのため使用が禁止されたが，その後，発がん性は否定されている．しかし，日本においては，安全性維持の観点から，食品への使用は制限されており，ほかの代用甘味料に置き換わりつつある．

(3) 代用甘味料の使用目的と安全性

世界的にみて，代用甘味料の使用目的の多くはダイエットであり，肥満率の高い米国をはじめその需要は高い．また，ダイエットの目的から清涼飲料として多量に常飲するため，代用甘味料の安全性については細心の注意が払われている．

WHO は 2023 年 5 月，アセスルファム K，アスパルテーム，スクラロース，サッカリン，ステビアなど，糖質系以外のすべての甘味料の摂取を減らすべきだと勧告した．その背景として，ダイエット目的の継続的な多量摂取による 2 型糖尿病，心血管疾患，死亡率のリスク上昇を含むさまざまな健康上の懸念があげられているが，通常の摂取量であればその懸念はほとんどないと考えられている．う蝕予防を目的とした非発酵性の代用甘味料の使用量は，ダイエットを目的とした使用量よりも少なく，その懸念はほとんどない．

---

*フェニルケトン尿症

フェニルケトン尿症は，生まれながらフェニルアラニンをチロシンに変換する酵素が欠損，あるいは活性低下している遺伝病です．フェニルアラニンを必要以上に摂取すると，フェニルアラニンやその副代謝物であるフェニルケトンの血中濃度が上昇し，知的障害，痙攣発作，吐き気，嘔吐などを起こし，生涯にわたるフェニルアラニンの摂取コントロールが必要となります．

5）う蝕予防のための食品の摂取方法

　う蝕予防のための食品の摂取方法は，う蝕病因論に裏付けられていることが必要である．すなわち，う蝕は，日に3度の食事以外に，頻繁にう蝕誘発性のある間食を摂取することで生じることから（図Ⅲ-4-37 参照），何を食べるか（What to eat）という総量規制だけではなく，どのように食べるか（How to eat）という頻度規制が重要なことがわかる．すなわち，う蝕予防のためには，できるだけ間食の頻度を減らし，間食をとる場合には発酵性糖質を含まないもの，あるいはう蝕誘発性のないものを食べるようにすることが重要となる．先述のトクホ・マークや歯に信頼マークのついた食品は，間食として相応しいものと考えられる．スクロースなどの発酵性糖質は食事時に摂取し，食後のブラッシングを心掛け，間食をとる場合には上記の機能性食品を摂取するというような食習慣を構築することが重要であることがわかる．

　また，適切な食生活のためには適切な生活習慣が必要である．現代は，ライフスタイルの多様化に伴って食の多様化も進んでおり，思わぬところで不適切な食生活となってしまうことがある．見落としやすい不適切な生活習慣として，以下のようなものがある．

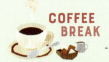

COFFEE BREAK　消費者にわかりやすい表示とは？

　消費者の健康意識の高まりに伴って，各メーカーは食品の差別化を進めています．糖類の強調表示（p.288, Coffee Break **表**参照）はその1つであり，その基準を理解しておく必要があります．一方，強調表示以外で，それらに類似した表示はますます増えています．以下のような表現はきわめて紛らわしく，食品のパッケージに表示されている栄養成分表示や原材料名から判断することが必要で，その多くはう蝕予防に適しません．

砂糖不使用：「食品の加工過程で砂糖を使用しなかった」という意味で，原材料に砂糖を含んでいても，砂糖以外の発酵性糖質を使用していても，砂糖不使用と表示することができます．そのため，栄養成分表示や原材料名を確認する必要があります．なお，砂糖とはサトウキビやテンサイといった植物から抽出した甘味物質で，その主成分はスクロースです．白砂糖ではその97％程度がスクロースです．

砂糖ゼロ：砂糖は入っていないが，その他の発酵性糖質については不明で，栄養成分表示や原材料名を確認する必要があります．

甘さひかえめ：「甘さ」といった感覚的な表現で，発酵性糖質の有無とは無関係です．栄養成分表示や原材料名を確認する必要があります．

　その他，商品名に「ゼロ」「0」「フリー」「オフ」などの表示があっても，何が「ゼロ」なのかがわからない場合には，栄養成分表示と原材料名から確認しなければなりません．

　こうしてみると，さまざまな表示があり，消費者自らが確認して選ぶのは簡単ではないことがわかります．このような状況を理解し，歯科保健指導に活かすことが必要です．

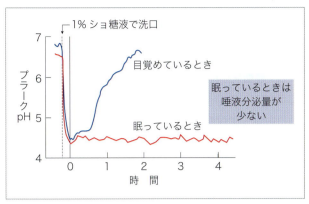

図Ⅲ-4-39　覚醒および睡眠時のプラーク pH 変化

(1) 就寝前の飲食

就寝前に飲食後，口腔清掃を行わずに就寝してしまうと，唾液の分泌が低下し，pH が低下したままになってしまい，歯表面の脱灰が継続し，う蝕が発生しやすくなる（図Ⅲ-4-39）．健康維持のためには，就寝前2時間以内に食事をとらないようにすることが重要であるといわれているが，う蝕予防のためにも同様であり，就寝前に飲食した場合は口腔清掃を行うことが重要である．

(2) アルコール飲料の摂取

アルコール飲料のうち，特に醸造酒である日本酒，ビール，ワインなどには発酵性糖質が多く含まれており，実際にプラーク中の pH を低下させ，歯表面を脱灰させる可能性がある．さらに醸造酒の多くは，酵母による発酵過程で有機酸が産生されるため pH が酸性になっており，酸蝕症の原因になることにも留意しなければならない．食事とともに飲用することはあまり問題にはならないが，食後に長時間にわたり飲用したりするとう蝕や酸蝕症の発症の可能性を高めるため，控えることが重要である．

(3) 服薬による唾液分泌低下

高齢社会となり，多くの人が降圧薬や催眠薬・抗不安薬などを常用している．このような常用薬の多くが唾液分泌低下作用をもつため，唾液による歯表面の再石灰化を抑制し，う蝕発症の可能性を高めてしまうことから注意が必要である．

2. 歯周病と食生活

歯周病は細菌因子，宿主因子，環境因子が影響して発症・進行する多因子性疾患とされ，環境因子の1つとして栄養障害があげられている．歯周病の発症や進行には，喫煙などの生活習慣も深く関わっており，歯周組織の抵抗力を低下させないような栄養摂取や，食生活などの生活習慣にも注意が必要である．

歯周病との関連が多く報告されている栄養素は，ビタミンやミネラルである．ビ

タミンＣは，強い抗酸化作用を有し，歯周組織の構成要素であるコラーゲン線維の合成に関与している．ビタミンＣが欠乏すると，コラーゲン合成が障害され，毛細血管が脆弱となり，出血傾向をきたす．プラーク性歯肉炎の栄養障害関連歯肉炎の代表として，**壊血病**の局所的病変として起こり，歯肉の腫脹，出血を大きな特徴とするアスコルビン酸（ビタミンＣの化学名）欠乏性歯肉炎があげられており，ビタミンＣの摂取量と歯周病との関連性を示した報告も多い．また，骨代謝に関連するビタミンＤやカルシウムも，歯周病の発症や進行に関連することが示唆されている．

栄養状態と歯周病の関連も示されている．例えば低栄養では，免疫機能が低下し，感染症にかかりやすくなる．また，過剰な栄養摂取は，肥満の原因となるが，肥満も歯周病のリスクファクターである可能性が報告されている．内臓脂肪組織は，TNF-αなどの炎症性サイトカインを含むアディポサイトカインを分泌することから，肥満自体が軽微な慢性炎症状態と考えられており，この慢性炎症が全身だけでなく口腔内に影響し，歯周炎の重症化に関与していると考えられている．

3. 酸蝕症と食生活

飲食物や薬剤，胃酸，職業による特異な環境などにより，プラーク中の細菌が産生する酸以外の酸が直接歯面に作用し，歯面の脱灰と再石灰化のバランスが崩れたときに発生する歯の脱灰病変を**酸蝕症**という（図Ⅲ-4-40）．酸に直接触れた歯表面のみが影響を受けるため，プラーク下の歯面や隣接面，歯肉縁下の歯面は残ることから，う蝕と発生部位が異なる．歯の脱灰と再石灰化のバランスが崩れることで発生するため，予防法はフッ化物応用などのう蝕予防法に準じるが，その病因に対する対応が必要である．

酸蝕症の病因は，胃酸など体内から口腔内に出る酸による内因性と，体外から口腔内に入る酸による外因性とに分けられる．

内因性の酸蝕症は，主に胃酸が逆流する**胃食道逆流症**〈**GERD**：Gastro-Esopha-geal Reflux Disease〉や持続性嘔吐が関与する．近年のわが国の食生活の欧米化や胃酸の分泌を抑制するピロリ菌感染者数の減少などから，胃酸の分泌能が増加し，胃食道逆流症の患者数が増加している．胃食道逆流症による酸の逆流は食後2～3時間までに起こることが多く，胸やけや呑酸（口腔内に広がる酸っぱい感じ）が主な自覚症状として現れる．

一方，食生活においては過食や就寝前の食事に加え，高脂肪食，チョコレート，アルコール，タバコ，炭酸飲料，コーヒー，甘いものなどの高浸透圧食品，柑橘類などは酸の逆流を誘発するため，これらの食品の摂取を避けるとよい．持続性嘔吐は，心理的な要因による神経性やせ症や神経性過食症などが原因となることが多いが，慢性アルコール中毒や寝酒行為との関連も報告されている．これら内因性の酸蝕症は，医科との連携が必要である．

外因性の酸蝕症は，酸などを取り扱う**職業性**と，日常生活により発生する**習慣性**

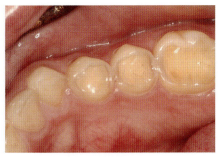

図Ⅲ-4-40 酸蝕症の咬合面
丸みを帯びた形態になり，咬合面のエナメル質が消失し，象牙質の露出がみられる．

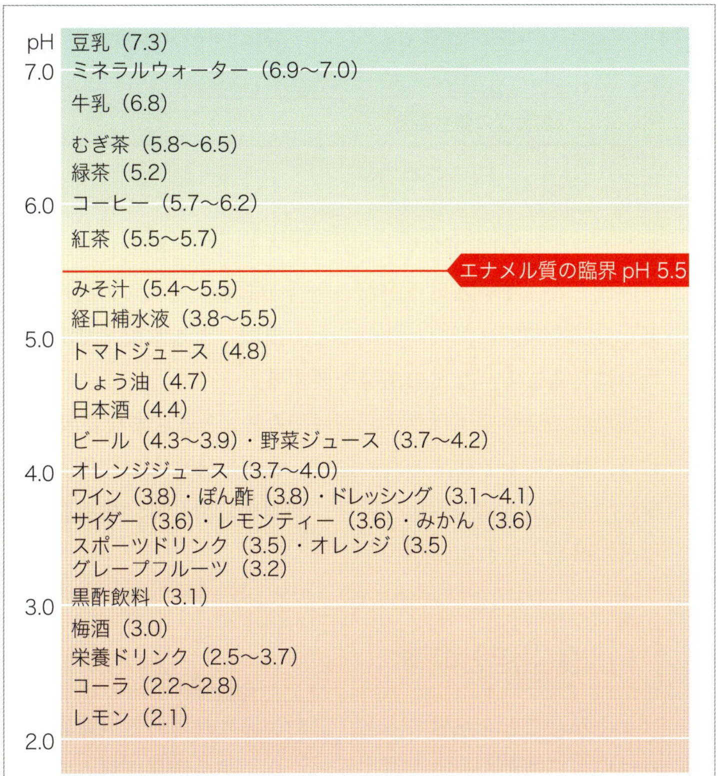

pH	
7.0	豆乳（7.3） ミネラルウォーター（6.9～7.0） 牛乳（6.8）
6.0	むぎ茶（5.8～6.5） 緑茶（5.2） コーヒー（5.7～6.2） 紅茶（5.5～5.7）
	ーーーーーーーーーー エナメル質の臨界 pH 5.5
5.0	みそ汁（5.4～5.5） 経口補水液（3.8～5.5） トマトジュース（4.8） しょう油（4.7） 日本酒（4.4） ビール（4.3～3.9）・野菜ジュース（3.7～4.2）
4.0	オレンジジュース（3.7～4.0） ワイン（3.8）・ぽん酢（3.8）・ドレッシング（3.1～4.1） サイダー（3.6）・レモンティー（3.6）・みかん（3.6） スポーツドリンク（3.5）・オレンジ（3.5） グレープフルーツ（3.2）
3.0	黒酢飲料（3.1） 梅酒（3.0） 栄養ドリンク（2.5～3.7） コーラ（2.2～2.8） レモン（2.1）
2.0	

図Ⅲ-4-41 主な食品のpH
（北迫勇一，岩切勝彦，2017. 改変）[15]

とに分けられる．習慣性では，清涼飲料水や柑橘類などの酸性の食品の過剰摂取や，経口による酸性薬剤の長期服用などが関わっていることが多い．酸性の食品の摂取においては，食品のpH（図Ⅲ-4-41）や緩衝能などの酸としての特性，さらには食品中のカルシウム，リン，フッ化物などのミネラル含有量といった食品の種類による要因だけでなく，摂取頻度や摂取量なども関わっている．酸蝕症に関わる食品は，美容や健康のために日常的に摂取していたり，3度の食事以外の時間に少量ずつ摂

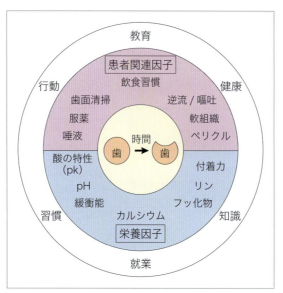

図Ⅲ-4-42　酸蝕症の発生要因
(Lussi A, 2011)[16]

取したり，長時間口腔内に留めるような方法で摂取していたりと，患者に生活習慣が問題となっている自覚がない場合がある．これらの酸性の食品についてはpHの低い食品を頻回に摂取しないこと，摂取したら水などで洗口すること，就寝前の飲食は控えること，などの指導を要する．

　酸蝕症の発生要因は食生活だけでなく，さまざまな要因（図Ⅲ-4-42）が関わっており，酸蝕症を予防するためには，食事以外にも口腔環境に関わる食生活・生活習慣について広く情報収集を行い，要因を分析して，生活習慣を含む適切な歯科保健指導が必要とされる．

4. 食生活と咀嚼

　よくかむことを意識すると，自動調節されている（意識しなくても脳幹で調節されている）運動を意識することになり，味や食品に対する意識を高めることができる．咀嚼を意識することで，健康管理を促すプログラムがある．特に咀嚼回数を意識することで，食物を意識し，食べすぎや偏食を防止して，肥満を予防することが知られている．もちろんよくかんで食べることにより，インスリンの分泌が上昇したり，視床下部の満腹中枢をより刺激したりする効果もある（図Ⅲ-4-43）．食物を意識せずに食べても，空腹は満たされるが，味わいや食物摂取のバランスが乱れてしまうことになり，身体の健康を維持できなくなることにつながるため，食生活において咀嚼は重要である．

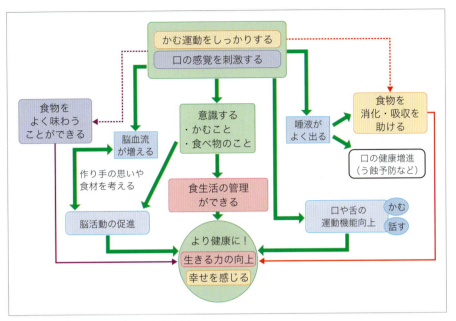

図Ⅲ-4-43 「よくかんで食べる」概念図

1）咀嚼の定義・目的

咀嚼とは，口腔内に入った食物を細かく砕き，唾液と混ぜ合わせて，嚥下しやすい状態である食塊を形成することである．この間に営まれるすべての生理機能を含めて咀嚼という．つまり，咀嚼動作は単純なものではなく，歯・歯周組織・咀嚼筋・舌・口唇・頬など多くの器官の働きによって，巧妙に行われる．

咀嚼の目的は栄養補給につながる食物摂取であり，摂取したものを嚥下しやすくして，胃の中に運び，消化吸収のために食品を細かくすることである．

2）咀嚼の意義・役割（図Ⅲ-4-43 参照）

（1）細かく砕く

食物を細かく砕くことによって，消化液と触れる面積が多くなり，消化吸収を促進する．さらに，化学的に消化できない植物の細胞壁であるセルロースを破ることで，細胞内の物質を吸収できるようにする．また，食物が小さくなることによって，口腔内で食塊を形成しやすくなるので，誤嚥を防止し，食物が食道から胃に到達しやすくする．

（2）唾液分泌を促進

咀嚼により，唾液分泌を促進する．十分な唾液と食物を混和することにより，飲み込みやすい食塊が形成される．また唾液には，消化酵素である**アミラーゼ**が含まれており，化学的な消化にも意義がある．さらに，唾液にはう蝕，歯周病，酸蝕症などの予防効果があり，口腔の健康維持に役立つ効果がある．

（3）口腔内の感覚を刺激する

咀嚼することで，味物質が唾液に溶け出して，味蕾に到達させて，味覚を刺激することができる．また，食物の情報は味覚ばかりでなく，歯根膜感覚による歯ごたえや粘膜で感じる温度など，さまざまな感覚を刺激するので，よくかむことで食物本来の味を味わうことができる．食物から得られる感覚情報は脳を刺激するので，おいしく感じることで喜びや幸せを感じることができ，脳の活性化にもつながる．

一方で，食品に適さない物を判別する役割をもっている．例えば，酸味や苦味を呈する物質や，固すぎて消化できないようなものを異物として認識し，食道から胃に入る前に排除することができる．

（4）顎口腔機能の向上

咀嚼筋は食物をかみ砕くために強い力を発揮するため，咀嚼によってこのような筋の衰えを防止することができる．運動を司る脳幹のニューロンも協調して活動するので，顎口腔の運動機能も維持・向上されることになる．よく咀嚼することで，咀嚼の刺激が骨や筋を刺激して，顎・口腔機能の正常な成長・発育を促す．

3）咀嚼指導

小児期は，身体・咀嚼機能の成長・発達に伴い「何を食べるか」が大きなポイントとなり，さらに「食を楽しむ」という心理面も学習・獲得していくことになる．咀嚼機能の獲得が遅い小児の場合は，「食べるもの」をその機能に合わせて指導する．

成人期以降は歯の喪失が咀嚼機能の低下に大きく関わってくるため，歯を喪失しないことが大切である．

高齢者で全身疾患などの要因で咀嚼機能が衰えた場合には，低栄養や代謝量低下などにつながることが危惧されるため咀嚼筋の力（特に舌）を回復するように努めるとともに，本来の咀嚼運動であるリズミカルな運動で，偏側咀嚼であることを指導する必要がある．片側でかむような訓練が重要になってくる．そして，繰り返し食べる行為を行わせて，口腔器官の協調運動（脳が関与）を促すとよい．

⑤ ストレスマネジメント

ストレスマネジメントとは，ストレスとの上手な付き合い方を考え，適切な対処をしていくことをいう．

ストレスは，日常的に子どもでも大人でも受けるもので，ストレスによって身体にさまざまな症状が出たり，こころに悪影響を起こすことが多い（図Ⅲ-4-44）．特に生活習慣病との関係が深く，食事や運動，喫煙，飲酒と同じように肥満や高血圧，高血糖，脂質異常症の原因因子となり，さらにはがん，脳卒中，心疾患，糖尿病，歯周病などの疾患を引き起こす．

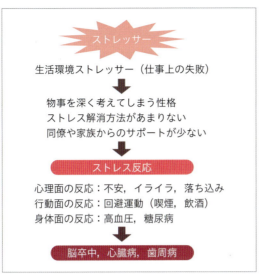
図Ⅲ-4-44　ストレスへの対応がうまくいかない場合の例

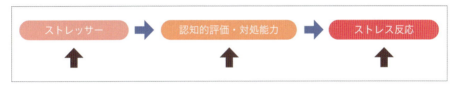
図Ⅲ-4-45　ストレスへの対処法

　また，ストレスが関係するこころの病気にはうつ病や不安神経症，パニック症（パニック障害），PTSD〈心的外傷後ストレス障害〉，食行動症および摂食症群（摂食障害），アルコール依存症などがあり，健康日本21（第三次）でも「こころの健康の維持及び向上」が目標として掲げられており，ストレスがかかったときの対処法（コーピング）やストレスに対する認知的評価の変容が重要となっている．

　現在では「ストレスマネジメント」教育を小学校から取り入れているところもあり，ストレスについての正しい知識や対処法を身につけ，セルフケアができる力を育てている．また，2014（平成26）年には労働安全衛生法が改正され，労働者の安全と健康の確保対策として，「ストレスチェックと面接指導の実施」が義務づけられている．

　このようにストレスと上手に付き合い，自分の体やストレッサー（ストレスの原因）を上手くコントロールしていく能力が求められている．

　ストレスに対処するためには，ストレス反応の発生メカニズムの各要因である「ストレッサー」「認知的評価・対処能力」「ストレス反応」にそれぞれ働きかけることが必要である（図Ⅲ-4-45）．

1. ストレッサー

ストレッサーの分類には人間関係とそれ以外の物理的・化学的なものとに分ける考え方もある（p.57-58 参照）が，ここでは，① 生活環境ストレッサー（社会的ストレッサー）：人間関係や仕事上の問題，家庭の問題，② 外傷性ストレッサー：災害，事件，事故など生命や存在に影響を及ぼす出来事，③ 心理的ストレッサー：不安，焦り，いらだち，怒り，緊張といった感情を伴うものに分類する．3種類のストレッサーは複合的に作用してストレス反応を引き起こす．ストレッサーが強いほどストレス反応は大きい．

ストレッサーへの対処は原因を取り除くかストレッサーのレベルを低減させる．方法としては，① 問題を解決する，② 環境を変化させる，③ 思考しないことである．

2. 認知的評価・対処能力

認知的評価とはストレッサーがどの程度の脅威であるかを判断することであり，個人の性格や能力，自信などによって捉え方は異なる．

認知的評価・対処能力への対処は，① 認知の仕方を変える，② 対処スキルを獲得する，③ 自己コントロール力を回復する，④ 自己信頼・他者信頼を回復する，⑤ ソーシャル・サポートを受けるなどである．

3. ストレス反応に対する対処

ストレス・コーピングの方法は大きく 2 つに分けられる（p.58 参照）．

1）問題焦点コーピング

問題焦点コーピングはストレッサーそのものに働きかけて，それ自体を変化させて解決を図ろうとすることであり，例えば，対人関係がストレッサーである場合には，直接相手の人に働きかけて問題を解決する方法である．

2）情動焦点コーピング

情動焦点コーピングは，ストレッサーそのものに働きかけるのではなく，それに対する考え方や感じ方を変えようとする方法であり，例えば，対人関係がストレッサーである場合，それに対する自分の考え方や感じ方を変える方法である．ストレッサーそのものが対処によって変化可能な場合は問題焦点コーピングが適当で，ストレッサーが対処によっても変化可能でない場合は，情動焦点コーピングが適当であると考えられる．

また，ストレス反応に対するコーピング，いわゆるストレス解消法（気晴らし）

として，① 休息や睡眠，運動などによる身体機能の正常化，② 感情の表現や発散，③ 心身のリラックス，④ リラクゼーションなどがある．

　歯科衛生士は，患者の不適切な行動が保健行動へと変容するための支援を行ううえで，患者の生活習慣とストレス，ストレスへの対処法を把握し，マネジメントできるよう，ストレスマネジメントについて学習しなければならない．

参考文献

1) 日本歯磨工業会編：歯磨剤の科学　第七版．東京，2018．
2) E. M. Willkins／遠藤圭子ほか監訳：ウィルキンス歯科衛生士の臨床　原著第 11 版．医歯薬出版，東京，2015．
3) 竹中彰治編著，吉江弘正ほか監修：洗口液とその使い方ガイドブック　改訂版．ハルズ，東京，2021．
4) 前畑 香：義歯洗浄剤の選び方．歯科衛生士，43：48-60，2019．
5) 浜田泰三ほか：義歯洗浄　デンチャープラーク・フリーの最前線．デンタルダイヤモンド，東京，2002．
6) 安細敏弘ほか：今日からはじめる！口腔乾燥症の臨床　この主訴にこのアプローチ．医歯薬出版，東京，2008．
7) 上田貴之ほか：口腔機能低下症の検査と診断―改訂に向けた中間報告―．老年歯医，33(2)：79-84，2018．
8) 厚生労働省：健康日本 21（第二次）の推進に関する参考資料．平成 24 年 7 月
9) Sheiham A, Watt RG.：The common risk factor approach：a rational basis for promoting oral health.Community Dent Oral Epidemiol, 28(6)：399-406, 2000.
10) 厚生労働省：令和 4 年国民健康・栄養調査
11) 日本口腔衛生学会，日本口腔外科学会，日本公衆衛生学会，日本呼吸器学会，日本産科婦人科学会，日本循環器学会，日本小児科学会，日本心臓病学会，日本肺癌学会（2009 年度合同研究班報告）：禁煙ガイドライン（2010 年改訂版）．2010．
12) 尾﨑哲則，埴岡 隆編著：歯科衛生士のための禁煙支援ガイドブック．医歯薬出版，東京，2013．
13) 厚生労働省：禁煙支援マニュアル（第二版）増補改訂版．2018．
14) Gustafsson BE, Quensel CE, Lanke LS, Lundqvist C, Grahnen H, Bnow BE, Krasse B. The Vipeholm dental caries study；the effect of different levels of carbohydrate intake on caries activity in 436 individuals observed for five years. Acta Odontol Scand, 11(3-4)：232-364, 1954.
15) Scheinin A, MÄkinen KK, eds. Turku sugar studies I-XXI. Acta Odontol Scand, 33 (suppl 70)：1-351, 1975.
16) Igarashi K, Kamiyama K, Yamada T. Measurement of pH in human dental plaque in vivo with an ion-sensitive transistor electrode. Arch Oral Biol, 26(3)：203-207, 1981.
17) 北迫勇一，岩切勝彦：知る・診る・対応する　酸蝕症．クインテッセンス，東京，2017．
18) Lussi A, Jaeggi T：Dental erosion Diagnosis, risk assessment, prevention, treatment. Quintessence, UK, 37, 2011.
19) 消費者庁：家庭用品品質表示法/製品別品質表示の手引き/雑貨工業用品一覧表/歯ブラシ．2019．HP http：www.caa.go.jp/policies/policy//zakka_25.html
20) 第22回日本歯科医学会総会記念誌編集委員会：口腔と全身の健康．医歯薬出版，東京，2012．
21) 一般社団法人全国歯科衛生士教育協議会編：よくわかる歯科衛生過程．医歯薬出版，東京，2019．
22) フッ化物応用研究会：う蝕予防のためのフッ化物配合歯磨剤応用マニュアル．社会保険研究所，東京，2006．
23) 金子至監修：別冊歯科衛生士歯ブラシ処方箋® 歯ブラシ編「患者さんのために選んだ 1 本」をプリントして渡せる．クインテッセンス，東京，2019．
24) 埴岡 隆：歯科関連疾患の予防マニュアル―オーラルケア製品の解説―．法研，東京，2016．
25) 一般社団法人全国歯科衛生士教育協議会監修：最新歯科衛生士教本　歯・口腔の構造と機能　口腔解剖学・口腔組織発生学・口腔生理学．医歯薬出版，東京，2011．

26) 一般社団法人全国歯科衛生士教育協議会監修：最新歯科衛生士教本　歯科材料. 医歯薬出版, 東京，2017.

27) 佐藤　聡，両角祐子，小牧令二：月刊デンタルハイジーン別冊セルフケアの本. 医歯薬出版, 東京，2018.

28) 北村清一郎：解剖から学ぶ口腔ケア・口腔リハビリの手技と，その実力―オーラルフレイル予防のために―. デンタルダイヤモンド，東京，2019.

29) 柿木保明：歯科医師・歯科衛生士ができる舌診のすすめ！―患者さんの全身状態を知るために―. ヒョーロン・パブリックス，東京，2010.

30) 瀬戸　佳，西　恭宏，長岡英一：効果的な義歯清掃法の検討―義歯用ブラシの使用と義歯洗浄剤の使用頻度について―Investigation of the Effective Denture Cleaning Methods―Use of denture brush and frequency of denture cleanser use―. 日衛学誌，5(2)，2011.

31) 向井美恵ほか：口腔機能への気づきと支援　ライフステージごとの機能を守り育てる. 医歯薬出版，東京，2014.

32) 下山和弘著：基礎からわかる高齢者の口腔健康管理. 医歯薬出版，東京，2016.

33) 平野浩彦ほか：実践オーラルフレイル対応マニュアル　公益財団法人東京都福祉保健財団 2016.

34) 菊谷　武，田村文誉，水上美樹編著：診療室からはじまる口腔機能へのアプローチ. 医歯薬出版，東京，2016.

35) 日本歯科医学会：口腔機能発達不全症に関する基本的な考え方. 平成 30 年 3 月.

36) 日本歯科医学会：口腔機能低下症に関する基本的な考え方. 平成 30 年 3 月.

37) 田中英夫編，谷口千枝著：禁煙治療のためのカウンセリングテクニック. 看護の科学社，東京，2009.

38) 日本禁煙学会編：禁煙学. 南山堂，東京，2007.

39) Stephan RM. Changes in hydrogen-ion concentration on tooth surfaces and in carious lesions. J Am Dent Assoc, 27：718-723, 1940.

40) Hefferen JJ. Proceedings of the Scientific Conference on methods for assessment of the cariogenic potential of foods. San Antonio, Texas Nov. 17-21, 1985. J Dent Res, 65 (special issue)：1473-1544, 1986.

41) Curzon MEJ, Hefferren JJ. Modern methods for assessing the cariogenic and erosive potential of foods. Br Dent J, 191：41-46, 2001.

42) 厚生労働省. う蝕の原因とならない代用甘味料の利用法―e―ヘルスネット https://www. e-healthnet.mhlw.go.jp/information/teeth/h-02-013.html

43) WHO. WHO advises not to use non-sugar sweeteners for weight control in newly released guideline. 15 May, 2023：https://www.who.int/news/item/15-05-2023-who-advises-not-to-use-non-sugar-sweeteners-for-weight-control-in-newly-released-guideline

44) 松尾浩一郎，増田裕次：咀嚼機能・口腔機能から考える複合的フレイル予防―カムカム健康プログラムの開発―. 日咀嚼誌，30：58-65，2020.

45) 小野高裕，増田裕次監修：成人～高齢者向け　咀嚼機能アップ BOOK. クインテッセンス出版，東京，2018.

IV 編

対象別の
歯科衛生介入

1章 ライフステージに対応した歯科衛生介入

到達目標

❶ 各ライフステージ別の対象者の一般的特徴と口腔の特徴および歯科保健行動を説明できる.
❷ 各ライフステージ別の口腔衛生指導ができる.
❸ 各ライフステージ別の食生活指導ができる.

　わが国は超高齢社会となり，健康寿命の延伸，QOL〈生活の質〉の向上に目が向けられている．生涯にわたる健康の保持・増進を行うためには，ライフステージの各段階において適切な健康づくりが行われなければならない．特に食生活は社会的・文化的な営みでもあり，QOL ともかかわりが深い．不適切な栄養摂取や食生活は，将来の健康問題へ影響を及ぼすリスクとなる．しかし，近年，ライフスタイルや社会環境の変化に伴って，栄養摂取の量や質，食生活が旧来のパターンから変化してきており，脳血管疾患，糖尿病などの生活習慣病や，心身の健康への影響が懸念されている．
　2011（平成 23）年に制定された**歯科口腔保健の推進に関する法律**〈**歯科口腔保健法**〉には，「口腔の健康を保つことが健康で質の高い生活を営むうえで重要である」と明記されており，歯科衛生士は，各ライフステージの特性を理解し，歯・口腔の健康の担い手として，総合的な健康への適切な支援を行う必要がある（表Ⅳ-1-1）．すなわち，各ライフステージにおける健康の保持・増進のため，適正な栄養摂取や生活習慣および歯・口腔ひいては全身の健康を維持できるように，対象者を支援していくことが求められており，本章では，歯科衛生介入として行う歯科保健指導をライフステージごとに学ぶ．
　ライフステージの区分は，厚生労働省や各学会，団体などが，それぞれの基準を設けていて統一されていないため，本書ではライフステージを次のように分類した．

① 妊産婦期：妊娠期および授乳期を含む出産前後の女性
② 乳児期：出生後から 1 歳未満（離乳期を含む）
③ 幼児期：満 1 歳から小学校就学前まで（前期：1〜2 歳，後期：3〜5 歳）
④ 学齢期：6〜15 歳（小・中学生）
⑤ 思春期・青年期：15〜20 歳頃
⑥ 成人期：20〜64 歳
⑦ 高齢期：65 歳以上

表Ⅳ-1-1　生涯を通じた歯科保健対策の概要

対象	歯科的特徴	歯科的問題点	歯科保健対策	
			主な具体策	ねらい
胎児期	歯の形成期	バランスのとれた栄養摂取が必要	母親教室などにおける歯科保健指導	丈夫な歯をつくるための食生活指導
乳児期	乳前歯の萌出期		乳児歯科健康診査，歯科保健指導	乳歯むし歯の予防，口腔清掃の動機づけ
幼児期 1〜3歳	乳臼歯の萌出時期	乳歯むし歯の発生しやすい時期（甘味の不規則摂取等）	1歳6か月児歯科健康診査	乳歯むし歯の予防，口腔清掃の確認，指導，間食等に対する食生活指導
	乳歯列の完成期	乳歯むし歯の急増期	3歳児歯科健康診査 幼児に対する歯科保健指導	乳歯むし歯，不正咬合等の早期発見，早期治療，予防処置
4〜5歳	永久歯の萌出開始時期（第一大臼歯）	永久歯むし歯の発生しやすくなる時期	保育所・幼稚園における歯科健康診査	むし歯予防と早期治療（特に永久歯）
心身障害（児）者	歯の形成不全及び唇顎口蓋裂等	広範性のむし歯発生等 咀嚼・発音障害	歯科保健指導の推進，治療機関の紹介	早期治療，歯科保健状況の改善，形態と機能の早期回復
学童期（小学校） 6歳〜	乳歯と永久歯の交換期	永久歯むし歯の多発期	就学時歯科健康診査	永久歯むし歯の予防と早期治療の推進 歯科衛生思想の普及啓発 不正咬合の予防
（中学校） 12歳〜	永久歯列完成期 歯周組織の過敏期	歯ぐきの炎症が始まる時期	定期歯科健康診査と歯科保健教育	
（高等学校） 15歳〜	第三大臼歯萌出	むし歯が放置されやすく，歯周疾患の発生が始まる時期		歯科衛生思想の普及啓発 歯周疾患の予防
成人期 20歳〜	歯周組織の脆弱期	歯周疾患の急増	歯周疾患の予防と早期健康診査 歯科保健指導	歯科治療の推奨と口腔清掃の徹底
（妊産婦）	生理的変化	永久歯むし歯の増加 歯周疾患の急増	妊産婦歯科健康診査と歯科保健指導	
	歯の喪失開始時期	咀嚼機能の低下が始まる時期	健康増進事業における歯の健康教育，健康相談，歯周疾患検診 事業所等における歯科健康診査	歯周疾患の早期治療推進 歯の喪失予防
高齢期 65歳〜	歯の喪失急増期	咀嚼機能の低下（義歯装着者急増） 嚥下機能の低下 誤嚥性肺炎の増加	義歯等に対する歯科保健指導	咀嚼機能の回復，口腔清掃の徹底（義歯の手入れ等）
			訪問口腔衛生指導	

(厚生労働統計協会，2014．改変)[1]

① 妊産婦期

1．妊産婦期の一般的特徴

＊産褥期
分娩が終わり，妊娠前の状態に戻るまでの時期で，分娩終了後から6〜8週の期間のことです．

　妊産婦とは，産科学的には妊娠が始まってから分娩を経て**産褥期**＊の終わるまで，すなわち妊娠開始から出産後6〜8週間までの女子のことをいう．また，児童福祉法や母子保健法上では，妊娠中または出産後1年以内の女子のことをいい，授乳婦

表IV-1-2　妊娠期の経過と母体の変化

	妊娠初期				妊娠中期			妊娠後期		
月数 （週数）	1カ月 (0〜3週)	2カ月 (4〜7週)	3カ月 (8〜11週)	4カ月 (12〜15週)	5カ月 (16〜19週)	6カ月 (20〜23週)	7カ月 (24〜27週)	8カ月 (28〜31週)	9カ月 (32〜35週)	10カ月 (36〜39週)
母体の変化	①月経停止，②基礎体温が高温持続，③便秘傾向，④頻尿傾向，⑤乳房の増大，⑥乳頭・外陰部の色素沈着，⑦つわりの出現から消失（5〜15週頃）				①胎動自覚，②食欲亢進，③腹部増大，④腎血流量増加に伴う腎負荷の増大			①神経過敏傾向，②腹部増大による上腹部圧迫感，③妊娠高血圧症候群，④分娩の徴候，⑤腟分泌物増加，⑥頻尿		
目標	妊娠持続の体制が確立されるように支援 ・母体と胎児の関係に慣れるようにし，心身を需要できるようにする． ・流産の防止に努める． ・つわりなどのトラブルに対応できる．				妊娠全期間を通して最も安定した時期であるので，積極的・前向きな指導をする． ・気分転換や快適な生活のための外出などを進める． ・胎児の健全な発育，母体の体力づくり．			分娩に備えた準備，異常の早期発見，積極的な支援． ・異常の早期発見（妊娠高血圧症候群，貧血，早産）と対応 ・出産の準備． ・出産，産褥期の家族のサポートの準備．		
対策	・つわりの対策：空腹にならないようにし，食後の安静を保つ．この時期は嗜好に合わせた食物を選択し，食事形態の工夫や少量頻回摂取などの工夫をする．嘔吐による脱水を予防するため，水分補給をこまめに行う． ・流産対策：長時間の立ち仕事，重労働，冷え，便秘などに留意する．安易な服薬はせず，医師から処方されたものを服薬する．				・貧血対策：造血に関係する栄養素を摂取する．運動により血流をよくする． ・便秘対策：水分補給に注意し，食物繊維を摂取する． ・静脈瘤対策：長時間の歩行，立位，座位を避ける．弾性ストッキングやソックスを着用する．妊婦体操を行う．急激な体重増加を避ける．			・妊娠高血圧症候群の対策：栄養の過剰摂取，極端な制限を避ける．食事はバランスよく，栄養価の高いものを選択して摂取する．		
起こりやすい異常	流産，子宮外妊娠，妊娠悪阻				貧血，便秘，静脈瘤			妊娠高血圧症候群，前置胎盤，子宮破裂などによる大出血，早産		
定期健診	◀━━━━━ 4週間に1回 ━━━━━▶				◀━━ 2週間に1回 ━━▶			◀1週間に1回▶		
	目的：妊娠週数および妊婦・胎児の健康状態の確認				目的：母体の一般状態，胎児の発育状態，異常の有無の確認			目的：母体の一般状態，胎児の発育状態の確認，後期後半は分娩の時期予測		

(高野陽ほか編，2010.)[2]

まで含めた意味で示されている．

　妊娠は本来，生理学的なものである．健康上問題のない人が妊娠した場合には，妊娠前と変わらない生活を続けることで健康を維持し，さらに出産・育児に備えての体力づくりが進められることが望ましい．しかし，妊娠や出産により母体はさまざまな変化を受ける．これは，肉体的な変化にとどまらず，心理的にも社会的にも大きな変化を受けることから，注意すべきことを知っておくことが重要である．

　妊娠初期にはつわりや流産，中期には貧血や静脈瘤，後期には**妊娠高血圧症候群***や早産などの問題も起こりやすい．また，妊娠期間全体を通して母体の健康状態は胎児に影響し，出産後の子どもにも影響が及ぶことがあることも認識しておく必要がある（表IV-1-2）．

*妊娠高血圧症候群
妊娠20週以降に高血圧または妊娠高血圧腎症(高血圧かつ蛋白尿，臓器障害，子宮胎盤機能不全のいずれかを伴うもの)が発生する全身の症候群のことです．

2. 妊産婦期の口腔の特徴

　妊娠による身体的変化や生活習慣の変化により口腔内も影響を受けやすい．口腔

内の状態に影響を及ぼす女性ホルモンであるエストロゲンやプロゲステロンは，妊娠時には胎盤から分泌されるようになり，出産直前までその量は増大する．また，妊娠12〜13週目にかけて歯肉縁下の細菌叢が大きく変化する．特に女性ホルモンが増加した環境を好む歯周病原細菌（*Prevotella intermedia*）が存在することが知られており，**妊娠関連歯肉炎**という妊娠期に特有の歯肉の発赤や腫脹，出血などがみられる．また，食事内容や回数の変化，つわりなどにより，口腔清掃が不十分となり，歯周病やう蝕が発症し，増悪しやすくなる．

　歯の発生は妊娠初期の胎生7週頃から始まり，出産までに乳歯と，永久歯では第一大臼歯，中切歯，側切歯，犬歯は歯胚が形成され，乳歯と第一大臼歯では石灰化が開始されている（表Ⅱ-1-1，p.21参照）．したがって妊産婦期は，妊産婦自身の全身および口腔の管理も重要であるが，自身の健康管理が，胎児の歯や口腔の発育につながることを十分認識してもらう必要がある．

3. 妊産婦期の歯科衛生介入

1）プロフェッショナルケアの目標

　妊産婦は妊娠初期から，自身の口腔の健康と胎児の歯や口腔の発達について認識し，自身の全身と口腔の健康管理・維持に努める必要がある．また，出産後は子どもの歯や口腔諸器官の健全な成長が図れるように，プロフェッショナルケアとしての指導・支援を行う．

（1）う蝕の予防

　唾液の粘性の変化や食生活の変化，さらにはつわりによる口腔清掃不足など，う蝕に罹患しやすい要因が多く存在する．そのため，う蝕の原因や予防方法について説明する必要がある．つわりの症状が重度（**妊娠悪阻***）で，頻回に嘔吐がある場合には，前歯部口蓋側や舌側の歯面の脱灰が起こることがあるので注意する．

（2）歯肉炎・歯周炎の予防

　妊娠中に発症する妊娠関連歯肉炎についての正しい知識と対応方法を説明する．

　妊娠関連歯肉炎は妊娠による女性ホルモンの影響が大きいが，主原因はプラークであるため，プラークコントロールを十分に行う．必要に応じてスケーリングやPMTCなどの処置を行う．近年妊婦が進行した歯周病に罹患していると，早産や低出生体重児出産のリスクが2〜4倍であると報告されている．歯周病原細菌が血中に入り，子宮内で炎症を引き起こしたり，炎症性物質が産生されることにより，子宮の収縮が誘発されやすいといわれている．また，妊娠前から歯周炎のある妊婦は病態が進行しやすい傾向があるため，日常的な口腔衛生管理への意識づけが重要である．

（3）つわり時期の口腔清掃

　妊娠初期のつわりの時期に，「歯ブラシを口に入れると吐き気がする」などの訴えがある場合は，歯ブラシのヘッドを小さなものに変えたり，ブラッシング方法の工

＊妊娠悪阻
つわりの症状が悪化し，嘔吐を頻回に繰り返し，食事摂取困難による栄養障害，尿中ケトン体陽性，5％以上の体重減少を認める症状のつわりのことをさします．

表Ⅳ-1-3 喫煙が妊娠に及ぼす影響

区分	妊娠初期	妊娠中期～後期	新生児期 乳児期	小児期
影響	流産 着床の異常→前置胎盤 一部胎児の奇形	早産 前期破水 子宮内胎児発育遅延 常位胎盤早期剥離	乳幼児期突然死症候群	行動障害 注意欠陥・多動性障害

(尾﨑哲則，植岡 隆編，2013.)[3]

夫や回数の変更，洗口を頻繁に行うなど，対象者が受け入れやすい方法を対象者に応じて提案する必要がある．

（4）禁煙指導

妊娠中の喫煙は本人への悪影響のみならず，胎児の成長・発達に大きな障害となる．主な影響として，タバコの中に含まれるニコチンの血管収縮作用により母体から胎児に流れる血液量が少なくなるため，胎児への酸素や栄養が不足する．また，タバコの煙の中に含まれる一酸化炭素が血液中のヘモグロビンと結合し，酸素の運搬を阻害し低酸素状態になるため，胎児にも影響を及ぼす．これらのことから妊産婦に対する禁煙指導や防煙教育が重要となる（表Ⅳ-1-3）．

（5）歯科治療

妊娠中の歯科治療時には『**母子健康手帳**』*を提示してもらい，産婦人科医の指導状況を確認する必要がある．歯科治療を行う必要がある場合は，妊娠初期や後期には応急処置にとどめ，通常の治療は安定期である妊娠中期に行うようにすすめる．妊娠後期に妊婦が仰臥位になった場合，子宮が下大静脈を圧迫するため全身の血流が減少し低血圧を起こしやすくなる．これを**仰臥位低血圧症候群**という．このため妊娠中の診療体位*は左側臥位での体制で行うこともある．安定期であっても，歯科治療による痛みやストレスによる母体や胎児への影響を考慮して行う．また，妊娠する可能性のある場合は，妊娠前に歯の治療や口腔衛生管理を済ませておくことをすすめる．

（6）食生活

近年，若い女性の多くが「やせ願望」をもっており，やせる必要がないのに極端なダイエットや偏った食生活の女性が増えている．これにより，貧血，低骨密度，月経不順，神経性やせ症などの症状がみられ，母体や胎児にも影響を及ぼす．アルコールについては多量の飲酒は**胎児性アルコール・スペクトラム障害**〈**FASD**〉*，心疾患・関節の形成異常などの先天異常のリスクを高める．また，カフェインの影響については流産や**低出生体重児出産**などが報告されている．歯科衛生士は，妊娠までの女性に健全な食生活の構築のため，摂食リズム，栄養素などのバランス，間食指導などを行う必要がある．

2）セルフケアの目標

妊産婦期ではかかりつけ歯科医院での指導はもちろんのこと，母子保健法に基づ

Link
母子健康手帳
『保健生態学』
p.251

Link
妊娠中の診療体位
『歯科診療補助論
第2版』

＊胎児性アルコール・スペクトラム障害〈FASD：Fetal Alcohol Spectrum Disorders〉
妊娠中の母親の飲酒の影響により，胎児に対し低体重や顔面を中心とする形態異常，脳障害を引き起こす可能性があり，このような飲酒による胎児に与える障害のことをいいます．FASDには治療法がないため，対処法は妊娠中に飲酒をしないことです．

く市町村における健康診査を受ける機会もあるため，これらの機会に歯科衛生士はセルフケアに対する指導を行う．口腔の特徴や状況に応じた口腔清掃法を修得することが重要である．

まずは妊娠関連歯肉炎の予防のため，歯肉辺縁や歯頸部付近のプラーク除去を優先して行う．つわりにより歯ブラシを入れることが困難な場合も想定されるため，歯ブラシはヘッドの小さめのものを選択して使用する．デンタルフロスやタフトブラシなどの補助的清掃用具の使用もプラーク除去には効果的であることを説明する．う蝕予防のためにフッ化物配合歯磨剤の使用をすすめることもあるが，味やにおいで気分が悪くなる場合は使用を中止する．口腔清掃が困難な時期には洗口液やフッ化物洗口剤の使用をすすめることもある．

4．妊産婦期の栄養

妊産婦期は，母体の健康と胎児の発育，さらには分娩，産後，授乳，育児にまで影響を及ぼすので，十分な栄養を正しくとる必要がある．しかし，妊娠後に急激に食事を変えることは難しいため，妊娠前からの適切な栄養摂取が望まれる．

1）妊娠期の特徴と栄養

妊娠から出産までのおよそ 10 カ月間の妊娠期は，妊娠前の BMI 値によって妊娠期に推奨される体重増加量が異なる（表Ⅳ-1-4）．妊娠前の体格が「低体重（やせ）」から「普通」の人で，妊娠中の体重増加量が 7 kg 未満の場合には**低出生体重児**を出産するリスクが高くなるため，適度に体重を増やすように食事を調整する．「肥満」の人は保健師や管理栄養士に相談のうえ，食事管理を行う．

妊娠期は胎児の歯の発生，石灰化，形成に関わる時期にあたるため，カルシウムやビタミンなどの栄養素の摂取が重要である．また，欠乏すると歯の形成に問題が起こる栄養素もあるため注意が必要である．

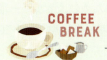

低出生体重児出産

出生時の体重が 2,500 g 未満を低出生体重児，1,500 g 未満を極低出生体重児，1,000 g 未満を超低出生体重児とよびます．低出生体重児は，低体温や呼吸障害を起こしやすく，脳や心臓の発達が未成熟といった傾向があります．

低出生体重児は妊婦が「やせ」で妊娠中の体重増加が 7 kg 以下の場合や，歯周病患者，喫煙者などの場合に起こりやすいため，妊娠前からの体重管理と禁煙，歯周病予防が肝要です．

表IV-1-4　**妊娠中の体重増加指導の目安**[*1]（厚生労働省，2021.）[5]

妊娠前の体格[*2]	体重増加量指導の目安
低体重（やせ）：BMI 18.5 未満	12〜15 kg
ふつう：BMI 18.5 以上 25.0 未満	10〜13 kg
肥満（1度）：BMI 25.0 以上 30.0 未満	7〜10 kg
肥満（2度以上）：BMI 30.0 以上	個別対応（上限 5 kg までが目安）

＊1：「増加量を厳格に指導する根拠は必ずしも十分ではないと認識し，個人
　　差を考慮したゆるやかな指導を心がける」産婦人科診療ガイドライン産
　　科編．2020，CQ. 010 より
＊2：日本肥満学会の肥満度分類に準じた．

2）授乳期の特徴と栄養

　分娩により胎児およびその付属物が母体以外に娩出されると妊娠が終了し，産褥期には母体はほぼ妊娠前の状態に回復する．妊娠初期から卵胞ホルモンと黄体ホルモンの作用により，乳腺組織や脂肪組織が増加し，乳房が増大する．増大した乳房で乳汁産生の準備が進められ，**初乳**＊の産生・分泌がみられる．初乳は多量のタンパク質（ラクトアルブミン・ラクトグロブリンなど）やミネラル，免疫物質（IgA，リゾチームなど）を含んでいる．胎児が体外に出ると母乳の分泌が促進されるが，分娩後 3〜4 日頃までは母乳の分泌量は少ない．吸啜刺激により分泌が増加するため，できるだけ早期から授乳を始めることが望ましい．また，乳房のマッサージも乳汁の分泌を促進する．一般的には出産後 7 日頃までに乳汁の分泌はほぼ確立する．授乳期には十分な乳汁産生のために，タンパク質，ビタミン類など妊娠期よりもさらに多量の栄養摂取が必要である．

　妊娠後期から貧血がみられることが多いが，産後も貧血状態が続くと，体の回復が遅れたり，母乳不足になることがあるため，鉄，銅，ビタミン C，カルシウム，葉酸ならびにタンパク質を多く含む食品を十分に摂取する．

＊初乳
分娩後，数日間分泌される乳汁のこと．

5．妊娠期と授乳期の食事摂取基準

　妊娠期と授乳期の食事基準量は，その年代の女性のエネルギーおよび各種栄養素の必要量に，妊娠・授乳に伴う増加分を付加する．

　妊娠期には母体のエネルギー消化量に加えて，胎児の発育のためのエネルギー量を確保する必要があり，妊娠初期で非妊娠時に必要なエネルギー量に加えて＋50 kcal，中期で＋250 kcal，後期で＋450 kcal である．

　妊娠初期には，胎児の神経管閉鎖障害のリスクを大幅に下げるため葉酸の摂取が重要であり，厚生労働省はその量を 1 日 400 μg と通知している．

　また，**妊娠高血圧症候群**を予防するために，体重の増加に注意し，塩分過多の場合は減塩を意識し，塩分摂取を 6.5 g/日未満（※「日本人の食事摂取基準（2025 年版）」＊）にすることが望ましい．

🔗Link
日本人の食事摂取基準（2025 年版）『栄養学』
p.171-183

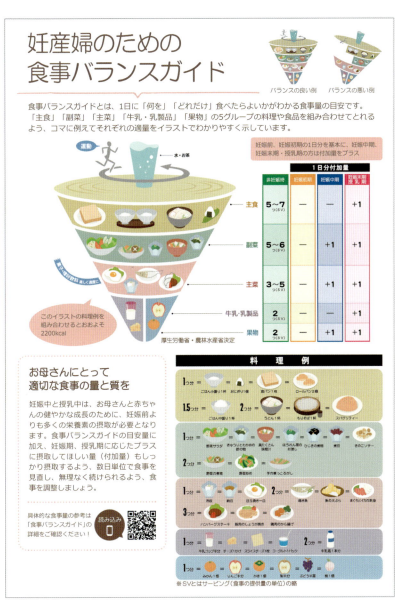

図Ⅳ-1-1　妊産婦のための食事バランスガイド

(厚生労働省，2021．)[6]

6. 妊娠期と授乳期の食生活指導

　母体の健康と，出生児の健やかな発育のため，食事は大変重要である．1日3食と特定の料理や食品に偏らないバランスのとれた食事を摂取することが基本となる．特に妊娠中期から授乳期は，普段より副菜，主菜，果物などを多くとるようにして，必要なエネルギーや栄養素をしっかり摂取する（図Ⅳ-1-1）．

1）妊娠期

（1）食事内容

妊婦の約70％は，妊娠中に味覚や嗅覚に何らかの変化を起こすといわれている．塩味，甘味，酸味の濃度の判別能力が低下し，濃い味を好むようになり，特に塩味でその傾向が強いとされている．また，妊娠初期に強い酸味を好む傾向がある．

妊娠初期は，特に主食，主菜，副菜が揃ったバランスのとれた食事を心がける．上皮細胞や器官の成長・分化に関与するビタミンAの継続的な大量摂取は，先天奇形が増加することが報告されているため，妊娠3カ月以内の者は摂取過多に注意が必要である．

妊娠中期は，便秘解消のために食物繊維の摂取や水分補給に気をつける．また，貧血予防のために，レバーや大豆など鉄含有量の多い食品や，造血に必要な葉酸やビタミン B_{12} のほか，鉄の吸収促進作用のあるビタミンCを多く含む食品を摂取する．

妊娠後期は，妊娠高血圧症候群の予防のために，塩分制限の食事に早めに慣れるようにしておく．

妊娠期全般を通じて，不足しがちなビタミンやミネラルを摂取するため，緑黄色野菜や海藻などを主材料とした副菜を献立に加える習慣を身につける．また，主菜に肉類，魚介類，卵，大豆製品などを組み合わせ，タンパク質を十分に摂取する．さらに，胎児の身体をつくる時期であり，日本人女性のカルシウム摂取量は不足しがちであることから，乳製品や豆類，小魚などを積極的に摂取するように心がける．

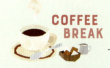

COFFEE BREAK　妊娠糖尿病

妊娠糖尿病〈gestational diabetes mellitus：GDM〉とは，妊娠中に発症もしくは初めて発見された糖尿病に至っていない耐糖能異常で，明らかな糖尿病は含めません．妊娠糖尿病では高血糖に起因する周産期合併症のリスクが高くなることから注意が必要です．また，将来高頻度で糖尿病やメタボリックシンドロームの発症につながることが明らかとなっていることから，早期発見と管理が重要視されています．

妊娠糖尿病では，妊娠中に必要な栄養を摂取し，胎児の健全な発育と母体の良好な血糖コントロールを維持し，過度な体重増加をしないように気をつけます．また，母体の空腹時のケトーシス（血中のケトン体のが増加した状態）や低血糖を予防することが重要です．血糖コントロールには，通常は食事療法のほかに運動療法もありますが，妊娠中は流産や早産の危険性があるので，食事療法が重要になります．食事療法のみで目標が達成できない場合には，インスリン療法を行います．

妊娠糖尿病の診断
75 g OGTT※で次のうち1点以上を満たした場合をいう． ① 空腹時血糖値≧92 mg/dL ② 負荷後1時間値≧180 mg/dL ③ 負荷後2時間値≧153 mg/dL

※OGTT：経口ブドウ糖負荷試験〈Oral glucose tolerance test〉

(2) つわりへの対応

妊娠初期は，つわりのために食事摂取に影響が生じることが多い．つわりの程度や症状はさまざまであるが，空腹時にみられることが多いため，手軽に食べることのできる食品を常備し，食べたい物や口当たりのよい物を頻回摂取し，空腹にならないよう心がける．また，脱水症状を予防するため，水分補給をこまめに行う．

(3) リステリア菌による食中毒への注意

リステリア菌は，河川水や動物の腸管内など環境中に広く分布する細菌で，熱には弱いが，4℃以下の低温や高い塩分濃度の食品の中でも増殖できる．健康な成人の場合は感染しても軽い胃腸炎症状や無症状で終わることが多いが，妊婦では流産や早産，死産の原因となることがあるため，ナチュラルチーズ，肉や魚のパテ，生ハム，スモークサーモンなどを避け，十分加熱された食品を食べるようにする．

(4) 魚介類摂取の注意

魚は良質なタンパク質やDHA〈ドコサヘキサエン酸〉，EPA〈エイコサペンタエン酸〉を多く含み，カルシウムなどの摂取源となるため，健康的な食生活のためには重要であり，妊娠期においても栄養バランスを保つためには有効な食品である．しかし，食物連鎖によって自然界に存在する水銀が魚に取り込まれるため，水銀の含有量の多い魚類（本マグロ，メカジキ，キンメダイなど）および一部のクジラ類は，食べる量に気をつけるように指導する．

2) 授乳期

(1) 食事内容

授乳婦は，分娩による自身の体の回復を要するとともに，出生児の成長に必要な乳汁の産生のために，睡眠と精神的な安静，栄養素などのバランスのとれた食事の摂取が基本となる．母乳成分の約90％は水分であることから，授乳中は水分補給に努める．食事には汁物をつけ，食事以外にも水分補給を心がける．また，授乳期では非妊娠時に比べてエネルギー量が＋350 kcal 必要になることから，主食となるごはん，パン，麺類などの炭水化物を中心に，エネルギーをしっかりと摂取する．副菜として，不足しがちなビタミン，ミネラル，食物繊維を豊富に含む野菜，きのこ，いも，海藻などの摂取を心がける．

(2) 母乳栄養

母乳栄養は，子どもにとっても母体にとっても負担の少ない栄養法である．母乳栄養で授乳することにより，妊娠中に増加した母体の体重や脂肪の減少にもつながる．刺激物，アルコール，カフェインなどについては，妊娠期と同様に避けたほうがよい．

また，タバコに含まれるニコチンは，プロラクチン低下による母乳の分泌低下や，乳児の下痢・嘔吐などを起こすなど，乳児の発育にも影響を与えることから，妊娠期と同様，禁煙を指導する．アルコールも母乳に移行し，乳児の発達に影響を与えるため，摂取しないようにする．

② 乳児期

*発育，成長・発達
成長とは，時間の経過とともに細胞や器官の大きさや数など量的な増加を示す過程で，身長や体重の増加として示される．発達とは，精神や運動機能の分化や発展を示す過程で，歩く，話す，食べるなどの行動や機能の進展を意味します．成長と発達を総合的にとらえて発育という言葉が用いられます．

*哺乳反射
哺乳反射は赤ちゃんに生まれつき備わっているもので，哺乳反射が強く残っているうちは舌が押し出されるため，食物を上手に食べられないことがあります．

1. 乳児期の一般的特徴（新生児期も含む）

発育*は，一定の順序（頭部から下部，身体の中心から末梢，全体から部分，粗大から微細）で連続的に進行する．

生後1歳未満は，新生児から乳幼児への成長*・発達*に大きな変化がみられる．哺乳による栄養を得ると同時に，保護者に抱かれることで，鼓動，目線，微笑みなどさまざまな感覚器刺激を受けている．口腔機能においては，乳汁（母乳または育児用ミルク）の摂取から固形物を食べ，水分を飲むようになる．口腔だけが身体から独立して発育するのではなく，粗大運動発達，微細運動発達，精神発達と関わりあいながら発育していく（表IV-1-5）．

新生児期（出生〜1カ月未満）にみられていた哺乳反射*は，乳児期になると徐々に消失し，3カ月頃から随意的（意識的）な運動ができるようになる．大脳発達によるこの口の随意的な動きの発育は，生後2カ月頃から盛んになる指しゃぶりや，物が握れるようになってからの玩具しゃぶりなど，手と口の協調運動を促し，さま

表IV-1-5　乳児期の発育

年齢		身体の発育						口腔			
		身長	体重	粗大運動	微細運動	遊び	言語	歯*	口腔の異常	摂食嚥下機能	口唇・舌
出生時	哺乳期	50 cm	3,000 g				大きな音に反応する	無歯期	先天歯 リガ・フェーデ病 上皮真珠	哺乳のための反射 乳児型嚥下	
1〜2カ月						指しゃぶり				経口摂取準備期	
3〜4カ月			出生時の2倍	首が座る	握る	玩具をつかむ・なめる	「アー」「ウー」などの喃語を話す あやすと笑う				
5〜6カ月	離乳の開始 離乳初期			寝返りをする	手全体でつかむ 手を伸ばしてつかむ	ボール,笛	人に向かって声を出す		先天欠如 過剰歯 癒合歯 歯冠の白斑, 実質欠損	嚥下機能獲得期 捕食機能獲得期 成熟型嚥下	口唇を閉じて飲み込む 下唇の内転 舌の前後運動
7〜8カ月	離乳中期			ひとり座り はいはい			「マー」の口唇音,「タ」「ダ」の舌先音を話す	乳歯萌出開始 A|A		押しつぶし機能獲得期 水分摂取機能獲得期	左右の口角が同時に伸縮 舌の上下運動
9〜10カ月	離乳後期			つかまり立ち つたい歩き	挟み持ち	手遊び	他人の出す声を模倣する	A|A B+B/B+B	舌小帯・上唇小帯（玩具で傷つきやすい）	すりつぶし機能獲得期 自食準備期	押しつぶし側（咀嚼側）に口角が偏位 舌の左右運動（咀嚼運動）
11〜12カ月				ひとり立ち	指先でつかむ	絵本読み聞かせ				手づかみ食べ機能発達	
1〜1.5歳		出生時の1.5倍	出生時の3倍	ひとり歩き		玩具を前歯でかむ	「マンマ」「ワンワン」などの意味のある言葉を話す（一語文）	D+D/D+D		食具食べ機能発達	

＊乳歯の萌出時期は幅があり，個人差があるので注意する．
（高野　陽, 2008）[7]（前田隆秀, 2005）[8]（上田礼子, 2001）[9]（舘村　卓, 2009）[10]（坂本元子, 2006）[11]．改変）

ざまな感覚を経験しながら哺乳反射の減退に関与しているといわれている．また，首が座ることで頭部がコントロールされ，舌や顎を調節する筋肉が動きやすくなる．さらに，お座りができるようになると，食事の様子を見て手を伸ばしたり，よだれが出てきたり，食べることへの興味が出てくる．上下の前歯が萌出してくると，玩具などをかんで遊ぶ行為が見られるようになる．これが，前歯で食物をかみ切る学習につながる．また，臼歯が萌出してくる頃には，舌の動きも自由になり，食べる機能や言葉を発する機能の発達も促進されるといわれている．

2. 乳児期の口腔の特徴

新生児の口腔内は，歯が萌出しておらず，上顎の口蓋中央の凹み（吸啜窩），頰の厚い脂肪層（ビシャの脂肪床），前歯部付近の歯槽堤の隙間（顎間空隙）により，哺乳を行いやすい形態である．また，咽頭・喉頭の位置関係においては，軟口蓋と喉頭口が近接しているため，誤嚥のリスクが小さい．哺乳時は，顎間空隙より舌を突出させて蠕動様の動きで吸啜する．新生児は哺乳反射のため，疲れるまで吸い続ける．

このように効率よく乳汁が吸える口腔内の形態も，乳歯が萌出するまでの間に変化する．生後4〜5カ月頃から，大脳の発達によって哺乳反射の動きが減弱し，顎の前方部や歯槽骨の成長，歯の萌出に伴い，口の中の容積が広がる．そのため，舌を自由に動かせるようになり，咀嚼機能を学習により獲得していく．

口腔の機能の発達は，身体の機能の発達段階に応じて進んでいく．個人差が大きいため，歯の萌出や舌の動き，口蓋の形態，心身の発達を踏まえた支援が必要である．なお，早産児や障害児，口唇・口蓋裂児などは，哺乳に支障が生じやすく，医療的対応が必要である．

3. 乳児期の歯科衛生介入

口腔内を清潔にし，う蝕を予防するために行う歯磨きは，乳児期の子どもにとって大切な生活習慣の1つである．規則正しい睡眠・運動・食事の生活リズムのなかに，歯磨き習慣が位置づけられるよう，歯科衛生士は保護者を通して，歯と口腔の健康を支援することが重要となる．

1）プロフェッショナルケアの目標

乳児期の歯科保健指導は，口腔のみならず，個々の成長や各家庭の環境にも目を向けた支援が必要である．近年，経済的理由により，育児そのものが困難になっている母子の存在が社会問題になっている．そのため，保護者の声に耳を傾け，共感しながら，個々に合わせた支援を行う．

新生児期の生活リズムは，睡眠，授乳，排泄を繰り返しながら，保護者からの声

かけやスキンシップを通して，親子関係を確立していく．乳児期には，身体の成長・発達の違いが口腔機能（食べる，話す）の発育の差として現れることから，成育環境や歯の萌出時期に考慮して，離乳食の進行に合わせながら，卒乳までの支援と口腔清掃の指導を行う（表Ⅳ-1-6）．

2）セルフケアの目標

保護者による歯磨きが主となる．乳児は歯ブラシに慣れることから始まる．

（1）哺乳期の口腔清掃

歯が未萌出の口腔内は，唾液によって清潔が保たれている．積極的な口腔清掃は必要ないが，授乳時以外にも水分を飲ませ，授乳後は口腔内を湿らせたガーゼで拭いて清潔を保つようにする．歯磨き開始の準備のために，口の周りや歯肉に触れてスキンシップを図るとよい．

（2）離乳期の口腔清掃

歯が萌出し始めたら，ガーゼやコットンを使って口腔清掃の練習を始める．歯ブラシに慣れてきたら，膝に寝かせて，小さく小刻みに動かしながら歯磨きを行う．指で頬や口唇をよけると，口腔内を観察しやすい．寝ながら授乳する習慣がある場合は，乳歯の萌出状況を見ながら丁寧に歯磨きをする．「気持ちいいね」「きれいになったね」などと楽しそうに褒めながら行うと，子ども自身の歯磨き意欲が促される．

う蝕予防には，ごく少量のフッ化物配合歯磨剤を使う（p.226 参照）．歯磨き後にはティッシュペーパーなどで軽く拭き取ってもよい．子どもが誤って歯磨剤を飲み込まないように，子どもの手の届かない場所に保管するよう保護者に注意する．

4. 乳児期の栄養摂取

離乳開始までの期間，新生児・乳児は哺乳により栄養を摂取している．身体の諸機能は発達の途上にあり，消化・吸収機能も不十分である．そのため，この時期の乳児は，未熟な消化や吸収，排泄などの機能に負担をかけずに栄養素などをとることのできる乳汁栄養で育つ．授乳のリズムは，生後6〜8週以降に確立するといわれているが，個人差がある．

母乳育児の場合，生後6カ月の時点で鉄やビタミンDの欠乏を生じることもあることから，適切な時期に離乳を開始し，鉄やビタミンDの供給源となる食品を積極的に取り入れることが必要である．

牛乳を飲用として与えるのは，鉄欠乏性貧血のリスクが高くなるため，1歳を過ぎてからが望ましい．

フォローアップミルク*は母乳代替食品ではないため，離乳が順調に進んでいる場合は摂取する必要はない．離乳が順調に進まず鉄欠乏のリスクが高い場合や，適度な体重増加がみられない場合には医師に相談する．

＊フォローアップミルク
離乳食だけでは不足しがちな栄養を，バランスよく補うのがフォローアップミルクです．母乳の代わりに与える育児用ミルクとは，成分や対象月齢が異なります．

表Ⅳ-1-6　乳幼児期の摂食時の口腔・口腔周囲の動きと摂食行動

月齢	口腔内の状態	摂食時の口腔および口腔周囲の動き	摂食機能・行動など	口腔清掃
哺乳期0〜5カ月	吸啜窩. 傍歯槽堤. ビシャの脂肪床.	口唇：半開き（舌を出す），上下唇ほとんど動かず. 口角：三角形（への字）. 　顎：前後（上下のみ） 　舌：前後運動中心.舌で乳首を包みこんだ蠕動運動により陰圧形成と乳汁の嚥下を繰り返す.	新生児では，唾液や胃液の分泌量が少ない ・原始反射（哺乳反射，探索反射，口唇反射，吸啜反射，咬反射，舌挺出反射）優位. ・吸啜拒否能力が未熟.筋肉が疲労するまで吸啜運動を繰り返す. ・1カ月くらいまでは授乳間隔が定まらず7〜10回/日で不規則. 生後1〜2カ月で3時間おき授乳(7〜8回/日) ・哺乳反射優位.吸啜力増加. ・手を口のところまでもっていけるようになる.手や指をしゃぶり始める. 生後2〜3カ月で3時間半おき授乳 ・哺乳運動の成熟，原始反射の減弱.吸啜拒否能力の発達により自律哺乳能が安定する.哺乳量が適切に調整されてくる. ・指しゃぶりやおもちゃなめが盛んになる. 生後4カ月で4時間おき授乳（5〜6回/日） ・夜間の授乳間隔が長くなってくる. ・いろいろな物を口に入れたがる.	歯が萌出するまで，積極的な歯磨きは必要なし. 顔や口の周りのスキンシップを行う.指で歯ぐきを触る.
離乳初期5〜6カ月	首の座りが完成.咽頭の空間が広がり始める（飲み込みと呼吸が同時にできなくなってくる）.	口唇：上唇の形は変わらず，下唇が内側に入る.飲物をなんとか挟み取る. 口角：あまり動かない（への字→水平）. 　顎：上下運動が中心. 　舌：前後運動.	食物形態：なめらかにすりつぶした状態 ・スプーンなどで下唇に合図してとらせる. ・哺乳反射が徐々に消失開始 ・乳汁摂取時の動き―随意的な動きとなる.	乳歯萌出後には，授乳や離乳食の後，歯ブラシあるいは，湿らせたガーゼを指に巻いて乳歯を拭く. 哺乳ビン使用による水分補給では，ショ糖が入った液体はなるべく入れない（哺乳ビンう蝕防止）.
離乳中期7〜8カ月	吸啜窩が歯槽堤の成長により消え始める.下顎乳中切歯萌出.	口唇：左右同時に伸縮.上下唇がしっかり閉じて，薄くみえる.食物をしっかり取り込める. 口角：左右の口角が同時に伸縮する（ほぼ水平に）. 　舌：上下運動（押しつぶし），食塊形成ができるようになる. 　顎：上下が主，時に左右，安定した動き. 咀嚼：数回モグモグして舌で押しつぶす.	哺乳反射の消失 食物形態：舌でつぶせる固さ（豆腐くらいの固さ） 水分：スプーンとコップの使用開始 ・スプーンで上下の口唇の隙間から割り込ませると，すする動きがみられる.繰り返しの練習でスプーンでの水分摂取が上手になる.コップで飲む練習を開始する.子どもが一口量を覚えられるように量を調節しながら介助する.	夜間の頻回の授乳を避けるようにする. 歯ブラシに少量のフッ化物配合歯磨剤を使用し，慣らす練習をする.
離乳後期9〜11カ月	上顎乳中切歯萌出.	口唇：片側に交互に伸縮.上下唇が捻れながら協調する. 口角：咀嚼側の口角が縮む（片側に交互に伸縮）. 　顎：上下左右. 　舌：左右運動. 咀嚼：食物のかじり取り.歯ぐきですりつぶす.	食物形態：歯ぐきでつぶせる固さ（バナナくらいの固さ，大きさは1cm位） 水分：コップからの連続飲みが可能になってくる	
離乳完了期12〜18カ月	乳前歯萌出完了（12カ月）. 上顎が広がり，口の中の容積が大きくなる.よだれ消失(12カ月). 第一乳臼歯萌出開始（13〜19カ月）.	口唇：意識的に自由に形が変えられる. 口角：咀嚼側の口角が縮む. 　顎：自由に動く. 咀嚼：前歯でかみ切り，口の奥へ送り，歯ぐきや臼歯でかんで嚥下するようになる.咀嚼運動の完成.	上肢・手指・口の動きの協調運動 手づかみ食べ，食器食べ 食物形態：歯や歯ぐきでかめる固さ 水分：介助なしで飲めるようになる	寝る前の歯磨きを習慣化していく.
	乳犬歯萌出（14〜21カ月）.	歯を使った咀嚼機能が発達する.食物の大きさ・硬さに応じた咀嚼の力や回数を覚える.	しつけ（24〜36カ月から） 社会食べ（24〜36カ月から） 朝，昼，夕の3食を中心とした食生活	子ども自身で磨く練習を開始する（36カ月，保護者の仕上げ磨き）.

（日本歯科医師会，2019.）[12]
（向井美恵編，2000.）[13]

1章　ライフステージに対応した歯科衛生介入

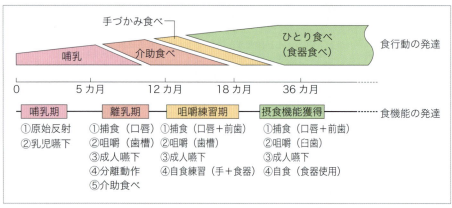

図Ⅳ-1-2　食行動と食機能の発達　　　　　　　　　　　　　　　　　　　　　　　　　　　　　（向井美惠, 1994.）[14]

　摂食機能は，乳汁を吸うことから，食物をかみつぶして飲み込むことへと発達する．摂取する食品の量や種類は徐々に増え，献立や調理の形態も変化していく．また，食行動と食機能は次第に自立へと向かって発達する（図Ⅳ-1-2）．

1）離乳の意義

　離乳とは，成長に伴い，母乳または育児用ミルクだけでは不足してくるエネルギーや栄養素を補完するために，乳汁から幼児食に移行する過程をいい，そのときに与える食事を**離乳食**という．

　離乳食には，①栄養の補給，②摂食機能の発達，③消化機能の発達，④正しい食習慣の確立，⑤精神機能の発達の役割がある．生後5～6カ月になると，乳汁だけではビタミン，カルシウム，鉄分などの栄養素が不足する．乳汁以外の食物を栄養摂取するためには，哺乳・吸啜から捕食・咀嚼への発達が重要になる（図Ⅳ-1-3）．

　また，内臓が発達し，唾液や消化液の分泌が盛んになり，乳汁以外の食物を消化吸収できるようになっていく．さらに，唾液や味覚，嗅覚，視覚などの脳への刺激が精神的発達を促す．

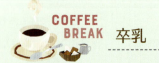 **COFFEE BREAK　卒乳**

　母乳育児を推進する流れのなかで，母乳をやめることも断乳から卒乳という表現に変わり，卒乳時期もそれぞれの親子の状況に合わせるという考え方になりました．卒乳とは，乳幼児が乳首に吸着しなくなり，母乳育児が終了することをいいます（日本助産学会，2018年3月）．

		離乳の開始 →→→→→→→→→ 離乳の完了			
		以下に示す事項は，あくまでも目安であり，子どもの食欲や成長・発達の状況に応じて調整する．			
		離乳初期 生後5〜6カ月頃	離乳中期 生後7〜8カ月頃	離乳後期 生後9〜11カ月頃	離乳完了期 生後12〜18カ月頃
食べ方の目安		○子どもの様子をみながら1日1回1さじずつ始める． ○母乳や育児用ミルクは飲みたいだけ与える．	○1日2回食で食事のリズムをつけていく． ○いろいろな味や舌触りを楽しめるように食品の種類を増やしていく．	○食事のリズムを大切に，1日3回食に進めていく． ○共食を通じて食の楽しい体験を積み重ねる．	○1日3回の食事のリズムを大切に，生活リズムを整える． ○手づかみ食べにより，自分で食べる楽しみを増やす．
調理形態		なめらかにすりつぶした状態	舌でつぶせる固さ	歯ぐきでつぶせる固さ	歯ぐきで噛める固さ
1回当たりの目安量					
I	穀類（g）	つぶしがゆから始める． すりつぶした野菜なども試してみる． 慣れてきたら，つぶした豆腐・白身魚，卵黄等を試してみる．	全がゆ 50〜80	全がゆ 90〜軟飯80	軟飯 90〜 ご飯 80
II	野菜・果物（g）		20〜30	30〜40	40〜50
III	魚（g）		10〜15	15	15〜20
	又は肉（g）		10〜15	15	15〜20
	又は豆腐（g）		30〜40	45	50〜55
	又は卵（個）		卵黄 1 〜 全卵1/3	全卵 1/2	全卵 1/2 〜2/3
	又は乳製品（g）		50〜70	80	100
歯の萌出の目安			乳歯が生え始める．	1歳前後で前歯が8本生えそろう． 離乳完了期の後半頃に奥歯（第一乳臼歯）が生え始める．	
摂食機能の目安		口を閉じて取り込みや飲み込みが出来るようになる． 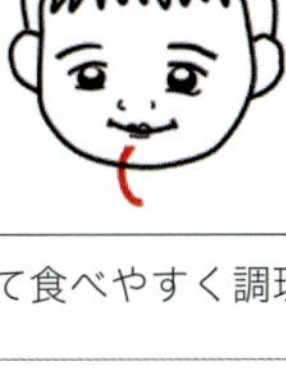	舌と上あごで潰していくことが出来るようになる． 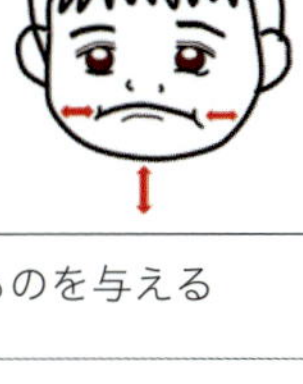	歯ぐきで潰すことが出来るようになる． 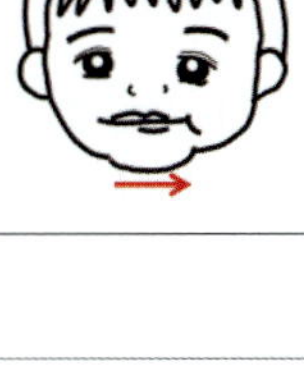	歯を使うようになる．

※衛生面に十分に配慮して食べやすく調理したものを与える

図Ⅳ-1-3　離乳食の進め方の目安

(厚生労働省，2019.)[15]

2）離乳食の進め方の目安

　離乳は，乳児の食欲，摂食行動，舌・口唇・顎などの形態の成長と機能の発達を考慮し，無理のないように進める．乳幼児は脳が発育途上のため，刺激が快・不快に容易につながり，食欲や好みに影響する．おいしく，そして楽しく食事ができるように，食事環境を整え，雰囲気づくりを重視する．食事回数や食品の分量は徐々に増やし，調理の形態も次第に変えていく．乳児の個体差を尊重し，食欲や便通などを見て，成長の経過を評価しながら進めていく（図Ⅳ-1-3）．

　哺乳ビンを使用している場合は，コップでの飲水を少しずつ練習して，1歳を過ぎる頃から，徐々にコップ飲み*に移行していくことが望ましい．

　食物アレルギーについては，発症リスクはあるものの，離乳の開始や特定の食物の摂取開始を遅らせても予防効果が得られるわけではない．離乳を進めていくなかで，食物アレルギーが疑われる症状があったら，医師に相談することが必要である．

*コップ飲み
『母子健康手帳』には，保護者が1歳6か月児健康診査前に記入する内容に「自分でコップを持って水を飲めますか」があります．

🔗 Link
日本人の食事摂取基準（2025年版）
『栄養学』
p.171-183

5. 乳児期の食事摂取基準*

　母乳または育児用ミルクの摂取が少しずつ減っていき，代わりに離乳食の摂取が増えることから，乳児期の食事摂取基準の目安量は，母乳栄養児の母乳（育児用ミルク）と離乳食からの摂取量で検討されている．

6. 乳児期の食生活指導

　保護者は，初めて離乳食を作り，与え，子どもの反応をみながら進めていく体験をするため，離乳を進める過程でさまざまな不安や困りごとを抱えることが多い．離乳の開始から完了までの月齢は一般的な目安であるため，乳児の様子を観察して無理なく焦らずに進めていくようにする．育児で大きな部分を占める食事を通して，子どもとのかかわりに安心と自信がもてるように支援することが重要である（図Ⅳ-1-4，図Ⅳ-1-5）．

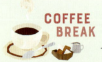

COFFEE BREAK 授乳・離乳の支援ガイド

　『授乳・離乳の支援ガイド』は，妊産婦や子どもに関わる保健医療従事者が基本的事項を共有し，支援を進めていくことができるように作成されています．保健医療従事者は，乳幼児の正常な成長過程や発達の適切な評価方法の知識をもち，一人ひとりの状況に応じた支援を行うことと，母親らの不安の軽減を図り，母親らが自信をもって授乳・離乳をできるよう支援することが重要です．

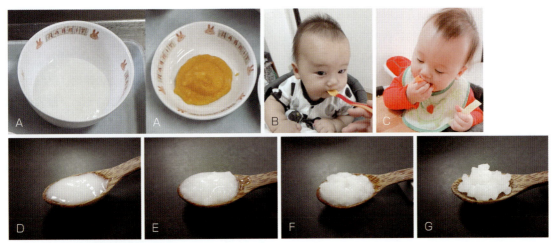

図Ⅳ-1-4 離乳と調理形態の変化
A：離乳初期の食形態例．おかゆ（左）とにんじん（右）．
B：スプーンを上下唇で挟んで捕食している（7カ月）．
C：スティック状の野菜を手づかみで食べている（11カ月）．
D：なめらかにすりつぶした状態のおかゆ
E：舌でつぶせる固さのおかゆ
F：歯ぐきでつぶせる固さのおかゆ
G：歯ぐきでかめる固さのおかゆ
（D〜F：元東京都立多摩療育園　管理栄養士・仁田慶大氏のご厚意による）

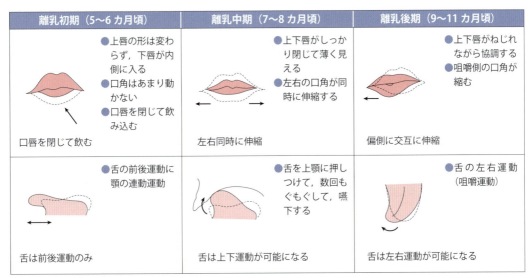

図Ⅳ-1-5 口唇と舌機能の発達過程　　　　　　　　　　　　　　　（金子芳洋，1993．改変）[16]

1）離乳初期

　離乳食の開始は生後5〜6カ月が目安になるが，乳児の成長や発達の様子は以下のようなものがあげられる．
・首の座りがしっかりして，寝返りができる．
・5秒以上座れる．

・哺乳反射が減弱し，スプーンなどを口に入れても舌で押し出すことが少なくなる．
・食物に興味を示す．

　離乳開始後1カ月くらいまでは1日1回とする．乳汁は離乳食後，好むままに与える．生後5カ月頃の授乳回数は通常4～6回程度である．この時期は離乳食を飲み込むことや，その舌ざわり，味に慣れることが主な目的であるため，離乳食から補給されるエネルギーや栄養素量は少なくてよい．なめらかにすりつぶした"つぶしがゆ"を離乳食用スプーン1さじから始めるのが一般的である．

　この時期の舌は前後運動のみで，口唇閉鎖はできるが上唇の形は変わらず，下唇が内側に入る．口に入った食物を舌で前方から後方へ送り込むことができるようになる．

2) 離乳中期

　生後7～8カ月頃から離乳食は1日2回にする．舌でつぶせる固さのものを与え，授乳は離乳食後に与える2回と，そのほかに3回程度である．

　口腔内には乳歯が萌出し始め，口の前方を使って食物を取り込む．舌と上顎でつぶしていく動きを覚えるため，豆腐のような舌でつぶせる固さが適している．主菜や副菜は，これまでどおりおかゆや野菜が中心になる．野菜など繊維がある場合には，とろみをつけたり，包丁を細かく入れたりする工夫が必要である．さまざまな味や舌ざわりを楽しめるように食品の種類を増やしていくようにする．

　この時期は，左右の口角が同時に収縮して，舌の上下運動が可能になる．平らな離乳食用のスプーンを下唇にのせ，上唇が閉じるのを待つように捕食させると摂食機能が促される．

3) 離乳後期

　生後9カ月頃から離乳食は1日3回にする．歯ぐきでつぶせる固さのものを与えたり，赤身の魚や肉，レバーを取り入れたりするなど，調理の形態や内容を工夫する．授乳は離乳食後と，そのほかに2回程度になる．離乳食を食べる量が増えるこ

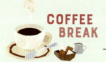

親と子どもの食器共有とう蝕

　日々の親子のスキンシップを通して子どもは親の唾液に接触しています．親とスプーンやコップなどの食器の共有を避けても，口腔細菌の感染を防ぐことは難しいため，気にしすぎる必要はありません．

　また，近年の研究では，親から子どもに口腔細菌が伝播したとしても，砂糖摂取を控え，仕上げ磨きでプラークを除去し，フッ化物を利用することで子どものう蝕は予防できるといわれています．

(一般社団法人日本口腔衛生学会，2023．)[17]

とよって，食後の授乳は次第に減量し，中止できるようになる．

この時期は乳前歯が8本生えそろう．口唇は左右非対称に動き，咀嚼側の口角が縮む動きがみられる．丸み(くぼみ)のある離乳食用のスプーンを用いて捕食させ，さらに摂食機能を促していく．

離乳後期は手づかみ食べが盛んになる．食物への関心や食べる意欲が高まるため，丸めたり，スティック状にしたりして，手でつかみやすいように工夫する．

4）離乳完了期

離乳の完了とは，固形物をかじったり，かみ切ったりできるようになり，かつエネルギーや栄養素のほとんどを食物から摂取できるようになった状態をいう．その時期は生後12カ月〜18カ月頃で，食事は1日3回，必要に応じて1日1〜2回の補食を与える．離乳の完了とはいえ，母乳や育児用ミルクは，離乳食の進行や完了の状況に応じて与えてもよい．

離乳完了期の後半には，乳臼歯が萌出し始める．食材は歯ぐきでかめる固さで少し大きめにして，主食・主菜・汁物を用意する．味付けや調理方法を工夫することで，大人の食事から取り分けすることもできる．食べ方は手づかみ食べを中心に，前歯でかみ取って一口量を覚え，スプーンやフォークを使って自分で食べる準備をしていく．

③ 幼児期

1. 幼児期の一般的特徴

一般に幼児期は，満1歳から小学校就学前までをさし，1〜3歳未満を幼児期前期，3〜6歳未満を幼児期後期としている．身近な人や物，環境などに対し興味や関心を示し，社会とかかわりが出てくる時期であり，また身体の発育とともに，運動機能などが急速に発達する時期でもある．

1歳頃には一人立ちや一人歩きが，2歳頃には走ることもできるようになり，言葉も話すようになるため，周囲の人達とのかかわりが増える．また，手づかみ食べからスプーンやフォーク，ストローなども使用し始める．

3歳頃になると，保育園や幼稚園などにおいて集団での遊びも増加し，共同的な学びとともに，箸を使い始めるようになるなど，食事や排泄などの生活習慣や社会性が身につくようになる．

4歳頃には語彙数が増え，スキップなどができるようになる．5歳頃にはより社会性が身につき，発音も正確になり，成人と同じ情動を表すようになる．

2. 幼児期の口腔の特徴

　幼児期前期は乳臼歯が萌出し，3歳頃に乳歯列が完成する．乳歯う蝕の発生しやすい時期となるため，乳歯う蝕や不正咬合などの予防や口腔清掃についての確認，間食などの食生活指導が必要となる．また，幼児期後期には永久歯の萌出が開始されるため，永久歯に対するう蝕予防について指導する必要がある．

　また，1歳6カ月頃になると，離乳とともに歯による咀嚼を覚え，乳歯列咬合が揃う3歳頃からは成人に近い食事がとれるようになる．その後，咀嚼や発音の発達がみられるようになる．

　乳歯列期において，上顎では乳側切歯と乳犬歯の間，下顎では乳犬歯と第一乳臼歯の間に**霊長空隙**が，その他の歯間空隙として**発育空隙**がみられる．また，上下顎第二乳臼歯の遠心面の近遠心的位置関係を**ターミナルプレーン**とよび，永久歯の咬合関係を推測するうえで非常に重要な指標となる．

　厚生労働省が実施した令和4年**歯科疾患実態調査**結果によると，乳歯のう歯をもつ者の割合の年次推移は，5歳児で17.6％となり，平成28年の39.0％と比べ，大幅に減少した（表Ⅳ-1-7）．乳歯う蝕は，永久歯へ影響を及ぼすほか，咀嚼機能の低下や不正咬合，悪習癖の誘発，心理的影響などももたらす．

3. 幼児期の歯科衛生介入

1）プロフェッショナルケアおよびコミュニティケアの目標

　幼児期の口腔保健は親のかかわりが重要となり，健康の保持および増進における活動は**母子保健法**に基づいている．

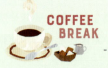

COFFEE BREAK　子どもの歯ブラシによるのど突き事故

　子どもが歯ブラシを口にくわえたまま転倒し，のどを突くなどで口腔内を受傷する事故が発生しています（東京都商品等安全対策協議会報告，2017）．1～3歳の低年齢児をもつ保護者には，注意喚起を行う必要があります．子どもの歯ブラシによるのど突き事故を防ぐポイントは，以下のとおりです．

①歯磨きは，保護者の見守りのなかで，床に座って行う．
②踏み台，ソファー，椅子など不安定な場所で歯磨きをしないように注意する．
③事故の危険性の高い3歳前半までは，のど突き防止対策を施した歯ブラシを使う．
④保護者が仕上げ磨きで使用する歯ブラシと使い分ける．
⑤歯磨き中は動き回らず，周囲に注意する．
⑥子どもの動線に物を置かない．
⑦事故やヒヤリ・ハットを経験したら，消費生活相談窓口や製造事業者に報告する．

表IV-1-7　う歯をもつ者の割合（%）の年次推移（乳歯：1〜6歯）

年齢 （歳）	平成5年 （1993年）	平成11年 （1999年）	平成17年 （2005年）	平成23年 （2011年）	平成28年 （2016年）	令和4年 （2022年）
1	8.3	1.2	3.1	—	—	7.1
2	32.8	21.5	17.8	7.5	7.4	—
3	59.7	36.4	24.4	25.0	8.6	—
4	67.8	41.5	44.2	34.8	36.0	—
5	77.0	64.0	60.5	50.0	39.0	17.6
6	88.4	78.0	63.4	42.1	45.5	30.8

（厚生労働省：令和4年歯科疾患実態調査）[18]

　「健やか親子21」は，2001（平成13年）から開始した母子の健康水準を向上させるための国民運動計画である．2015（平成27年）4月から開始された「健やか親子21（第2次）」〔2025年（令和7年）3月まで〕では，10年後に目指す姿を「すべての子どもが健やかに育つ社会」として，すべての国民が地域や家庭環境などの違いに関わらず，同じ水準の母子保健サービスを受けられることを目指した．中間報告において多くの指標の改善がみられたが，「妊産婦のメンタルヘルスケア」「児童虐待」などが改善しておらず，**子育て世代包括支援センター**などを中心とした支援の充実が課題となっている（図IV-1-6）．

　また，2005（平成17）年に「**食育基本法**」を，2006（平成18）年に「**食育推進基本計画**」を制定し，国民が生涯にわたって健全な心身を培い，豊かな人間性を育むための「**食育**」を推進することを課題としている．このように，歯や口腔は重要な役割を担っており，幼児期は歯や口腔が形成される大切な時期となる．

（1）乳幼児健康診査（表IV-1-8）

　市町村は**母子保健法**に基づき1歳6カ月児および3歳児に対して，健康診査を行う義務があるが，その他の乳幼児に対しても必要に応じて健康診査を実施し，また健康診査を受けるよう推奨しなければならない．

　1歳6か月児健康診査および**3歳児健康診査**では歯科健康診査も実施され，歯数や歯磨き習慣，甘味食品の摂取状況などを確認し，う蝕や口腔習癖などについて考える大切な時期である．医師・歯科医師・保健師・看護師・管理栄養士などの多職種と連携を図り，共通認識のもと支援する姿勢で対応する．健診時は幼児と保護者の緊張がほぐれるように接し，保護者が歯科医師に質問しやすい雰囲気づくりを心がけ，診査結果や保健指導内容を正確に記録する．また，かかりつけ歯科医への定期的で継続的な来院を促すことも重要である．

❶1歳6か月児健康診査保健指導のポイント

　乳児期から幼児期へ移行し，一人歩きをしたり，話し始めたりするなど，発育の節目であると同時に，保護者の育児における不安などが大きく変化する時期である．睡眠・食事・排泄・あいさつなどの生活習慣の確立や，精神や身体の発達，親子関係などの確認が重要となる．

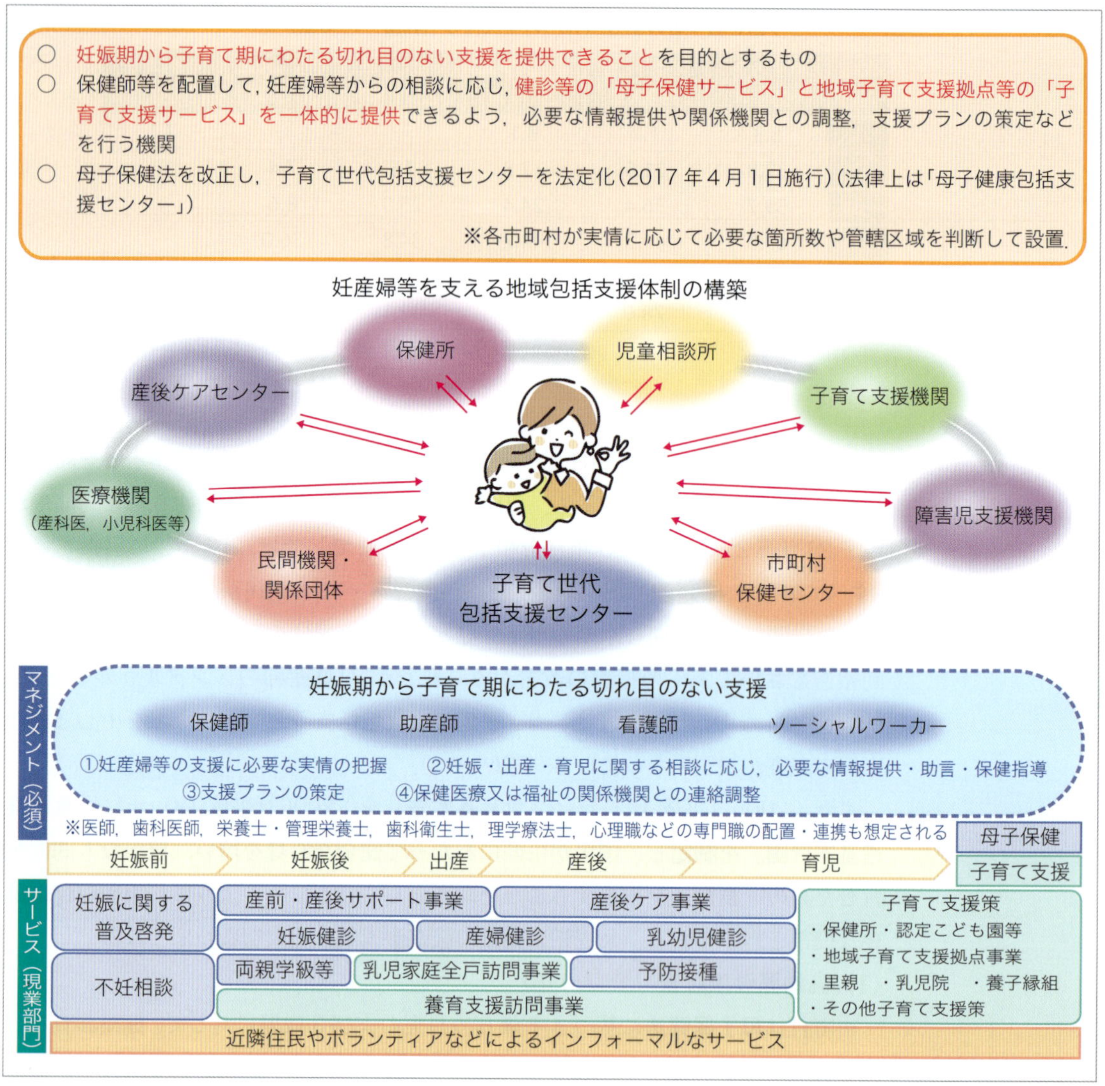
○ 妊娠期から子育て期にわたる切れ目のない支援を提供できることを目的とするもの
○ 保健師等を配置して，妊産婦等からの相談に応じ，健診等の「母子保健サービス」と地域子育て支援拠点等の「子育て支援サービス」を一体的に提供できるよう，必要な情報提供や関係機関との調整，支援プランの策定などを行う機関
○ 母子保健法を改正し，子育て世代包括支援センターを法定化（2017年4月1日施行）（法律上は「母子健康包括支援センター」）
※各市町村が実情に応じて必要な箇所数や管轄区域を判断して設置．
妊産婦等を支える地域包括支援体制の構築
保健所
児童相談所
産後ケアセンター
子育て支援機関
医療機関
(産科医，小児科医等)
障害児支援機関
民間機関・
関係団体
子育て世代
包括支援センター
市町村
保健センター
マネジメント（必須）
妊娠期から子育て期にわたる切れ目のない支援
保健師
助産師
看護師
ソーシャルワーカー
①妊産婦等の支援に必要な実情の把握
②妊娠・出産・育児に関する相談に応じ，必要な情報提供・助言・保健指導
③支援プランの策定
④保健医療又は福祉の関係機関との連絡調整
※医師，歯科医師，栄養士・管理栄養士，歯科衛生士，理学療法士，心理職などの専門職の配置・連携も想定される
母子保健
子育て支援
妊娠前
妊娠後
出産
産後
育児
サービス（現業部門）
妊娠に関する
普及啓発
産前・産後サポート事業
産後ケア事業
妊娠健診
産婦健診
乳幼児健診
不妊相談
両親学級等
乳児家庭全戸訪問事業
予防接種
養育支援訪問事業
子育て支援策
・保健所・認定こども園等
・地域子育て支援拠点事業
・里親　・乳児院　・養子縁組
・その他子育て支援策
近隣住民やボランティアなどによるインフォーマルなサービス

図IV-1-6　子育て世代包括支援センターの全国展開　（厚生労働省，2019.）[19]

表IV-1-8　乳幼児健康診査の内容

	1歳6か月児健康診査	3歳児健康診査
診査内容	① 身体発育状況 ② 栄養状態 ③ 脊柱および胸郭の疾病および異常の有無 ④ 皮膚の疾病の有無 ⑤ 歯および口腔の疾病および異常の有無 ⑥ 四肢運動障害の有無 ⑦ 精神発達の状況 ⑧ 言語障害の有無 ⑨ 予防接種の実施状況 ⑩ 育児上問題となる事項 ⑪ その他の疾病および異常の有無	① 身体発育状況 ② 栄養状態 ③ 脊柱および胸郭の疾病および異常の有無 ④ 皮膚の疾病の有無 ⑤ 眼の疾病および異常の有無 ⑥ 耳，鼻および咽頭の疾病および異常の有無 ⑦ う歯，歯周疾患，不正咬合などの疾病または異常の有無 ⑧ 四肢運動障害の有無 ⑨ 精神発達の状況 ⑩ 言語障害の有無 ⑪ 予防接種の実施状況 ⑫ 育児上問題となる事項 ⑬ その他の疾病および異常の有無

歯科健康診査においては，初めての体験となる親子が多く，継続的な歯科保健指導に結びつけられる動機づけの機会である．また，乳切歯萌出後に乳臼歯が萌出し，上顎乳前歯う蝕が急増する時期であるため，甘味食品の摂取状況，およびフッ化物配合歯磨剤を使用した仕上げ磨きや，フッ化物歯面塗布の状況などを確認する必要がある．

❷ 3 歳児健康診査保健指導のポイント

食生活習慣や歯磨き習慣，睡眠や排泄などの基本的な生活習慣が確立し，社会性が発達する時期である．就学前の最後の健康診査となる自治体が多く，集団生活の開始に向け，社会性の発達が促される方向にあるかを確認し，保護者が子どもに適切なかかわりが行えるよう支援できることが望ましい．

食生活に関しては，食生活リズムや量だけでなく，バランスのとれた食事内容や共食*を楽しむ食生活習慣が身についているかなどを確認する．

＊共食
誰かと食事を共にすることです．

歯・口腔の面では，20 本すべての乳歯がそろい，う蝕が増える時期であるため，う蝕の有無やフッ化物配合歯磨剤の使用やフッ化物歯面塗布の促進，不正咬合に影響する口腔習癖を確認するとともに，心理面にも配慮しながら助言する必要がある．

(2) 幼児期の歯科保健指導のための情報収集と指導の要点

幼児期は発育のめざましい時期であり，個々によりその状況に差異があるため，一人ひとりに合わせた適切な歯科保健指導を進めていく必要がある．

❶ 乳歯の萌出時期の理解と年齢別発達段階の理解

歯は生後 6 カ月頃から萌出が始まり，3 歳頃までには乳歯が生えそろうが，萌出時期や順序には個人差があるので，萌出の状況を確認し，個々にあわせた対応を行う必要がある．

❷ う蝕感受性の把握（歯の抵抗性，う蝕リスク）

う蝕は唾液中のミュータンスレンサ球菌によって引き起こされ，食生活も大きく関わっている．また，好発部位は**上顎乳前歯部**と**乳臼歯**である．

❸ 生活習慣の把握（規則正しい生活のリズム・食生活）

睡眠，食事など生活リズムの基礎をつくり，家族や仲間と一緒に食べる楽しさが身につく大切な時期である．

食べ物の好き嫌いが出てくる時期でもあり，また，朝食の欠食者が低年齢化していることから，適切な生活習慣を身につける観点からも，適切な指導をする必要がある．

❹ 甘味食品摂取状況，間食の与え方（食事の一部としての甘味食品や間食の摂取状況）

1 日の間食回数とその時間，内容（甘味飲料や炭酸飲料，哺乳ビンの使用状況など）についての指導を行う．

❺ 口腔清掃への意識や関心度（養育者，幼児個人）の把握

ブラッシング習慣（朝食後と就寝前を推奨）の確立と維持の提案を行う．仕上げ磨きの際にはよく褒め，楽しく実施するよう指導する．また，うがいもできるよう

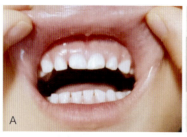 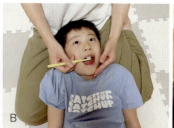 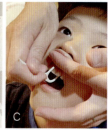

図Ⅳ-1-7　幼児期のセルフケア
A：仕上げ磨きの際，歯ブラシが上唇小帯に当たらないよう，人差し指でガードしながら磨くよう指導する．
B：寝かせ磨き
C：特に歯と歯の間に隙間がない部分は，デンタルフロスを使用するよう指導する．

になるため，併せて習慣化するよう指導する．

❻ 口腔状況の把握
歯の萌出状況やう蝕の有無について確認する．

❼ フッ化物応用状況の把握と指導
ブラッシング回数や使用するフッ化物配合歯磨剤のタイプと使用量を確認し，歯の萌出直後からの**フッ化物配合歯磨剤**の使用を勧める．また，**フッ化物歯面塗布，フッ化物洗口**の実施状況を確認し，年齢に応じた適切な対応を指導する．

❽ 口腔習癖に対する指導
長期にわたる口腔習癖は顎の発達やかみあわせ（上顎前突や前歯部の開咬，叢生）などに影響する．不安やストレスなどが原因の場合もあるため，無理にやめさせるのではなく，気づいたときに親から声をかけ，愛情をもった接し方を指導する．

❾ 事故および外傷の予防
歯ブラシをくわえたまま転倒したり，衝突するなどの事故による口腔軟組織や歯の損傷などがある．
外傷が最もよく発生するのは1～2歳頃で，歯の転位や脱臼などが多い．

2）セルフケアの目標
幼児期になると，一人で歯磨きやぶくぶくうがいができるようになり，フッ化物配合歯磨剤による歯磨きに加え，フッ化物洗口も実施できるようになる．乳歯や幼若永久歯の歯質は未熟で耐酸性が劣ることから，う蝕が発生し，かつ進行しやすく，口腔清掃を幼児本人のみで行うのは難しいため，保護者によるフッ化物配合歯磨剤を使用した**仕上げ磨き**（図Ⅳ-1-7）が必要であり，その際デンタルフロスの使用も推奨する．また，幼児本人による歯磨きや保護者による仕上げ磨きの際は，きちんと褒めることが重要で，咬合に影響を及ぼす口腔習癖がないかどうかよく観察し，不安やストレスなどの背景を考え，指導する必要がある．

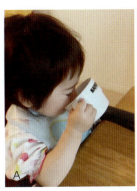 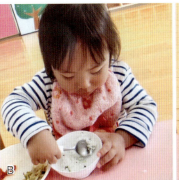 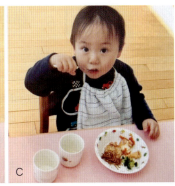

図Ⅳ-1-8　幼児期前期の食事の様子
A：18カ月（コップでの飲水），B・C：24カ月（食具食べ）

4. 幼児期の食生活の特徴と栄養

　幼児期は，規則正しく食事をする習慣の獲得，食事リズムの基礎の形成など，食生活習慣の基礎が確立する重要な時期である．幼児期の胃の容量は小さく，消化機能も未熟なため，1日3回の食事のほかに，必要に応じて1日1～2回の間食を与える．

　1歳6カ月頃には，幼児の時間に合わせた日中の活動量と睡眠のリズムが重要となる．空腹状態で次の食事が迎えられるように，規則的な生活リズムと，食事時間は30分程度で終了にするなどの食事環境を整えていくことが必要となる．

1）幼児期前期

　幼児期前期は，手づかみ食べから，食具や食器食べへと摂食機能が発達する時期である（図Ⅳ-1-8）．

　一般的には，乳歯がかみ合う1歳6カ月頃には，捕食・咀嚼・嚥下といった基本的摂食機能が獲得されている．乳歯列が完成する3歳頃は，繊維質や弾力のある食材にも対応できるようになる．よくかむ子どもの割合が増加する一方で，遊び食べやむら食いが増える時期でもある．

　幼児の食事は，単に必要なエネルギーや栄養素を満たすだけでなく，精神生活を豊かにするものである．子どもの自立心や社会性を育みながら，食事のしつけを行う．

2）幼児期後期

　幼児期後期では，3歳頃に乳歯列が完成することから，咀嚼筋が発達し，咀嚼効率は上がる．前歯と臼歯の役割分担が明確になり，捕食・咬断・咀嚼の摂食機能は大人と同じように営める．

　3歳以降は箸が使えるようになり，ほぼ成人と同じものを一人で食べられるようになる．

Link

日本人の食事摂取
基準（2025 年版）
『栄養学』
p.171-183

5. 幼児期の食事摂取基準*

幼児期の身長や体重などの成長は顕著であり，多くの栄養が必要となる．

エネルギー必要量は，1 日あたり，1〜2 歳で 900〜950 kcal，3〜5 歳で 1,250〜1,300 kcal であり，ほぼ大人の半分程度の摂取が目安となる．

特に丈夫な歯や骨，筋肉，血液をつくるタンパク質（魚・肉・卵・豆腐）やカルシウム（牛乳・乳製品・小魚）などを積極的にとることを心がけ，食事だけでは不足する栄養素は間食で補う必要がある．

6. 幼児期の食生活の把握

厚生労働省が実施した 2015（平成 27）年度乳幼児栄養調査によると，保護者が子どもの食事で困っていることとして，「食べるのに時間がかかる」「偏食」「むら食い」「遊び食べをする」などがあげられ，低年齢ほどその割合は高かった．

また，朝食に欠食のある幼児の割合は 6.4％で，起床時間・就寝時間が遅くなるほど，また保護者の欠食がある場合に高率を示した．幼児期は食事のマナーやコミュニケーションなどの食体験を通し，適切な食習慣を身につける大切な時期であるため，朝食習慣を身につけ，栄養バランスを考えた調理や，家族や保育者の偏食をなくすなど，個々の発達過程に対応した適切な工夫が重要である．

また，幼児期全体において，食物による窒息事故がみられる．食物を塊ごと食べさせない，歩きながら食べさせないなど，事故防止に注意が必要である．

7. 幼児期の食生活指導

幼児期の健全な心と身体を培うには，「いつ」「どこで」「誰と」「どのように」食べるかが重要であり，発育段階に応じた豊かな食の体験を積み重ねていくことにより，生涯にわたる健康でいきいきとした生活を送る基本となる「食を営む力」が育まれる．

食べる楽しさやおいしさを知り，朝食から始まる食事の時間を決めることで生活のリズムを身につけ，食事作りや準備など，食への正しい関心や興味をもたせることが重要であり，食事への感謝や正しいマナーのほか，食後の歯磨き習慣を身につけるためにも，家庭だけでなく，保育所や幼稚園，地域社会とも連携する必要がある．

幼児期は 1 回に食べることのできる量が限られることから，1 日に必要な栄養量を 3 回の食事のみで補うのが難しく，1〜2 回の間食が必要となる．間食により摂取するカロリーは，1〜2 歳児で 1 日に必要なエネルギー量の 10〜15％，3〜5 歳児は 15〜20％とされており，おやつではなく食事の一部としてとらえるため，牛乳や乳製品，穀物，果物，芋類などが望ましく，糖分，塩分，脂肪の多いもののとりすぎに注意する必要がある．

また，間食の内容だけではなく，回数や時間はう蝕の発病にも関与することから，注意するよう指導する必要がある．

1）幼児期前期

幼児期前期は，ひと口量をかじり取り，よくかむことを自然に引き出すような，食材の大きさ・固さ・歯ざわりを体験させるために，食材の選択や調理方法の工夫が必要となる．食事量は個人差があるため，バランスに気をつけて与える．口腔機能の発達にも個人差があることから，離乳の完了と卒乳についても食事の様子を見ながら進めていく．

2）幼児期後期

幼児期後期は，食べる様子を見ながら，適度にかみごたえのある食品を事に取り入れる．偏食や食物の好き嫌いが固定しやすい時期ではあるが，好き嫌いは自我の表れと受け止め，食経験の幅を広げるよう工夫する．食事を強制されたり，叱られたりするなどの精神的な要因や，間食のとりすぎは，偏食や食欲不振につながることもある．子どもの心と身体の発達のために，偏食や速食い，過食を防ぎ，ゆっくりよくかんで味わえるような食事の環境づくりが重要となる．

4　学齢期

1. 学齢期の一般的特徴

学齢期とは，小学校の児童，中学校の生徒とよばれる6〜15歳までの時期をさす．身体的，精神的，社会的に急激な変化があり，自我が確立する時期である．発育の盛んな時期であり，小学校低学年では，集団生活のなかでルールを身につけながら活動的になり，行動範囲が広くなる．小学校高学年では積極的になり，集団とのかかわりを通して自分を意識するようになる．

中学生は小児から大人への変化の時期であり，小学生に比べ，心理的にも不安定な時期である．学習時間が増加し，人間関係も複雑になり，考え方や価値観に変化をもたらす．また，身体的には健康を意識する場面が少なく，健康行動より外面的な美しさを求めることが多くなる．生活範囲の拡大や課外活動などへの参加に伴って生活時間が変化し，夜型生活になりやすくなるなど，生活習慣に大きな変化がみられる．

6歳までに脳頭蓋の大きさと重量は成人の90％まで達し，6〜12歳で顔面頭蓋の幅・高さ・深さは成人の約90％まで成長する．10歳までは上下顎，14歳前後では下顎骨の発育変化が大きい．

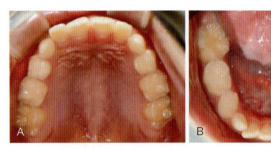

図IV-1-9 混合歯列期（9歳児）の口腔内
A：上顎，B：下顎
6歳臼歯は少し大きく透明感があり，CDEに乳歯が残っている．

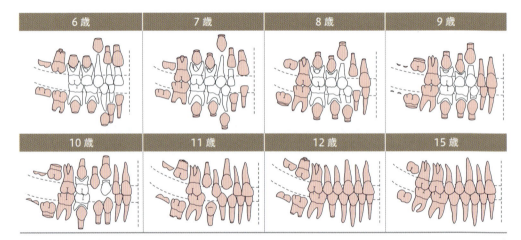

図IV-1-10 歯の萌出　　　　　　　　　　　　　　　　　　　　　　　　（日本小児歯科学会，1988．）[20]
乳歯は白色，永久歯はピンク色で示す．

2．学齢期の口腔の特徴

　学齢期の口腔内変化は著しい．6～11歳頃までは乳歯と永久歯が混在する**混合歯列期**である（図IV-1-9）．12歳頃に上下顎第二大臼歯が萌出して28本の永久歯列が完成する．乳歯と永久歯の一般的な萌出順序は，ばらつきが大きいことに留意する（図IV-1-10）．

　萌出の時期も個体差が大きく，性差もあるため，3～4カ月の差異は異常ではない．歯や口腔の形態が健全に保たれることで，その機能も十分に発揮される．混合歯列期は歯列・咬合の変化が著しく，咀嚼機能や発音機能に大きく影響する．乳歯から永久歯への交換期は磨き残しが生じやすい．乳歯にう蝕がある場合，永久歯も早期にう蝕に罹患する可能性がある．また，小学校高学年になると，児童同士の接触事故などにより，上顎中切歯や口唇の外傷が増加する．

　中学生では歯が生え変わることもなく，口腔内に対する気づきが希薄化する．さらに受験勉強などのために，不規則な食事や間食の増加に伴って，口腔清掃が不良

になりやすい．また，萌出直後の永久歯がう蝕に罹患したり，性ホルモンの影響により，歯肉炎が始まったり，運動やスポーツによる口腔外傷が増加したりする時期でもあり，予防の理解も必要となる．

なお，学齢期では顎関節症状を訴える生徒に対する専門的支援が必要になることもある．不正咬合と口腔習癖との関連について理解が必要である．歯科矯正装置を装着する子どももいるため，慣れるまでは食事が困難で口腔清掃が難しく，時間がかかるなどの問題がある．

令和5年度学校保健統計調査によると，疾病・異常の被患率別状況では小学校で「むし歯（う歯）」の者の割合が34.8％，中学校は28.0％，高等学校は36.4％で，いずれも前年度より減少している．小学校から高等学校の中で，9歳，17歳が40.0％を上回り，最も高かった．12歳の1人平均DMFT指数は0.55本で，令和4年度より減少し，過去最低を更新した．令和4年歯科疾患実態調査における12歳の1人平均DMFT指数は0.3本と，年々減少傾向がみられる．同調査では歯肉出血を有する者は10～14歳で40.2％である．

3. 学齢期の歯科衛生介入

健全な永久歯列を完成させるための大切な時期である．口腔健康管理には家庭・歯科診療所・学校の連携が大切になる．必要に応じて，家族，教員，養護教諭，栄養教諭，学校栄養職員とも連携を図る．歯科衛生介入においては健全永久歯と健康な歯肉の維持に関する健康教育を開始し，口腔疾患の予防を可能にする体制を確立することが最も重要である．

1）プロフェッショナルケアの目標

自らの健康課題を見つけ自主的に歯科保健に取り組む生活習慣の確立への働きかけが重要となり，間食指導を含む食生活指導，フッ化物洗口などのフッ化物の応用など歯科衛生士のかかわりも大きい（表V-2-1，p.409参照）．

学校保健安全法に基づき，学校では保健管理の一環として歯科健康診断が実施される．「歯及び口腔の疾病及び異常の有無」の検査において，う蝕，不正咬合および歯周疾患の有無と口腔清掃状態が評価される．事後措置としての治療勧告に従い，歯科診療所を受診する機会が多い．

特に学校歯科健診によるCO〈要観察歯〉*およびGO〈歯周疾患要観察者〉*は，事後措置が不可欠である．必要に応じて学校歯科医，養護教諭や学級担任，地域の医療機関（かかりつけ医），家庭などとの連携を図り，教育や継続的な指導が必要となる．

学齢期は，永久歯のう蝕予防に加え，小学校高学年以降は歯周病の予防も課題である．セルフケアだけではなく，定期的な歯科医院の受診を促し，プロフェッショナルケアを受けるようにすることが望ましい．

＊CO〈要観察歯〉
視診ではむし歯とは判定しにくいが初期病変の疑いのあるもの，小窩裂溝，平滑面では白濁（白斑）や褐色斑が認められるが，注意深いブラッシングでは，エナメル質の軟化，実質欠損が確認法でできないものをいいます．

＊GO〈歯周疾患要観察者〉
歯肉に軽度の炎症症候が認められているが，歯石沈着は認められず，注意深いブラッシング等を行うことによって炎症症候が消退するような歯肉の保有者をいいます．

1章

ライフステージに対応した歯科衛生介入

2) セルフケアの目標

学校で取り組むべき歯・口の健康づくりの課題を表V-2-1，2（p.409-410）に示す．また，発達段階に即した歯磨き指導の重点を表V-2-3（p.411）に示す．う蝕や歯周病のリスクが高い部位を中心に，セルフケアができるよう支援する．

混合歯列期は，変化する口腔内の状況に合わせた口腔清掃技術の向上が大切である．学齢期は口腔清掃を自分で行うようになるが，特に小学校の低学年までは口腔内清掃の技術が未熟でう蝕が多発し，歯肉炎が発症することがあるためう蝕のリスクの高い萌出途上の永久歯を中心に，保護者による仕上げ磨きが必要である．

永久歯列期は，自身の健康課題に対して自律的に取り組むよう支援することが重要になる．

3) コミュニティケアの目標

「歯と口の健康週間」*に関する学校行事における保健教育として，歯科衛生士が学校に出向き，媒体などを使って行う場合がある．

学校における保健教育は，衛生講話式の一方向の指導型から，児童・生徒が自律的に取り組むことができるように支援する学習支援型の保健に関する学習が重要になってきた．口腔衛生・生活習慣，食生活・食機能，食習慣に関する教育は学校だけではなく，家族や地域の支援が重要であり，連携・協力しながら児童生徒の歯・口腔の健康づくりの推進を支援していくことが大切である．

永久歯う蝕の予防と早期治療の推進，歯科衛生の思想の普及啓発，不正咬合の予防を目標とする．

> **＊歯と口の健康週間**
> 厚生労働省，文部科学省，日本歯科医師会が，歯と口の健康に関する正しい知識を国民に対して普及啓発をしている週間で，6月4日〜10日が該当します（p.419参照）．

---

4. 学齢期の食生活の特徴と栄養

学齢期の食生活では**学校給食***が大切な役割を担っている．活発な身体活動と成長のために，エネルギーと栄養素を十分に摂取する必要があるため，家庭での食生活も重要となる．間食は楽しみや息抜き，コミュニケーションのツールに位置づけられるようになり，自分で食物を選択する機会が多くなるため，摂取食品，食べ方，摂取時間，摂取量が問題となる．

特に中学生は，身体発育のためにエネルギー必要量の1日量が人生のなかで多い時期である．しかし近年，偏った栄養摂取，朝食欠食などの生活習慣の乱れや肥満・痩身傾向などが問題となっており，女子では**鉄欠乏性貧血***が多くみられ，食生活の重要性が増している．

1) 摂食行動と摂食機能の発達

食文化の変化に伴い，特に学齢期の子どもたちは近年軟らかい食物を好むようになり，咀嚼回数が減っている．また，時間をかけて食事をすることも少なくなり，飲み物で食物を流し込む食べ方をする子どもが多くみられ，咀嚼機能を十分に使わ

> **＊学校給食**
> 学校給食は栄養バランスに優れ，1日に必要なエネルギーの約1/3，その他の栄養素は30〜50%程度が補完されています．

> **＊鉄欠乏性貧血**
> 女子に多くみられる原因として，急激な身体の発育による鉄必要量の増加や月経血による鉄の喪失，鉄の摂取不足があげられます．

なくなっている．咀嚼は摂食機能と発音機能の発育，また，全身と心の健康にも影響を及ぼしていることからも，食物を咀嚼して嚥下する摂食機能を豊かに育むことが重要である．

2）健康と栄養の問題点

（1）孤食と欠食

近年では，一人親世帯や貧困の状況にある子どもの増加，一方で子どもの塾通いや習い事など，さまざまな家族の状況や生活の多様化によって，1人で食べる**孤食**が増えている．ほかにも外食や**中食***の増加，**内食***の減少など，食の外部化による食事時間や食事内容の個別化などがみられる．健康日本21では，朝食や夕食を家族と一緒に食べる共食の増加（食事を1人で食べる子どもの割合の減少）を目標に掲げており，共食の頻度と良好な精神健康状態の関連も報告されている．

また，朝食の欠食は，就寝時刻が遅い子どもに多いとの報告もある．ビタミンやミネラルが不足傾向になるなどの栄養バランスの問題に加えて，エネルギー不足による体力の低下，学業成績への影響，集中力や記憶力の低下などとの関連についても報告されている．朝食を欠食する子どもの割合（「全く食べていない」および「あまり食べていない」）が令和元年度に4.6％だったが，令和3年度から始まった第4次食育推進基本計画では，令和7年度に0％を目標とした．子どもの生活習慣づくりの基本として，「早寝早起き朝ごはん」運動が展開されている．

（2）間食

部活動（クラブ）の多様化，学習塾・習い事の利用の低年齢化により，エネルギーや栄養素の摂取量には差がある．間食内容は，スナック菓子やあめ，チョコレートが多く，夜食を食べる児童・生徒は約5割である．夜食を含めた間食の頻度や量が多いことで，夕食や朝食が食べられないことから少食になりがちであり，不規則な食生活習慣につながっている．

（3）偏食

偏食する子どももおり，スナック菓子やインスタント食品を好む傾向にある．また，肉は多くとっているが，魚と野菜の摂取量が少なく，動物性脂肪や糖分，塩分の過剰摂取と，ミネラルやビタミンなどの栄養素や食物繊維の不足など，さまざまな問題が浮き彫りになっている．

（4）子どもの生活習慣病

社会の変化に伴い，子どもたちの生活習慣や生活様式が大きく変化し，生活リズムの乱れから不適切な習慣（朝食の欠食，夕食の遅延，まとめ食い，速食い，偏食，過食，運動不足，睡眠不足，ストレスなど）が積み重なって肥満症となり，糖尿病や脂質異常症，高血圧などの小児生活習慣病が問題となっている．これらは将来的に成人の生活習慣病につながる可能性が高く，規則正しい食事を習慣化しておくことが最も重要である．

令和4年度学校保健統計調査によると，男女ともに肥満傾向児は小学校高学年が

＊中食
店でお弁当や惣菜などを購入したり，デリバリー（宅配・出前）などを利用して家庭外で調理・加工されたものを購入して食べることです．

＊内食
ないしょくともいいます．家庭で食材を調理して食べることです．

最も高く，特に男子は8歳以降で10％を超えている．痩身傾向児の割合は，男女とも10歳以降は約2％〜3％台となっている．

(5) 食物アレルギー

アレルギー疾患として食物アレルギーもしばしばみられる．原因のほとんどが食物に含まれるタンパク質で生じ，**アナフィラキシー**を起こすこともあるため，注意を要する．食品表示法では，アレルギー物質を含む食品として，えび，かに，くるみ，小麦，そば，卵，乳，落花生〈ピーナッツ〉を使用した加工食品には表示が義務づけられている．

3）学齢期における食育の重要性

2005（平成17）年に食育基本法，2006（平成18）年には食育推進計画法が制定され，子どもの食育の推進が掲げられている．2021（令和3）年からは第4次食育推進基本計画が策定され，国民の健康の視点と社会・環境・文化の視点を連携させた基本的方針を基に計画が進められている．食育の目的は「生涯にわたって健全な心身を培い，豊かな人間性を育む」ことであり，歯と口腔の健康と機能獲得の基礎は小児期に形作られている．

学齢期は，発育に必要な栄養の摂取に加え，歯と口の役割とかむことの大切さを

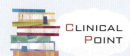

CLINICAL POINT 偏食

偏食とは，「食べられるものが極端に少ない」「特定の決まったものばかり食べる」「20品目を食べられるかどうか」などとされています．

Rowell Kらによると，偏食は「正式な診断名ではないが，受け入れられる食物の範囲が限定され，馴染みのない食物を拒否すること」としており，いずれも明確な定義はなされていないのが現状です．

発達障害は，感覚過敏やこだわりの強さなどの障害特性から特定の食感，決まった色やメーカーのもの以外口にしないなど偏食の問題は自身のみならず，保護者や教員など周囲にも食の困り事とされる場合が多くあります．偏食に対しては，「好き嫌い」や「わがまま」という誤った見解から，食事を強要すると，却って苦手な感覚刺激が強く入ることで逆効果となり，拒食につながることも

ありますので対応には注意が必要です．

一方，偏食と混同しやすい"好き嫌い"は，ある食物を苦手としていても，何度か口にすることで味や食感に慣れたり，成長に伴う味覚の変化によって食べるようになったりします．一般的に，子どもには自身が安全に生きていくために，初めて口にする飲食物に対して恐れや躊躇，拒否をするという**食物新奇性恐怖**もあり，子どもが食べないという食の問題にはさまざまな種類があることを理解しておきましょう．

成長期にある子どもの長期にわたる偏食に対しては，栄養の偏りや不足がないかに注意を払う必要があります．また，子どもの食の問題は多岐に渡っており，偏食児の保護者は不安やストレスを抱えていることが多いということを踏まえて，指導・支援していく必要があります．

学習する時期である．よくかんで味わうことは，唾液分泌の促進や満腹感，満足感につながるとともに，肥満や糖尿病などの生活習慣病の予防になる．健全な食生活は，健康な心身の育成に不可欠であると同時に，将来の食生活習慣の形成に大きな影響を及ぼすため，きわめて重要であり，料理に合った食器や食具を体験するとともに，食事のマナーも身につけることが望ましい．特にエネルギー必要量〔身体活動レベルⅡ（ふつう）〕は，1日あたり，6〜7歳で1,450〜1,550 kcal，8〜9歳で1,700〜1,850 kcal，10〜11歳で2,100〜2,250 kcal，12〜14歳で2,400〜2,600 kcalである．

Link

日本人の食事摂取基準（2025年版）『栄養学』
p.171-183

5. 学齢期の食事摂取基準*

学齢期には，著しい身体発育と身体機能の変化に対応できるだけのエネルギーのほか，タンパク質やカルシウムなど多くの栄養素が必要である．歯，骨の発育については，カルシウム，鉄，ビタミン類を十分摂取しなければならない．

間食は食事全体の中で適度にとる必要があり，1日200 kcal以内にとどめる．

6. 学齢期の食生活の把握

体験学習や食に関わる活動を通して，「食べてみたい」「作ってみたい」「もっと知りたい」，そして「誰かに伝えたい」といったように，食への興味や関心が深まり，自分が理解したことを積極的に試してみようとする力が育っていく．また，食を通じた家族や仲間とのかかわりとともに，地域や暮らしのつながりのなかで，食を楽しむ心が育ち，食の世界が広がっていく．「肥満」や「やせ」といった将来の健康に影響を及ぼすような健康課題もみられるので，自分の食生活を振り返り，評価し，改善できる力や，自分の身体の成長や体調の変化を知り，自分の身体を大切にできる力を育む．下記に学童期（小学生）・思春期の目標を示す．あくまでも1つの目安として把握しておくとよい．

1）学童期の目標

- 1日3回の食事や間食のリズムがもてる．
- 食事のバランスや適量がわかる．
- 家族や仲間と一緒に食事づくりや準備を楽しむ．
- 自然と食べ物とのかかわり，地域と食べ物とのかかわりに関心をもつ．
- 自分の食生活を振り返り，評価し，改善できる．

2）思春期の目標

- 食べたい食事のイメージを描き，それを実現できる．
- 一緒に食べる人を気遣い，楽しく食べることができる．
- 食料の生産・流通から食卓までのプロセスがわかる．
- 自分の身体の成長や体調の変化を知り，自分の身体を大切にできる．
- 食に関わる活動を計画したり，積極的に参加したりすることができる．

（※思春期は便宜上，次の節に区分しているが，学齢期とも重なるため，当場所に示している）

7．学齢期の食生活指導

　食習慣の基礎が確立する時期であり，自分自身で食事の質やバランスを考えた食物が選択できるようになる．そのため，「食の自己管理能力」を育成する指導が重要となる．また，自分の成長や健康を考え，生活習慣の改善も自ら行えるようになるため，歯や口腔の健康学習や歯科疾患へのリスク管理など，集団指導に最も効果的な時期である．

　小学校低学年では，前歯が萌出していない時期は，嚥下時の舌突出癖や前歯部の開咬を招くことがある．また，前歯がないと大きな食物を丸飲みすることがあるため，一口大に調理するとよい．突出させた舌の上に直接食物を乗せて食べる子どももいるが，このような誤った食べ方によって正しい咀嚼運動が阻害されることのないように指導する．

　小学校中学年から高学年は，食べ方の指導が必要である．丸飲みや速食いなど過食や肥満につながる食生活習慣がつかないように注意する．小学校高学年になると，調理が簡単で塩分や脂肪に富むインスタント食品に依存するのではなく，栄養成分を考えた食生活を送るよう指導する．

　間食指導は，間食や夜食は控えめにして，主食を規則正しく食べることを指導す

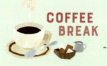

COFFEE BREAK　第4次食育推進基本計画

　2021（令和3）年度から2025（令和7）年度までのおおむね5年間を期間とし，①生涯を通じた心身の健康を支える食育の推進，②持続可能な食を支える食育の推進，③「新たな日常」やデジタル化に対応した食育の推進の3つを重要事項としています．国民の健全な食生活の実現と，環境や食文化を意識した持続可能な社会の実現のために，SDGsの考え方を踏まえながら，多様な関係者が相互の理解を深め，連携・協働し，国民運動として食育を推進することとしています．

表Ⅳ-1-9　学齢期の発達段階に応じた「食べる」機能に関する指導目標

対象	指導内容
小学校低学年	前歯が乳歯から永久歯に交換し，第一大臼歯が萌出してくる． 前歯の交換期は口唇をしっかり閉じる習慣を付ける必要がある． 　① 前歯の交換期は，口唇をしっかり閉じて飲み込むことができる． 　② 前歯が萌出したら，前歯で噛み取ることができる． 　③ 第一大臼歯でしっかり噛むことができる．
小学校中学年	乳歯から永久歯への交換は小臼歯部へと移行してくる．この時期は「食べる」機能が一時的に低下する． 　① 咀嚼に時間がかかるが，しっかりと噛む習慣を身に付ける． 　② 前歯，犬歯，小臼歯，大臼歯の形や役割を知る．
小学校高学年	第二大臼歯が萌出し，すべての永久歯が噛み合うようになる．咀嚼機能も向上する． 　① 前歯で噛み切り，奥歯でしっかりと噛み砕くことができる． 　② 正しい姿勢で，食具を正しく扱い，マナーを理解している．
中学生 （高校生）	生活リズムが変化して，食事の回数が変化したり，食事に対する意識が低くなったりする．「食べる」機能が心身に影響を与えることを学習する時期である． 　①「食べる」機能は成人と同じなので，何でも食べることができる． 　② 食べ物と食べ方が生活習慣病に関係していることを理解している． 　③ 食べ物によって口のなかの環境が変化することを理解している． 　④ 心と体に及ぼす食べ方を理解している． 　⑤ 生涯にわたる健康な生活のために安全・安心な食べ方を身に付ける．

(公益社団法人日本学校保健協会，2020.)[21]

る．指導の際は根拠をわかりやすく説明し，「甘い物を食べるとむし歯になる」「よくかまないと歯並びに影響する」などの否定的な指導ではなく，肯定的な指導を行い，栄養や顎・口腔の成長を含めた食の大切さを伝えるとよい．特にスクロースを多く含む飲食物の摂取食品，食べ方，摂取時間，摂取量に加え，その後の口腔清掃も併せて指導が必要である．

発達の段階に応じた食生活指導の目標は，表Ⅳ-1-9 のとおりである．

⑤ 思春期・青年期

1. 思春期・青年期の一般的特徴

思春期は，身体が急速に成長するとともに，第二次性徴が発現する時期で，女子のほうが早く成熟する傾向にある．この時期は，性の特徴が明確になり，激しい身体の変化と心の変化に自分自身が戸惑うことが多い．

また，まだ人生経験が乏しいために理性的な判断や主体的な行動ができにくい時期である．さらに，受験や就職などの精神的なストレスが加わり，情緒面が不安定になりやすい．

青年期は，両親から自立し始め，経済的にも独立し始める時期である．社会人として基本的な能力（コミュニケーションスキル，主体性，協調性，ソーシャルスキル）を身につけるようになる．また，成人期以降の人生を豊かにするうえでも大切

な時期である.

2. 思春期・青年期の口腔の特徴

思春期の口腔内は，永久歯列が完成しているが，萌出後2年以内の幼若永久歯はエナメル質う蝕になりやすいため，臼歯咬合面の小窩裂溝部に，小窩裂溝填塞が填入されている場合がある.

スポーツなどの課外活動が活発になり，水分補給のためスポーツドリンクや清涼飲料水を多量に飲み続ける**ペットボトル症候群***から，う蝕や酸蝕症を発症することもある．また，摂食障害から，嘔吐を繰り返すことによる**酸蝕症**（p.292 参照）がみられる場合もある.

この時期は多感な年代でもあることから，歯列不正や歯の色など，歯の審美的な問題に対して周囲を意識するようになり，歯科に関する悩みから対人関係やいじめ，登校拒否が起こることもあるので，精神的な対応も求められる．矯正歯科治療中の場合は，食事がかみにくく，時間がかかる．また，可撤式矯正装置の洗浄や口腔清掃にさまざまな用具が必要となる．審美的にコンプレックスを感じることもあるので，心理面の配慮が必要である.

中学生頃から歯石沈着が増加する傾向にあり，下顎前歯部に歯肉炎が認められる．第二次性徴によるホルモンの変化に反応して，思春期性歯肉炎が起こる場合もある．また，歯周病原細菌の感染により歯周炎となり，侵襲性歯周炎を発症することもある.

青年期は，歯科健康診査の機会が減り，磨き癖などによる清掃不良部にプラークや歯石が沈着し，歯周病が発生する．歯周病は痛みなどの症状がなく進行するため，気づかずに重症化していく．歯石も舌側から沈着するため，気づかないことが多い.

また，第三大臼歯が萌出し始め，智歯周囲炎や，萌出が進むにつれ咬合異常を起こすこともある．長期間にわたって水平埋伏している場合は，第二大臼歯の遠心の付着歯肉が消失し，根面う蝕の原因になることもある.

喫煙習慣のある者は，歯面が着色し，歯肉も黒ずむ．また，ニコチンの血管収縮作用により，歯肉出血の減少をきたすなど炎症症状がわかりにくいため，歯周病が発症・進行しても自覚が遅れ，重症化する.

3. 思春期・青年期の歯科衛生介入

1）望ましい歯科保健行動

（1）思春期

① 歯および歯肉の色と形態の正常と異常の知識を身につけ，歯科疾患の早期発見・早期治療に努める.

② 食生活，甘味食品の摂取などの正しい生活習慣を身につけ，自己管理能力を高

***ペットボトル症候群**
砂糖が多く入ったペットボトル入りの飲料を多飲することが原因で起こるさまざまな症状のことをいいます．例えば，口渇，多尿，腹痛，嘔気，倦怠感，急性の代謝異常などがあげられます.

める.

③ かかりつけ歯科医を定期的に受診し，プロフェッショナルケアとフッ化物歯面塗布を受ける.

④ スポーツと歯の外傷に関する知識を身につける.

⑤ 悪習慣から起こる歯列不正の知識を身につけ予防する.

⑥ セルフケアの重要性を理解し，フッ化物配合歯磨剤を用いた**ダブルブラッシング**（p.227 参照）を習慣づける.

(2) 青年期

① 歯磨き時にデンタルフロスの習慣を身につけ，フッ化物配合歯磨剤を使用する.

② 生活習慣と適度な運動や睡眠など生活リズムを整え，自己管理能力を身につける.

③ 食生活の乱れと，う蝕や歯周病の関係を理解し予防する.

④ 歯科疾患と全身疾患の関係を理解し，生活習慣病を予防する.

⑤ かかりつけ歯科医を受診し，定期健診とプロフェッショナルケアを受ける.

⑥ 喫煙と全身の健康，歯周病との関係についての知識を身につけ禁煙する.

2) プロフェッショナルケアの目標

永久歯を守るために，定期的な PMTC およびフッ化物歯面塗布などによって管理する．着色や歯石の除去後は歯面研磨を行い，プラークの再付着を防ぐ．エナメル質を長期間維持するために粗い研磨剤は用いない．プラーク除去後は，歯面の滑沢感を舌で確認してもらい，セルフケアでの継続を促す．また，シャープな歯肉の形態を守るためにも，不用意に歯間ブラシの使用をすすめない．隣接面はデンタルフロスを使用してプラークを除去する.

歯周病原細菌を減少させるためにも位相差顕微鏡を用いて口腔内の細菌を観察してもらい，細菌感染の意識を高め，日々の口腔清掃の重要性を理解させる.

歯科健康診査で CO がある場合は，プラーク除去とフッ化物歯面塗布を行い，進行しないように予防する．また，磨き癖をみつけて早い時期に適切なブラッシング方法を習得するような指導を行う.

歯列不正がある場合は歯周病の原因になることを理解させ，歯科矯正をすることにより，正常歯列になるとプラークの付着を減少できること，また，不正咬合を引き起こすような習慣（舌習癖，爪かみ，頬杖，うつぶせ寝，口を使った楽器など）があれば指導を行う．さらに，激しい運動や事故で歯の脱落や脱臼が起こることがあるので，定期的なプロフェッショナルケア時に歯科保健指導をする.

第三大臼歯はプラーク除去が困難なため，う蝕や智歯周囲炎を起こしやすい．水平埋伏歯や対合歯がない場合は，歯の周りの歯肉や骨に悪影響を与え，第二大臼歯の遠心や根面がう蝕になりやすいため抜歯をすすめ，第二大臼歯を守ることも選択肢の１つとなる．女性の場合は，妊娠中に痛みが出るとエックス線撮影や麻酔，服薬などの負担もあるので，妊娠前までに抜歯することをすすめる.

3）セルフケアの目標

　思春期は，う蝕と歯肉炎の増加率が高いので，歯と歯肉の色と形態のセルフチェックを行い，ブラッシング時に出血があれば早期に歯科受診をする．また，自己管理から着色や歯石の沈着に気づき，歯科医院を来院する．

　磨き癖や歯列不正を本人が理解し，歯列に適した清掃をする．デンタルフロスの使い方やダブルブラッシングの習慣をつけ，フッ化物配合歯磨剤の使用量を理解する．

　食生活の乱れが，う蝕や歯周病の原因となるので，就寝前の間食は控える．また，食品中の砂糖の量の知識や，飲食回数など飲食習慣を見直し，キシリトールの応用を理解する．

　速食いをなくし，よくかんでゆっくり食事をする．かまずに飲み込むのをやめ，一口量を少なくして一口30回かむようにして唾液とよく混ぜる．スプーンは一口量が多くなるので，箸で食べるなど，咀嚼の重要性を理解する．

　唾液には再石灰化作用や保護作用，緩衝作用があるため，咀嚼することで唾液の分泌を促す．また，睡眠時には唾液の分泌量が減るため，就寝前のお茶や着色飲料の摂取は歯への着色の原因になることを含め，唾液の働きを理解する．

4．思春期・青年期の食生活の特徴と栄養

　思春期・青年期は，生活が夜型になり夜食をとることが多くなるため，朝食をとらない者が増加する．夜食には甘い物やスナック菓子，インスタント食品などの偏った物を選択する傾向があり，生活習慣病の予備群になりうる．一方，外見を気にして過剰なダイエットを行うなど，誤った健康観をもつ者や，受験・就職などでストレスが加わり，食生活が乱れる傾向が多い．

1）摂食行動と摂食機能の発達

　口腔機能の形成がほぼ終了する．速食いや，かまずに飲み込むことが習慣にならないように，正しい食生活習慣を身につけさせる必要がある．偏咀嚼は，歯列や咬合および顔貌に影響することがある．

2）健康と栄養の問題点
（1）やせ願望

　美容上，スリムな体型を目指して不必要なダイエットに励む者が多い．肥満への恐怖ややせたいという願望から，**摂食障害**（後述）を発症することもある．

　一般にダイエットでは，エネルギー値の高い食品や調理法を敬遠し，野菜などに重点をおくことが多い．野菜でもビタミンやミネラルの多いものを避けることが多いので，ビタミンやミネラルの摂取不足にも注意が必要である．

（2）欠食

欠食により1日の食事回数を少なくすると，肝臓および脂肪組織で脂肪酸の合成を進める酵素活性が上昇し，肝臓における中性脂肪やコレステロールの合成が増大する．1日の摂取エネルギー量が同じでも，食事回数が少なくなるほど体脂肪の蓄積が増加し，血清コレステロールや中性脂肪は高くなるので注意が必要である．

（3）貧血

貧血の原因はさまざまであるが，鉄欠乏性貧血が多い．鉄は青年期の著しい身体の成長に必須のミネラルであるが，供給が需要に追いつかない場合に，鉄欠乏が生じる．特に女性はダイエットや月経により鉄欠乏になる者が多いため女性は男性以上にビタミン，ミネラルの摂取に，より注意を払う必要がある．

（4）摂食障害

摂食障害は，大きく分けて**神経性やせ症**と**神経性過食症**に分けられる．

❶ 神経性やせ症

心理的なストレスが要因で食欲がなくなり，食べることを受けつけなくなる．女性に多くみられ，極度の体重減少のほか，無月経や栄養障害などを起こす．

❷ 神経性過食症

心理的原因により，食べる行動に異常行動を起こし，短時間に多量の食物を摂取する過食行為がみられる疾患である．若い女性に多く，自己誘発性嘔吐や下剤乱用などの行為を伴うことも多い．自己誘発性嘔吐により，指や手の甲にたこ（吐きダコ）ができることもある．嘔吐を繰り返すため，口蓋側および舌側のエナメル質に胃酸による酸蝕症がみられる．

（5）不規則な食生活習慣

個食や孤食のほか，いつも決まったものしか食べない固食，戸外で買い食いをする戸食，体重増加を気にして少ししか食べない小食など，不規則な食生活習慣の者が増えている．

また，欠食，偏食およびダイエットなどによって，十分な栄養素が補給されないことがある．一方，栄養補助食品であるミネラルやビタミン剤のサプリメントを手軽に購入し，軽い気持ちで多量に摂取した場合の過剰症や，ペットボトル症候群による急性の代謝異常も懸念されている．また，ファストフード店やコンビニエンスストアは身近にあるため気軽に利用できるが，動物性食品への嗜好に偏り，各種栄養素の欠乏および過剰症に陥る場合がある．

（6）喫煙

喫煙は20歳未満は禁止されているが，好奇心からタバコを吸う者が増えている．タバコに含まれるニコチンには依存性がある．タールには発がん性があり，歯の着色だけではなく歯肉も変色させることがある．

また，免疫機能の低下や創傷治癒の抑制から，喫煙者は歯周病にかかりやすく重症化しやすい（p.276 参照）．

（7）飲酒

飲酒は20歳未満は禁止されているが、年齢が上がるにつれて、飲酒の経験者が多くなっている。未成年者は肝臓の処理能力が弱いので、少量の飲酒でも負担が大きく、急性アルコール中毒になることもある。また、発育にも悪い影響を及ぼすので、興味本位で飲まないことを指導し、未成年のときからアルコールの害などの知識の普及・啓発に努めることが必要である。

5. 思春期・青年期の食事摂取基準

Link

日本人の食事摂取基準（2025年版）
『栄養学』
p.171-183

「日本人の食事摂取基準（2025年版）」*によると、1日あたりの推定エネルギー必要量は男子15〜17歳、女子12〜14歳で最も高い。特にエネルギー、タンパク質、カルシウム、鉄、ビタミン類などを、バランスよくとることが必要である。

6. 思春期・青年期の食生活の把握

思春期は、通学・帰宅途中での間食や、夜食をとるなど食事の食べ方が急に変化し、朝食の欠食や食事の偏りにより、エネルギー摂取バランスの崩壊がみられることがある。一般的に思春期に多い糖質摂取量の減少に伴うエネルギー量低下と、一方で脂質のエネルギー量増加が懸念される。

青年期は、朝食欠食やインスタント食品を多用する者など、夕食偏重で間食が多く、不規則な食生活の者が多くなる。

令和元年国民健康・栄養調査結果では、20〜29歳では、外食を週1回以上利用している者の割合は男性66.9%、女性56.6%でほかの世代より割合が高い（図Ⅳ-1-11）。また、持ち帰りの弁当・惣菜を利用している者の割合は、男性は40歳代が最も高く58.2%、30歳代が57.8%で20歳代は53.9%であったが、女性では20歳代が最も高く53.5%であった（図Ⅳ-1-12）。

野菜摂取量は、男女ともに20〜29歳が最も低く、令和4年国民健康・栄養調査結果では、男性232.1g、女性189.6gで、目標値の350gよりかなり少ない状況である。外食が増えることで野菜不足、塩分や脂肪過多となり、栄養素のアンバランスをきたしていることが考えられる。

食生活の改善の意思については、「改善することに関心がない」と回答した者の割合が20〜29歳で最も高く、男性が18.6%、女性が14.3%（図Ⅳ-1-13）で、青年期に食生活の改善の意思が低いことがうかがえる。

思春期・青年期は生活リズムが変わりやすいが、バランスのとれた食生活や、十分な咀嚼によって速食いを避け、肥満やメタボリック症候群の予防につながることから、食生活の情報収集と把握は歯科保健指導を行ううえできわめて重要である。

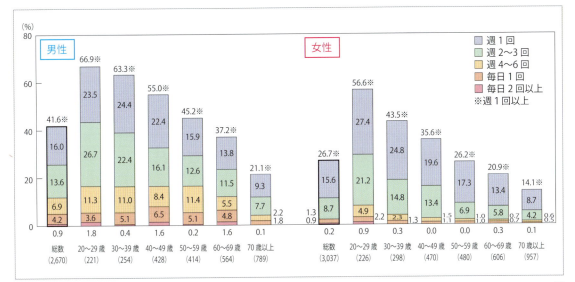

図Ⅳ-1-11　外食を利用している頻度（20歳以上，性・年齢階級別）　　　（令和元年国民健康・栄養調査）[22]

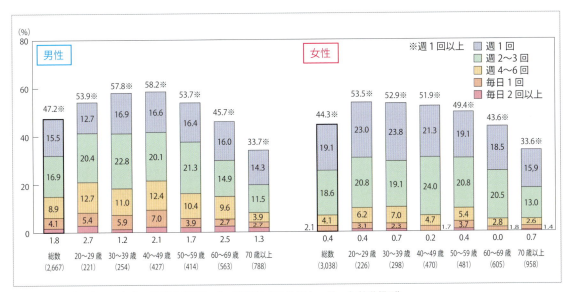

図Ⅳ-1-12　持ち帰りの弁当・惣菜を利用している頻度（20歳以上，性・年齢階級別）　　　（令和元年国民健康・栄養調査）[22]

7. 思春期・青年期の食生活指導

　思春期・青年期は生活領域が広がり，精神的に多感な時期とされ，食行動も好きなときに，好きなものを，好きなだけ食べたいという欲求が高まるため，栄養が偏りやすい．思春期・青年期における栄養素の欠乏は身体の発育と深く関与するので，栄養の過不足を補正する方法を考え，心と体の活動に見合った食生活を自己管理する必要がある．また，生活リズムの変化や栄養バランスの乱れなどによって口

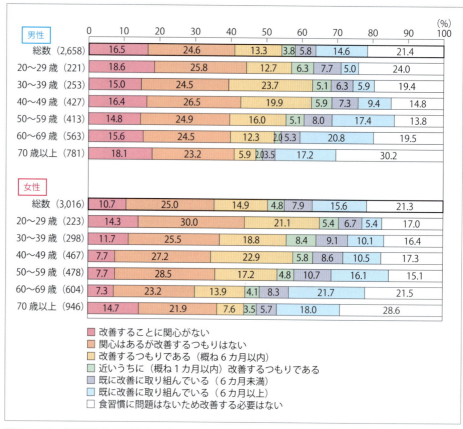

図Ⅳ-1-13　食習慣改善の意思（20歳以上，性・年齢階級別）　　（令和元年国民健康・栄養調査）[22]

腔衛生状態が著しく悪化し，う蝕や歯周病が増悪するので，食事の時間・回数・量などの指導と，ゆっくり咀嚼し，繊維質のものを最後に食べることで口腔内がきれいになる咀嚼指導も重要である．ときには，自分で望ましい1日の献立を考え，食材を選択し，調理法を考えることも大切である．

健全な食行動の確立を考え，食物を選択する習慣を身につけるためにも，ヘルスプロモーションの概念を習得させ，本人の意欲とやる気を引き出し，生活面での問題点をみつけて解決策を具体的に考える必要がある．

6　成人期

1．成人期の一般的特徴

本書では，20～64歳までを成人期とし，30～44歳までを壮年期，45～64歳までを中年期とする．成人期は，成長期を終えて，肉体的にも精神的にも成熟し，充実した時期となる．社会的な面では，就職，結婚，出産，育児などのライフイベ

トを経て，生活環境も大きく変化する．仕事や家庭における役割が増すなど，責任が重くなる時期でもある．

一方，外食・飲酒の機会も増えるなど，食生活が乱れやすくなることも特徴としてあげられる．特に仕事に重点を置いた生活を送っている場合，精神的なストレスを抱えやすく，健康に対する自己管理が困難な状況となる場合が多い．壮年期では，生体機能の恒常性を乱すさまざまな生活環境要因にさらされ，その後中年期に入ると，**生活習慣病**のリスクが高まる．特に女性では，40歳代後半から**更年期**を迎え，自律神経の失調や不定愁訴が現れやすい時期となる．

成人期の年齢期間は長く，年齢や個人によりその特徴は大きく異なるため，歯科衛生介入においては，より個別性を重視した対応が必要となる．

2. 成人期の口腔の特徴

成人期では，う蝕の未処置者の割合が高く，**二次う蝕**や**根面う蝕**のリスクが高まるのが特徴である．う蝕の処置状況は，若年者では充塡の割合が高い一方で，35歳以上ではクラウン（歯冠補綴装置）の数の増加が顕著となるため，補綴装置の維持管理へのニーズが高まる．

中年期では，特に歯周病のリスクが増大する．歯の喪失に伴うQOLの低下を予防するためにも，成人期における歯周病の予防は重要な課題となる．特に歯周病は，複数のリスクファクターが発症や進行に関与しているため，全身疾患と生活習慣病の評価も踏まえた歯科衛生介入を行う．

また，口腔がんや白板症，口腔扁平苔癬などの口腔軟組織の疾患は，加齢に伴い増加することから，これらの早期発見のための定期的な歯科受診が，成人期ではきわめて重要となる．

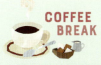 **COFFEE BREAK　ブレスローの7つの健康習慣**

健康と生活習慣との関係については，「ブレスローの7つの健康習慣」が代表的なものとしてあげられます．Breslow, L. は健康習慣から次の7つを選び，実施している数の多い者ほど疾患の罹患が少なく，また，寿命も長かったことを明らかにしました（1997）．

1. 適正な睡眠時間
2. 喫煙をしない
3. 適正体重を維持する
4. 過度の飲酒をしない
5. 定期的にかなり激しい運動をする
6. 朝食を毎日食べる
7. 不必要な間食をしない

3. 成人期の歯科衛生介入

1) プロフェッショナルケアの目標

プロフェッショナルケアは，成人期における口腔の特徴を踏まえ，ハイリスク部位に対するセルフケアの補完的な位置づけとなる．

(1) 歯周病

年齢とともに有病率が増加する歯周病は，歯科医療従事者による長期的な管理が不可欠であるが，あくまでもセルフケアの確立が口腔衛生管理の前提となる．定期的な歯科受診の際には，全身状態および口腔内状態の変化について評価を行う．特に歯周炎の進行に関連する**プラークリテンションファクター**の有無の確認は重要である．歯周病患者に対するプロフェッショナルケアは，セルフケアでは対応しきれない外来性色素沈着物や歯石，歯周ポケット内のプラークの除去などを中心に行う．また，リスクに応じて，根面う蝕予防を目的としたフッ化物の局所応用や，**インプラント**周囲のプラーク除去を行う．

(2) 周術期等

2012（平成24）年度の診療報酬改定以降，がん患者等の周術期等における歯科医療従事者の口腔健康管理は，**周術期等口腔機能管理料***および**周術期等専門的口腔衛生処置***として医療保険で算定できることになった．侵襲の大きな手術の前に口腔の衛生状態を保つことで，術後肺炎などの合併症や創部感染のリスク低減につながることが期待されている．

特にがん治療に付随して生じる口腔合併症のリスク管理のためには，感染の予防を目的とした口腔衛生管理が重要になる．化学療法の約4割で口腔粘膜炎や味覚障害，口腔乾燥といった口腔有害事象が出現する．また，頭頸部がんに対する放射線療法では，口腔粘膜炎がほぼ必発するといわれている．患者がどのような治療を受けるかによって，起こりうる口腔トラブルのリスクも異なるため，医科との連携が必須となる．プロフェッショナルケアでは，セルフケアの指導と併せて，感染源の除去を目的とした歯石除去や機械的歯面清掃を行う．

2) セルフケアの目標

成人期においては，全身疾患や生活習慣と歯科との関連性について，正しい知識を身につけること，また，個々の抱えるリスクに応じた口腔衛生習慣を身につけることが重要となる．歯周病を含めた歯科疾患は，発症当初は本人の自覚症状も乏しいことから，かかりつけ歯科医院において定期的な歯科受診を行うことが，疾患の早期発見・早期治療につながる．

(1) 現在歯

う蝕の好発部位は，臼歯部咬合面の小窩裂溝や上顎前歯部の舌面窩といった構造的な陥凹部や隣接面の接触点下の歯面などであるが，成人期以降では，特に**根面う蝕**に注意が必要である．根面はセメント質もしくは象牙質で構成され，臨界pHが

---

* **周術期等口腔機能管理料**

全身麻酔下での手術やがん治療などを実施する患者の周術期における口腔内細菌に起因する感染症や誤嚥性肺炎を予防することを目的として，歯科医師が口腔機能の管理を管理計画に基づいて行った場合に算定できます．

* **周術期等専門的口腔衛生処置**

歯科医師の指示を受けた歯科衛生士が，周術期等の患者の口腔衛生状態に合わせて，口腔清掃用具などを用いて歯面，舌，口腔粘膜などの口腔清掃または機械的歯面清掃を行うことです．

エナメル質よりも高く，う蝕抵抗性が低い．また，歯肉退縮や唾液分泌量減少による自浄作用の低下がリスク因子となることから，歯肉退縮部位へのセルフケアによるプラークコントロールの徹底と，洗口剤や歯磨剤による日常的なフッ化物応用が必要となる．

また，咬合などの外的作用により生じる咬耗症や摩耗症，職業性の要因や酸性飲料の摂取によって引き起こされる酸蝕症などの歯の実質欠損（Tooth wear）については，その要因となる習癖や生活習慣の是正，適切なセルフケア方法などについて指導を行う．

(2) 歯周組織

歯周病への対応では，特にセルフケアの技術獲得と習慣化が重要であることを患者自身が理解していなければならない．プラークコントロールの意義や目的，セルフケアが歯周組織の改善に与える影響だけではなく，適切な口腔清掃用具の選択や使用方法を指導するとともに，患者のセルフケアに対する意欲向上に働きかけ，行動変容を促す．

特に成人期においては，手用歯ブラシでは完全に除去できない歯間部のプラークコントロールが，歯周組織の健康状態を維持するうえで重要となる．患者の口腔内状況やモチベーション，将来的なリスクも踏まえて，個々に合わせた補助的清掃用具を選択し，使用方法を指導する．また，歯周病のリスク因子となる喫煙習慣や食生活への指導も行う．

(3) 補綴装置

クラウンやブリッジといった固定式の補綴装置の辺縁（マージン）には，わずかな凹凸があり，自浄性が低下するためプラークが付着しやすい環境となる．そのため，**補綴装置**周囲は**歯周病**や**う蝕**のリスクが高まるといえる．特にポンティックの基底部と連結部の下部は，自浄作用の低下によりプラークが停滞しやすいうえに，清掃が困難な部位である．補綴装置の構造的な特徴や，プラークコントロールの重要性に対する患者の十分な理解を促すとともに，歯ブラシに加えて，歯間ブラシやデンタルフロス，タフトブラシといった補助的清掃用具を個々の患者に合わせて選択し，適切な使用方法を指導する．

(4) インプラント

インプラント周囲組織は，結合組織の形態や細胞成分，歯槽骨との結合などにおいて天然歯と多くの違いが存在する．そのため，細菌に対する防御機構が異なり，炎症が進行しやすく，口腔衛生状態の不良により組織破壊が広範囲に起こる．一方で，インプラント周囲組織の細菌叢は，天然歯周囲と類似しているため，埋入前からのセルフケアの技術獲得と長期にわたる習慣化が必要となる．上部構造装着後も**インプラント周囲粘膜炎**とインプラント周囲炎を予防するため，患者によるセルフケアの徹底により，プラークフリーを維持する必要がある．

インプラント患者においては，定期的なメインテナンスが長期の安定のためには必須であるため，治療開始前から定期的な歯科受診によるプロフェッショナルケア

の必要性を十分に説明し，患者の理解を得ておくことが求められる．セルフケアでは，通常の歯ブラシに加え，空隙の広さに応じて，デンタルフロスやスーパーフロス，歯間ブラシを使用する．空隙が広い場合には，ワンタフトブラシや歯間ブラシを用いるが，歯間ブラシを使用する場合は，インプラント材料への損傷を防ぐため，金属製ワイヤーのものは避け，シリコン製やワイヤーをウレタンでコーティングしたタイプを選択する．

（5）口臭

口臭は，人間関係など社会生活に大きな影響を与える可能性があるため，主観的情報および客観的情報を十分にアセスメントし，適切なセルフケア指導を行う．口臭の主な要因は，歯周病および舌苔であり，90％は口腔内に由来するとされている．そのため口臭予防の原則は，プラークや舌苔の除去である．セルフケアによるプラークコントロールや舌清掃の重要性に対する本人の理解を促すとともに，セルフケア用品の選択方法や使用方法について指導する．歯周炎の場合は，歯周治療を行うことにより口臭の原因を取り除く．また，洗口液を用いた化学的清掃も併用する．なかでも塩化亜鉛洗口液は口臭の抑制効果があるとされている．

（6）がん周術期

患者によるセルフケアが口腔状況や全身状況に与える影響は大きいため，がん周術期における口腔機能管理の重要性や期待される効果，患者個々のリスク因子について，患者の十分な理解が必要となる．本人に適した口腔清掃用具を選択し，正しい使用方法を指導する．洗口剤については，治療段階や本人の口腔内状況に合わせて，アルコールなどによる刺激の少ないものを選択する．また，禁煙指導・支援のほか，刺激の少ない食事や流動食の情報などを提供する食事指導も行う．

4. 成人期の食生活の特徴と栄養

成人期は，職場や家庭といった社会的環境が，生活リズムや食生活に大きな影響を与える．食事の頻度，時間，内容の乱れが，栄養バランスの乱れにもつながる．また，雇用形態の多様化に伴い，就労条件も夜間勤務や昼夜交代勤務，シフト制など，日常生活を規則正しく送ることが困難な状況も多くなっている．このような不規則な勤務形態の者は，変則的な生活リズムにより栄養バランスが乱れやすくなるばかりではなく，睡眠障害や慢性疲労，消化器障害，精神的ストレスなどの健康課題を抱えることも少なくない．

令和4年国民健康・栄養調査によると，20歳以上の野菜の摂取量は，1日あたり平均270.3gであり，「健康日本21（第三次）」の目標値である350gを下回っていた．特に年齢群が若いほど野菜の摂取量は少ない傾向を示していた．

一方，**食塩摂取量**については，20歳以上の男性の平均が1日あたり10.5g，女性が9.0gであった．「日本人の食事摂取基準（2025年版）」の目標値である「男性7.5g未満/日，女性6.5g未満/日」ならびに「健康日本21（第三次）」の目標値で

ある7g/日を超えている.

　平成30年国民健康・栄養調査による結果では，主食・主菜・副菜を組み合わせた食事を1日2回以上食べることが「ほとんど毎日」と回答した割合が，20歳以上の男性47.3％，女性49.0％と半数程度であったが，30歳代の男性では34.7％，30歳代の女性では40.9％であり，男女ともに若い世代ほどバランスのよい食事ができてない傾向にあった．特に外食の場合は，油脂類が多く使用されているため，高エネルギーとなりやすい．また糖質と脂質の組合せが多く，塩分が多い反面，野菜が不足しやすくなるため，摂取する栄養に偏りが出ることが問題としてあげられる.

5. 成人期の食事摂取基準

Link
日本人の食事摂取基準（2025年版）
『栄養学』
p.171-183

　「日本人の食事摂取基準（2025年版）」*に基づく，成人期における栄養摂取の目安は以下のとおりである.

①1日あたりの脂質のエネルギー比率は，20〜30％とする（飽和脂肪酸エネルギー比率は7％以下とする）.
②1日あたりの食塩摂取量は，男性7.5g未満，女性6.5g未満とする.
③1日あたりの食物繊維摂取量は，男性18〜29歳で20g以上，30〜64歳で22g以上，女性18g以上とする.
④1日あたりのビタミンD摂取量は，9.0μgとする.
⑤1日あたりの炭水化物のエネルギー比率は，50〜65％とする.

6. 成人期の食生活の把握と指導

　図Ⅳ-1-14に生活習慣病につながる危険因子を示す．成人期では，生活習慣病予防の観点から，生活習慣，運動習慣，食生活を見直し，自己の健康管理能力を身につけることが重要となる.

　健康寿命延伸のためには，年齢に応じて，「多すぎない，少なすぎない，偏りすぎない」ようバランスのよい食事を心がける.

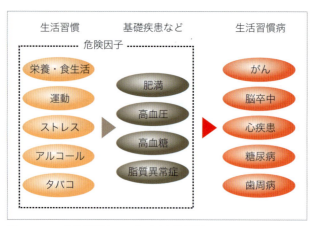

図Ⅳ-1-14　生活習慣病につながる危険因子
(森基子，玉川和子ほか，2015．)[23]

① 食塩の摂取は最小限にする．
② 野菜，果物の摂取は適切に，食物繊維は多く摂取する．
③ 大豆製品を多く摂取する．
④ 魚を多く摂取する．
⑤ 赤肉・加工肉などの多量摂取を控える．
⑥ 甘味飲料は控えめに．
⑦ 年齢に応じて脂質や乳製品，タンパク質の摂取を工夫する．
⑧ 多様な食品の摂取を心がける．

　一方，成人期では就業形態や精神的なストレスなど，本人の努力のみでは解決できない問題も多いため，生活背景も含めた食生活に関する情報を把握したうえで，個別性を重視した指導が求められる．医療面接による主観的情報や，各種検査データなどの客観的データなど，患者の抱える背景を包括的に評価したうえで，歯科保健指導を行うことが求められる．

　歯科保健指導においては，**ラポール**の形成を心がけるとともに，本人の健康に対する**自己管理**への意識，自己効力感を高め，行動変容につながる支援が求められる．生活習慣病の予防のためには，食生活に関する指導と併せて，喫煙などの不適切な習慣の是正，運動習慣の指導も行う必要がある．

7. 生活習慣病の食事療法と歯科保健指導のポイント

1）肥満＊・肥満症＊

　肥満度分類を表Ⅳ-1-10に示す．肥満には，**皮下脂肪型肥満**と**内臓脂肪型肥満**の2つのタイプがある．皮下脂肪型は，下半身に多く脂肪がつき，女性に多いとされ，

＊肥満
脂肪組織に脂肪が過剰に蓄積した状態で，体格指数（BMI＝体重[kg]/身長[m]^2）≧25のものです．

＊肥満症
肥満に起因ないし関連する健康障害を合併するか，その合併が予測される場合で，医学的に減量を必要とする病態をいい，疾患単位として取り扱います．

表IV-1-10　肥満度分類（日本肥満学会）[24]

BMI（kg/m²）	判定	WHO基準
＜18.5	低体重	Underweight
18.5≦〜＜25	普通体重	Normal range
25≦〜＜30	肥満（1度）	Pre-obese
30≦〜＜35	肥満（2度）	Obese class I
35≦〜＜40	肥満（3度）	Obese class II
40≦	肥満（4度）	Obese class III

注1）ただし，肥満（BMI≧25）は，医学的に減量を要する状態とは限らない．なお，標準体重（理想体重）はもっとも疾病の少ないBMI22を基準として，標準体重（kg）＝身長（m）²×22で計算された値とする．

注2）BMI≧35を高度肥満と定義する．

内臓脂肪型に比べて動脈硬化を引き起こす可能性は低いとされている．一方，内臓脂肪型は，中年以降の男性に多いとされ，動脈硬化や血栓のリスクが高いものの，皮下脂肪型と比べると減量しやすいのが特徴である．

（1）食事療法のポイント

肥満に関連して健康障害を伴う肥満症は，医学的な治療管理が必要である．

体重と内臓脂肪量を減少させることが肥満症治療の基本治療であり，肥満に伴う種々の健康障害を改善することが目標となる．

① 体重減少のためには食事摂取エネルギーの減量が有効であり，肥満1度および2度では，1日の摂取エネルギー量は25 kcal×目標体重（kg）以下とする．

② 肥満3度以上では，1日の摂取エネルギー量は20〜25 kcal×目標体重（kg）以下とする．

③ 各栄養素のバランスは，医師から指示されているエネルギーのうち，炭水化物50〜65％，タンパク質13〜20％，脂質20〜30％を目安とする．

④ 必須アミノ酸を含むタンパク質，ビタミン，ミネラルを十分に摂取する．

⑤ 食物繊維を十分に摂取する（成人期では，1日あたり男性21 g以上，女性18 g以上が摂取目標量）．

⑥ 肥満患者は咀嚼回数が少なく，食事スピードが速い傾向にある．1口あたりの咀嚼回数を増やし，特に夕食では，十分咀嚼して時間をかけて食事をするよう心がける．

（2）歯科保健指導のポイント

1口あたりの咀嚼回数を増やし，特に夕食では，十分咀嚼して時間をかけて食事をするよう指導する．また，肥満患者に多いとされる肥満細胞が産生する炎症性サイトカイン（TNF-α）が歯槽骨の吸収を促進することが報告されており，肥満は歯周病進行のリスクとなることから，歯周病予防のための歯科保健指導が重要である．

2）糖尿病

成人期の糖尿病はほとんどが**2型糖尿病**（インスリン非依存型）である．2型糖尿病は，インスリン分泌低下やインスリン抵抗性をきたす要因に加えて，肥満，過

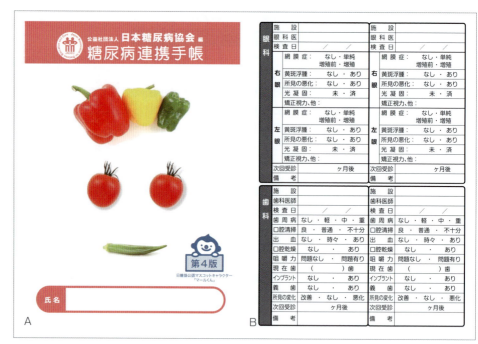

図Ⅳ-1-15　糖尿病連携手帳　　　　　　　　　　　　　〔JADEC（公益社団法人 日本糖尿病協会）〕[25]
A：表紙
B：歯科口腔に関する情報を記入するページ

　食，運動不足やストレス，喫煙習慣や加齢が影響する．糖尿病の治療の基本は，食事療法と運動療法であり，代謝異常のコントロール，および網膜症・腎症・神経障害などの合併症の進展を予防することである．

　糖尿病の治療・管理には，担当医のほか管理栄養士，看護師，薬剤師などの多くの職種が関与していることが多く，病態や生活環境などの情報把握に役立つのが『**糖尿病連携手帳**』である．糖尿病患者に対する歯科衛生介入においては，糖尿病連携手帳の有無を確認する．また，『糖尿病連携手帳』には，歯周病の罹患状況に加えて，咀嚼や口腔乾燥，口腔清掃といった歯科口腔に関する情報を記入するページが設けられている（図Ⅳ-1-15）．歯科受診時には，『糖尿病連携手帳』に口腔内の情報を記入し，多職種との情報共有に役立てる．

（1）食事療法のポイント

① バランスのよい栄養摂取を心がける．

② 食事回数は 1 日 3 回を原則として，4〜5 時間の間隔をあける．

③「まとめ食い」や「大食い」は，インスリンを分泌する膵臓の β 細胞に過剰な負担をかけるため避ける．

④ 炭水化物：総エネルギー量の 50〜60% を目安とする．糖質の過剰摂取は，食後の急激な血糖値の上昇やインスリンの働きを弱めるため避ける．

⑤ 外食の機会が多い場合には，家庭で野菜，海藻，きのこ類を積極的に摂取するよう心がける．

（2）歯科保健指導のポイント

　糖尿病患者の歯科衛生介入では，合併症の 1 つである歯周病の予防が重要となる．歯周病と糖尿病との関連性についての健康教育に加えて，二次予防(早期発見・早期治療)として歯周基本治療と日常のセルフケアによる口腔衛生管理を徹底する．極端に血糖コントロールが悪い場合には，**菌血症**のリスクを考慮して軟毛の歯ブラシを用いるなど，出血を最小限に抑える方法を指導する．

　糖尿病性腎症の進行により**人工透析** * に移行した患者では，口渇や味覚異常といった口腔不快症状を呈する．また，う蝕や歯周病の罹患率も高くなり，さらに口腔衛生不良とう蝕は，人工透析患者では死亡のリスク因子になることも報告されている．歯科衛生介入では，口腔乾燥への対応として口腔保湿や，自浄性低下による口腔衛生状態悪化の予防のための指導に加え，適切な歯科受診とセルフケアの確立の必要性を指導する必要がある．

＊人工透析
腎機能の低下で血液の濾過が行えなくなった際に，人工的に血液から老廃物などを排出することです．

3）脂質異常症

　脂質異常症と診断された場合は，**動脈硬化性疾患**の予防のため，生活習慣の改善が必要である．食事療法と運動療法，禁煙が中心となる．

（1）食事療法のポイント

① 過食を抑え，適正体重を維持する．

② 食事回数は 1 日 3 回を基本として，生活パターンを考慮しながら，可能な限り規則正しく同じ時間で，よくかみ，時間をかけて摂食する．

③ 肉の脂身，動物脂（牛脂，ラード，バター），乳製品の摂取を抑え，魚，大豆の摂取を増やす．

④ 野菜，海藻，きのこの摂取を増やす．果物やナッツ類を適度に摂取する．

⑤ 精製された穀類を減らし，未精製穀類の麦などを増やす．

⑥ 食塩を含む食品の摂取を控える（6 g/日未満）．

⑦ アルコールの摂取を減らす．

日常生活において，適度な運動を行うことで，血清脂質値の改善に効果が期待できる．運動は有酸素運動を主として行う．

(2) 歯科保健指導のポイント

口腔清掃習慣と脂質異常症発症の関連性が近年報告されている．口腔衛生状態を良好に保つことの重要性を指導する．

4）高血圧

(1) 食事療法のポイント

① 食塩の摂取量は，1日6g未満を目安とする（妊婦は除く）．
② 降圧効果が期待できるカリウムを多く含む野菜・果物を積極的に摂取する．ただし，カリウム制限が必要な慢性腎臓病患者は除く．
③ 肥満や糖尿病患者などエネルギー制限が必要な患者の場合の果物の摂取は，1日80 kcal（バナナ中1本，リンゴ中 1/2 個程度）にとどめる．
④ 飽和脂肪酸，コレステロールの摂取を控える．
⑤ 多価不飽和脂肪酸，低脂肪乳製品を積極的に摂取する．
⑥ 適正体重（BMI 25 未満）を維持する．
⑦ 飲酒は，エタノールとして1日あたり男性 20〜30 mL，女性 10〜20 mL 以下を心がける．

(2) 歯科保健指導のポイント

特にカルシウム拮抗薬（特にニフェジピン）の服用者では，**薬物性歯肉増殖症**がみられることがある．発症にはプラーク・歯周炎が関係し，口腔衛生状態が不良であると重症化しやすく，増殖した歯肉が歯列を圧迫し歯列不正を生じ，咬合障害を認める場合もあるため，早期からのプラークコントロールの確立が重要となる．

❼ 高齢期

1. 高齢期の一般的特徴

厚生労働省が推進する「**健康日本 21（第三次）**」の基本的方針に，「**健康寿命の延伸**」があげられている．健康寿命は日常生活に制限のない期間をさし，平均寿命との差を可能な限り縮小することが，超高齢社会のわが国において重要な課題となっている．そのなかで，要介護の要因となるフレイルが注目されている．**フレイル**〈虚弱（frailty）〉とは，生理的予備能が低下することでストレスに対する脆弱性が亢進し，生活機能障害，要介護状態，死亡などに陥りやすい状態をさす．フレイルの診断には，Fried が提唱した基準を日本人に最適化した J-CHS 診断基準が用いられ，

表Ⅳ-1-11　フレイルの診断基準（J-CHS基準）

体重減少	6カ月で2kg以上の（意図しない）体重減少
筋力低下	握力　男性＜28kg　女性＜18kg
疲労感	2週間わけもなく疲れたような感じがする
歩行速度低下	通常歩行速度＜1.0m/秒
身体活動量低下	以下の両質問に「週1回もしていない」と回答 　軽い運動・体操をしていますか？ 　定期的な運動・スポーツをしていますか？

【フレイルの判定】　3項目以上該当：フレイル
　　　　　　　　　　1～2項目該当：プレフレイル
　　　　　　　　　　0項目該当：ロバスト（健常）

5つの評価項目のうち3項目以上が該当した場合にフレイルと判定される（表Ⅳ-1-11）．また，介護現場で普及している全25項目のチェックリストを用いて，8項目以上を認めた場合にフレイルと判定する方法もある．フレイルは，筋力低下を中心とした「身体的フレイル」のみならず，認知機能やうつといった「精神心理フレイル」および独居や貧困などの「社会的フレイル」という3つの側面の多面的な要素をもつ．それらの複数の要素が絡み合い，負の連鎖を起こしながら自立度が低下していく．

　この要素のうち，口腔に関する些細な衰えを放置し，適切な対応を行わないことが，口腔機能のみならず，心身の機能低下に繋がることへの警鐘として，「**オーラルフレイル**〈Oral frailty〉」という概念が生じた．2024年にオーラルフレイルに関する3学会（日本老年医学会，日本老年歯科医学会，日本サルコペニア・フレイル学会）合同ステートメントが発表され，「口の機能の健常な状態（いわゆる『健口』）と『口の機能低下』との間にある状態」という概念が示された．また，「歯の喪失や食べること，話すことに代表されるさまざまな機能の『軽微な衰え』が重複し，口の機能低下の危険性が増加しているが，改善も可能な状態」と定義され，一般市民向けと専門職種向けの2つの概念図にまとめられている（図Ⅳ-1-16）．オーラルフレイルは，そのまま放置すれば，全身のフレイルや筋肉減弱〈**サルコペニア**〉，低栄養を引き起こして，将来のフレイル，要介護認定，死亡のリスクが高まることが報告されている．さらに，歯科医療従事者の不在時に特別な器機や技術などがなくても，簡便にオーラルフレイルを評価できる5つの新たなチェック項目〈OF-5：Oral Frailty 5-item Checklist〉（表Ⅳ-1-12）が発表された．OF-5は，多職種連携によるオーラルフレイルの早期発見・対処をしていくうえで，オーラルフレイル対策の底上げを図るツールとして期待される．

2. 高齢期の口腔の特徴

　歯科医療の進歩や国民の口腔への意識の高まりから，令和4年歯科疾患実態調査

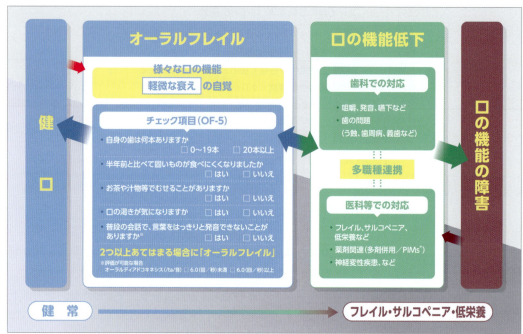

*Potentially Inappropriate Medications（潜在的に不適切な処方）

図Ⅳ-1-16　オーラルフレイル概念図（医療関係者・専門職向け）
（一般社団法人 日本老年医学会／一般社団法人 日本老年歯科医学会／一般社団法人 日本サルコペニア・フレイル学会，2024）[26]

表Ⅳ-1-12　オーラルフレイルのチェック項目（Oral frailty 5-item Checklist：OF-5）[26] 改変

項目	質問	選択肢	
		該当	非該当
残存歯数減少	自身の歯は何本ありますか（さし歯や金属をかぶせた歯は，自分の歯として数えます．インプラントは，自分の歯として数えません．）	0～19本	20本以上
咀嚼困難感	半年前と比べて固いものが食べにくくなりましたか	はい	いいえ
嚥下困難感	お茶や汁物等でむせることがありますか	はい	いいえ
口腔乾燥感	口の渇きが気になりますか	はい	いいえ
活舌低下	普通の会話で，言葉をはっきりと発音できないことがありますか	はい	いいえ

5項目のうち2つ以上に該当する場合を「オーラルフレイル」とする

において，8020達成者の推計は51.6％で，平均現在歯をみると，平均20歯を保有する年齢群は前回（平成28年）の65～69歳から70～74歳へと高くなっている．これは口腔機能にとっては強みとなる．一方で歯科疾患実態調査における4mm以上の歯周ポケットを有する者の割合は，前期高齢者（65～74歳）をピークに高齢になるにつれて増加傾向にある．これまで早期に歯を失っていたが，保有する歯数が増えていることが割合の増加の一因になっていると考えられる．さまざまな疾病，障害の影響により易感染性となっている高齢者にとって，歯周病罹患率が

増加することは，全身の感染源のリスクとなり得るため，継続的な口腔健康管理が
必要である．

3. 高齢期の歯科衛生介入

　現在歯や補綴装置を清潔な状態で維持し，口腔周囲の筋肉や唾液などの口腔機能
と調和のとれた咀嚼，嚥下運動によって健全な食生活を維持することが介護予防に
とって重要である．また，高齢者は基礎疾患を複数有する場合も多いため，全身の
リスクを考慮した歯科衛生介入が求められる．

1）プロフェッショナルケアの目標

（1）現在歯

　高齢者は歯肉退縮によって露出した根面のう蝕感受性が高くなる．また，歯の欠
損が生じて孤立歯や補綴装置が増加することにより，口腔清掃の困難な部位が生じ
やすい．さらに，ADL の低下によりセルフケア不足になることがあるため，リコー
ル間隔は短めにして管理する必要がある．

（2）歯周組織

　高齢者は薬の服用率が高く，副作用によって易出血性や易感染性を認めることが
多い．また，現在歯数が増加したことによって，咬合不良や咬耗や摩耗など，口腔
環境が複雑となり歯周病が重症化しやすいため，現在歯のケアと同様にリコール間
隔を短めにして管理する必要がある．

（3）口腔乾燥

　原因により薬物療法が行われるが，自覚症状の改善には口腔粘膜の保湿が不可欠
であるため，保湿剤の特性を理解して指導する（表Ⅲ-4-12，p.265 参照）．唾液腺
自体を活性化させるためには，唾液腺マッサージのほかに，口腔機能の向上，特に
咀嚼機能の向上は有効であるため，食事中はよくかむことを意識してもらう．また，
薬の副作用によって口腔乾燥を生じている場合も多いため，内服薬を把握しておく
必要がある．

（4）補綴装置

　喪失歯の機能や審美性の回復のため，義歯が装着される時期である．口腔乾燥が
ある場合には，義歯床下粘膜面にジェルタイプの保湿剤を薄く塗布して装着すると
適合がよくなり疼痛が軽減される．義歯は，毎食後外して専用ブラシを用いた清掃
を指導するが，研磨剤によって義歯が摩耗するおそれがあるため研磨剤配合歯磨剤
の使用は控える．また，義歯の清掃は，破損しないように水を張った容器の上で行
うとよい．義歯を外しておく場合には，乾燥させないように水の入った容器に浸漬
する．その際，専用の洗浄剤を使用すると清掃効果が高まる．義歯のみではなく粘
膜，残存歯，特にクラスプのかかる支台歯は汚れが付着しやすいため念入りに清掃
する．

(5) 口腔粘膜

　成人期に比べて口腔潜在的悪性疾患（白板症，紅板症）の発現頻度が高まる時期であるため，粘膜面も含めて広く注意深く観察する．また，免疫力低下や口腔乾燥により，口腔カンジダ症などの粘膜疾患も発症しやすいため，口腔内を清潔にして保湿を心がけるよう指導する．

　骨粗鬆症や悪性腫瘍の治療のために，骨吸収抑制薬が処方されている場合には，顎骨壊死を生じることがある．骨露出前の初期症状であるオトガイ部の感覚異常の自覚の有無とともに口腔粘膜の変化を確認する必要がある．

2）セルフケアの目標

　正常な口腔機能が維持されバランスのよい食事ができるよう，定期的にかかりつけの歯科診療所で口腔の検査とプロフェッショナルケアを受けるとともに，指導された口腔清掃方法によるセルフケアを励行する．また，口腔機能を維持・向上させるための訓練も効果的である．

3）口腔機能低下症に対する指導

　口腔機能低下症 * は日本老年歯科医学会が 2016 年に定義し，2018 年に歯科病名として保険収載された歯科疾患である．したがって口腔機能低下症は，歯科診療所で検査を行い診断されることとなる．放置すれば咀嚼および摂食嚥下障害へ移行するといわれていることから，歯科医師や歯科衛生士の個別の対応が必要である．口腔機能低下症は，7 つの下位症状である，① 口腔清掃状態不良，② 口腔乾燥，③ 咬合力低下，④ 舌口唇運動機能低下，⑤ 低舌圧，⑥ 咀嚼機能低下，⑦ 嚥下機能低下，の 3 つ以上該当する場合に診断される．診断された場合には，症状に合わせて，口腔衛生指導や口腔機能訓練，食事指導，生活指導を行う．さらに，う蝕や歯周病，歯の欠損などがある場合には，治療につなげていくことも必要である．

（1）口腔衛生状態不良

　歯磨き，うがいを励行するよう指導する．必要により舌ブラシや歯間ブラシを使うよう指導する．また，義歯を清潔に保つよう洗浄方法を指導する．

（2）口腔乾燥

　口をよく動かしたりマッサージによって唾液腺を刺激して，唾液の分泌を促すように指導する．必要により保湿剤の使用方法を説明する．

（3）咬合力低下

　不適合な補綴装置は歯科治療を行ったうえ，咬合力の維持，改善のために咀嚼筋訓練などの指導を行う．

（4）舌口唇運動機能低下

　早口言葉を大きな声ではっきりと発音したり，家族や友人と話す機会を増やして口を動かす機会を作るよう指導する．必要により口輪筋トレーニング器具（図Ⅲ-4-26，p.266 参照）などを紹介する．

＊口腔機能低下症
口腔機能低下症の診断基準は，今後も日本老年歯科医学会を中心に議論が継続される予定であるため，最新の情報を得るように注意しましょう．

（5）低舌圧

舌鳴らしをしたり，舌で頬を内側から押すなど舌の筋力をつける方法を指導する．必要により抵抗訓練器具（図Ⅲ-4-28，p.270 参照）などを紹介する．

（6）咀嚼機能低下

一口は 20〜30 回かむよう指導する．軟らかい食物ばかり摂取していると咀嚼力が低下するため，咀嚼力にあった食形態を選択するよう注意する．

（7）嚥下機能低下

嚥下や呼吸訓練の方法を指導する．

4．高齢期の食生活の特徴と栄養

高齢期の栄養問題として，後期高齢者（75 歳以上）が陥りやすい「低栄養」「栄養欠乏」の問題が健康寿命の延伸や介護予防の観点から重要である．

健康増進法に基づき厚生労働省が毎年実施している調査に，**国民健康・栄養調査**がある．調査の内容は，1 日の食事内容の記録，1 日の歩数の測定，身体計測（身長，体重，血圧測定，血液検査など），生活習慣についてのアンケートであり，この調査結果は，生活習慣病予防や栄養・食生活に関する基準の策定など，健康づくり対策を進める上での資料として活用されている．

2017（平成 29）年は，高齢者の健康・生活習慣に関する実態把握を重点項目として実施された．その調査結果を以下に示す．

- ・65 歳以上の低栄養傾向の者（BMI ≦ 20）の割合は，男性より女性が多い．
- ・四肢の筋肉量は，男女ともタンパク質の摂取量が多く，肉体労働の時間が長い者ほど有意に増加している．
- ・外出していない男性の低栄養傾向の者の割合は，外出している者と比べて高い．
- ・「何でもかんで食べることができる」者の割合や，20 歯以上歯を有する者の割合は，60 歳代から大きく減少している．

高齢者の健康づくりには，食事，身体活動に加えて，生活状況も踏まえた視点が重要であることが報告されている．

低栄養はタンパク質とエネルギーが不足した状態で，それに伴いビタミンやミネラルも不足する．特に高齢者の低栄養状態は，免疫力が低下し感染症に罹患しやすくなり，ADL や QOL を低下させる．栄養上の問題があり，介入が必要な高齢者を早期に発見するために，定期的にスクリーニングを行うことが重要である．

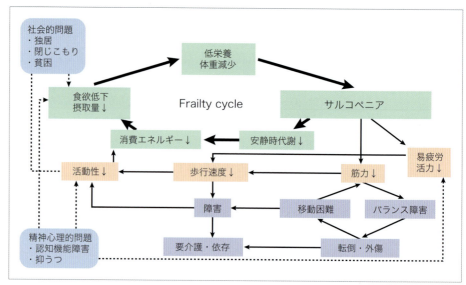

図Ⅳ-1-17　サルコペニアを中心とするフレイルサイクル（Frailty cycle）　　　(Fried L. P et al, 2019.)[27]

5. 高齢者の低栄養の要因

1）低栄養の要因

　高齢期における低栄養の要因としては，加齢に伴う生理的変化，精神心理的要因，社会的要因，疾病要因，薬剤の影響がある．生理的変化には，五感（視覚，聴覚，嗅覚，味覚，触覚）の低下，歯の欠損などによる咀嚼・嚥下機能の低下，消化機能の低下による摂食量の不足がある．精神心理的要因として認知機能障害や抑うつなどがある．社会的要因としては，経済的な問題で十分に食事がとれない場合に加えて，日常の買い物が困難な買物弱者であることも低栄養のリスク要因となっている．

　フレイルの進行におけるサルコペニアを含む筋力の低下，疲労，消費エネルギー量の低下といった悪循環が示されている．この中核をなすのは栄養であり，食欲の低下，体重減少，低栄養はサルコペニアの発現，フレイルサイクルの加速因子であることが示されている（図Ⅳ-1-17）．

2）低栄養状態の指標

　低栄養状態の指標として，BMI〈体格指数〉，体重変化率などがあげられる（表Ⅳ-1-13）．

6. 高齢期の食事摂取基準

　高齢期の食事摂取基準の目的は，高齢者の加齢に伴う生理的機能の低下を最小限に抑えるとともに，合併症の発症や慢性疾患の進展を防ぐ重症化予防である．高齢者は，加齢に伴う咀嚼・嚥下能力の低下，消化・吸収能力の低下，運動量の低下に

表IV-1-13　BMI と体重減少率によるリスク評価

リスク分類	低リスク	中リスク	高リスク
BMI	18.5〜29.9	18.5 未満	18.5 未満
体重変化率	変化なし （減少 3%未満）	1 か月に 3〜5%未満 3 か月に 3〜7.5%未満 6 か月で 3〜10%未満	1 か月に 5%以上 3 か月に 7.5%以上 6 か月で 10%以上

(厚生労働省：栄養スクリーニング・アセスメント・モニタリング（様式例）より改変)[28]

よる栄養素摂取量の減少などが存在する．また，多くの高齢者が何らかの疾患を有していることも特徴としてあげられる．そのため，年齢だけではなく，個人の特徴に十分注意を払うことが必要である．

（1）タンパク質の摂取

タンパク質の摂取量不足で低栄養を招きやすいため，1 日 3 回の食事でタンパク質が豊富に含まれる肉や魚，大豆製品を積極的に取り入れる必要がある．

「日本人の食事摂取基準（2025 年版）」*では，タンパク質の 1 日に占めるエネルギーの割合を 15〜20%としており，高齢者でも概ねタンパク質の摂取量を確保することが大切である．

（2）ビタミン D の摂取

ビタミン D は，カルシウム代謝や骨代謝に密接に関わっており，高齢者においては骨粗鬆症との関連が重視されている．

ビタミン D が欠乏すると，腸管からのカルシウム吸収と腎臓でのカルシウム再吸収が低下する．ビタミン D はキノコ類，魚介類，卵類，乳類に多く含まれているが，紫外線を浴びることにより皮膚でも産生されるため，適度な日光浴は有効な手段である．

（3）1 日に必要なミネラルの摂取

1 日あたりの必要量が 100 mg 以上のミネラルを多量元素（ナトリウム，カリウム，カルシウム，マグネシウム，リン），100 mg 未満を微量元素（鉄，亜鉛，銅，マンガン，ヨウ素，セレン，クロム，モリブデン）とよぶ．

ナトリウム，リン，マグネシウムは，通常の食事をしていれば，不足することはない．カリウムは，ナトリウムの過剰摂取によって引き起こされる血圧上昇を抑制する働きがある．

カルシウムや鉄は不足しがちなミネラルである．カルシウム不足は骨粗鬆症や多孔症を引き起こす原因となるため，干しえび，さくらえび，いりごまを，鉄は欠乏すると貧血や運動機能，認知機能などの低下を招くため，ほしひじき，あさり，豚レバーを摂取するよう心がける．

表Ⅳ-1-14 食事に関連する全身状態の変化の例

全身状態の変化		食事に関連する要因の例
皮膚の乾燥がみられる	→	水分不足，油脂不足，低栄養
覚醒が悪い	→	低栄養，水分不足
食べるときによくむせていたのに，最近はむせなくなった	→	全身機能の低下，咳嗽力の低下
痰がごろごろと絡むようになった	→	咽頭残留が増えた，喀出力の低下，残留物を嚥下できない
食べると疲れやすい	→	体力低下
便秘や下痢が続く	→	食事摂取量低下

7. 高齢期の食生活の把握

1) 食事に関連する全身状態の変化の把握

高齢期の栄養管理は，健康寿命の延伸や介護予防の観点など，全身管理を行ううえで重要である．

高齢者に食生活での問題が疑われた場合は，単に嗜好や食生活だけでなく，身体機能の低下や心理面，生活環境など多くの要因が関わっていることも考えられるため，食生活指導の前に，栄養摂取量だけでなく，身体や心理・精神状態，社会環境などを把握する必要がある．表Ⅳ-1-14 に食事に関連する全身状態の変化の例を示す．

2) 栄養スクリーニング・嚥下スクリーニングに用いられるツール

栄養スクリーニングに用いられる主なツールを示す．

(1) SGA*

主観的包括的評価〈SGA：Subjective Global Assessment〉がある．これは，身体計測値や血清アルブミン濃度などが客観的指標と相関するといわれ，中等度以上の低栄養者を効率よくスクリーニングする方法である．

(2) MNA*

簡易栄養状態評価表〈MNA：Mini Nutritional Assessment〉は，1999 年に提唱された 65 歳以上の高齢者の栄養状態を評価する 18 項目の栄養スクリーニングツールで，6 個のスクリーニングと 12 個の評価項目から構成されている．MNA-SF は，身長・体重の測定と過去 3 年間で食欲不振，消化器系の問題，咀嚼・嚥下困難などで食事量が減少したかなどの質問で構成されている．合計点数が 7 点以下は低栄養，8〜11 点は低栄養の恐れがあり，12 点以上は栄養状態良好と判定される．

(3) MUST*

MUST〈Malnutrition Universal Screening Tool〉は，英国静脈経腸栄養学会により開発されたツールで，在宅患者向けに推奨されていたが，近年では急性期病院でも予後予測に関して有用性が報告されている．「BMI」「体重減少」「急性疾患かつ

🔗 Link

SGA, MNA,
MUST
『高齢者歯科学』
p.122-124, 313

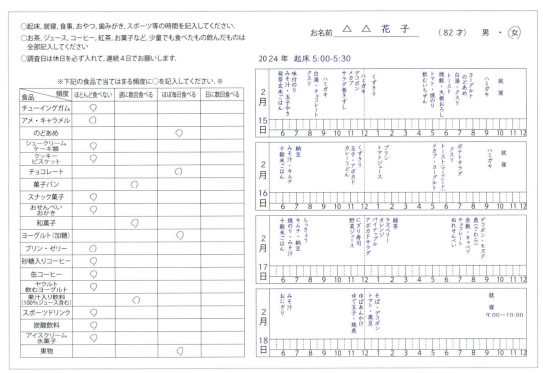

図Ⅳ-1-18　歯科診療所で行う食事調査の例　　　　　　　　　　　　　　　（ササキデンタルクリニック提供）

栄養摂取不足」の3項目の合計スコアにより，低リスクは標準的患者管理でよい，中リスクは経過観察が必要，高リスクは栄養士やNSTによる積極的介入が必要といった具合に判定を行う．

(4) EAT-10*

Link
EAT-10
『高齢者歯科学』
p.327
『歯科診療補助論 第2版』

EAT-10は，飲み込みの状態を把握するために10の質問によるツールで，自宅で簡易に嚥下の評価ができる．10項目には，体重減少や，液体や固形物の嚥下状態，咳の有無などに関する質問があり，最大40点に点数化され，合計点数が3点以上の場合は，摂食嚥下機能に問題を認める可能性が高い．摂食嚥下機能の問題が疑われた場合には，原疾患や薬剤の影響を把握し，摂食嚥下のスクリーニングを行い，アセスメントや専門的検査，食事観察評価により，摂食嚥下機能のレベルを判断し，指導方法の検討を行う．

(5) 食事調査

歯科診療所が問診の際に**食事調査**を行い，高齢者の低栄養をスクリーニングし，栄養改善に向けた指導を行うことは，低栄養予防としての早期に有効な対策として期待できる（図Ⅳ-1-18）．

3) 栄養情報提供書

管理栄養士，栄養担当者が記入する**栄養情報提供書**は，病院から施設，病院から在宅，施設から在宅等への移動時に情報共有するものであり，療養者のQOLの向

上および栄養管理関係者間の連携を深めるために多職種の情報共有として用いられている（図Ⅳ-1-19）.

8. 高齢期の食生活指導

高齢化に伴う機能低下を遅らせるために，良好な栄養状態の維持を図ることが重要である．食生活指導を行う場合，対象者それぞれ固有の人生観，哲学，健康感を尊重すること，そして，これまでの長い食習慣の変更は簡単に行えるものではないことを念頭に置き，次のような点に心がけ，現在より少しでも改善された状態にすることに目標を据えて，絶えず励まし，寄り添い，努力を評価することが必要である．

1）身体的・生理的変化への対応

老化に伴う身体的・生理的変化として，腸の筋肉の萎縮や緊張の低下および嗜好の変化から消化管の蠕動運動が低下し，弛緩性便秘が高頻度に認められる．排便のリズムをつくることが大切であり，そのためには，適度な運動・食生活・生活習慣の見直しが必要である．

また，高齢者は，若い人と比べ身体に蓄積されている水分量が少なく，口渇中枢の衰えもあり，脱水症状の予防には，一定量の水分を定期的に補給する必要がある．尿量の減少に注意し，飲料として1日1,000 mL程度は摂取する．味覚障害は，舌の味蕾数や乳頭数の減少と萎縮，角化などの退行性変化により食事摂取量の不足に陥ることにつながるので注意が必要である．

2）服用薬への対応

多種類の薬剤投与がある場合，食欲不振をきたす薬剤の可能性があることを伝える．非ステロイド性抗炎症剤（NSAIDs），強心薬（ジギタリス製剤），降圧薬（カルシウム拮抗薬），気管支喘息治療薬（テオフィリン製剤），抗うつ薬など服薬の影響に配慮する．

3）摂食嚥下障害への対応

咀嚼能力の低下，唾液・胃液などの消化液の減少，咽頭や食道の筋肉の萎縮，脳血管疾患などの原因により，口から栄養摂取できない場合の対応や機能低下に陥らないための口腔機能訓練や健康な状態からの口腔体操，唾液腺マッサージなどが重要である．

かむ，飲み込む，といった摂食嚥下機能が落ちてくると，軟らかい食物が中心となり，1回に飲み込める量も減るため調理の工夫が必要となる．食形態は，むせずに摂取できるもの，口腔内でまとまりやすくばらばらになりにくいもの，適度な粘性があるものがよい．1日3食を規則正しく決まった時間にとるようにし，骨格筋

（別紙様式12の5）

| | 記入日 | 年 | 月 | 日 |

情報提供先医療機関・施設名 _____

担当医師又は管理栄養士 _____ 殿

【注2の場合】
左記管理栄養士への説明日
年　　月　　日

| 患者氏名 | | 男・女 | 生年月日 | 年　　月　　日 |
| | | | | （　　　）歳 |

身長	cm（測定日　年　月　日） □計測不能	BMI	kg/m² □算出不能
体重	kg（測定日　年　月　日）		
体重変化	変化なし ・ 過去（　　）週間・カ月 ／ 増加 ・ 減少	変化量	kg

栄養状態の評価と課題（傷病名を含む）

- -

【GLIM基準による評価　（　□非対応　）※1】判定：　□低栄養非該当　□低栄養　□中等度低栄養　□重度低栄養

該当項目：表現型（　□体重減少、□低BMI、□筋肉量減少）　　病因（　□食事摂取量減少／消化吸収能低下、□疾病負荷／炎症）

栄養補給に関する事項

| 必要栄養量 | エネルギー　　　kcal | たんぱく質　　　g | |
| 摂取栄養量 | エネルギー　　　kcal | たんぱく質　　　g | |

経口摂取	食事内容（治療食、補助食品等）				
	嚥下調整食の必要性	主食	□無 □有（　学会分類コード※2　　　　　　）
		副食	□無 □有（　学会分類コード※2　　　　　　）
		とろみ	□無 □有（　学会分類コード※2　　　　　　）
□無	留意事項（食物アレルギー、その他禁止食品等）：		

経管栄養 □無	□経鼻	留意事項（製品名、投与速度等）：
	□胃瘻	
	□その他	

| 静脈栄養 □無 | □末梢 | 留意事項（製品名、投与速度等）： |
| | □中心 | |

入院中の栄養管理に係る経過、栄養指導の内容等

※1　GLIM基準による評価を行っている場合は、記載すること。行っていない場合は、非対応にチェックすること。
※2　日本摂食嚥下リハビリテーション学会の分類

問合せ先　　医療機関名：_____

担当管理栄養士名：_____

電話番号：_____　　（FAX）：_____

図Ⅳ-1-19　栄養管理情報提供書の例（厚生労働省）[29]

量維持のために，良質なタンパク質を十分に摂取するようにする．一度に食べられる量が少ない場合には，1日3食ではなく，食べる回数を増やし1日の総量を多くし，バランスよく栄養を摂取することが重要である．

摂食嚥下障害の高齢者がフレイルサイクルの悪循環に陥ることを回避するうえで，口腔機能に着目した栄養管理を行うことが重要である．第一段階として，口腔機能を正しく評価し，摂取方法，食事姿勢，食事形態などを適切に判断する必要がある．次に，栄養状態の評価と生活状況から必要栄養量を設定する．さらに，実際の栄養補給方法として，摂取方法，食事姿勢，食事形態を考慮した食事を提案し，必要な場合は食事介助によって食事を進めていくことが大切となる．

摂食嚥下機能にあわせた食事の調整のためには，摂食嚥下機能に対応した食形態の目安が必要である．日本摂食嚥下リハビリテーション学会より「嚥下調整食分類2021」（以下，「学会分類2021」）が示されている（表IV-1-15, 16）．これは食形態を7段階，とろみについては3段階に分類したもので，高齢者の地域包括ケアシステムの構築に向けて，医療と介護の分野での使用が推進されているものである．摂食嚥下機能の正しい評価と「学会分類2021」のコードの適切な選択によって，摂食嚥下障害高齢者の低栄養を防いでいくことが求められている．

高齢者に限らず摂食嚥下障害者の食事においては，総量として十分な量の食事を摂取できないことが多い．また，嚥下調整食は通常の食事と比べて，同じ量の中に含まれているエネルギーや栄養素量が少ない場合もある．低栄養予防のためには，栄養補助食品などの使用も検討する必要がある．

4）認知機能障害への対応

認知機能障害による摂食行動への影響（表IV-1-17）について，確認をしておく．

表IV-1-15　摂食嚥下障害の評価　日本摂食嚥下リハビリテーション学会嚥下調整食分類2021（食事）早見表

コード【I-8項】		名称	形態	目的・特色	主食の例	必要な咀嚼能力【I-10項】	他の分類との対応【I-7項】
0	j	嚥下訓練食品 0j	均質で，付着性・凝集性・かたさに配慮したゼリー 離水が少なく，スライス状にすくうことが可能なもの	重度の症例に対する評価・訓練用 少量をすくってそのまま丸呑み可能 残留した場合にも吸引が容易 たんぱく質含有量が少ない		（若干の送り込み能力）	嚥下食ピラミッドL0 えん下困難者用食品許可基準I
0	t	嚥下訓練食品 0t	均質で，付着性・凝集性・かたさに配慮したとろみ水 （原則的には，中間のとろみあるいは濃いとろみ*のどちらかが適している）	重度の症例に対する評価・訓練用少量ずつ飲むことを想定 ゼリー丸呑みで誤嚥したりゼリーが口中で溶けてしまう場合 たんぱく質含有量が少ない		（若干の送り込み能力）	嚥下食ピラミッドL3の一部（とろみ水）
1	j	嚥下調整食 1j	均質で，付着性，凝集性，かたさ，離水に配慮したゼリー・プリン・ムース状のもの	口腔外で既に適切な食塊状となっている（少量をすくってそのまま丸呑み可能） 送り込む際に多少意識して口蓋に舌を押しつける必要がある 0jに比し表面のざらつきあり	おもゆゼリー，ミキサー粥のゼリーなど	（若干の食塊保持と送り込み能力）	嚥下食ピラミッドL1・L2 えん下困難者用食品許可基準II UDF区分 かまなくてもよい（ゼリー状） （UDF：ユニバーサルデザインフード）
2	1	嚥下調整食 2-1	ピューレ・ペー・ミキサー食など，均質でなめらかで，べたつかず，まとまりやすいもの スプーンですくって食べることが可能なもの	口腔内の簡単な操作で食塊状となるもの（咽頭では残留，誤嚥をしにくいように配慮したもの）	粒がなく，付着性の低いペースト状のおもゆや粥	（下顎と舌の運動による食塊形成能力および食塊保持能力）	嚥下食ピラミッドL3 えん下困難者用食品許可基準III UDF区分 かまなくてもよい
2	2	嚥下調整食 2-2	ピューレ・ペースト・ミキサー食などで，べたつかず，まとまりやすいもので不均質なものも含む スプーンですくって食べることが可能なもの		やや不均質（粒がある）でもやわらかく，離水もなく付着性も低い粥類	（下顎と舌の運動による食塊形成能力および食塊保持能力）	嚥下食ピラミッドL3 えん下困難者用食品許可基準III UDF区分 かまなくてもよい
3		嚥下調整食 3	形はあるが，押しつぶしが容易，食塊形成や移送が容易，咽頭でばらけず嚥下しやすいように配慮されたもの多量の離水がない	舌と口蓋間で押しつぶしが可能なもの 押しつぶしや送り込みの口腔操作を要し（あるいはそれらの機能を賦活し），かつ誤嚥のリスク軽減に配慮がなされているもの	離水に配慮した粥など	舌と口蓋間の押しつぶし能力以上	嚥下食ピラミッドL4 UDF区分 舌でつぶせる
4		嚥下調整食 4	かたさ・ばらけやすさ・貼りつきやすさなどのないもの 箸やスプーンで切れるやわらかさ	誤嚥と窒息のリスクを配慮して素材と調理方法を選んだもの 歯がなくても対応可能だが，上下の歯槽提間で押しつぶすあるいはすりつぶすことが必要で舌と口蓋間で押しつぶすことは困難	軟飯・全粥など	上下の歯槽提間の押しつぶし能力以上	嚥下食ピラミッドL4 UDF区分 舌でつぶせる および UDF区分歯ぐきでつぶせる および UDF区分容易にかめるの一部

学会分類2021は，概説・総論，学会分類2021（食事），学会分類2021（とろみ）から成り，それぞれの分類には早見表を作成した．
本表は学会分類2021（食事）の早見表である．本表を使用するにあたっては必ず「嚥下調整食学会分類2021」の本文を熟読されたい．
なお，本表中の【　】表示は，本文中の該当箇所を指す．
*上記0tの「中間のとろみ・濃いとろみ」については，学会分類2021（とろみ）を参照されたい．本表に該当する食事において，汁物を含む水分には原則とろみを付ける．【I-9項】
ただし，個別に水分の嚥下評価を行ってとろみ付けが不要と判断された場合には，その原則は解除できる．
他の分類との対応については，学会分類2021との整合性や相互の対応が完全に一致するわけではない．【I-7項】

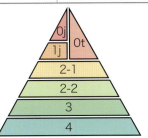

（日摂食嚥下リハ会誌25（2）：135-149, 2021）[30]

表IV-1-16 学会分類2021（とろみ）早見表

	段階1 薄いとろみ【III-3項】	段階2 中間のとろみ【III-2項】	段階3 濃いとろみ【III-4項】
英語表記	Mildly thick	Moderately thick	Extremely thick
性状の説明（飲んだとき）	「drink」するという表現が適切なとろみの程度口に入れると口腔内に広がる液体の種類・味や温度によっては，とろみが付いていることがあまり気にならない場合もある飲み込む際に大きな力を要しないストローで容易に吸うことができる	明らかにとろみがあることを感じ，かつ「drink」するという表現が適切なとろみの程度口腔内での動態はゆっくりですぐには広がらない舌の上でまとめやすいストローで吸うのは抵抗がある	明らかにとろみが付いていて，まとまりがよい送り込むのに力が必要スプーンで「eat」するという表現が適切なとろみの程度ストローで吸うことは困難
性状の説明（見たとき）	スプーンを傾けるとすっと流れ落ちるフォークの歯の間から素早く流れ落ちるカップを傾け，流れ出た後には，うっすらと跡が残る程度の付着	スプーンを傾けるととろとろと流れるフォークの歯の間からゆっくりと流れ落ちるカップを傾け，流れ出た後には，全体にコーティングしたように付着	スプーンを傾けても，形状がある程度保たれ，流れにくいフォークの歯の間から流れ出ないカップを傾けても流れ出ない（ゆっくりと塊となって落ちる）
粘度（mPa・s）【III-5項】	50-150	150-300	300-500
LST値（mm）【III-6項】	36-43	32-36	30-32
シリンジ法による残留量（ml）【III-7項】	2.2-7.0	7.0-9.5	9.5-10.0

学会分類2021は，概説・総論，学会分類2021（食事），学会分類2021（とろみ）から成り，それぞれの分類には早見表を作成した．本表は学会分類2021（とろみ）の早見表である．本表を使用するにあたっては必ず「嚥下調整食学会分類2021」の本文を熟読されたい．なお，本表中の【 】表示は，本文中の該当箇所を指す．
粘度：コーンプレート型回転粘度計を用い，測定温度20℃，ずり速度 $50\,s^{-1}$ における1分後の粘度測定結果【III-5項】．
LST値：ラインスプレッドテスト用プラスチック測定板を用いて内径30 mmの金属製リングに試料を20 ml注入し，30秒後にリングを持ち上げ，30秒後に試料の広がり距離を6点測定し，その平均値をLST値とする【III-6項】．
注1．LST値と粘度は完全には相関しない．そのため，特に境界値付近においては注意が必要である．
注2．ニュートン流体ではLST値が高く出る傾向があるため注意が必要である．
注3．10 mlのシリンジ筒を用い，粘度測定したい液体を10 mlまで入れ，10秒間自然落下させた後のシリンジ内の残留量である．

（日摂食嚥下リハ会誌 25（2）：135-149，2021）[30]

表IV-1-17 認知機能障害による摂食行動への影響

認知機能障害	食への影響
記憶障害に起因するもの	・前の食事をいつ食べたか覚えていない． ・次の食事がいつなのかわからない． ・食べるという行動の方法や手順がわからない．
認知障害（失認）・空間認識障害に起因するもの	・陶器類，箸，スプーンなどの食事用具類や食物がどこにあるのか，また，どこに置いたらよいのかなどがわからない． ・食事用具や食物を認識できない．
失行に起因するもの	・箸，フォークなどをうまく使えない． ・食物が口に近づいてくると口を開けるとか，口腔内に摂りこんだ食物を舌で前後に動かすというような随意運動がうまくできない．
言語障害に起因するもの	・食物の好みを言い表せない． ・食事時のいろいろな指示を理解するのが困難．
実行障害に起因するもの	・社会的に認められないような食事時の行動． ・速食い． ・食物をどんどん口に詰め込む． ・食物選択の変化．

（Jacqueline Kindell，2005．）[30]

参考文献

1) 厚生労働統計協会編：国民衛生の動向 2014/2015．厚生労働統計協会，東京，2014．
2) 高野　陽ほか編：母子保健マニュアル　改訂 7 版．南山堂，東京，2010．
3) 尾﨑哲則，埴岡　隆編著：歯科衛生士のための禁煙支援ガイドブック．医歯薬出版，東京，2013．
4) E. M. ウィルキンス著／遠藤圭子ほか監訳：ウィルキンス歯科衛生士の臨床　原著第 11 版．医歯薬出版，東京，2015．
5) 厚生労働省：妊娠前からはじめる妊産婦のための食生活指針～妊娠前から健康なからだづくりを～　令和 3 年 3 月．2021．
6) 厚生労働省：妊産婦のための食事バランスガイド．令和元年度子ども・子育て支援推進調査研究事業「妊産婦のための食生活指針の改定案作成および啓発に関する調査研究報告書，2021．
7) 高野　陽ほか編：母子保健マニュアル．南山堂，2008．
8) 前田隆秀編：小児歯科マニュアル．南山堂，東京，2005．
9) 上田礼子：子どもの発達のみかたと支援．中外医学社，2001．
10) 舘村　卓：臨床の口腔生理学に基づく摂食・嚥下障害のキュアとケア．医歯薬出版，東京，2009．
11) 坂本元子編著：栄養指導・栄養教育．第一出版，東京，2006．
12) 日本歯科医師会：歯科関係者のための食育支援ガイド 2019．
13) 向井美惠：乳幼児の摂食指導．医歯薬出版，東京，2000．
14) 向井美惠：食べる機能をうながす食事．医歯薬出版，東京，1994．
15) 厚生労働省：授乳・離乳の支援ガイド（2019 年改定版）．2019．
16) 金子芳洋著：食べる機能の障害．医歯薬出版，東京，1993．
17) 一般社団法人日本口腔衛生学会：乳幼児期における親との食器共有について．2023．
18) 厚生労働省：令和 4 年歯科疾患実態調査．
19) 厚生労働省子ども家庭局母子保健課：厚生労働省における妊娠・出産，産後の支援の取組．2019．
20) 日本小児歯科学会：日本人小児における乳歯・永久歯の萌出時期に関する調査研究，小児歯誌，26：1-18，1988．
21) 公益社団法人日本学校保健協会：「生きる力」を育む学校での歯・口の健康づくり．令和元年度改訂，2020．
22) 厚生労働省：令和元年国民健康・栄養調査結果．
23) 森　基子，玉川和子ほか著：応用栄養学第 10 版―ライフステージからみた人間栄養学―．医歯薬出版，東京，2015．
24) 日本肥満学会編：肥満症診療ガイドライン 2022．ライフサイエンス出版．東京，2022．
25) JADEC（公益社団法人日本糖尿病協会）編：糖尿病連携手帳　第 4 版．
26) 一般社団法人日本老年医学会　一般社団法人日本老年歯科医学会　一般社団法人日本サルコペニア・フレイル学会：オーラルフレイルに関する 3 学会合同ステートメント．老年歯学，38(4)：E86-E96，2024．
27) Fried L.P et al；Frailty in Older Adults Evidence for a Phenotype. J Gerontology, 56：M146-157, 2001.
28) 厚生労働省：栄養情報提供書様式 12 の 5．2024．
29) 厚生労働省：栄養スクリーニング・アセスメント・モニタリング（様式別）．
30) 日本摂食嚥下リハビリテーション学会嚥下調整食委員会：日本摂食嚥下リハビリテーション学会嚥下調整食分類 2021．日摂食嚥下リハ会誌，25(2)：135-49，2021．
31) Kornman KS et al：The subgigival microbial flora duaring pregnancy. J Periodontal Res, 15：111-122, 1980.
32) 文部科学省：「生きる力」をはぐくむ学校での歯・口の健康づくり．日本学校歯科医会，東京，2011．
33) 文部科学省：学校保健統計調査 令和 3 年度．
34) 會退友美，衛藤久美：共食行動と健康・栄養状態ならびに食物・栄養素摂取との関連―国内文献データベースとハンドサーチを用いた文献レビュー―．日健教誌，23(4)：279-289，2015．
35) 日本スポーツ振興センター：平成 22 年度児童生徒の食事状況等調査報告書［食生活実態調査編］．
36) 小林奈穂，篠田邦彦：幼児，児童，生徒の朝食欠食を促す要因に関する系統的レビュー．新潟医福誌，7(1)：2-9，2007．

37) 農林水産省：朝食を毎日食べるとどんないいことがあるの？.
38) 文部科学省：「早寝早起き朝ごはん」国民運動の推進について.
39) JAPAN SPORT COUNCIL：平成22年度児童生徒の食事状況等調査報告書[食生活実態調査編].
40) 日本学校保健会：児童生徒等の健康診断マニュアル平成27年度改訂.
41) 文部科学省：アレルギー疾患対策.
42) 農林水産省：食育基本法・食育推進基本計画等.
43) 厚生労働省：楽しく食べる子どもに～食からはじまる健やかガイド.
44) 厚生労働省：平成28年歯科疾患実態調査.
45) 全国歯科衛生士教育協議会監修：最新歯科衛生士教本　歯の硬組織・歯髄疾患　保存修復・歯内療法. 医歯薬出版, 東京, 2010.
46) 厚生労働省：平成30年国民健康・栄養調査結果の概要.
47) 国立栄養・栄養研究所：科学的根拠に基づく「健康に良い食事」について.
48) Menezes CC et al. Systemic benefits of periodontal therapy in patients with obesity and periodontitis：a systematic review. Braz Oral Res, 5；38：e031, 2024.
49) 日本糖尿病学会：糖尿病診療ガイドライン2024. 南江堂, 東京, 37-66, 2024.
50) Palmer SC, Ruospo M, Wong G, et al. Patterns of oral disease in adults with chronic kidney disease treated with hemodialysis. Nephrol Dial Transplant. 2016；31：1647-53.
51) Mizutani K, Mikami R, Gohda T, et al. Poor oral hygiene and dental caries predict high mortality rate in hemodialysis：a 3-year cohort study. Sci Rep. 2020；10：21872.
52) 日本動脈硬化学会：動脈硬化性疾患予防のための脂質異常症診療ガイド（2023年版）. 鍬谷書店, 2023.
53) Kuwabara M, Motoki Y, Sato H, et al. Low frequency of toothbrushing practices is an independent risk factor for diabetes mellitus in male and dyslipidemia in female：A large-scale, 5-year cohort study in Japan. J Cardiol, 70：107-112, 2017.
54) 日本高血圧学会高血圧診療ガイド2020作成委員会：高血圧診療ガイド2020. 文光堂, 東京, 2020.
55) 厚生労働省：日本人の食事摂取基準（2020年版）
56) 日本歯科医学会：「口腔健康管理」及び「オーラルフイレル」への定義定着に関する協議会答申書
57) Jacqueline Kindell 著/金子芳洋訳：認知症と食べる障害　食の評価・食の実践. 医歯薬出版, 東京, 2005.
58) 菊谷 武著：チェアサイドオーラルフレイルの診かた　第2版. 医歯薬出版, 東京, 2020.
59) Adriaens LM et al：Does pregnany have an impact on the subgigival microbiota. J Periodontal, 80（1）：72-81, 2009.
60) 公益社団法人日本歯科衛生士会監修：歯科口腔保健の推進に向けてライフステージに応じた歯科保健指導ハンドブック. 医歯薬出版, 東京, 2014.
61) 平山宗宏監修/水野清子, 高野 陽ほか著：母子健康・栄養ハンドブック. 医歯薬出版, 東京, 2000.
62) 渡邊 昌監修：運動・からだの図解栄養学の基本. マイナビ出版, 東京, 2016.
63) 医歯薬出版編/堀口雅子ほか著：食事療法シリーズ8　妊娠・授乳期の食事　第2版. 医歯薬出版, 東京, 2003.
64) 植田耕一郎ほか：歯科衛生士のための摂食嚥下リハビリテーション　第2版. 医歯薬出版, 東京, 2019.
65) 向井美惠ほか：口腔機能への気付きと支援. 医歯薬出版, 東京, 33-49, 2014.
66) 向井美惠：日本歯科評論, 通刊第850号：77-86, 2013.
67) 井上美津子：日本歯科評論, 通刊第851号：115-121, 2013.
68) 冨田かをり：日本歯科評論, 通刊第852号：121-129, 2013.
69) 伊藤公一ほか：新版家族のための歯と口の健康百科. 医歯薬出版, 東京, 47-78, 2013.
70) 二宮啓子, 今野美紀：看護学テキスト　NICE　小児看護学概論　第2版. 東京, 78, 2015.
71) 山田好秋：咀嚼する―食育・介護・栄養管理に役立つ咀嚼の基礎知識―. 一般財団法人口腔保健協会, 東京, 33-49, 2016.
72) 楠田 聡：妊産婦及び乳幼児の栄養管理の支援のあり方に関する研究. 厚生労働科学研究費補助金（成育疾患克服等次世代育成基盤研究事業）平成28, 29年度総合総括研究報告書, 2017.
73) 井上美津子ほか編：子どもの歯科臨床UPDATE　Q＆Aでわかる！　対応・治療の最新情報. 歯科展望別冊. 2018.

74) 文部科学省：子どもの発達段階ごとの特徴と重視すべき課題.

75) 厚生労働省：保育所における食事の提供ガイドライン. 平成 24 年 3 月.

76) 厚生労働省：健やか親子 21（第 2 次）. 健やか親子 21 推進協議会. 平成 26 年.

77) 日本小児歯科学会：「食育」推進についての日本小児歯科学会からの提言.

78) 山崎嘉久：標準的な乳幼児期の健康診査と保健指導に関する手引き. 小児保健研究, 75 (4)：432-438, 2016.

79) 厚生労働省：「食を通じた子どもの健全育成のあり方に関する検討会」報告書. 2003.

80) 犬塚勝昭・有田信一・土岐志麻・渡辺直彦編著/全国小児歯科開業医会監修：歯科衛生士のための　子どもの“みかた”まるわかりブック. デンタルハイジーン別冊, 2017.

81) 小川雄二ほか：第 3 版　子どもの食と栄養演習書. 医歯薬出版, 東京, 2022.

82) 児玉浩子ほか：子どもの食と栄養　改訂第 3 版, 中山書店, 東京, 2022.

83) 厚生労働省：平成 27 年度乳幼児栄養調査

84) 厚生労働行政推進調査事業費補助金「幼児期の健やかな発育のための栄養・食生活支援に向けた効果的な展開のための研究」研究班監修/編著：幼児期の健やかな発育のための栄養・食生活支援ガイド【確定版】令和 4 年, 2022.

85) 日本口腔衛生学会・日本小児歯科学会・日本歯科保存学会・日本老年歯科医学会：う蝕予防のためのフッ化物配合歯磨剤の推奨される利用方法（2023 年版）. 2024.

86) 厚生労働省：幼児期の健やかな発育のための栄養・食生活支援ガイド【確定版】令和 4 年. 2022.

87) Glavind. L：Effect of monthly professional mechanical tooth cleaning on periodontal health in adults, J Clin Periodontol, 4(2)：100-106, 1977.

88) 藤本篤士ほか編著：続 5 疾病の口腔ケア―プロフェッショナルな実践のための Q & A55. 医歯薬出版, 東京, 2016.

89) 厚生労働省：健康日本 21（第三次）, 国民の健康の増進の総合的な推進を図るための基本的な方針.

90) 藤本篤士ほか：老化と摂食嚥下障害「口から食べる」を多職種で支えるための視点. 医歯薬出版, 東京, 27-44, 2017.

91) 沼部幸博ほか：歯科衛生士講座　歯周病学　第 3 版. 永末書店, 京都, 204-211, 2016.

92) 口腔外科学会：骨吸収抑制薬関連顎骨壊死の病態と管理. 顎骨壊死検討委員会ポジショニングペーパー 2016.

93) 日本歯科医師会ホームページ：オーラルフレイルについて.

94) 公益社団法人日本歯科衛生士会：歯科衛生士のための摂食嚥下リハビリテーション第 2 版. 医歯薬出版, 東京, 2019.

95) 一般社団法人日本老年歯科医学会学術委員会：高齢者における口腔機能低下―学会見解論文 2016 年度版. 老年歯学, 31(2)：81-99, 2016.

96) 食事摂取基準の実践・運用を考える会編：日本人の食事摂取基準（2015 年版）の実践・運用〔特定給食施設等における栄養・食事管理〕. 第一出版. 東京. 2015.

97) 木戸康博, 小倉嘉夫, 眞鍋祐之編：栄養科学シリーズ　NEXT　応用栄養学　第 5 版. 講談社. 東京, 2016.

98) 藤谷順子：テクニック図解　かむ・飲み込むが難しい人の食事. 講談社. 東京, 2018.

99) 板垣晃之著：からだの不自由なお年寄りの食事　つくり方と介助　第 2 版. 医歯薬出版. 東京. 2004.

100) 稲本陽子：自力で防ぐ誤嚥性肺炎. 日本文芸社. 東京. 2017.

101) Validity and reliability of the Eating Assessment Tool (EAT-10). Ann Otol Rhinol Laryngol. 2008 Dec；117（12）：919-24. PMID：19140539.

102) 摂食嚥下障害スクリーニング質問紙票 EAT-10 の日本語版　作成と信頼性・妥当性の検証. 静脈経腸栄養, 29(3)：75, 2014.

103) 江頭文江編著：訪問看護のための栄養アセスメント・食支援ガイド. 中央法規出版, 東京, 2022.

104) 小鹿眞理著：栄養テキスト-臨床に役立つ基礎知識-第 3 版. 学建書院, 東京, 2016.

105) Bouillanne O, et al：Geriatric Nutritional Risk Index：a new index for evaluating at-risk elderly medical patients. Am J Clin Nutr, 82：777-783, 2005

106) 西岡心大：栄養スクリーニング・アセスメント. キーワードでわかる臨床栄養　令和版（岡田晉吾編）, 羊土社, 東京, 2020.

107) 日本歯科医師会：プレスリリース・活動報告 No.225, 3 学会合同ステートメントを受けてのオーラルフレイルに関する見解について. 2024. https://www.jda.or.jp/jda/release/detail_253.html

108) 日本老年歯科医学会：オーラルフレイルを知っていますか？ 2024. https://www.gero
dontology.jp/committee/002370.shtml
109) 森戸光彦編集主幹：老年歯科医学　第 2 版. 医歯薬出版. 東京，2022.
110) 江頭文江編著，梶井文子編：訪問看護のための栄養アセスメント・食支援ガイド. 中央法
規，東京，2022.
111) Rowell K, McGlothlin J. Helping Your Child With Extreme Picky Eating：A Step-by-Step
Guide for Overcoming Selective Eating, Food Aversion, and Feeding Disorders. New
Harbinger Publication，2015.
112) 淀川尚子，徳永淳也ほか：母子の食物新奇性恐怖と食生活コミュニケーションが野菜接種に
及ぼす影響. 民族衛生，82：183-202，2016.

2章 配慮を要する者への歯科衛生介入

到達目標
1. 要介護高齢者の特徴を説明できる.
2. 要介護高齢者への歯科衛生介入を実施できる.
3. 障害児者の特徴を説明できる.
4. 障害児者への歯科衛生介入を実施できる.
5. 大規模災害被災者の特徴を説明できる.
6. 大規模災害時の歯科保健活動を説明できる.

1 要介護高齢者

1. 要介護高齢者の一般的特徴

　日本人の平均寿命の延伸は著しく，現在は世界一の長寿国となった．その反面，高齢者の増加は，身体に障害をもった者，寝たきりや認知症となったため介護を必要とする高齢者（要介護高齢者）の増加をもたらし，2023年1月現在で約693万人が要介護認定を受けている.

　要介護高齢者とは，老化や疾病に伴いさまざまな機能の低下や障害が生じて，食事やその他の日常生活動作〈ADL〉に支障を来たし，介護を必要とする高齢者のことである．要介護高齢者の現状は，厚生労働省の「**障害高齢者の日常生活自立度（寝たきり度）判定基準**」（表Ⅳ-2-1）をもとに評価することができる.

　要介護状態になった高齢者は，日常生活において不自由さを感じ，孤立感，自尊心や生きがいの喪失といった精神的にも苦しい状態に追い込まれることが少なくない．これらのことから，対象者の身体的・精神的情報，能力や社会参加の有無などを確認しておく必要がある.

　要介護高齢者に対しては，基礎疾患を含めた全身状態を把握することが基本である．要介護高齢者において特に頻度の高い疾患は，以下のとおりである.

①心疾患，高血圧症，脳血管障害
②認知症
③糖尿病
④肝硬変，腎不全
⑤肺炎
⑥摂食嚥下障害（誤嚥性肺炎，脱水，窒息，低栄養）

表IV-2-1　障害高齢者の日常生活自立度（寝たきり度）判定基準

生活自立	ランクJ（自立）	なんらかの障害などを有するが，日常生活はほぼ自立しており独力で外出する. 　1.　交通機関などを利用して外出する. 　2.　隣近所へなら外出する.
準寝たきり	ランクA（House bound）	屋内での生活は概ね自立しているが，介助なしには外出しない. 　1.　介助により外出し，日中はほとんどベッドから離れて生活する. 　2.　外出の頻度が少なく，日中も寝たり起きたりの生活をしている.
寝たきり	ランクB（Chair bound）	屋内での生活はなんらかの介助を要し，日中もベッド上での生活が主体であるが，座位を保つ. 　1.　車椅子に移乗し，食事，排泄はベッドから離れて行う. 　2.　介助により車椅子に移乗する.
	ランクC（Bed bound）	1日中ベッド上で過ごし，排泄，食事，着替において介助を要する. 　1.　自力で寝返りをうつ. 　2.　自力では寝返りもうたない.

(厚生省)[1]

　要介護高齢者に対し，日常生活を支援するための公的保険制度として，2000年に**介護保険制度**がスタートした．さらに2005年には，急増する高齢者ができる限り健康で活動的な生活を送るために，法改正によって「予防重視型システム」への転換が図られた．これにより現在，介護保険を受給していない人の健康高齢者に対する健康維持・増進事業として地域支援事業があり，要支援・要介護状態となることを予防するとともに，要介護等の状態になった場合においても，地域において自立した日常生活を営むことができるよう支援することを目的とし，市町村において実施されている．

2.　要介護高齢者の口腔の特徴

　要介護高齢者は，全身的な基礎疾患や脳血管障害，認知症などを有し，寝たきり状態であることが多い．また，感染に対する抵抗力の低下に加え，口腔清掃を自ら行う意志の低下がみられる．このような身体的・精神的な生活状態が，口腔領域にも影響を与えている．また，口腔乾燥や唾液分泌量の低下により，自浄作用の低下や粘膜の潤滑作用がなくなるために，う蝕や歯周病の発症，口臭，舌苔，口腔粘膜の損傷，義歯の不安定や口腔内のねばつき，会話・咀嚼困難などのさまざまな症状がみられるようになる．さらに味覚異常や摂食嚥下障害などを引き起こし，全身状態にまで影響を及ぼすことも多くある．これらの原因には，薬剤の副作用やストレス，シェーグレン症候群，放射線療法による唾液腺の萎縮，全身疾患や口呼吸などがあげられる．

1）口腔の症状

　要介護高齢者には，下記のような口腔の症状がみられる．
　① 歯痛，歯の動揺，歯根露出

② 歯肉の腫脹と排膿・出血

③ 舌の痛み，舌苔，味覚障害

④ 口臭，食物残渣の停滞，口腔粘膜の異常

⑤ 咬合痛，顎の不随意運動，開口および閉口障害

⑥ 顎顔面の腫脹

⑦ 口腔乾燥（口渇）

2）発生頻度の高い口腔疾患

要介護高齢者は，歯肉の退縮によって生じる歯間空隙に食物残渣が停滞しやすく，これに対する口腔健康管理が不十分となると，う蝕や歯周病などが発症しやすい．さらに，これらの疾患に続発する歯性感染症，囊胞性疾患や腫瘍性疾患，転倒による歯の外傷や義歯を原因とする口腔粘膜疾患も発生頻度が高い．

神経系疾患では，知覚神経に関しては神経痛と知覚麻痺があり，運動神経では麻痺と痙攣が発症する．また，近年頻度が高く注目されている口腔心身症は単独の疾患ではなく，多くの疾患あるいは多彩な病状を含む症候で，身体の病気ではあるが，心理的・社会的な因子に密接に関わって起こる病態である．

要介護高齢者にみられる頻度の高い口腔疾患は，下記のとおりである．

① う蝕，根面う蝕

② 歯周病

③ 感染症（歯性・非歯性感染症）

④ 外傷

⑤ 囊胞性疾患，腫瘍性疾患

⑥ 顎関節疾患

⑦ 口腔粘膜疾患（口腔扁平苔癬，白板症，紅斑症，口腔カンジダ症，褥瘡性潰瘍）

⑧ 神経系疾患（三叉神経痛，三叉神経麻痺，顔面神経麻痺）

⑨ 口腔心身症

要介護高齢者の口腔環境をよりよく保ち，その機能を維持・改善して QOL を向上させるためには，異常を早期に発見して対応することが重要である．要介護高齢者は自覚症状や表現力に乏しいため症状を訴えることが難しく，また，構音障害のある者などは，問いかけに対する返答に困難を伴い，口腔に異常があっても見落としてしまう場合もある．しかし，歯科では病変を直接観察し，顔面や口腔内に触れたりすることができるため，普段と違う訴えがある場合には，口腔内をよく観察することが大切である．高齢になるにつれて疾患を合併することが多くなることも，指導にあたり留意すべきである．

3. 要介護高齢者の歯科保健指導

1）歯科衛生介入の目標（口腔衛生管理のポイントと留意点）

（1）適切な状態把握と介護者への配慮

　状態が継続的なものであるか，一時的なものであるかを把握する．継続的なものであれば，継続可能な方法（介護者の負担が少なく，費用が安く，手技が簡単なもの）を考えなければならない．

　全身状態，開口保持が可能か，含嗽が可能か，残存歯の有無，意識障害の有無や程度など，対象者の状態を把握し，その状態に合わせた口腔衛生管理の方法を選択する．

　口腔衛生管理の方法には，含嗽やブラッシング，口腔清拭，口腔洗浄などがあげられる．

（2）感染予防や損傷を防ぐ工夫

① 感染予防に努める．

② 認知症や痙攣を起こしやすい，パーキンソン症候群で安静時振戦が顎にみられる場合などは，対象者の状態をよく観察し，不必要な刺激を与えないようにする．

③ 口腔粘膜は傷つきやすく，反射が起こりやすいので，歯ブラシなどを不必要に奥まで挿入しない．また，事前に口腔衛生管理の内容を説明し，過度のブラッシング圧に注意して丁寧に行う．

④ 口腔清拭の際は，口腔内の損傷を防ぐためにガーゼやスポンジブラシなどを使用する．

（3）誤嚥の予防

　状況によって対応は異なるが，基本的には意識状態を確認し，コミュニケーションを図りながら以下のように対応する．

① 体位はできるだけ座位またはファーラー位（頭部を 45° 挙上）で行う．

② 片麻痺のある場合は，側臥位で健側を下にし，顔をしっかり横に向けて，唾液を排出しやすい体位を確保する．

（4）生活習慣への配慮

　過去の生活習慣を考慮し，尊重する．

2）介護者によるケアの目標

　要介護高齢者の口腔機能の低下は低栄養から，ADL や免疫力の低下をもたらし，さらに口腔清掃の不良と相まって，肺炎といった生命に関わる疾病に結びつく．口腔の清潔と口腔機能の維持・向上を目標にして，要介護高齢者および介護者に指導を行う．

　口腔清掃の実施に際しては，心身の状態を的確に把握し，安全で効果的な口腔清掃を行う．また，口腔清掃自立度判定基準（改訂 BDR 指標，表Ⅳ-2-2）によって評価を行い，要介護者の状況に応じた対応をする．

表IV-2-2 改訂 BDR 指標（口腔清掃自立度判定基準）

		自立	一部介助	全介助
B D R 指標	B	**歯磨き（Brushing）**		
	a	ほぼ自分で磨く a1：移動して a2：寝床で	b 部分的には自分で磨く b1：座位を保つ b2：座位を保てない	c 自分で磨けない c1：座位，半座位をとる c2：半座位もとれない
	D	**義歯着脱（Denture Wearing）**		
	a	自分で着脱する	b 着脱のどちらかができる	c 自分ではまったく着脱しない
	R	**うがい（Mouth Rinsing）**		
	a	ブクブクうがいをする	b 水を口に含む程度はする	c 水を口に含むこともできない
口腔と義歯の清掃自立状況		**自発性**		
	a	自分から進んで清掃する	b いM（略）われれば自分で清掃する	c 自発性はない
		習慣性		
	a	毎日清掃する a1：1日2回以上 a2：1日1回程度	b ときどき清掃する b1：週1回以上 b2：週1回以下	c ほとんど清掃していない
		有効性（部位到達・操作・時間）		
	a	清掃具を的確に操作し口腔内をほぼまんべんなく清掃できる	b 清掃部位への到達や刷掃動作など，一部の清掃行為で有効にできない傾向がある	c 清掃部位への到達や刷掃動作など，多くの清掃行為で有効にできていない

【有効性の判断基準】
主に以下の3点から観察
　① 清掃具（毛先）の基本的な部位到達性：有歯顎部位について上下前後左右内外への到達，義歯は裏表と鉤歯部位への到達性で判断
　② 基本的な操作性：全面での刷掃動作ができている，義歯では義歯洗浄剤の使用ができる
　③ 適正な持続時間：概ね歯もしくは義歯を清掃するにたる時間，清掃行為を持続することができる（最低約1分程度）

(厚生労働省，2005)[2]

4. 要介護高齢者の食生活の特徴と栄養

　要介護高齢者の栄養摂取は，日常生活動作〈ADL〉の程度や，施設か住居かなどによって大きな影響を受ける．ADL に見合ったエネルギー，不足しがちなタンパク質，カルシウム，鉄，ビタミン A，ビタミン B₁，水分などの摂取量に留意する．また，適切な栄養補給のための調理方法，食べ方などの工夫によって，食事を楽しく，積極的にとれるようにすることが大切である．

　要介護状態になると食事への関心が薄れ，低栄養状態に陥りやすく，その結果，全身が弱まって ADL が低下し，**フレイル**や**サルコペニア**を引き起こす．このことは，日常生活に大きな影響を与え，寝たきり状態を招く恐れもあるため，要介護状態にさせないことが何より重要である．

　摂食嚥下障害が生じると障害の程度により，食品の種類が限定され，炭水化物を流動食からとるようになると，タンパク質，ビタミン，ミネラルなどの摂食不足から低栄養を誘発する．そのため流動食だけではなく，個々の摂食嚥下機能にあわせて，嚥下調整食を選択し，栄養の必要量を把握したうえで，個々の嗜好や摂食嚥下

状態に応じた適正な食事形態の選択が重要である（表Ⅳ-1-15, p.367 参照）．

また，安全に食事をするために，姿勢やテーブルの高さなどを調整し，食器・食具の活用，口に運ぶ1回量，温・冷菜などの工夫された盛りつけや食卓の環境づくりにも配慮が必要である．

5. 要介護高齢者の食生活指導

1）摂食嚥下機能の評価

在宅での要介護高齢者の日常生活の援助は，家族による介護が多い．要介護者の健康を守るためには，日頃の摂食能力と咀嚼機能などを評価しておく必要がある．寝たきり状態の場合，心身の機能が衰え，体を動かすことが減少し，それに伴い消化吸収機能も低下して食欲が減退する．その結果，全身の栄養状態が悪化して障害を引き起こすことになる．さらにその障害の程度により，食事を口から食べることが困難になる場合もある．

食生活指導を進めるうえで重要なことは，対象者の摂食嚥下機能のアセスメントを的確に行い，問題点の中から解決すべき課題を特定して，対象者の日常生活のなかで，無理のないような指導計画を作成することである．その後，計画に基づいて，指導を実施し，それを記録して，さらに定期的に評価を繰り返していく．指導の方針を決めるための対象者の摂食嚥下機能や，関連する全身状態などの評価内容は，以下のとおりである．

（1）全身状態

① 意識レベル：介入時に体調所見としてバイタルサイン〔脈拍・血圧・呼吸・体温など〕の測定，覚醒状態，痛みの刺激に対する反応など

② 栄養状態，脱水の有無，体重の変化

③ 服薬の有無

（2）口腔環境

① 口唇，口腔粘膜，硬口蓋・軟口蓋の状態

② 歯：現在歯，う蝕，喪失歯，動揺の有無

③ 歯肉：炎症，潰瘍，出血

④ 舌：味覚，運動，舌苔の付着程度

⑤ 口腔の清掃程度，口腔乾燥の有無，口臭の有無

⑥ うがいの動作

⑦ 流涎

⑧ 義歯の有無，義歯の安定，義歯の清掃程度

（3）食生活の環境

① 食事環境：食事の場所，食卓の高さ・位置

② 食事姿勢：座位，臥位，体幹および頸部の傾斜（角度）

③ 食事形態：普通食，軟菜食，ミキサー食，ソフト食，流動食，とろみ調整食

治療食

（栄養補給法：経鼻経管栄養，胃瘻）

④ 食具の保持：スプーン把持部の形態など

(4) 摂食嚥下機能

① 一口量

② 食べこぼしの有無

③ 咀嚼状態：回数（一口でかむ回数），偏咀嚼，咀嚼の有無

④ 誤嚥：食物，水分，唾液

⑤ 咀嚼中のむせの有無

⑥ 1回ごとの食物残渣の有無

⑦ 空咳（咳嗽）の有無

⑧ 嚥下運動の状態：舌骨・甲状軟骨の動き

⑨ 嚥下関連筋の動き：口輪筋，頬筋，咀嚼筋，舌筋，軟口蓋の筋，咽頭筋

⑩ 咽頭反射の強弱

2) 要介護高齢者の健康を守る食事

　口から食べることは，単にエネルギーや栄養素を補給するだけではなく，QOL をさまざまな形で支える大切な行為である．食べることが生活のなかで最も大きな楽しみにもなるため，生きる源としての意義を家族・介助者が十分に理解し，歯科衛生士はそれを支えていく．

　また，摂食嚥下機能が低下した者には，安全でおいしく食べられる嚥下調整食などを提供していくとよい．食欲のないときは無理に食べさせようとせず，少しでも食欲が出るように，本人の好物や季節感のある旬の食材を使用したり，盛りつけに工夫をして，見た目や香りで食欲をそそるような献立を指導する．食事の量が少ない者には，食事以外の補食として栄養のある飲食物を用意するのもよい．

(1) 食事環境と食事姿勢

　健全で楽しい食事環境をつくることは，摂食中枢を刺激することになるため，① よい雰囲気づくり，清潔な食卓，② 形や彩りがよい盛りつけ，③ センスのよい食具・食器の選択，④ 孤食を避け，皆で一緒に楽しい食事，⑤ 食事時間と食後の時間を十分に確保するなどの工夫が求められる．

　また，食卓の高さ・位置関係も重要である．健康な人が食事をするときは，① 椅子に深く腰掛けた状態で，足底はしっかりと床面などにつけるくらいの椅子の高さにして，② 食卓と体幹の間に握りこぶし 1 個分の距離を開け，食卓の高さはその上に肘を乗せて肘関節が約 90° に屈曲する高さにして，座位状態で，顔はやや下向き（頸部前屈位）の楽な姿勢で，箸を下から口に運んでいく．これが基本姿勢（図Ⅳ-2-1）であり，不適切な姿勢は，むせや食べこぼし，誤嚥を引き起こす危険性がある．

(2) 食事形態

　対象者の体調や食べる能力に応じて，さまざまな食事形態の特徴を理解し，高齢

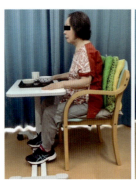 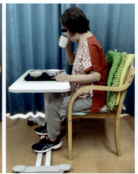 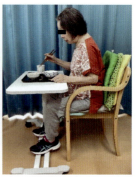

図Ⅳ-2-1　食事の基本姿勢：体幹および頸部の傾斜（角度）
椅子に深く腰かけた状態で，足底をしっかり床面（机の脚）などにつくくらいの椅子の高さにする．机の高さは肘が90度になるくらいが適切である．また，対象者の体型，椅子の形状により，背中にクッションを入れて調節する．

者の身体状況を考慮して選択をする．摂食嚥下機能が低下した人に合わせて適切な食事形態を選ぶことで，誤嚥や食事中のむせを防ぐことができる．

また，日本介護食品協議会の**ユニバーサルデザインフード**＊では，「容易にかめる」「歯ぐきでつぶせる」「舌でつぶせる」「かまなくてよい」の4つの区分に表示され，かむ力，飲み込む力，調理のかたさなどの目安が具体例としてあげられているため，対象者に適した商品を選ぶことができる．

食べたいものをバランスよく経口摂取し，食事を楽しむことがQOLの向上につながる．

（3）とろみ調整食品

とろみ調整食品は，食事中のむせや上手にかめない・飲み込めない人への調理の工夫として用いるものである．例えば，水などの液体は誤嚥しやすいが，とろみ調整食品で適度な粘度に調整することで，飲み込みやすくなる．混ぜる量を変えることによって適切なとろみがつくが，同じ量を混ぜても，とろみの強さは食品の種類や温度の変化によって変わる．そのため，食べる前に必ずとろみの強さを確認する．

Link
ユニバーサルデザインフード
『栄養学』
p.96 参照

CLINICAL POINT　スマイルケア食（新しい介護食品）

農林水産省では，介護食品の市場拡大を通じて，食品産業，ひいては農林水産業の活性化を図るとともに，国民の健康寿命の延伸に資するべく，これまで介護食品とよばれてきた食品の範囲を整理し，「スマイルケア食」として新しい枠組みを整備しました．

スマイルケア食は，健康維持上栄養補給が必要な人向けの食品に「青」マーク，かむことが難しい人向けの食品に「黄」マーク，飲み込むことが難しい人向けの食品に「赤」マークを表示し，それぞれの人の状態に応じた「新しい介護食品」の選択に役立てるようになっています．

とろみの強さの表示は，日本摂食嚥下リハビリテーション学会が**学会分類 2021（とろみ）**早見表（表Ⅳ-1-16，p.368 参照）を提案している．「段階 1：薄いとろみ」「段階 2：中間のとろみ」「段階 3：濃いとろみ」の 3 段階に区分され，「飲んだとき」「見たとき」の性状の説明と，粘度，LST 値*，シリンジ法による残留量があげられている．とろみ調整食品は，① 食べると必ずむせる，② 肺炎を繰り返している，③ 食べることを拒否する，④ 嚥下機能障害と診断された人などに使用する．

日々の食事場面において，摂食嚥下機能の変化に基づき，食事時の観察評価を行い，食事形態・性状などを見直すことが重要である．

> **＊LST 値**
> LST 値とは，とろみのついた溶液が，一定時間に広がる距離を測定することで「とろみの程度」を数値化したものです．

3）食事前後の口腔健康管理

要介護高齢者は，口腔や全身の形態・機能障害からブラッシング，義歯の着脱，摂食嚥下，構音，表情などの動作の全部または一部について，日常生活に支障を来していることが多い．

要介護高齢者の場合，食事前後の口腔環境を整えて清潔に保つこと，摂食嚥下機能などへの支援（指導）を行うことは，各種機能を総合的に改善し，寝たきり予防や全身の健康に深く関わっている．食事前後の口腔健康管理の効果は以下のとおりである．

① 歯，舌，口腔粘膜，義歯の清掃：味覚感受性が高まり，食事をよりおいしく味わうことができ，食欲の回復にもつながる．
② 口臭の除去と予防：コミュニケーションを回復する．
③ 気道感染の予防：呼吸機能を維持する．
④ QOL の向上：自立した生活の実現を支え，家族介護による文化的な日常生活を目指す．

4）歯科医療の早期受診のすすめ

口腔機能に問題がある場合は，その評価と摂食嚥下訓練の計画について歯科医師や他職種へ相談し，協力を得て，歯科衛生士として必要な摂食嚥下訓練を実践・指導する．歯科治療が必要な場合は，なるべく早く歯科医院を受診させるか，来院が不可能な場合は歯科訪問診療の依頼をするよう家族・介護者などにすすめる．

② 障害児者

1. 障害児者の一般的特徴

障害者とは，「身体障害，知的障害，精神障害（発達障害を含む）その他の心身の機能の障害がある者であって，障害および社会的障壁により継続的に日常生活または社会生活に相当な制限を受ける状態にあるものをいう」と定義されている（障害

者基本法第二条).

身体障害者は，① 視覚障害，② 聴覚または平衡機能の障害，③ 音声機能，言語機能または咀嚼機能の障害，④ 肢体不自由，⑤ 心臓，腎臓，呼吸器などの機能の障害を有する者があげられる（身体障害者福祉法第四条).

知的障害者の定義はなく，病態像としての知的能力障害は「知的機能の障害が発達期（概ね18歳まで）に現れ，日常生活に支障が生じているため，何らかの特別の援助を必要とする状態にあるもの」とされている（厚生労働省2005年).

精神障害者は，① 統合失調症，② 精神作用物質による急性中毒またはその依存症，③ 知的障害，精神病質その他の精神疾患を有する者があげられる（精神保健及び精神障害者福祉に関する法律第五条).

日本の障害者の総数は増加傾向にあり，さらにその高齢化も進んでいる．障害者の高齢化は，一般成人に比較し心身機能の早期低下や，健康を支援している介護者（保護者を含む）の高齢化・死亡も大きな課題となっている．生涯を通じて健康支援するためには，対象者の疾患や障害の種類と程度，ライフステージ，生活環境を含む，ニーズに合わせた特別な配慮（スペシャルケア）が必要である.

2. 障害児者の口腔の特徴

1）口腔の問題

障害児者の口腔の特徴や問題は，疾患や障害の種類と程度，セルフケアの状態などによって異なる．全般的な特徴としては，セルフケアの自立が難しく，う蝕や歯周病の罹患率が高い．歯周病に関しては，早期から歯周炎を発症する疾患として，ダウン症候群，Papillon-Lefèvre〈パピヨン・ルフェーブル〉症候群*などがあり，小児期からの歯科衛生介入が重要となる.

また，障害児者は常用する薬剤が多く，口腔に副作用が現れる薬剤があるため，医療面接時に，服用薬の種類や量，服用期間などを聴取する必要がある．障害者が使用する薬剤で多いのは，副作用として薬物性歯肉増殖症を引き起こす可能性のある抗てんかん薬である．次いで抗精神病薬，抗不安薬，消化性潰瘍治療薬，抗パーキンソン病薬などがあげられ，口腔に現れる副作用としては，口腔乾燥，口内炎，**オーラルディスキネジア***などがある.

口腔に特徴のみられる代表的な疾患を以下に記載する.

（1）身体障害

脳性麻痺は運動および姿勢の異常があり，不随意運動や筋緊張の亢進または低下がみられ，著しい咬耗や開咬，上顎前突，狭窄歯列弓などの歯列・咬合異常が多い．不随意運動や筋緊張が著しくセルフケアが難しい場合は，口腔衛生不良となり，う蝕や歯周病，口臭を引き起こす．また，原始反射である咬反射による咬傷や清掃用具のかみしめ，転倒による歯の破折や脱臼などもみられる.

＊Papillon-Lèfevre 症候群

常染色体劣性遺伝による先天性疾患で，歯周病を伴う掌蹠角化症や乳歯の早期脱落が起こりやすい疾患です.

＊オーラルディスキネジア

舌，口唇，顔面，下顎などに現れる反復性，常同性に速くて短い不随意運動です.

（2）知的障害

　口腔の特徴は知的能力障害を伴う疾患（染色体異常など）で認められ，知的能力障害によりセルフケアが困難なことが多く，口腔衛生管理が不十分となりやすいが，う蝕や歯周病の発生率は健常者と変わらないといった報告もある．

　染色体異常であるダウン症候群は，上顎骨劣成長による狭口蓋や反対咬合，歯列不正，巨舌，溝状舌，歯周炎の早期発症ならびに重症化，摂食嚥下障害などの特徴がみられる．自閉スペクトラム症では特有の特徴はないが，障害の特性に由来する口腔習癖から二次的に開咬などの歯列・咬合異常がみられることがある．

（3）精神障害

　精神障害者は，う蝕および歯周病の有病率が高く，意欲低下などから口腔衛生状態も不良となりやすい．また，多剤服用による唾液分泌量の低下（口腔乾燥）やオーラルディスキネジアなどがみられる．

2）歯科診療上の問題

　障害児者における歯科診療上の問題や困難さは，次のような点があげられる．歯科衛生介入時は，事前に十分な情報収集を行い，対象者や家族のニーズに合わせた計画を立案する必要がある．

（1）環境の要因

① 歯科医療機関への通院の制約や歯科保健医療の地域格差
② 歯科医療従事者の障害に対する理解や知識・技術不足

（2）対象者の要因

① コミュニケーションの障害
② 歯科診療に対する理解と適応行動の困難性
③ 不随意運動や原始反射による開口保持や姿勢維持困難
④ 感覚の特性（感覚過敏や感覚鈍麻）
⑤ 歯科保健の維持の難しさ
⑥ 全身管理の難しさ
⑦ 偶発症や偶発事故のリスク

3. 障害児者の歯科衛生介入―障害児者の歯と口の健康管理の現状と重要性―

障害児者の歯と口の健康管理は，次の要因により困難な場合がある．

① 対象者（患者）の問題：知的機能や運動機能の遅れにより，うまく歯が磨けない，口腔の機能や構造上の問題で衛生管理が困難，異食や偏食・生活リズムの乱れ・全身疾患の合併・疾患特性による影響など．

② 環境の問題:
　　在宅の場合は，介護者の障害の認知・受容段階，家事や育児・介護の負担，介護者の高齢化，経済的負担など．
　　施設などで生活をしている場合は，施設の方針，職員の人数や勤務状況，口腔保健に対する知識や意識など．

　また，う蝕や歯周病の罹患・進行や歯の喪失，摂食嚥下障害は，本来抱えている障害とは別の二次障害（例：痛みや不快感により食べられないなど）の誘因となり，障害児者のQOLを著しく損なう可能性がある．さらに，歯科治療においては，治療に対する理解・協力が得られず困難であったり，補綴装置（特に義歯）を製作しても使用・管理が難しく，咀嚼機能や審美性の回復が困難になったりするケースもある．障害児者にとって「歯の保存」と「口腔機能の獲得・維持・向上」は大変重要であり，歯と口の健康を保つことは，不必要な歯科治療を回避し，二次障害を未然に防ぎ，QOLの維持・向上につなげていくことができる．

　障害児者の歯と口の健康の保持・増進を図るには，まず医療従事者側が障害に対する理解を深め，セルフケア，プロフェッショナルケア，コミュニティケアの3つの側面から健康づくりを長期的に支援していく必要がある．

1) プロフェッショナルケアの目標

　歯科保健指導の目指すところは，自分の健康を自ら守り，健康で質の高い生活が送れるよう支援することにある．それは，障害児者にとっても同様であり，障害を抱えていてもその人のもつ能力を最大限に発揮し，自立的に生きる力を身につけ，生涯を通じて健康で豊かな人生が送れるよう支援することが重要である．

　最も重要なのはセルフケア（自立が困難な場合は介護者によるケア）の向上にあるが，障害児者の場合は知的機能・運動機能や生活環境などの問題から，セルフケアの確立が難しいことが多い．そこで，長期的に安定した口腔環境を維持するためには，専門家によるプロフェッショナルケアが必要となる．特にう蝕や歯周病のリスクが高い場合は，プロフェッショナルケアの質が歯科疾患の予防に大きく影響するため，歯科衛生士の役割は大変重要である．

(1) 定期管理の重要性

　障害児者は，口腔内の痛みや不快症状を自ら訴えることができず，介護者もそれに気づかないまま，う蝕や歯周病が進行していることが少なくない．このような問題を未然に防ぐためには，かかりつけ歯科医をもち，定期的な歯科受診により早期発見・早期対応をする必要がある．特にプラークコントロールが良好ではない障害児者に対しては，継続的な定期健診やプロフェッショナルケアがう蝕や歯周病の予防や進行抑制に有効である．

表IV-2-3　歯磨き拒否の要因

対象者（患者）の問題	1. 発達年齢の問題	暦年齢や発達年齢，自我の芽生え，反抗期　など
	2. 触覚過敏	感覚過敏（視覚・嗅覚・聴覚・味覚・触覚）のうち，触れられることに拒否を示す触覚過敏が認められる場合
	3. 原始反射の残存	脳性麻痺など，原始反射が残存するケースでは，臼歯咬合面や歯槽堤に物が触れると咬みしめる咬反射　など
	4. 生理的な問題	眠い時，体調不良，空腹時の歯磨き　など
	5. 歯や口の問題	口唇亀裂，口角炎，口内炎，粘膜の傷，う蝕，歯肉の炎症，動揺歯（乳歯交換期，歯周病），修復物や仮封材が脱離してしみる　など
介護者側の問題	6. 姿勢による問題	不安定な姿勢，呼吸しにくい苦しい姿勢，無理な体勢　など
	7. かかわり方の問題	無言で磨く，怒りながら，乱暴な声かけ，怖い表情　など
	8. 磨き方による問題	強い歯磨圧，口唇や頬の不適切な排除，上唇小帯にあたる　など
複合的問題	9. 心理的拒否による問題	対象者自身の問題に加え，介護者による不快な触覚刺激や不適切な対応が繰り返し続けられ，心理的ダメージとなり拒否的態度につながったもの

(東京都立心身障害者口腔保健センター，2015．改変)[3]

（2）プロフェッショナルケアの内容

　プロフェッショナルケアは，セルフケアでプラークコントロールができない部位に対して，スケーリングやPTCによる歯肉縁上プラークコントロールと，SRPによる歯肉縁下のプラークコントロールを行う．プロフェッショナルケアの内容と頻度（通院の間隔や回数）は，障害の程度，ライフステージ，口腔および全身状態，生活環境，セルフケアや介護者によるケアの能力などに応じて変化していくため，定期的にセルフケアの状況を評価し，検討していく必要がある．

2）介護者によるケアの目標

　障害児者は，疾患から派生するさまざまな問題や，加齢に伴う心身機能の低下などにより，健康の自己管理が難しいことが多く，歯と口の健康を維持するためには，介護者による口腔衛生管理が大変重要である．

　介護者による口腔衛生管理を支援する際には，介護者のライフステージ，生活環境，口腔衛生管理に対する知識や技術，時間的余裕などを考慮し，可能なことから，無理なく少しずつ進めていくことが大切である．

　介護者によるケアを困難にする理由としては，「歯磨き拒否」が多くみられることである．介護者によるケアを嫌がる要因には，表IV-2-3に示すようなさまざまな問題が考えられ，1つとは限らず，複数が重なりあっているケースも多い．そのため，歯磨き拒否がみられる場合は，嫌がる要因を明らかにし，改善方法を検討する必要がある．

4. 障害児者の食生活の特徴と栄養

脳性麻痺や知的能力障害など，運動機能の発達や知的発達に障害のある障害児者には，摂食嚥下障害が認められることが多い．摂食嚥下機能の問題としては，丸呑み，かまない，舌突出，過開口といった口腔の機能の問題や，誤嚥，胃食道逆流症，拒食（摂食拒否），経管依存などの嚥下機能や心理的要因に関連する問題，速食い，押し込み食べ，偏食，異食といった食行動の問題と多岐にわたる．

特に重症心身障害児者においては，摂食嚥下障害の合併率が高く，栄養摂取方法は経鼻経管栄養や胃瘻となることが多い．また，**不顕性誤嚥**（咳反射がみられない誤嚥）も多く認められ，誤嚥による感染を繰り返すことで，生命の維持にも大きく影響を及ぼす可能性がある．

栄養状態は，摂食嚥下障害の程度，栄養摂取状況，身体活動量，基礎代謝量などによって異なるため一様ではないが，摂食嚥下障害を有する場合は，低体重，低栄養などが指摘されている．例えば重症心身障害児者では，BMI は低値を示し，経管栄養の場合は，タンパク質や微量元素が欠乏する例が多い．また，摂食嚥下機能に問題はないが，う蝕や歯周病の重症化による痛みや不快感から食事がとれなくなり，体重減少や栄養の偏りが認められる場合もある．一方，食事と身体活動との関連では，障害の種類や程度，生活環境などにより個人差が大きいが，一般的に身体活動量は低く，知的障害者では，身体障害者と比較して肥満の頻度が高い．

障害児者の食生活を支援するためには，歯や口の器質的な健康の維持とともに，摂食嚥下機能にあわせた安全な食事と，身体機能を維持するための栄養を確保することが重要である．さらに，食事は家族や他者との重要なコミュニケーションの場であるため，楽しい時間となるよう食環境を整えることも重要である．

5. 摂食嚥下障害児者の食生活指導

障害児者の摂食嚥下障害の原因は，器質的，神経学的，精神心理的，発達的とさまざまであり，その原疾患や障害時期，対象児者の摂食嚥下機能や能力に応じて対応する必要がある．

特に小児期では，無歯顎から乳歯列，さらに永久歯列へと口腔・歯・咽喉頭部の構造的な成長を遂げるとともに，機能的にも吸綴機能から咀嚼機能へ，乳児嚥下から成人嚥下へと発達していく時期であり，発達途上にある点にも考慮する必要がある．**嚥下調整食**は，成人の中途障害者とは異なった分類（表Ⅳ-2-4，5）が示されており，小児の嚥下機能の発達過程を考慮した分類となっている．本分類は，主食と副食それぞれに4つの分類が設定されており，主食は，ペースト粥，ゼリー粥，つぶし全粥，つぶし軟飯であり，副食は，まとまりペースト，ムース，まとまりマッシュ，軟菜である．

表Ⅳ-2-4 発達期嚥下調整食分類主食表：発達期摂食嚥下障害児（者）のための嚥下調整食分類 2018

分類名	ペースト粥	ゼリー粥	つぶし全粥	つぶし軟飯
状態写真 （静止図）				
状態写真 （すくった時）				
状態写真 （押した時）				
状態説明	〈飯粒がなく均質なペースト状〉 すくうと盛り上がっている 傾けると比較的容易に スプーンから落ちる スプーンで軽く引くと しばらく跡が残る	〈飯粒がなく均質なゼリー状〉 すくうとそのままの形を保っている 傾けると比較的容易に スプーンから落ちる スプーンで押すと片に崩れる	〈離水していない粥を潰した状態〉 スプーンで押しても 飯粒同士が容易に分離しない	〈やわらかく炊いたご飯を潰した状態〉 スプーンで押しても 飯粒同士が容易に分離しない
作り方例	粥をミキサー等で均質に撹拌する 粘性を抑えたい場合は、食品酵素製剤と 粘性を調整する食品等を加える	粥にゲル化剤（酵素入り等）を加えて、 ミキサー等で均質になるまで攪拌しゼリー状に固める	鍋、炊飯器等で炊いた全粥を温かいうち に器具で潰す	鍋、炊飯器等で炊いた軟飯を温かいうち に器具で潰す
炊飯時の米：水重量比	1:3～5	1:2～5	1:4～5	1:2～3
口腔機能との関係	若干の送り込み力があり 舌の押しつぶしを促す場合	若干の食塊保持力があり 舌の押しつぶしを促す場合	ある程度の送り込み力があり 食塊形成や複雑な舌の動きを 促す場合	ある程度の押しつぶし込み力があり あり歯・歯ぐきでのすりつぶしを 促す場合

（日本摂食嚥下リハビリテーション学会医療検討委員, 2018)[4]

表Ⅳ-2-5 発達期嚥下調整食分類副食表：発達期摂食嚥下障害児（者）のための嚥下調整食分類2018

分類名	まとまりペースト	ムース	まとまりマッシュ	軟菜
状態写真（静止図）				
状態写真（すくった時）				
状態写真（つぶした時）				
状態説明	〈粒がなく均質な状態〉すくって傾けても容易に落ちない スプーンで押した形に変形し 混ぜるとなめらかなペーストになる	〈粒がなく均質な状態〉すくって傾けるとゆっくり落ちる スプーンで切り分けることができ 切断面は角ができる	〈粒がある不均質な状態〉すくって傾けても容易に落ちない スプーンで押すと粒同士が分離せず まとまっている	〈食材の形を保った状態〉食材をそのままスプーンで容易に切れる程度まで やわらかくした状態
作り方例	食材に粘性を付加する食品や固形化する食品等を加え、ミキサーで均質になるまで撹拌したのち、成型する	食材に固形化する食品等を加え、ミキサー等で均質になるまで撹拌したのち、成型する	食材をフードプロセッサー等で刻み、粘性を付加する食品や固形化する食品等を加え撹拌したのち、成型する	圧力鍋、真空調理器具を使用するか、鍋で長時間煮る等してやわらかくする
食品：水重量比	1:0.5~1.2（肉魚） 1:0~0.5（野菜）	1:0.7~1.5（肉魚） 1:0~0.5（野菜）	1:0.3~0.7（肉魚） 1:0~0.5（野菜）	—
口腔機能との関係	若干の送り込み力があり 舌の押しつぶしを促す場合	若干の食塊保持力があり 舌の押しつぶしを促す場合	ある程度の押しつぶし力があり 歯茎ですりつぶしを促す場合	ある程度の食塊形成力と送り込み力があり 複雑な舌の動きを促す場合

（日本摂食嚥下リハビリテーション学会医療検討委員, 2018）[4]

3 大規模災害被災者

1. 災害と避難施設

災害とは「暴風, 竜巻, 豪雨, 豪雪, 洪水, 崖崩れ, 土石流, 高潮, 地震, 津波, 噴火, 地滑りその他の異常な自然現象または大規模な火事, もしくは爆発その他, その及ぼす被害の程度においてこれらに類する政令で定める原因により生じる被害」と定義されている（災害対策基本法第2条第1号）.

災害が発生すると災害救助法に基づいて, 自治体により被災者を避難させるための施設が指定され, 食料, 衣料, 医薬品が提供されるようになる. 高齢者や障害児

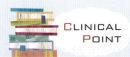

日本歯科衛生士会における災害対策本部の設置と業務内容

大規模災害が発生した際には, 日本歯科衛生士会館内に災害対策本部を設置し, 災害対策本部の庶務を事務局が行い, 会員の安否確認や被災状況確認を行います.

厚生労働省・日本歯科医師会と連携し, 被災地への歯科医療保健活動などを支援します.

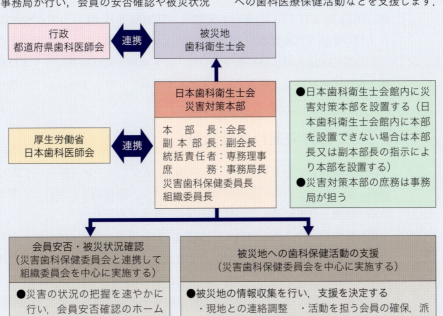

(公益社団法人日本歯科衛生士会, 2021.)[5]

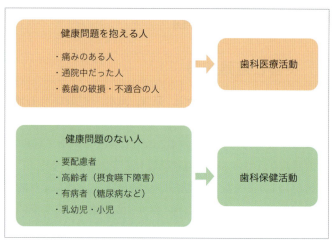

図Ⅳ-2-2　医療活動と保健活動

者，妊産婦や乳幼児など，一般的な避難所では生活を維持するのが難しい人のために**福祉避難所**が指定される．福祉避難所は，バリアフリー化されており，生活相談員の確保が比較的容易である老人福祉施設や養護学校などの既存の施設が活用されている．

　歯科衛生士は，1995年1月17日の阪神・淡路大震災，2004年の新潟県中越地震，2011年3月11日の東日本大震災，2016年4月14日の熊本地震，2024年1月1日の能登半島地震など，全国で起こった災害に対して歯科保健活動を行ってきた．公益社団法人日本歯科衛生士会は，災害歯科保健活動を行ううえで必要な『**災害支援活動歯科衛生士実践マニュアル**』を作成し，ウェブサイトで公開している．

2. 災害時の歯科保健医療

　災害では住宅や所有物を失うことに加え，ライフライン（電気・水道・ガス），情報網，交通網などの生活基盤が破綻し，身体的・精神的・心理的に影響を受ける．時間の経過とともに被災者の状況は刻々と変化する．

　歯科衛生士が行う災害歯科保健活動は，健康問題を抱える被災者への歯科医療活動と，健康問題のない被災者が体調を壊さないようにするための歯科保健活動が主となる（図Ⅳ-2-2）．

　大規模災害時には，日本歯科医師会が組織する災害歯科保健医療連絡協議会が，厚生労働省からの要請に基づき**JDAT**〈Japan Dental Alliance Team：**日本災害歯科支援チーム**〉を派遣し，被災地域に人的支援や物資の支援などを行う．JDATは，災害発生後概ね72時間以降に地域歯科保健医療専門職により行われる緊急災害歯科医療や，避難所における口腔衛生を中心とした公衆衛生活動を支援することを通じて，被災者の健康を守り，地域歯科医療の復旧を支援することを目的としている．歯科衛生士もチームの一員として活動するため，多職種と連携し，必要に応じて柔

区分	第1期 （フェーズ0・1）	第2期 （フェーズ2）	第3期 （フェーズ3）	第4期 （フェーズ4）
期間	発災〜72時間	4日目〜1カ月	1カ月〜6カ月	6カ月以降〜
被災地の状況	ライフライン破綻 交通手段破綻 情報網破綻 医療機能破綻	ライフライン復活 主な交通網回復 情報網復活 備蓄物配布	避難所集約化	仮設住宅生活への 移行 地域復興
歯科保健医療	歯科医療救護 → 時間の経過とともに通常の医療体制へ　　　　　　　　　　　　歯科保健活動			

↑ 歯科保健活動の開始が望ましい時期

図Ⅳ-2-3　フェーズごとの歯科保健医療
(中久木康一，北原　稔，安藤雄一，2015)[6]
(中久木康一，2011)[7]
(楓木恵一，中久木康一，2018)[8]

軟に対応することが求められる.

　災害時は，多くの人が住み慣れた環境ではない避難所の生活を余儀なくされる. 口腔衛生環境が整わないなかで，歯・口腔・義歯の清掃がおろそかになることにより，**誤嚥性肺炎**などの呼吸器感染症を引き起こしやすくなる. **災害関連死***のうち肺炎が大きな割合を占めていることからも，中長期的に肺炎を予防するための歯科の役割は大きい. 時間の経過とともに歯科医療保健へのニーズが変わるため，迅速に状況を把握し，情報収集に基づいて歯科保健活動を行うことが重要である（**図Ⅳ-2-3**）.

***災害関連死**
災害による負傷の悪化または避難生活などにおける身体的負担による疾病により死亡することをいいます.

3. 歯科保健医療のためのアセスメントと支援活動

1）避難所におけるラピッドアセスメント（災害時迅速評価）（避難所におけるアセスメント）

　災害歯科保健活動の初動として，避難生活者の健康維持に影響する歯科口腔保健問題を把握するために**避難所アセスメント**（ラピッドアセスメント，**図Ⅳ-2-4**）を実施し，必要なときに必要とされている支援を迅速に行うことが重要である.

　支援活動の実施にあたっては，**アクションカード**を使用すると役割を理解しやすい（**図Ⅳ-2-5**）. アクションカードは行動の事前指示書で，日時・場所・活動内容・持参物・注意事項などが書かれている. アクションカードに記載されていることを実施していけば活動ができるため，事前に参加者に見てもらうことで，① スケジュールがわかる，② 何を行うかがわかる，③ 自分の役割がわかるなどの利点がある.

　被災者に聴き取りを行うときは，強いストレス状況にさらされたばかりの人々であることに配慮して声をかけることや，話をよく聴き，気持ちに寄り添う支援を行

■避難者等の人数

〇〇人（　　月　　日現在）
乳幼児（就学前），妊婦，
高齢者（75 歳以上），
障がい児者，要介護者

■歯科保健医療の確保

受診可能な近隣の歯科診療所
歯科救護所・仮設歯科診療所等
巡回歯科チームの訪問

■口腔清掃等の環境

歯磨き用の水・歯磨き等の場所

■口腔清掃用具等の確保

歯ブラシ（成人用・乳幼児用）・歯磨き剤
うがい用コップ・義歯洗浄剤・義歯ケース

■口腔清掃や介助等の状況・全体状況

歯磨き・義歯清掃・乳幼児の介助
障がい児者・要介護者の介助

■歯や口の訴え・義歯の問題・食事等の問題

痛みがある者
義歯紛失や義歯破折
食事等で不自由な者
（咀嚼や嚥下の機能低下等による）

施設・避難所等　歯科口腔保健　ラピッドアセスメント票（集団・迅速）　日本歯科医師会統一版

避難所等の名称		避難所等の立地する市町村名	
評価年月日 曜日 時間	年　月　日（　） AM/PM　時　分ごろ	避難所等の責任者氏名 連絡先	（　　）
避難者等の人数 （夜間を含む、本部に登録されている人数）	人（　月　日現在）	情報収集法	※ 実施した方法をすべてチェック☑する □ 責任者等からの聞き取り （役職・氏名：　） □ 避難者等からの聞き取り （　人程度） □ 現場の観察 □ 支援活動等を通じて把握 □ その他（　）
その内訳	a うち乳幼児（就学前）（約　人or%），不明 b うち妊婦（約　人or%），不明 c うち高齢者（75歳以上）（約　人or%），不明 d うち障がい児者・要介護者（約　人or%），不明		
評価時に在所していた避難者等数	だいたい　人くらい（概数）		
記載者 氏名・所属 職種	氏名：　所属： 職種：1 歯科医師　2 歯科衛生士　3 その他（　）	記載者 連絡先 （携帯電話等）	

項目	確認項目（※確認できれば数値や具体的内容を記載）	評価	評価基準（参考）
（1） 歯科保健医療の確保	a 受診可能な近隣の歯科診療所・歯科救護所・仮設歯科診療所等　1あり，2なし，9不明 b 巡回歯科チームの訪問　1-① あり（定期的），1-② あり（不定期） 2なし　，9不明	◎ ○ △ × －	歯科医療の受療機会： ◎ほぼいつでも可能、○3日に1回は可能、△週に1回以下・困難、×不可能、－不明
特記事項			
（2） 口腔清掃等の環境	a 歯磨き用の水　1充足，2不足*，9不明 *（具体的に：　） b 歯磨き等の場所　1充足，2不足*，9不明 *（具体的に：　）	◎ ○ △ × －	うがい水and/or洗面所： ◎不自由ない、○おおむねあるが制限はある、△特定の用途にのみ、または短時間使える状況である、×ない・使えない
特記事項			
（3） 口腔清掃用具等の確保 ※ 主観的におおまかに	a-1 歯ブラシ（成人用）　1充足，2不足（約　人分），9不明 a-2 歯ブラシ（乳幼児用）　1充足，2不足（約　人分），3不要，9不明 b 歯磨き剤　1充足，2不足（約　人分），9不明 c うがい用コップ　1充足，2不足（約　人分），9不明 d 義歯洗浄剤　1充足，2不足（約　人分），3不要，9不明 e 義歯ケース　1充足，2不足（約　人分），3不要，9不明	◎ ○ △ × －	歯ブラシ（成人・乳幼児）、歯みがき、コップ、義歯ケース・洗浄剤： ◎90%以上が確保、○70～90%、△40～70%、×40%以下、－不明（避難者数に対する割合）
特記事項			
（4） 口腔清掃や介助等の状況 全体状況 ※ 主観的におおまかに	a 歯磨き　1していそう，2ほぼしていなそう，9不明 b 義歯清掃　1していそう，2ほぼしていなそう，9不明 c 乳幼児の介助　1していそう，2ほぼしていなそう，3不要，9不明 d 障がい児者・要介護者の介助　1していそう，2ほぼしていなそう，3不要，9不明	◎ ○ △ × －	歯や義歯の清掃、乳幼児・障害・要介護者の介護：◎90%以上が確保、○70～90%、△40～70%、×40%以下、－不明（避難者数に対する割合）
特記事項			
（5） 歯や口の訴え 義歯の問題 食事等の問題	※ 重なる場合は複数の項目に含めてください a 痛みがある者　1いる（約　人），2いない，9不明 b 義歯紛失や義歯破折　1いる（約　人），2いない，9不明 c 食事等で不自由な者　1いる（約　人），2いない，9不明 （咀嚼や嚥下の機能低下等による）	◎ ○ △ × －	痛みあり、義歯問題、食事不自由： ◎90%以上が問題なし、○70～90%、△40～70%、×40%以下、－不明（避難者数に対する割合）
特記事項			
その他の問題	例）歯科保健医療に関するその他の事項、避難所のインフラ・衛生状況等に関する事項、医師や保健師等の他チームに伝達すべき事項		

※ 書ききれない情報や関連情報は、特記事項欄に記入してください。　標準Ver4.0(202402)

（　県・　県歯科医師会・　県歯科衛生士会）

図Ⅳ-2-4　ラピッドアセスメント票例

（日本歯科医師会統一版，2024.）[9]

うことに心がける．

2）ラピッドアセスメントに基づいた支援内容

ラピッドアセスメントで抽出された課題に対して，優先順位を考え歯科保健活動を行うようにする（表Ⅳ-2-6）．

毎日の歯科保健活動では災害対策本部やほかの支援チームとも情報共有し，支援活動に役立てる．歯科チームとしても歯科保健活動を継続するため，次の支援チームや現地の歯科医師・歯科衛生士に申し送ることが重要である．支援活動は，被災地がいつもの（平時の）状態に戻っていくのを助ける目的で行うため，現地の意向を聞きながら行うことが大切である．報告書には避難所情報や注意事項も含めて支援内容を記載する．個人情報もあるため，取り扱いに注意が必要である．

メンバー用　歯科保健医療支援アクションカード

避難所等　集団・迅速　アセスメント

日付　　年　月　日　曜日

歯科チームリーダー：　　（携帯：　　）

当日出発までに

- □ 情報・持参物・体調確認を行う
  1. 情報・持参物・体調確認

当日　メモ欄

- □ 医療対策本部に集合
  （ビブス・名札を着用し受付等へ挨拶）
- □ 医療対策本部にて全体会議に参加
- □ 歯科チーム会議
  （情報把握，チーム編成，本日の活動内容，申し送り事項の共有）
  各チームに分かれ担当避難所に向かう

- □ 避難所へ到着
  ・リーダーが避難所責任者に許可を求めてから活動開始
  ・リーダーの指示によりアセスメント実施
  2. 避難所到着と任務実施を確認
  3. 避難者直接の聞き取り等の注意点

- □ 医療対策本部に集合
  4. 活動内容報告，翌日の段取り
- □ 医療対策本部にて全体会議に参加
- □ 歯科支援チーム会議
- □ 解散

図Ⅳ-2-5　災害歯科保健活動のためのアクションカード
（日本歯科医師会，災害歯科保健医療連絡協議会，2021.）[10]

表Ⅳ-2-6　アセスメントで抽出される課題と歯科保健活動の内容

課題	歯科保健活動の内容
口腔清掃などの環境 口腔清掃の実施状況	口腔清掃などの環境整備を行う． 水がない場合の清掃方法について周知・啓発する． 口腔衛生の重要性についてポスターを貼るなどして周知する． 障がい児者・要介護者の口腔衛生管理の指導・実施する．
口腔清掃用具の不足	口腔清掃用具を配布する．
歯や口の訴え・異常 歯科保健医療の確保	歯科治療・受診可能な近隣の歯科診療所を紹介する． 巡回歯科チームの訪問を調整する． 食事の食べ方の指導・食事提供者と食形態などを検討する．

3) 災害時に発生する歯科的問題

災害発生から時間の経過とともに，避難者が必要とする歯科的問題が変化してくるため急性期を越えた後も支援を継続しながら，繰り返しアセスメントを行い，それぞれに適した対応をとることが必要である（図Ⅳ-2-6）．

4) 避難者への歯科保健指導（個別・小集団への対応）

避難者への対応として，う蝕や口内炎の発生，歯周病の悪化，発熱，誤嚥性肺炎・

第1期 （フェーズ0・1）	■口腔衛生用品不足　■歯科救護　■義歯紛失　■外傷などによる歯の損傷
第2期 （フェーズ2）	■口腔衛生状態の悪化 ・口腔衛生用品や水の不足，洗面所の不足により歯磨きが容易にできない． ・乳幼児の歯磨きをすると泣くので，周囲に迷惑と感じて磨けない． ■義歯の清掃や管理が困難 ・水の不足． ・外すと恥ずかしいため義歯の清掃ができない． ・義歯を外せない． ・保存ケースがない． ■口腔機能低下 ・体力低下に伴って口腔機能の低下がみられる． ■食事が食べにくい ・椅子や机がなく，食べやすい姿勢をとれない． ・普段食べていたものの調理ができない．材料がない． ・口腔機能に合わせた食形態の選択ができない． ・ストックしていた食品がなくなった． ●気道感染のリスク ・避難生活2週間目に肺炎の罹患率が高くなる．
第3期 （フェーズ3）	■歯科医療へのアクセス ・かかりつけの歯科医院に仮設住宅から通えない． ・子どものむし歯は気になるが，歯科医院が遠い． ■口腔機能の低下
第4期 （フェーズ4）	■口腔機能の低下 ・よくむせるようになった． ・話しが聞き取りにくいと，家族に言われた． ・やせてしまって義歯が合わなくなった． ■口腔乾燥感がある ・口腔が乾く． ・口内炎ができる．

図IV-2-6　災害時に発生する歯科的問題

インフルエンザ・風邪などの発症，環境の悪化に伴う咳や喉への悪影響などの予防を心がける必要がある．

（1）災害時の口腔衛生管理

　発災直後には口腔清掃用具の配布を行い，口腔清掃を行うことの重要性を啓発する．十分な水がない場合の清掃方法や義歯の管理についての指導も必要である．表IV-2-7に被災者への指導例を示す．

（2）ライフステージ別の注意事項（避難所でみられる相談内容の例）

❶ 乳幼児

A．状況

　支援物資に菓子などが多く，自由にとって食べることができるため，食べ物の制限が難しい．

　仕上げ磨きで子どもが泣く．

B．対応方法

　短時間の仕上げ磨きの方法などのアドバイスを行う．

表Ⅳ-2-7　十分な水がない場合の指導例

歯磨き	■歯磨剤を使わず，歯ブラシで磨きましょう． ■歯ブラシが汚れたらティッシュペーパーやウェットティッシュで拭きとり，また磨きます． ■歯ブラシがないときは，ガーゼ，タオル，ティッシュペーパー，ウェットティッシュなどを指に巻きつけ，歯についた汚れを取りましょう．
うがい	■ペットボトルのキャップ1〜2杯の水でうがいができます． ■うがいの水は，1回より2回に分けたほうが効果的です． ■デンタルリンスがあれば水のかわりに使用してください． ■水のかわりに食後のお茶でうがいをすることもできます．
自浄作用	■よくかんで唾液をたくさん出し，自浄作用を高めましょう． ■唾液の働きを活かしましょう． 　① 咀嚼・嚥下をスムーズに　　② 味覚がよくなる 　③ 抗菌作用・消化作用を促進　④ むし歯などを予防する

❷ 児童

A．状況

支援物資に菓子パンや菓子など甘いものが多くある．

B．対応方法

間食指導・歯磨き指導により食生活の平常化を目指す．

❸ 高齢者

A．状況

歯磨きが困難，義歯の清掃が困難，食事が食べられない，生活機能の低下

B．対応方法

手軽に行える義歯の清掃・保管方法などのアドバイスを行う．

姿勢・咀嚼などの食べ方の指導を行う．

口腔機能を高めるための具体的な方法を指導する．

（3）避難所での歯科保健活動に使用する媒体例（図Ⅳ-2-7）

　口腔の健康に関する啓発メッセージは，理解しやすいものを使用し，目にとまりやすい場所に貼る．口腔衛生用具の使用方法についての説明媒体は，歯科専門職のいない避難所でも避難者や避難所管理者，ボランティアなどが，歯科用品を選ぶための判断材料としても活用することができる．

4．災害時の多職種連携について

　災害時の保健医療活動は，都道府県に設置される「保健医療調整本部」が外部の保健医療活動チームとの調整を行い，過不足なく届けられる．多くの支援チームが外部から活動に加わるが，地元の市町村保健センターと連携し，保健医療関係者同士で情報を共有し合い，調整することが大切である．

　歯科衛生士が主に関与することは，口腔衛生管理や食事摂取に関することであるが，被災者の体調を管理するためには，清潔で，食べることのできる口腔を支援す

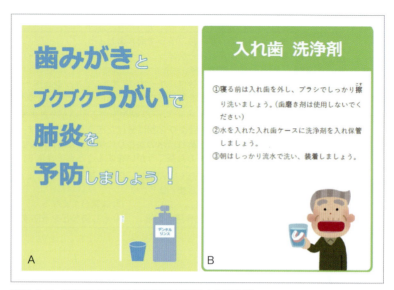

図Ⅳ-2-7　避難所での歯科保健活動に使用する媒体例
A：福岡県歯科衛生士会，B：公益社団法人日本歯科衛生士会

```
DMAT    ：災害派遣医療チーム
DPAT    ：災害派遣精神医療チーム
DHEAT   ：災害時健康危機管理支援チーム
JMAT    ：日本医師会災害医療チーム
JRAT    ：日本災害リハビリテーション支援協会
JDAT    ：日本災害歯科支援チーム
JDA-DAT：日本栄養士会災害支援チーム
DWAT    ：災害派遣福祉チーム
AMAT    ：全日本病院医療支援班
薬剤師チーム
看護師チーム
保健師チーム
管理栄養士チーム
```

図Ⅳ-2-8　大規模災害時の保健医療福祉活動に関わるチーム

るだけではなく，適切に摂取できる形態の食事を提供することが必要である．そのためには歯科チームでの活動に加えて，多職種で連携した支援が重要となる（図Ⅳ-2-8）．

参考文献

1) 厚生省大臣官房老人保健福祉部長通知：「障害老人の日常生活自立度（寝たきり度）判定基準」の活用について．平成3年11月18日老健第102-2号．
2) 厚生労働省：口腔機能の向上マニュアル．2005．
3) 東京都立心身障害者口腔保健センター：スペシャルニーズデンティストリーハンドブック．障害者歯科医療ハンドブック改訂，一世印刷，東京，2015．
4) 日本摂食嚥下リハビリテーション学会医療検討委員会：発達期摂食嚥下障害児（者）のための嚥下調整食分類2018．日摂食嚥下リハ会誌，22(1)：59-73，2018．

5) 公益社団法人日本歯科衛生士会：災害歯科保健活動歯科衛生士実践マニュアル 2021.
6) 中久木康一，北原 稔，安藤雄一，日本災害時公衆衛生歯科研究会編：災害時の歯科保健医療対策―連携と標準化に向けて．一世出版，東京，2015.
7) 中久木康一編著：歯科における災害対策-防災と支援．砂書房，東京，2011.
8) 槻木恵一，中久木康一編：災害歯科医学．医歯薬出版，東京，2018.
9) 日本歯科医師会・災害歯科保健医療連絡協議会編：災害歯科保健医療 標準テキスト．一世出版，東京，2021.
10) 日本災害時公衆衛生歯科研修会：施設・避難所等歯科口腔保健ラピッドアセスメント票（集団・迅速）．日本歯科医師会，2024.
11) 新井俊二監修/本間和代，江川広子，新井直也編：はじめて学ぶ歯科衛生士のための歯科介護第 3 版「歯科介護」ハンドブック付．医歯薬出版，東京，2019.
12) 内閣府：令和 4 年版 障害者白書．2022.
13) 日本歯周病学会：歯周治療のガイドライン 2022．医歯薬出版，東京，2022.
14) 森田幸介，北 ふみ，梶原京子ほか：障害者歯科受診患者が常用する薬剤に関する実態調査 顎口腔領域に影響する副作用および相互作用の可能性について．障歯誌，27(4)：566-574，2006.
15) 石井義将，上原愛佳，笹原愛子ほか：障害者歯科受診患者が常用する薬剤に関する実態調査．障歯誌，36(1)：40-41，2010.
16) 森 貴幸，武田則昭ほか：知的障害のある養護学校児童・生徒の歯科疾患実態 養護学校と平成 11 年全国調査結果との比較．川崎医療福祉学会誌，12：431-437，2002.
17) 池田正一，黒木良和監修（日本障害者歯科学会編）：口から診える症候群・病気．口腔保健協会，東京，138-141，2012.
18) 村田尚道，稲本淳子，石川健太郎ほか：統合失調症入院患者の唾液分泌に及ぼす因子の解析―分泌量と服薬・病態との関連性について―．口腔衛生学会雑誌，58(3)：150-157，2008.
19) 石井里加子，関野 仁，重枝昭広，中澤 清：歯周基本治療後に食行動の変容とセルフケアの向上が認められた自閉症スペクトラム障害の 1 症例．障歯誌，35(3)：468，2014.
20) 関野 仁，山崎正登，関口五郎ほか：障害者における歯科定期健診の有用性の検討．障歯誌，34(3)：387，2013.
21) 岡崎好秀，東 知宏，中村由貴子ほか：障害児施設歯科における定期健診の効果について 初診時 12 歳時のう蝕罹患状態の関係．障歯誌，20(1)：48-58，1999.
22) 弘中祥司：【発達期の嚥下調整食】発達期の摂食嚥下障害への取り組み（歴史的背景）．MEDICAL REHABILITATION，202：1-5，2016.
23) 工藤真明，小原 仁，長澤真由美ほか：筋ジストロフィーおよび重症心身障害児（者）を対象とした NST（栄養サポートチーム）活動のあり方に関する研究．平成 19 年度財団法人政策医療振興財団助成研究報告書．31-43，2008.
24) 小原 仁，松井貴子，伊藤菜津貴：重症心身障害児（者）の摂食・嚥下障害と栄養管理．医療，68(5)：260-265，2014.
25) 向井美惠：お母さんの疑問にこたえる 乳幼児の食べる機能の気付きと支援，医歯薬出版，東京，110-113，2013.
26) 眞木吉信：精神障害者の口腔環境の実態とその対応．障歯誌，26(2)：133-144，2005.
27) 佐久間 肇：障害者における生活習慣病の実態．国立身体障害者リハビリテーションセンター病院，JOURNAL OF CLINICAL REHABILITATION, 14(9)：792-797，2005.
28) 大和田浩子，中山健夫：障害者（児）の健康・栄養状態に関する実態調査，厚生労働科学研究費補助金「障害者の健康状態・栄養状態の把握と効果的な支援に関する研究」平成 18 年度総括・分担研究報告書，59-96，2007.
29) 大和田浩子，中山健夫：知的障害者（児）・身体障害者（児）における健康・栄養状態における横断的研究―多施設共同研究―，厚生労働科学研究費補助金「障害者の健康状態・栄養状態の把握と効果的な支援に関する研究」平成 19 年度総括・分担研究報告書，167-174，2008.
30) 大和田浩子：知的障害者の栄養状態と栄養管理．栄養学雑誌，67(2)：39-48，2009.
31) 日本障害者歯科学会編：スペシャルニーズデンティストリー障害者歯科 第 2 版．医歯薬出版，東京，2017.
32) 東京都福祉保健局：フェーズごとの災害時のイメージ内容．
33) 日本歯科衛生士会：災害支援活動―歯科衛生士実践マニュアル改訂版．2015.
34) 久保山裕子，中久木康一：災害支援って何だろう～食べるを支えるために．デンタルハイジーン．38(2)：2018.
35) 日本歯科衛生士会：お口の健康の手引き．2014.

V編

地域歯科保健活動における健康教育

1章 地域歯科保健活動における健康教育

到達目標

❶ 健康教育の対象と場の特徴を概説できる.
❷ 健康教育の評価を説明できる.
❸ 健康教育活動の方法を説明できる.
❹ 健康教育に必要な情報を収集できる.

　地域歯科保健を学ぶ目的は,地域で活動する歯科衛生士の役割を理解することや,医療・介護・福祉などの現場において多職種と連携することで効果的な健康教育の推進につながる基礎的能力を養うことである.さらに,地域包括ケアシステムの考え方をもとに,地域住民の健康の保持および増進を目指した地域歯科保健の推進を専門職の視点から考えることも大切である(図Ⅴ-1-1).

　地域歯科保健のフィールドで活動している歯科衛生士の実施状況は,歯科医師会や地方自治体との協力事業や各都道府県歯科衛生士会が計画し実施した事業も多くみられ,最近では,医療や保健および介護との連携による多職種協働の取り組みも健康増進に効果をあげている.

① 健康教育の概要

　2011年に施行された「**歯科口腔保健の推進に関する法律**」では,口腔の健康が健康で質の高い生活を営むうえで重要な役割を果たすことが示され,国の健康政策である「**健康日本21**」との連携をもとにさまざまな取り組みが行われている.その成果として,多くの都道府県で歯科口腔保健の推進に関する条例が制定され,口腔と全身の健康を包括的にとらえる傾向も高まり,地域住民の健康の保持および増進の実現を目指した地域歯科保健活動の推進が活発になっている.

　WHOの定義にも提唱されている健康は,すべての国民が獲得できるものであり,その健康を効率よく獲得するために健康教育の手法を修得することが大切である.健康教育の定義は,領域によりさまざまな捉え方はあるが,一般的には「健康教育とは,個人,家族,集団または地域が直面している健康問題を解決するにあたって,自ら必要な知識を獲得して,必要な意思決定ができるように,そして直面している

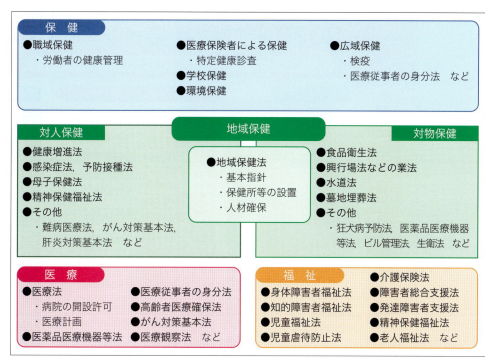

図Ⅴ-1-1 地域保健に関連するさまざまな施策　　　　　　　　　　　　　　　（厚生労働省）

問題に自ら積極的に取り組む実行力を身につけることができるように援助することである」とされている．健康教育は，地域の保健所から学校，企業，病院などの各種施設などのフィールドで実践され，教諭や保健師，医療職種，介護職員などのさまざまな職種が関わっている．

1. 健康教育の目標

　健康教育の目標は，自分の体の状態を知り，健康的な生活習慣を身につけ，健康を保持および増進するためのセルフケアとセルフコントロールができることである．具体的には，健康に対する正しい知識や理解をもつこと（知識の修得，理解），健康行動を起こそうという気持ちになることや実際に起こすこと（態度の変容），日常生活を営むうえで必要な健康生活の実践と習慣化（行動変容とその維持）に取り組むことである．対象者の行動に応じた目標を達成させるためには，健康の情報を入手して活用する情報リテラシーの考え方を理解して，行動に関わるさまざまな問題を解決する行動科学の考え方や行動変容を促す技法も把握する必要がある．

2. 事業として行われる健康教育

　事業として行われる健康教育には，市町村などが開催する母（父）親教室，健康教室や講演会，日本歯科医師会主催による「**8020（ハチマルニイマル）運動**」（図

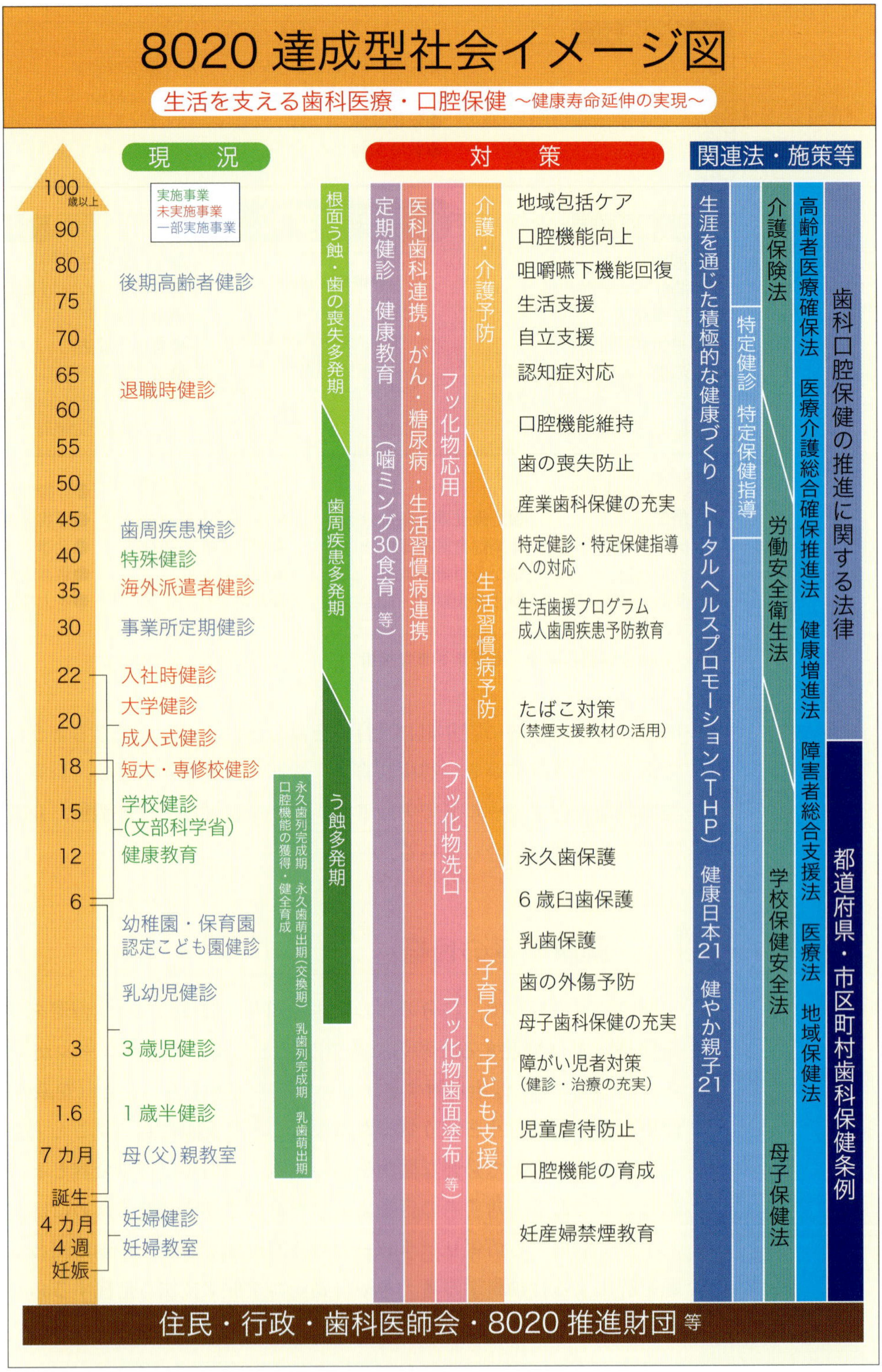

8020 達成型社会イメージ図

生活を支える歯科医療・口腔保健 ～健康寿命延伸の実現～

図V-1-2 8020達成型社会イメージ図

（日本歯科医師会，2015，改変）

V-1-2）や「**歯と口の健康週間**」などの全国運動があげられる．広く多くの人々に周知する事業では，知識の習得は得られるが行動変容への効果は少ない．

その反面，生活習慣病の改善に深く関与する特定健康診査・特定保健指導に関する事業は，レベルに合わせた個別的な健康教育が必要となり，態度の変容に働きかけることができる．

これらのほかに，高齢者が自立した生活を営むための事業として，介護予防やフレイル予防に関連した取り組みが地域で活発に行われている．

❷ 健康教育の進め方

健康教育は，地域保健，学校保健，産業保健の領域で実践されるが，効果的に進めるためには，どの領域でも **PDCA サイクル**に基づく展開が求められる．PDCA サイクルとは P〈Plan：計画〉，D〈Do：実施〉，C〈Check：評価〉，A〈Action：改善〉という事業展開を行う進め方である（図V-1-3）．

まず，地域や個人が抱えている健康課題を把握する地域診断や集団の調査，あるいは健康診断や健康相談などによるハイリスク者の抽出からデータを収集し分析を行う．その結果，目標が設定され課題の共有が可能となり，それを達成するための具体的な方法を考え Plan〈計画〉を立てる．

健康教育を実践する Do〈実施〉では，健康まつりや講演会，健康に関するイベントなどの催しのほかに，学校や企業で行われる保健指導や歯科講話などの研修を活用することが多い．その内容として，歯や口の健康に役立つ情報提供や問題解決に関連する学習などがあげられ，これらの体験を通して保健行動の変容につなげるとよい．

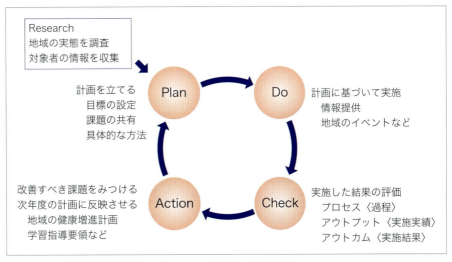

図V-1-3　地域歯科保健活動における PDCA サイクル活用事例

Check〈評価〉では，事業に対するプロセス〈過程〉評価やアウトプット〈事業実施量〉評価，アウトカム〈結果・成果〉評価（p.406 参照）などを用いて健康教育の成果を検討する．評価をわかりやすくするために，統計処理やグラフなどを用いて提示することで，研修会や学会発表に活用でき，これらの評価を次の活動計画に反映すると効果的である．

評価を受けて Action〈改善〉したものを実施・実行する（Plan に戻る）ことで，PDCA サイクルが機能し，このサイクルを繰り返すことにより，継続的でより効果的な取り組みの実践につながるといえる．

集団に対して健康教育を行う場面では，歯科保健に無関心，あるいは関心の低い対象者も混在しているので，行動変容につながる効果的な動機づけ〈モチベーション〉も必要となる．また，対象者の行動変容に関わる能力を引き出し，自主的に健康にとってよい保健行動がとれるようにするためには，自己効力感を高める方法や行動変容ステージとプロセスの理論などの技法を身につけることが大切である（Ⅱ編 3 章，p.45〜参照）．

❸ 健康教育の方法

健康教育を効果的に行うためには，目標を達成するための方略を取り入れ，対象に応じて最も行動変容に影響を及ぼす効果的な方法を選択する．方略では，さまざまな指導法のほかに人的資源や物的資源，事業に関する予算も検討する必要がある．

1．受動的・能動的な方法

受動的な方法には，示説（デモンストレーション）や講義（講話），パネルや紙芝居の活用，DVD や VTR，展示などがある．最近は，スライド（パワーポイント）やタブレットを活用し指導するケースも多くなってきた．

能動的な方法には，体験学習型の形式を取り入れることが多い．具体的には，対

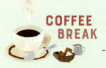

COFFEE BREAK　PDCA サイクルを日常の歯科衛生業務に活用しよう！

PDCA サイクルは地域保健活動での活用ばかりではなく，歯科衛生業務の向上にも役立つかもしれません．具体的には，日々の仕事を振り返り，短期目標〈P〉の実践〈D〉に対する評価〈C〉を行い，改善策〈A〉を考えることで同じ業務の繰り返しではなく，プロフェッショナルとしてのレベルアップにつながるからです．

表V-1-1 媒体（教材）の種類（例）

大分類	媒体
直接視聴覚に訴えるもの	標本，実物，模型，パノラマ，ジオラマ，パネル，壁新聞，ポスター，スライド，紙芝居，ペープサート*，映画，人形劇，演劇，タブレット
読んでもらう媒体	パンフレット，リーフレット，ちらし，定期的印刷物，会報，回覧，手紙
その他	黒板，PCなど

(中垣晴男ほか，2012．改変)[1]

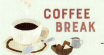

*ペープサート
ペーパーパペットシアター〈paper puppet theater〉，紙人形劇ともいわれます(図V-2-1参照)．

象者による体験や実習を通して問題点を理解してもらい行動変容を促す，あるいは健康を維持するための方法の選択を支援していくなどである．

2. 媒体（教材）の活用

　歯科保健指導をスムーズに進めるために，実践につながりやすい媒体が必要となる．媒体は，健康教育の目的や目標の実現にあわせて選択することが基本であり，計画，実施，評価のプロセスにおいて体系的に活用できることが望ましい．歯科衛生士が実践する健康教育では，集団を対象とした介護予防事業や学校歯科保健での媒体が多くみられ，より具体的な内容を提示することで，生活のなかで活用されやすいものとなる．表V-1-1に，さまざまな媒体の種類と活用例を示す（図V-2-1参照）．

　最近では，テレビやインターネットなどのメディアを通して多くの情報が入手できることから，すべての健康情報を取り入れるのではなく，自分に適した信頼できる情報を選択する能力も求められている．これらは**ヘルスリテラシー**とよばれ，健康情報を入手することから始まり，それを理解し評価をした後に活用するための個人の知識，意欲，能力がベースになっている．それらのベースによって，日常生活

COFFEE BREAK　タブレットやパソコンなどを活用した映像教材

　最近の授業では，視覚的な方略の1つとしてタブレットやパソコン〈パーソナルコンピュータ，PC〉などを活用した映像教育も行われています．特に歯科の専門領域は，教科書の文字や図表も多く，これだけで理解するのは難しく，映像を見て理解を深めているようです．
　学校歯科保健の場面でも，生徒一人ひとりがタブレットを持って視聴するケースもあります．

　例えば，S. mutansの動き，歯肉炎の進行などは，映像を活用することで，よりリアルなイメージに繋がるようです．
　教育媒体も手作りのワークシートから，映像教材も取り入れた教材作りが求められているのかもしれません．映像教育は文部科学省でも推奨されています．

におけるヘルスケア，疾病予防，ヘルスプロモーションについて判断し，意思決定を行うことで，生涯を通じて生活の質を維持・向上させることにつながる．例えば，ヘルスリテラシーが低い場合とは，「疾病の最初の徴候（兆し）に気づきにくい」「医療の専門職に自分の症状や心配事を伝えにくい」「疾病やその治療法，処方された薬の知識が少ない」などが考えられ，歯科検診などの受診率も低いことが予想される．歯科の専門職として科学的根拠〈EBM〉に基づいた健康教育は，人々のヘルスリテラシー向上に役立つとされている．

④ 健康教育の評価

PDCAサイクルを活用し健康教育を進める場合には，そのプロセスでもある評価〈Check〉は大変重要である．評価をすることは，「計画通り進んでいるか進行状況を確認する」「問題点は早めに発見する」「それに応じた改善策を検討する」「参加者からの評価などを用いて，事業や保健指導をより効果的に進める」ことができる．

1. 地域歯科保健の評価

地域歯科保健の評価*には，次の観点から実施する場合が多い．

Link
地域歯科保健の評価
『保健生態学』
p.237-238

1）ストラクチャー〈構造〉評価
保健事業を実施するための仕組みや体制を評価することである．具体的には，人員の体制，予算，施設の状況，他機関との連携体制，社会資源の活用などが評価の指標となる．

2）プロセス〈過程〉評価
事業の目的や目標の達成に向けた過程や実際に実施した活動状況を評価することである．具体的な項目として，対象者の情報収集〈アセスメント〉，問題の分析，目標の設定，指導方法や媒体を含む保健指導の方法，事業の記録や対象者の満足度などがある．

3）アウトプット〈事業実施量〉評価
目的や目標の達成のために行われる事業の結果を評価することである．具体的には，健康診査〈健診〉の受診率，保健指導の実施率や継続率など，どのような結果になったのかなどがある．

4）アウトカム〈結果・成果〉評価
事業の目的や目標の達成度，成果の数値目標を評価することである．具体的には，

歯周基本検査などの検診結果の変化，口腔機能低下症の予備群の変化，要介護率の変化などが指標となる．さまざまな評価を次の計画につなげるツールとして有効に活用すれば，地域歯科保健活動の必要性を示すことのできる貴重な資料にもなる．

参考文献

1) 中垣晴男ほか編著：臨床家のための口腔衛生学　第5版．永末書店，京都，2012．
2) 宮坂忠夫, 川田智恵子, 吉田 亨編著：最新保健学講座別巻1 健康教育学．メヂカルフレンド社, 東京, 2007．

2章 地域歯科保健活動のフィールド

到達目標

❶ 地域歯科保健活動のフィールドを説明できる.
❷ 健康教育の計画立案ができる.
❸ 健康教育の内容を説明できる.
❹ 地域歯科保健活動の工夫と留意点を説明できる.

❶ 保育所（園）・幼稚園

1. 保育所（園）と幼稚園の教育課程

保育所（園）は0〜5歳を対象とし，保護者に代わって保育士により乳児または幼児の保育が行われる．「**児童福祉法**」に基づき，保育所保育指針が定められている．

幼稚園は3〜5歳を対象とした，小学校・中学校・高等学校・大学などとともに学校教育法に定められた教育機関であり，幼稚園教諭により未就学児の教育が行われる．「**学校教育法**」に基づき，幼稚園教育要領が定められている．

その他，教育・保育を一体的に行う認定こども園は0〜5歳を対象とし，幼稚園教諭と保育士の資格を両方もつ保育教諭により，未就学児の教育および保育が行われる．「就学前の子どもに関する教育，保育などの総合的な提供の推進に関する法律〈**認定こども園法**〉」に基づき，2014年に幼保連携型認定こども園教育・保育要領が定められている．

乳幼児期の教育および保育において，整合性を図り，小学校教育に円滑につなげるために，2018年に保育所（園）・幼稚園・認定こども園の各要領・指針が一斉に改定されている．各要領・指針には，共通して「育みたい資質・能力」の3本の柱*と，「幼児期の終わりまでに育ってほしい姿」10項目が示され，幼小，小中，中高といった学校段階間の連続性が図られている．また各施設で「全体的な計画」を作成・公開し，その内容を保護者や社会と共有し連携する仕組みとなっている．

＊3本の柱
①知識および技能(何を理解しているか，何ができるか)，②思考力・判断力・表現力等(理解していること・できることをどう使うか)，③学びに向かう力，人間性等(どのように社会・世界と関わり，よりよい人生を送るか)の3本の柱で「生きる力」を育むことを目指しています．小学校・中学校の学習指導要領においても共通の目標となっています．

表V-2-1　歯・口の健康づくりのねらいと内容例

	ねらい	歯・口の機能・口腔清掃に関する内容	食生活・嗜好品に関する内容
幼稚園等	○自分の体を大切にしなければならないことが分かるようにする. ○歯みがき，うがいなど身の回りを清潔にすることに心地よさを感じるようにする. ○歯みがき，うがいなど病気にかからないために必要な活動を自分からしようとする態度を養う.	○むし歯を防ぐには，うがいや歯みがきが大切であること. ○歯みがきやうがいには，行い方があること. ○歯ブラシを使って歯をみがくこと.	○甘味食品，甘味飲料の取り過ぎは，むし歯の原因となること. ○食べ物をよく噛んでから飲み込むこと.
小学校	○病気の予防に関する自己の生活上の課題の改善に向けて取り組むことの意義を理解し，必要な知識や行動の仕方を身に付けるようにする. ○病気の予防に関する自己の生活上の課題に気付き，多様な意見を基に，自ら解決方法を意思決定することができるようにする. ○他者と協働して，病気の予防に関する自己の生活上の課題の改善に向けて粘り強く取り組む態度を養う.	○むし歯を防ぐには，食後や就寝前のうがいや歯みがきが大切であること. ○歯には，それぞれ特徴や役割があること. ○奥歯（第一大臼歯，第二大臼歯）には，汚れが残りやすいこと. ○歯肉に近い歯の汚れは，歯肉炎の原因となること. ○歯ブラシの各部位の機能を生かして歯をみがくこと.	○甘味食品，甘味飲料の取り過ぎは，むし歯の原因となること. ○病気の予防には，食べ物をよく噛んで食べることが大切であること. ○病気の予防には，好き嫌いなくバランスよく食べることが大切であること.
中学校	○口腔の衛生に関する自己の生活上の課題の改善に向けて取り組むことの意義を理解し，必要な知識や行動の仕方を身に付けるようにする. ○口腔の衛生に関する自己の生活上の課題を見いだし，多様な意見を基に，自ら意思決定することができるようにする. ○他者と協働して口腔の衛生に関する自己の生活上の課題の解決に取り組み，将来にわたって自他の健康な生活づくりに配慮しようとする態度を養う.	○歯肉に近い歯の汚れは，放置するとプラークとなり，歯肉炎（歯周病）の原因となること. ○歯肉炎は，丁寧な歯みがきで改善すること. ○口臭の予防には，歯周の清掃と舌清掃が有効であること. ○歯間部の清掃には，デンタルフロスや歯間ブラシが有効であること. ○口腔外傷は，転倒，転落，交通事故，殴打，スポーツなどが原因で発生すること. ○プラーク除去と歯肉マッサージを意識してブラッシングすること.	○間食としての甘味食品・飲料の摂取は，むし歯の発生リスクを高めること. ○歯の健康には，カルシウムを多く含む食品の摂取が有効であること. ○口臭の予防には，定期的な水分の摂取が有効であること. ○自己の口腔の状態に応じて，食生活を見直すことが大切であること.
高等学校	○口腔の衛生に関する自己の生活上の課題の改善に向けて主体的に取り組むことの意義を理解し，適切な意思決定を行い実践し続けていくために必要な知識や行動の仕方を身に付けるようにする. ○口腔の衛生に関する自己の生活上の課題を見いだし，多様な意見を基に，自ら意思決定することができるようにする. ○他者と協働して口腔の衛生に関する自己の生活上の課題の解決に取り組み，将来にわたって自他の健康な生活づくりに配慮しようとする態度を養う.	○スポーツにおける口腔外傷の予防には，マウスガードの使用が有効であること. ○口臭予防のための舌清掃には，舌ブラシの使用が有効であること. ○歯周病（歯肉炎・歯周炎）は，有病者率が高い慢性疾患であり，QOLに大きく影響すること. ○社会全体の取組として，「8020運動」「噛ミング30」「歯と口の健康週間」などが推進されていること ○自己の口腔の状態やライフスタイルに応じて，舌ブラシ，デンタルフロス，歯間ブラシ，フッ化物配合歯磨剤，洗口剤，マウスガード等を活用すること.	○喫煙は，歯や口腔の健康へ様々な悪影響を及ぼすこと. ○頻繁な間食の摂取は，プラークの付着を招き，むし歯や歯周病の原因となること. ○自己の口腔の状態に応じて，食生活を見直すことが大切であること.
特別支援学校	○視覚障害者，聴覚障害者，肢体不自由者又は病弱者である子供に対する教育を行う特別支援学校 　幼稚園等，小学校，中学校，高等学校に準ずる．指導に当たっては，子供の障害の状態や特性及び心身の発達の段階等を十分考慮する. ○知的障害者である子供に対する教育を行う特別支援学校 　幼稚園等，小学校，中学校，高等学校に準ずる．指導に当たっては，個々の子供の知的障害の状態，生活年齢，学習状況や経験等に応じて適切に指導の重点を定め，実態に即して具体的に行う.		

(日本学校保健協会，2020.)[1]

表V-2-2　歯・口の健康づくりと食育の内容

		特徴	内容
幼稚園		集団での共食の場が提供され，食事のマナーや食材に応じた食べ方を学習する機会になる．	① 「いただきます」「ごちそうさま」が言える. ② 食事の準備，後片付けの手伝いができる. ③ 初めての食材にも食べる意欲がもてる.
小学校	低学年	前歯が乳歯から永久歯に交換し，第一大臼歯が萌出してくる．前歯の交換期は口唇をしっかり閉じる習慣を付ける必要がある.	① 前歯の交換期は，口唇をしっかり閉じて飲み込むことができる. ② 前歯が萌出したら，前歯で噛み取ることができる. ③ 第一大臼歯でしっかり噛むことができる.
	中学年	乳歯から永久歯への歯の交換は小臼歯へと移行してくる．この時期は「食べる」機能が一時的に低下する.	① 咀嚼に時間がかかるが，しっかりと噛む習慣を身に付ける. ② 前歯，犬歯，小臼歯，大臼歯の形や役割を知る.
	高学年	第二大臼歯が萌出し，全ての永久歯が噛み合うようになる．咀嚼機能も向上する.	① 前歯で噛み切り，奥歯でしっかりと噛み砕くことができる. ② 正しい姿勢で，食具を正しく扱い，マナーを理解している.
中学校・高等学校		生活リズムが変化して，食事の回数が変化したり，食事に対する意識が低くなったりする．「食べる」機能が心身に影響を与えることを学習する時期である.	① 「食べる」機能は成人と同じなので，何でも食べることができる. ② 食べ物と食べ方が生活習慣病に関係していることを理解している. ③ 食べ物によって口のなかの環境が変化することを理解している. ④ 心と体に及ぼす食べ方を理解している. ⑤ 生涯にわたる健康な生活のために安全・安心な食べ方を身に付ける.
特別支援学校		個々の機能発達の程度に応じて機能評価し，個々に応じた教育と管理のバランスを考慮する．また他の支援者と連携を図り，歯・口の健康の大切さの理解，歯・口の発育と機能の発達の理解に努める．また，歯・口の健康づくりに必要な生活習慣の確立と実践を支援する.	① 個々の口腔機能の発達程度に応じた食べ方を支援する. ② 食べ方の学習から口腔機能の発達を支援する. ③ 食べ方の学習から心と身体の健康な生活を考えられるように子供を支援する.

(日本学校保健協会，2020.)[1]

2. 健康教育

　幼児期は自律的な健康づくりが難しいため，基本的な生活習慣や態度づくりを家庭および地域社会との連携のなかで育成することが必要である．**歯・口の健康づくりにおける健康教育の内容を**表V-2-1〜3 に示す.

　学習指導案は，行う当日のことを考えるだけではなく，年間計画や月案をあらかじめ見せてもらい，子どもがどのような経験をしているのかを確認して，それまでの育ちを理解して作成する．さらに同じ年齢であっても，園やクラスによって過去の経験による影響があることに注意が必要である.

　また，指導する時間帯や，園やクラスの環境も把握し，準備物の確認を行っておく．学習指導案は手順ばかりではなく，理解できなかったり興味をもつことができなかったりした子どもたちの展開も考えておく必要がある．また，活動そのものの

表V-2-3　発達段階に即した歯みがき指導の重点

目安となる学年		歯みがき指導の重点
幼稚園		食後に自分から歯みがきしようとする． ブクブクうがいができる．
小学校	低学年	第一大臼歯をきれいにみがくことができる． 上下前歯の外側をきれいにみがくことができる．
	中学年	上下前歯の内側をきれいにみがくことができる． 歯ブラシの部位を理解し，効果的に使える． 犬歯，小臼歯をきれいにみがくことができる．
	高学年	むし歯や歯肉炎を理解し，自らの意思で継続してみがくことができる． 第二大臼歯をきれいにみがくことができる． フッ化物配合歯磨剤やフロスなどの用具を知る．
中学校・高等学校		自分の歯並びを知り，みがき残しなくみがくことができる． フロスなどの用具を工夫して使用できる． フッ化物配合歯磨剤の機能を知り，実践に生かすことができる． 生活習慣とむし歯や歯肉炎の関係を理解し，予防のための生活改善ができる． 口臭について理解し，予防できる．
特別支援学校		上記の指導の重点と発育・発達状況を参考に個々の状態に合わせて設定する．

(公益社団法人日本学校保健協会，2020.)[1]

表V-2-4　指導計画作成で配慮すること

一般的な配慮事項
① 具体的なねらいや内容を明確に設定し，適切な環境を構成することなどにより活動が選択・展開されるようにする．
② 長期および短期の指導計画を作成し，適切な指導が行われるようにする．
③ 園児の人権や園児一人ひとりの個人差に配慮した適切な指導を行うようにする．

特に配慮すべき事項
① 園児の発達の連続性を考慮した教育および保育を展開する際の留意事項
② 障害のある園児の指導
③ 特別に配慮を要する園児への対応
④ 小学校教育との円滑な接続
⑤ 家庭や地域社会との連携

(文部科学省，2018.)[2]

時間だけではなく，準備や片付けの時間を考えておくことも必要である．幼稚園教育要領・保育所保育指針における指導計画作成で配慮すべき内容と幼稚園での実践例を表V-2-4，図V-2-1，2に示す．

3. 学習指導案

1) 学習指導案作成

保健指導を行う際は，あらかじめ子どもが経験してほしいねらいや，活動内容，その際に子どもがとると思われる行動や様子，さらに指導中に配慮することなどの指導計画を立ててから行う．

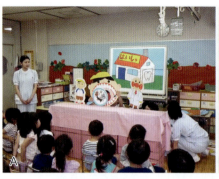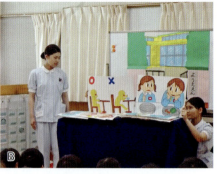

図V-2-1　幼稚園での実践例
A：ペープサート．厚紙に登場人物や絵を描き，割り箸などの棒に貼り，その棒を操りながら講話を進めていく．B：紙芝居

2) 健康教育のポイント

① 活動のねらいや内容は，対象の子どもに適したものを準備する．
② 環境設定に配慮し，準備が適切であるか確認する．
③ 子どもは楽しいか，その楽しさはどこにあるかを考える．

② 学校（小学校・中学校・高等学校）

1. 学校の教育課程

　教育課程とは，各学校が定めた教育計画のことである．教育課程は学校教育法で定められた**学習指導要領**＊に基づき編成され，組織的かつ計画的に教育活動が展開される．

　学校における保健教育は，教育課程においては，体育保健領域を中心とした教科，学級活動などの特別活動，総合的な学習の時間などで構成されている．そのほかに保健室および学級における個別や小グループによる指導が実施される．

　特別活動における歯科保健指導では，外部講師〈ゲストティーチャー〉として，保健所・市町村保健センター職員や学校歯科医をはじめとする歯科医師，歯科衛生士（学生）などによる健康教育が実施される．

＊学習指導要領
新学習指導要領は，幼稚園は2018年度，小学校は2020年度，中学校は2021年度より全面実施，高等学校は2022年度より年次進行で実施となりました．特別支援学校は，幼稚園，小・中・高等学校に準じています．1958（昭和33）年以来，ほぼ10年ごとに改定されています．

2. 歯科保健指導

　学齢期は自らの健康が概ね保護者等の手にゆだねられ管理されている「他律的健康づくり」の時期から，成人期以降の自らの思考・判断による意志決定や行動選択による「自律的な健康づくり」へと移行していく大切な転換期である（図V-2-3）．

対象：年中（4歳児）・年長（5歳児）

［目標］
　1．栄養のバランスがとれた食事をして歯を強くする．（好き嫌いをなくす）
　2．規則正しい食生活をする．（かみ応えのある食品を多くとる．よくかんで食べる）
　3．食事のあとは歯を磨く．（フッ化物配合歯磨剤の使用をすすめる）
　4．定期健診を受けて予防や早期発見を心がける．（歯医者さんを好きになる）
　5．歯磨きが上手にできるように正しい磨き方を覚える．（自分の歯を守る）
　6．6歳臼歯をむし歯にさせない．（乳歯から永久歯に生え変わる大切な時期を知る）

指導時間：30〜40分（お話＋ブラッシング指導）
　　　　　30〜60分（お話＋赤染めブラッシング指導）

［指導内容］

指導過程	学習の内容	指導上の留意点
問題の発見 （気づく・感じる） （10分）	・紙芝居，ペープサートによる講話 （歯・食育に関するお話を聞く） ・鏡を見てお口の中を観察する． 　→自分の口の中を知る． ・好き嫌いせずに何でも食べる． ・よくかんで食べる． 　→身体によいことを知る	・園児にわかる内容，媒体を作成する． ・お口の観察をして，自分の口の中から何かを感じ，気づく． ・身体によい食べ方がわかる．
原因の追及 問題の解決 （活動する） （20分）	・むし歯や歯肉に変化があった場合 　→なぜそのようになってしまったのかを考える． ・歯磨きを行う． 　→スクラビング法（6分割） （前歯部，臼歯部，咬合面） ・ブクブクうがいをする． （ガラガラうがいとブクブクうがいの違いを知る）	・なぜ？　どうして？　をたくさん出して一緒に考える． ・自分のお口の汚れの溜まりやすい場所を知り，歯ブラシの使い方を考える． ・ガラガラうがいとブクブクうがいの違いがわかる．
まとめ （活動の評価） （10分）	・学習したことを振り返る． （一緒に勉強したことを確認してみる） ・お約束を決める． 　1．好き嫌いをしない． 　2．よくかんで食べる． 　3．食事のあとは歯を磨く． 　4．歯医者さんに行く．　　etc.	・時間をみてポイントをしぼる． ・園児が飽きない工夫をする． ・お約束を決めて守ろうという気持ちをもつ．

保護者向けプリント（5枚）
　（1）乳歯から永久歯へ（6歳臼歯の大切さ・フッ化物配合歯磨剤・定期健診）
　（2）子どもの歯並びについて（生活習慣・乳歯の早期喪失による歯列不正）
　（3）食育について（よくかんで食べる・好き嫌いをしない・間食）
　（4）仕上げ磨き（歯ブラシの持ち方・磨き方・歯ブラシ保管方法）
　（5）歯磨きカレンダー（1週間分の塗り絵）

図V-2-2　幼稚園における学習指導案の例

　健康に関する指導については，「生きる力」を育むことを目指すものとし，児童生徒の発達段階を考慮して学校教育活動全体を通じて行い，それぞれの特質に応じて適切に行う．また，それらの指導を通して，家庭や地域社会との連携を図りながら，

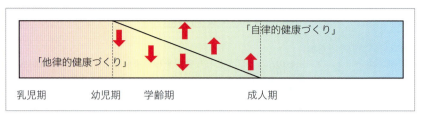

図V-2-3　生涯にわたる健康づくりからみた学齢期の重要性の概念図

(文部科学省, 2011[3].)

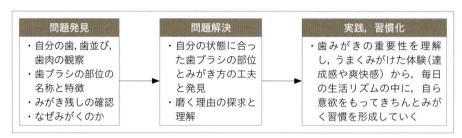

図V-2-4　歯磨き指導の展開例

(文部科学省, 2011[3].)

健康・安全の基礎を培うことが大切である．「生きる力」を育むための歯・口の健康づくりの題材は，日常的で共通性があり，課題の発見が容易となる．児童が主体的に問題解決をしながら生涯にわたる健康づくりの基礎を培うことが必要である（表V-2-1〜3参照）．

学校での歯みがきによる問題発見，問題解決型学習の展開例を図V-2-4に示す．指導者から教えてもらうのではなく，子ども自身が問題に気づき解決することにより，上手な歯みがきの方法を身につけていくことが大切である．また，学校では指導する時間が限られるため，目標とする歯の本数を少なくして，難しい部位を自分で考え，工夫する時間をとるようにする．

3. 学習指導案

1) 学習指導案作成

全体計画に沿って作成するが，どのように行うのかを明確にするために，子どもの歯科疾患の状況，保健行動の状況，口腔清掃状態などの実態を把握する．歯と口の健康週間などの行事の場合においても，学級活動などとの関連が図れるよう，指導内容や時期などにも工夫して計画を作成する必要がある．

集団を対象に1時間単位で行う保健指導の場合，題材，ねらい，主な内容および時間数，さらに20分程度で行う指導の重点なども明らかにし，指導の方法や資料なども学習指導案に示して活用しやすくする．発達段階に応じて，小学生では体験活動を取り入れ実践的に理解すること，中学生では実験・観察を取り入れ，より科

対象：4年生

1. 主題：よくかむことの大切さを知ろう.
2. ねらい：よくかんで食べることの大切さを理解し，歯の健康は全身の健康につながることを学ぶ.
3. 指導内容

指導過程	学習内容	指導者の発言など	予想される児童の反応
問題の発見 （10分）	今日の流れ	授業の流れを説明する.	・今日の流れが把握できる.
	普段の食べ方を見直す	かみ応え・筋肉・五感・歯肉などの分野よりクイズ形式で問題を出す.	・自分の食生活について振り返る. ・クイズに積極的に参加する. ・クイズの答えを考える.
		➡クイズの問題より答えを考えて導き出す.	
		自分の食生活・食行動について考えてみる	
	かみ応えのあるもの 筋肉・五感・歯肉の話	かみ応え・筋肉・五感・歯肉などから健康な食生活・食行動について学ぶ. （プリントと連動させる） 改善できるものがわかり，健康な生活ができる方法を考える.	
原因の追及・問題解決 （25分）	咀嚼能力測定	自分でかむ力を調べる	
		かむ力がどのくらいあるか，ガムをかんで調べてみましょう. （咀嚼能力判定） 計算してみましょう.	・かむ力が強い，弱い. ・もっとかむ力をつけたい.
		セルフチェックをして改善できるところを考える	
	自分の生活習慣の良悪がわかる	普段の生活習慣を見直してみましょう. 生活習慣の改善をしていきましょう.	・レーダーチャート（大小の円） 大きい円になった→よい 小さい円になった→悪い
		よくかんで食べることが歯や身体によいことを知る	
	歯の健康は全身の健康につながっている	よくかめる歯を作るにはどうしたらよいでしょうか？ いろいろなものを食べるためには顎はどのようになっているのでしょうか？	・固い食べ物を食べる. ・好き嫌いをしない. ・筋肉をつける.
		丈夫な歯を保つためには歯磨きが必要なことがわかる かむ力をつけるために何をすればよいかを考える	
	これからのめあて	よくかめる丈夫な歯を保つためには，どうしたらよいでしょうか？ 五感が満たされる食べ方をしましょう.	・むし歯を作らない. ・食事のときにかむことを意識する.
まとめ （10分）	まとめ 口腔管理の方法	・普段の生活習慣を見直してみましょう ・よくかんで，健康な歯や身体を作りましょう. ・好き嫌いせず，何でも食べましょう. ・かみ応えのある食べ物を多く食べましょう. ・食事のときに，筋肉や五感を感じながら食べましょう. ・食べた後は，むし歯にならないように歯磨きをしましょう	

図V-2-5　小学校における学習指導案の例

学的に理解すること，高校生では社会に目を向けてより総合的に理解することを考慮する.　小学校での実践例を図V-2-5，6に示す.

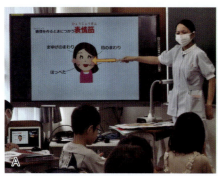
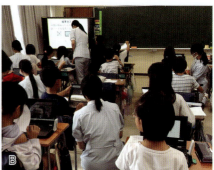

図V-2-6　小学校での実践例
A：パソコン教材，B：タブレット学習

2）健康教育のポイント
（1）小学校
①「健康」，「元気」など，子どものとらえやすい言葉で，子どもに具体的なイメージをもたせる．
②食事，運動，休養および睡眠などの毎日の生活に関わる具体的な内容を取り上げる．
③一人ひとりの正しい保健行動を認め，さらによくするにはどうしたらよいかを考える場をつくる．
④「歯と口の健康週間」などの定着している社会的な行事と関連させる．

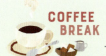 **COFFEE BREAK　新しい生活様式における学校での歯みがき**

　感染症予防には日頃の「手洗い」「うがい」「口腔健康管理（歯みがきによる口腔衛生・口腔機能の向上など）」が大切といわれています．学校教育活動における健康教育では，新型コロナウイルスとともに生きていく"新しい生活様式"の下で，学習内容や活動内容を工夫しながら児童生徒の健やかな学びを支援していくことが大切です．

新しい生活様式における「学校での歯みがき実施のためのチェックリスト」
1. ソーシャルディスタンスについて配慮工夫がされている
2. 室内の換気について配慮工夫がされている
3. 学齢について配慮がされている
4. 歯みがき中の注意事項について周知されている
5. 歯みがき剤の使用について周知されている
6. 洗口場が混まないように配慮工夫がされている
7. 歯みがき後の飛び散りにくいうがいについて周知されている
8. ブラッシング後の消毒について配慮工夫がされている
9. 歯ブラシの管理（保管）方法について考えられている

（日本学校歯科医会，令和2年）

参考文献　https://www.nichigakushi.or.jp/pdf/checklist.pdf

⑤家庭や地域社会との連携を図った取り組みをする.

（2）中学校

①歯肉炎の改善などの成功体験からよりよい歯科保健行動につなげる.

②現在の健康な生活だけではなく，将来の健康な生活に目を向けられるような活動を取り入れる.

③歯・口の健康づくりをほかの健康づくりの課題につなげる.

④健康診断などの既存の学校行事を充実させて全校体制で取り組む.

⑤家庭や地域社会との連携を図った取り組みをする.

3）評価

　校長のリーダーシップのもと，**PDCA サイクル**（**図Ⅴ-1-3** 参照）を重視し，組織的に取り組みの成果を検証し，必要な支援・改善を計画的かつ継続的に行うことにより，的確な問題把握と問題解決につなげる.

　学生実習の場合は，校長，副校長，養護教諭，学級担任，学校歯科医，歯科医師会・教育委員会の関係者などから，学生が行った外部講師としての授業評価を得る．その際，評価用紙や反省会という形式で行われる．また，帰校後は発表やレポート提出，また指導教員による評価を行う.

（1）実習先での反省会で伝える内容

①実習で学んだこと

②自身の振り返り（よかった点，反省点，これからの課題）

③実習に関する質問

④謝意

（2）学内での振り返りの目的

①指導教員が実習の具体的な内容を把握する.

②学生自身が体験した内容を検討し，客観化を図る.

③ほかの学生との意見交換により多様な側面に気づき学びを深める.

④実習先や指導教員の評価を通して理解を深め，自己への客観的な理解を深め，次の学習につなげる.

⑤発表やレポートとしてまとめることを通して実習成果を明確にし，今後の学習課題と意欲につなげる.

③ 事業所

　産業保健活動は，大きく「労働基準に関する活動（**労働基準法**）」と「労働者の健康管理に関する活動（**労働安全衛生法**）」に分けられる．前者は主に労働条件や労働災害補償を対象とする．後者は主に健康診断・健康相談や産業医の支援を対象とし，**トータル・ヘルスプロモーション・プラン**〈**THP**〉によるすべての労働者への

健康支援など，**PDCA サイクル**に基づいて継続的な安全衛生管理を行っている．事業所で実施する健康診断は**一般健康診断**と**特殊健康診断**に区分される．産業保健において歯科医師による健康診断は特殊健康診断のみであり，歯科健康診断は法的に義務づけられていない．

1. 事業場における労働者の健康保持増進のための指針〈THP 指針〉

　事業者が労働者に健康教育等の健康保持増進措置を推進するための指針である．
　1988 年に策定され，その後の産業構造の変化や高齢化の一層の進展，働き方の変化などから改正が重ねられている．2020 年の改正では「個人」へのハイリスクアプローチから，働く人を「集団」ととらえて事業場全体の健康改善を目指すポピュレーションアプローチが重視されるようになった．また，2021 年にコラボヘルスの推進に関連する改正がなされ，事業者と医療保険者の連携したスムーズな情報共有による健康づくりが推進されている．

2. 安全衛生管理体制*

　職場の規模に応じて，**総括安全衛生管理者***，**衛生管理者***，**安全衛生推進者***，**産業医***を選任することが定められている．さらに，常時 50 人以上の事業所では衛生委員会を設置し，毎月 1 回以上開催する．衛生委員会では労働者の健康障害の防止，労働災害の原因および再発防止などについて調査審議して事業者に対して意見を述べる．

3. 特定健康診査・特定保健指導

　2008 年より「**高齢者の医療の確保に関する法律**」に基づき，40 歳以上には**特定健康診査・特定保健指導**が実施されている．
　医療保険者は健康診査受診者全員に「情報提供」を行うほか，「動機づけ支援」または「積極的支援」などの特定保健指導を行っている．保健指導が終了した後も，対象者が健康的な生活習慣を維持しさらなる改善に取り組めるよう，ポピュレーションアプローチによる支援を行う．
　歯・口腔の健康に関する内容では，特定健康診査問診票の「標準的な質問票（22 項目）」に 2018 年から新たに追加された「かむこと」「甘い飲み物」，その他「喫煙」「食べる速度」「間食」「朝食の欠食」「飲酒」「生活習慣」に関する項目について，回答状況を踏まえながら歯・口腔の健康を通じた生活習慣病の予防，改善を目標に指導を行う．
　特に職域においては，対象者が 1 日の大半を職場で過ごしているため，配置や作

🔗 **Link**

安全衛生管理体制
『保健生態学』
p.295

*総括安全衛生管理者
事業実施の統括管理を行います（常時 100 人以上：業種により基準が異なる）．

*衛生管理者
衛生に関わる技術的事項，週 1 回以上の職場巡視を行います（常時 50 人以上）．

*安全衛生推進者
中小規模の事業所の安全衛生管理を行います（常時 10 人以上 50 人未満）．

*産業医
労働者の健康管理を行います（常時 50 人以上）．

対象	定期健康診断受診者全員（1日約50名）
日時	毎日（歯科衛生士による健康教育は13：00～13：30）
流れ	1　定期健康診断（一般健康診断・特殊健康診断・特定健康診査）および歯科健診※ 　※歯科健診は節目年齢（25，30，35，40，43，45，48，50，53，55，58歳）に該当する社員に実施 　※節目年齢以外の社員も希望者はパノラマエックス線撮影を除く診査を受診できる 2　歯科衛生士による健康教育（パワーポイント使用） 3　健診結果の説明 4　歯科衛生士による歯科予防処置・歯科保健指導（歯科健診受診者が希望する場合）
健康教育の内容	2013年度　「口腔がんについて知っておこう」 2014年度　「健康寿命はお口のケアから～きちんと磨いて健康に～」 2015年度　「災害時の口腔ケアについて」 2016年度　「おすすめします！　プロフェッショナルケア」 2017年度　「知らないうちに『歯ぎしり』していませんか？」 2018年度　「持病の薬と歯科治療」

図V-2-7　事業所における定期健康診断と健康教育の例

業状況など，職場の影響を受ける．そのため，健康問題と職場の環境を関連づけて保健指導を行うことが大切である．近年，健康診査やレセプトなどの健康医療情報の電子化が進み，電子データ分析による加入者の健康状態に即したより効果的・効率的な保健事業を展開することが重要となっている．

4. 事業所における健康教育

　常勤従業員数25,000人のT社における歯科衛生士による健康教育の事例を図V-2-7に示す．T社では定期健康診断受診者全員を対象に，毎日，歯科衛生士による健康教育が行われている．

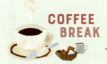

COFFEE BREAK　歯と口の健康週間

　1928～1938年まで，日本歯科医師会が「6（む）4（し）」にちなんで6月4日に「虫歯予防デー」を実施していました．1939年から「護歯日」，1942年に「健民ムシ歯予防運動」としていましたが，翌年1943年から中止されていました．しかし，復活する形で1949年に「口腔衛生週間」が制定されました．1952年に「口腔衛生強調運動」，1956年に再度「口腔衛生週間」に名称を変更し，1958～2012年まで「歯の衛生週間」，そして2013年から「歯と口の健康週間」になりました．期間は6月4日～10日です．

　その他，日本歯科医師会では11月8日を「い（1）い（1）歯（8）」，4月18日を「よい歯の日」，9月第3月曜日の「敬老の日」をPR重点日として設定し，この日に合わせて，国民へさまざまな歯科保健啓発活動を行っています．

④ 保健所・市町村保健センター

　保健所は広域的・専門的技術をもち，地域保健活動の中心的役割を担う一方，市町村保健センターは，住民に対する健康相談，保健指導および健康診査など，地域保健に必要な事業を行うことを目的とする施設である．超高齢社会を迎え，各市町村において地域における包括的な支援・サービスの提供のための多職種協働による**地域包括ケアシステム**が推進されている（図V-2-8）．

1．市町村における健康づくり

　各市町村では健康増進法に基づき，各種健康診査，健康手帳の交付，健康教育，健康相談，機能訓練，訪問指導などの保健事業に取り組んでいる．市町村における健康づくりでは，生活環境や社会背景に考慮した地域の特性とライフステージの各段階に合わせた取り組みが必要である．例えば，生涯にわたる歯科保健推進を目指して厚生労働省と日本歯科医師会がよびかけている「8020運動」の達成型社会イメージ図（図V-1-2）を参照されたい．地域保健活動では母子保健，学校保健，成

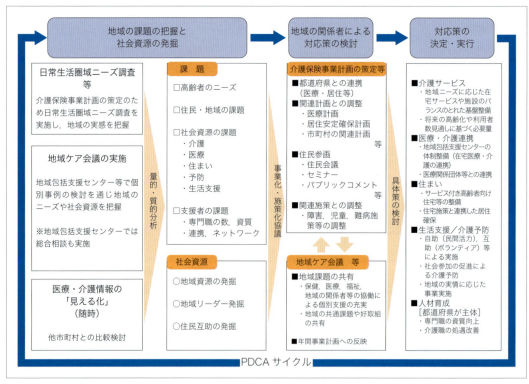

図V-2-8　市町村における地域包括ケアシステム構築のプロセス（概念図）
市町村では，2025年に向けて，3年ごとの介護保険事業計画の策定・実施を通じて，地域の自主性や主体性に基づき，地域の特性に応じた地域包括ケアシステムを構築していく．

（厚生労働省，2018）[4]

人保健，産業保健，高齢者保健，精神保健，災害時の保健，国際保健*などが幅広く関連し，健康寿命の延伸・健康格差の縮小を目標に，生活の質の向上と社会環境の質の向上が望まれる．

歯・口腔の健康に関する健康づくりの具体的な目標値*は，「**健康日本21（第三次）**」および「**歯科口腔保健の推進に関する基本的事項（第二次）**」に設定されている．食育については食育基本法に基づく「**第4次食育推進基本計画**」のなかで3つの重点事項を柱に **SDGs**〈**持続可能な開発目標**〉*の考え方を踏まえ，食育を総合的かつ計画的に推進する基本的な方針や目標が示されている．このような根拠に基づいた法令とともに市町村における健康づくりは実施される．

2. 地域支援事業における介護予防事業

高齢者の健康寿命を伸ばし，QOLを高めていくためには，生活習慣病予防と介護予防を総合的に展開することが大切である．2014年の介護保険法改正により，介護予防・日常生活支援総合事業が開始され，活動的な状態にある高齢者の一次予防から要支援者の状態にある第三次予防までを切れ目なく展開するために，地域における高齢者の健康状態，課題，ニーズ，必要な社会資源などのアセスメントが重要となっている．

介護予防事業の実施主体は市町村であるが，包括的支援事業の多くは**地域包括支援センター**に委託されている．また，口腔機能向上事業は歯科衛生士が中心となり実施され，最近では口腔機能と運動や栄養は密接に関わることから，保健師，管理栄養士，理学療法士，作業療法士，言語聴覚士らと協働し，複合的な介護予防事業の取り組みが行われている（図V-2-9）．

1）口腔機能向上事業

「**一般介護予防事業**」として，65歳以上すべての高齢者を対象に，生活機能の維

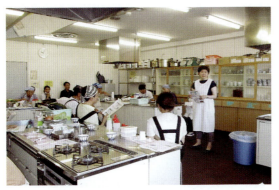

図V-2-9　地域支援介護予防事業での取り組み（クッキング教室での健康教育）
（合場千佳子先生のご厚意による）

表V-2-5　口腔機能向上のテーマと内容の組合せ

テーマ	内　容
舌	「舌の観察・口腔乾燥と味覚チェック」「舌の筋力トレーニング」
唾　液	「歯肉マッサージ」「唾液腺マッサージ」「健口体操」
咀　嚼	「30回噛み噛み体操（噛ミング30）」
嚥　下	「開口訓練」「嚥下おでこ体操」
頰・口唇	「吹矢」「頰・口唇の筋力トレーニング」

(厚生労働省，2022.)[5]

期間：3カ月を目途
回数：6回以上を目途
時間：30分を目途

内容
① 口腔体操の指導：参加者自らが主体的に口唇や頰，歯や咽頭などの咀嚼や嚥下の器官の動きを維持し，高めていくための直接的な機能訓練
② 口腔清掃の指導：清掃しづらい部位を指摘し，歯ブラシの仕方，義歯の清掃法・管理法等を指導
③ 口腔清掃の実施：本人では清掃困難な部位の清掃介助等の実施
④ 唾液腺マッサージ指導：三大唾液腺（耳下腺，顎下腺，舌下腺）へのマッサージ法の指導
⑤ 咀嚼訓練（指導）：おいしく食べ，窒息予防など安全な食事を継続するための訓練，および指導
⑥ 嚥下訓練（指導）：むせの軽減，肺炎予防などを目的とした訓練，および指導
⑦ 発音・発声に関する訓練（指導）：構音機能の維持・向上を目的とし，ひいては咀嚼や嚥下機能に関する訓練，および指導
⑧ 食事姿勢や食環境についての指導：食事の時の姿勢や適切な食具の選択など，その機能を十分発揮し向上できるような環境面への援助や指導助言を実施

図V-2-10　介護予防事業における二次予防（口腔機能向上プログラム）

(厚生労働省，2012.)[6]

持・向上に向けた取り組みを行う．とりわけ高齢者の精神・身体・社会の各相における活動性を維持・向上させることが重要である．普及啓発事業として，① 基本的知識に関するパンフレットの作成・配布，② 有識者などによる講演会・相談会の開催，③ 運動教室などの介護予防教室の開催などが行われている．

「介護予防・生活支援サービス事業」として，要支援・要介護状態に陥るリスクが高い高齢者を早期発見し，早期に対応することにより状態を改善し，要支援状態となることを遅らせる取り組みを行う．必要に応じて医療機関と連携し，個人またはグループにおける介護予防プログラムが実施される．口腔機能向上プログラムの内容を表V-2-5，図V-2-10に示す．

2）実施場所

① 市町村保健センター，公民館，福祉施設など
② 通所が困難な事例については，適宜，訪問により実施
③ 設置基準を満たした診療所，医療機関など
　口腔清掃の指導では，実施スペースに水道設備（洗面台など）があることが望ましいが，ガーグルベースンや手鏡などがあれば机上でも実施可能となる．

⑤ 地域・病院・施設

　地域では，2006 年の介護保険法の改正において「**地域支援事業**」が開始され，高齢者が地域で自立した日常生活を送ることを目的に，市町村が主体となり介護予防事業などの取り組みが行われている（図V-2-9 参照）．

　病院（診療所）および施設では，疾病の予防や健康の増進を目的として，乳児から高齢者までの幅広い年齢層を対象に，さまざまな形で保健情報を提供し支援を行っている．

　地域の特性を考慮しながら少子高齢化のさらなる進展などの社会状況の変化を踏まえ，医療，介護．福祉等に係る関係機関の連携や，**ソーシャルキャピタル***を活用した住民との協働による地域社会の実現を目指している．

🔗 **Link**

『保健生態学』
ソーシャルキャピタル
p.230

＊ソーシャルキャピタル

信頼，社会規範，ネットワークといった社会関係資本のことで地域の力や人間関係を表します．共通の目的に向けて効果的に協調行動へと導く社会組織の特徴とされています．

---

1. 病院

　総合病院における歯科衛生士の活動例を示す．

　S病院では医療連携および健康維持・増進のための活動として，「医療連携クリニカルパス」「かかりつけ医・かかりつけ歯科医との連携」「地域住民を対象とした専門の医師による健康教室」などを行っている．そのなかで歯科衛生士は，主に「歯科・口腔外科」における外来患者および周術期などの入院患者への対応を行っている．また，病院入院患者には歯科医師，歯科衛生士による健康教育が行われる．図V-2-11 に糖尿病教育入院 2 週間コースの健康教育の例を示す．

対象	糖尿病コントロール目的の患者（平均参加人数 5〜6 名）
日時	2 週目の木曜日　14：00〜15：00
流れ	1. 歯科医師による講義（パワーポイント使用）　30 分 2. 歯科衛生士による講義（パワーポイント使用）＋顎模型などを使用したデモ講義　30 分
内容	歯と口腔の健康管理　〜むし歯と歯周病と入れ歯について〜 1. 歯・口腔の病気と糖尿病との関係について（歯科医師から） 　① 糖尿病に特徴的な歯と口腔の症状（う蝕・歯周病・口内炎） 　② なぜ，歯や口腔の病気にかかりやすいか？ 　③ 抜歯などの際におけるコントロール基準は？ 　④ 歯によい食事とは？ 　⑤ 歯科における定期健診の必要性 　⑥ 歯科（歯科医院）のかかり方（選び方） 2. 糖尿病患者における口腔衛生について（歯科衛生士から） 　① 歯ブラシの選び方 　② 歯ブラシの使用法（操作法） 　③ 歯間ブラシやデンタルフロスなどの補助的清掃用具の使用法（操作法） 　④ 洗口剤について 　⑤ 電動歯ブラシの種類 　⑥ 入れ歯のお手入れ方法

図V-2-11　糖尿病教育入院 2 週間コースの例

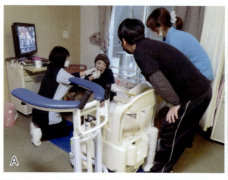 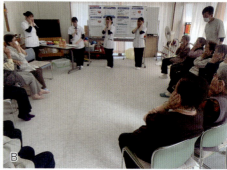

図V-2-12 介護保険施設における歯科衛生士の活動例
A：口腔衛生管理を行っている様子．
B：口腔機能管理（唾液腺マッサージ）を行っている様子．
（船奥律子先生のご厚意による）

2．施設

　施設における口腔健康管理は他職種と協働して実施される．そのため，施設における歯科衛生士の活動は，日々のケアを行っている施設職員や家族との連携が特に重要である．図V-2-12に介護保険施設における歯科衛生士の活動例を示す．

参考文献

1) 公益社団法人日本学校保健協会：「生きる力」を育む学校での歯・口腔の健康づくり 令和元年改訂版．2020.
2) 文部科学省：幼稚園教育要領・保育所保育指針．2018.
3) 文部科学省：「生きる力」をはぐくむ学校での歯・口の健康づくり，学校歯科保健参考資料，4-102，2011.
4) 厚生労働省：市町村における地域包括ケアシステム構築のプロセス（概念図）　https://www.mhlw.go.jp/seisakunitsuite/bunya/hukushi_kaigo/kaigo_koureisha/chiiki-houkatsu/dl/link1-6.pdf
5) 厚生労働省：介護予防マニュアル第4版．2022.
6) 厚生労働省：介護予防マニュアル改訂版．2012．https://www.mhlw.go.jp/topics/2009/05/tp0501-1.html
7) 文部科学省：小学校学習指導要領（平成29年告示），東洋館出版社，東京，4-234，2018.
8) 保育総合研究会：平成30年度施行新要領・指針サポートブック，初版，世界文化社，東京，127-139，2018.
9) 無藤 隆監修：よくわかるNew保育・教育実習テキスト，改訂第3版，診断と治療社，東京，60-188，2017.
10) 森 良一：小・中学校の先生のための「健康教育」実践ガイドブック，初版，東洋館，東京，14-41，2016.
11) 文部科学省：教職員のための子どもの健康相談及び保健指導の手引　https://www.mext.go.jp/a_menu/kenko/hoken/__icsFiles/afieldfile/2013/10/02/1309933_01_1.pdf
12) 文部科学省：保健主事のための実務ハンドブック　https://www.mext.go.jp/component/a_menu/education/detail/__icsFiles/afieldfile/2010/08/05/1295823_02_1.pdf
13) 日本歯科医師会：歯と口の健康週間　https://www.jda.or.jp/enlightenment/poster/
14) 松久保 隆ほか監修：口腔衛生学2022．一世出版，東京，2022，378-380.
15) 厚生労働省：標準的な健診・保健指導プログラム平成30年度版　https://www.mhlw.go.jp/file/06-Seisakujouhou-10900000-Kenkoukyoku/00_3.pdf

付章 1 全身疾患の基礎知識

表付-1-1　代謝・内分泌疾患

ホルモン（器官の働きを調節する情報伝達物質）をつくる内分泌腺の障害やホルモンが作用する対象臓器の受容体の障害により起こる疾患である．歯科と関連の深いものに糖尿病，骨粗鬆症，甲状腺疾患などがある．

疾患名 （病名）	特徴	症状	投与される薬・副作用，注意事項
糖尿病	・高血糖のため，細小血管障害と動脈硬化が進行． 1型糖尿病：インスリンを分泌する膵臓のβ細胞が破壊され，若年者に突然発症． 2型糖尿病：中高年の肥満者に多い．遺伝要因に過食，運動不足，ストレスが加わり発症．	[急性症状]口渇，多飲・多尿，体重減少，全身倦怠感 [慢性症状]網膜症，腎症，神経障害，動脈硬化，下肢の感染症，歯周病，心筋梗塞・脳梗塞の合併	[投与薬] 経口血糖降下薬，インスリンなど [注意事項] ・インスリンの自己注射の場合，来院当日の注射と食事の有無を確認する（低血糖発作防止）． ・感染しやすく，創傷治癒が遅いため，抜歯や歯周外科手術前の抗菌薬投与が必要．
骨粗鬆症	・骨の吸収と形成のバランスが崩れ，骨量が減少し，骨折しやすい． [危険因子]高齢，女性ホルモン減少（閉経後），過度の飲酒・喫煙，カルシウム不足，運動不足，日照時間不足，甲状腺ホルモン薬やステロイド薬の服用，胃切除，卵巣摘出の既往．	骨折を起こしやすい．頻度の高い椎体骨折では身長の低下，脊柱の後彎変形に合併して胸郭容量の低下，腹圧上昇，食欲不振，便秘など	[投与薬] カルシウム薬，女性ホルモン薬，ビタミン D_3，骨吸収抑制薬〔ビスホスホネート製剤〈BP薬〉，デノスマブ〕，骨形成促進薬（テリパラチド，ロモソズマブ） ※骨吸収抑制薬は乳癌や甲状腺癌の骨転移予防にも使用 [副作用]ビスホスホネート系薬やデノスマブ投与中の患者では，口腔細菌の感染から顎骨壊死〔ビスホスホネート関連顎骨壊死〈BRONJ〉，骨吸収抑制薬関連顎骨壊死〈ARONJ〉←総称して薬剤関連顎骨壊死〈MRONJ〉〕を起こす． [注意事項] ・服薬開始前に口腔衛生管理． ・骨折しやすいため，介助時に無理な力をかけない．
甲状腺疾患	・バセドウ病（甲状腺機能亢進） ・橋本病（慢性炎症による甲状腺機能低下） ・甲状腺炎 ・甲状腺腫瘍	[甲状腺機能亢進]甲状腺の腫大，動悸，体重減少，発汗過多，手指振戦，舌の震え，口腔粘膜の色素沈着，ときに眼球突出 [甲状腺機能低下]冷え，むくみ，皮膚乾燥，便秘，脱毛，口唇・舌の肥大，嗄声	[服用薬] 亢進：抗甲状腺薬（メルカゾール，チウラジール，プロパジール） 低下：甲状腺ホルモン（チラージン） 炎症：抗炎症薬 [注意事項] ・機能亢進状態で抜歯などの侵襲的処置を行うと，甲状腺クリーゼ（ショックなど）に陥ることがあり，予防的にステロイドカバーをする． ・アドレナリン添加の局所麻酔薬は禁忌．

427

表付-1-2　消化器疾患

消化管は口腔から肛門まで続く管で，食道・胃の上部消化管と小腸・大腸の下部消化管に分けられる．胃や腸の不快感，腹痛，便通異常，肝障害など，胃腸，胆のう，膵臓や肝臓に関する疾患である．

疾患名（病名）	特徴	症状	投与される薬・副作用，注意事項
胃食道逆流症〈GERD〉	・胃酸などの胃内容物が食道に逆流し，酸味や苦みを感じ（呑酸），逆流性食道炎を生じる． [原因]下部食道括約筋の逆流防止機能の低下，唾液分泌量の低下，食道蠕動運動の低下，胃酸分泌量の増加（食事の欧米化，暴飲暴食），腹圧	胸やけや呑酸，逆流性食道炎，慢性の咳や咽喉頭炎，中耳炎，知覚過敏，歯の酸蝕症（唾液分泌の低下により胃酸を中和できず GERD が悪化する）	[投与薬] プロトンポンプ阻害薬，ヒスタミン H$_2$受容体拮抗薬，制酸薬など． [注意事項] ・毎食の食事量を減らす． ・就寝前 2 時間は摂食しない． ・カフェインを避ける．
胃炎・胃癌	[急性胃炎の要因]ストレスや鎮痛薬，アルコールや香辛料の過剰摂取 [慢性胃炎の要因] ピロリ菌の感染 [胃癌の要因]ピロリ菌の感染による慢性胃炎．ピロリ菌を除菌することによって胃癌のリスクを減らせる．	急性胃炎：上腹部痛，膨満感，悪心・嘔吐 慢性胃炎：上腹部不快感，膨満感 胃癌：早期では無症状，上腹部痛や腹部膨満感，食欲不振から胃カメラや造影検査（バリウム）で発見．	[投与薬]ピロリ菌感染には除菌治療． [胃癌]抗がん薬副作用の口腔粘膜炎に周術期等口腔機能管理． [注意事項] ・胃切除後に逆流性食道炎になることがあるため，酸蝕症や知覚過敏を起こしやすい．
胃・十二指腸潰瘍	・胃酸や胃液のタンパク分解酵素ペプシンによる消化管粘膜の潰瘍． ・胃潰瘍と十二指腸潰瘍を併せて消化性潰瘍という． [原因] 胃酸の存在下にピロリ菌感染と，鎮痛薬・抗血小板薬の副作用が重なり発症．	上部腹痛，粘膜が破れて出血すると黒色の吐血や下血．	[投与薬] 胃酸分泌抑制薬（プロトンポンプ阻害薬），ピロリ菌には除菌薬． ※非ステロイド性消炎鎮痛薬〈NSAIDs〉は禁忌．
肝炎・肝硬変	B 型・C 型肝炎：血液・体液を介して媒介する． B 型急性肝炎：性交渉や汚染針による水平感染後，1〜6 カ月の潜伏期の後に発症，2〜3 カ月で沈静化．10%が慢性化して肝硬変へ進展，そのうちの3〜4%に肝癌発症． B 型慢性肝炎：母子間の垂直感染が多く，無症候性キャリアとなる．思春期頃から一過性の肝障害が現れる．HBVはHBe抗体陽性のウイルスに変化し，90%は肝炎を発症しない非活動性キャリアとなる．残り 10%は慢性肝炎へ移行し，肝硬変，肝癌になる． C 型肝炎：主に針刺し事故や入れ墨，汚染針使用による．2〜14 週の潜伏期を経て急性肝炎を発症．感染者の約70%が持続感染者となり，慢性肝炎，肝硬変，肝癌へと進行する． ※ウイルス性肝炎のほかに毒物性やアルコール性肝炎あり． 肝硬変：種々の肝疾患の末期状態．	急性肝炎：全身倦怠感，食欲不振，悪心，嘔吐，褐色尿，黄疸が出現し，数週間で極期を過ぎ，回復過程に入るが，劇症肝炎（1%）になることもある．重度の肝機能障害では歯肉出血や粘膜下の出血斑． ・HCV 感染後は急性肝炎を起こすことは比較的まれ．多くは症状のない不顕性感染となり，ウイルスが自然排除されずに慢性肝炎になる． 肝硬変：食道静脈瘤を合併することも多く，破裂すると致命的．肝硬変や肝癌が末期状態に進行すると肝不全となり，黄疸や腹水の貯留，意識障害が進行する．	[投与薬] インターフェロン（IFN 注射薬）と核酸アナログ製剤(内服薬)．インターフェロンを使わず，内服薬だけのインターフェロンフリー治療が，HCV 抗ウイルス治療の主流． [注意事項] ・肝炎ウイルスキャリアは国内に約 300 万人存在し，受診の機会も多いので院内感染に留意する． ・肝硬変は易感染性のため，抗菌薬は必要十分量を使用する．また，血小板数の減少や血液凝固因子の産生低下による出血傾向がある．

表付-1-3　**循環器疾患**

循環器は血液やリンパ液を輸送し循環させる器官で，血液を全身に送り出すポンプ役の心臓と血液を運ぶ血管とリンパ液を運ぶリンパ管がある．心筋梗塞，心臓弁膜症，心筋症などにより心拍出量が著しく低下し，全身の循環障害の状態を心不全という．

疾患名（病名）	特徴	症状	投与される薬・副作用，注意事項
虚血性心疾患（狭心症・心筋梗塞）	狭心症：心筋を栄養する冠動脈が動脈硬化により狭窄して起こる労作性狭心症と，冠動脈の痙攣（スパズム）により起こる冠攣縮性狭心症．	[労作性]運動や階段の昇降，重い物を持つなど [冠攣縮性]夜間または早朝安静時に胸の痛み，圧迫感，不快感が5分間程度発現．	[投与薬]薬物治療 ※抗血小板薬や抗凝固薬の内服に注意 ※アドレナリン禁忌 [注意事項] ・歯科治療前に内科主治医に要相談． ・歯科治療中の胸中発作ではニトログリセリンを舌下投与し，15分経過後も改善しない場合は救急車を要請．
	心筋梗塞：冠動脈が血栓などで完全に閉塞し，血流が途絶し心筋の壊死を起こす．	胸の痛み，圧迫感，不快感が30分間以上続く．	
弁膜症	・大動脈弁，僧帽弁，肺動脈弁，三尖弁が閉鎖不全となり発症する．	進行すると，呼吸困難，めまい，浮腫，心雑音など心不全の症状． 閉塞性肥大型心筋症，大動脈弁狭窄症では失神したり，胸痛を自覚する．	[投与薬]薬物治療，弁置換術に抗凝固薬． [注意事項] ・観血的歯科治療の前に抗菌薬の投与（感染性心内膜炎の予防）と口腔衛生管理． ・歯科治療前に内科主治医に要相談．
先天性心疾患	・出生時に1%に認め，心室中隔欠損が最も多い． ・ほかに心房中隔欠損，動脈管併存，アイゼンメジャー症候群，心内膜床欠損症，ファロー四徴	※弁膜症と同症状	[注意事項] ・幼少期までに手術が必要． ・観血的歯科治療前に抗菌薬の投与（感染性心内膜炎の予防）と口腔衛生管理． ・歯科治療前に内科主治医に要相談．
不整脈	・洞結節に発生した電気的興奮が，刺激伝導系を通じて心房および心室の筋肉に伝わり，収縮と拡張を繰り返すが，これらの活動の乱れにより不整脈を起こす．	動悸，胸が躍る感じ，脈拍が飛ぶ期外収縮，心房が過剰な電気信号により痙攣する心房細動，めまい，息切れ，失神など	[投与薬]抗不整脈薬，抗凝固薬 [注意事項] ・抗血小板薬や抗凝固薬の内服に注意． ・歯科治療前に内科主治医に要相談． ・心室の痙攣が起こる心室細動や心室頻拍にはAEDの対象． ・ペースメーカー装着者には電気メスは要注意．
高血圧症	本態性高血圧症：肥満，食塩の過剰摂取，運動不足，ストレス，飲酒，寒冷刺激などが要因． 二次性高血圧症：腎性，内分泌性，血管性，薬剤誘発性による高血圧症による動脈硬化は虚血性心疾患と脳卒中のリスク因子．	高血圧症による臓器障害：脳梗塞，脳出血，認知症，眼底出血，心肥大，心不全，虚血性心疾患，慢性腎臓病，閉塞性動脈硬化症，大動脈解離，大動脈瘤	[投与薬]降圧利尿薬，カルシウム拮抗薬，交感神経遮断薬など． [カルシウム拮抗薬の副作用]歯肉増殖 [注意事項] ・高度の血圧上昇（180/120 mmHg以上）では歯科治療を中断． ・歯科治療に対する不安や緊張の軽減．
低血圧症	本態性低血圧症：原因不明 起立性低血圧症：起立・体位変換で血圧が低下する． ・各種臓器や脳の血流低下による症状を自覚する．	めまい，頭痛，失神，脱力，動悸，悪心，食欲不振，インポテンツ，排尿・排便障害，嚥下障害，発汗異常	[注意事項] ・塩分摂取量を増やす． ・弾性ストッキングを着用させる．

付　全身疾患の基礎知識

表付-1-4　血液疾患

骨髄の造血幹細胞から赤血球，白血球，血小板がつくられ，血液が全身を流れて各細胞に達する．血液疾患は血球の機能，止血機構が障害された疾患や血液のがんといわれる白血病などがある.

疾患名（病名）	特徴	症状	投与される薬・副作用，注意事項
貧血	・赤血球や赤血球中のヘモグロビン量が低下した疾患. 鉄欠乏性貧血：鉄の欠乏による. 自己免疫性溶血性貧血：赤血球を破壊する自己抗体がつくられる. 巨赤芽球性貧血：ビタミン B_{12} もしくは葉酸の不足．悪性貧血. 再生不良性貧血：造血幹細胞が傷害される.	動悸，息切れ，顔面蒼白，易疲労感，全身倦怠感，めまい，頭痛 ・平滑舌，プランマービンソン症候群 ・ハンター舌炎	[投与薬] 鉄剤，ステロイド性抗炎症薬，ビタミン B_{12} もしくは葉酸の補充，免疫抑制薬など
白血病	・白血球が腫瘍化したもの. ・急性骨髄性白血病〈AML〉，慢性骨髄性白血病〈CML〉，急性リンパ性白血病〈ALL〉，慢性リンパ性白血病〈CLL〉に分類される.	急性白血病：骨髄中で白血球細胞が急激に増殖するため，赤血球，白血球，血小板の産生が抑制され，貧血，易感染性，出血傾向を示す. [口腔内所見] 歯肉出血，白血病細胞の浸潤による歯肉腫脹，易感染性のため口腔カンジダ症など. 慢性：脾腫による腹部膨満，発熱，体重減少，リンパ節腫大	[注意事項] ・抗がん薬治療に伴い口腔粘膜炎を起こすため，周術期等口腔健康管理が重要.
血友病	・伴性劣性遺伝により血液凝固因子（第VIII因子，第IX因子）が不足し，出血傾向を示す. ・第VIII因子および第IX因子の遺伝情報は性染色体（女性は XX，男性は XY）の X 染色体上にあり，劣性遺伝のため，通常は男性にのみ発症する. 血友病 A：第VIII凝固因子の欠乏 血友病 B：第IX凝固因子の欠乏	頭蓋内出血，口腔内出血，皮下出血，血尿，関節出血（⇒下肢の変形性関節症）	[投与薬] 凝固因子製剤（補充療法）

表付-1-5　呼吸器疾患

酸素の取り込みと二酸化炭素の放出（呼吸）に関する器官（上気道，気管・気管支，肺，胸膜など）を呼吸器系といい，肺炎，気管支喘息，慢性閉塞性肺疾患，結核等の疾患がある．

疾患名(病名)	特徴	症状	投与される薬・副作用，注意事項
肺炎	・空気中の微生物や口腔・上気道（鼻腔，咽頭，喉頭）の常在菌の感染により肺炎を起こす． [発症原因による分類] 誤嚥性肺炎，人工呼吸器関連肺炎〈VAP〉	発熱，頭痛，悪寒，全身倦怠感，食欲低下，咳嗽，喀痰，呼吸困難	[投与] 抗菌薬 [注意事項] ・誤嚥性肺炎・VAP の予防のため周術期等口腔健康管理が重要．
気管支喘息	・ハウスダストやダニ，動物の毛などのアレルゲン，喫煙，呼吸器感染などによるアレルギー性の慢性炎症で，咳，喘鳴，呼吸困難が発作的に起こる． ・成人の約 5%，子どもの約 10% が罹患している．	夜間や早朝に発作が起こる．気道が狭窄し呼気時に喘鳴と激しい咳，呼吸困難．	[投与] 吸入ステロイド薬（※長期使用では口腔カンジダ症に注意），発作時には気管支拡張薬． [注意事項] ・アスピリン喘息（NSAIDs 過敏喘息）は成人喘息患者の 5〜10%，既往がないか問診を行い，発作時の吸入薬を持参させる． ・歯科治療中の切削物や材料，薬剤の刺激臭が発作を誘発することがある．
慢性閉塞性肺疾患〈COPD〉	・喫煙など有害物質の長期吸入により，肺気腫（肺胞の破壊）と慢性気管支炎（気管支の狭窄）を併せた病態．	慢性の咳，痰，体動時の息切れ，呼吸困難	[投与] 気管支拡張薬，吸入ステロイド薬 [注意事項] ・歯科治療中はパルスオキシメータでモニターし，長時間の治療は避け，休みながら行う．必要に応じて酸素吸入の準備．
結核	・結核菌の飛沫核感染〈空気感染〉による． 肺結核：最も多い． 口腔結核：穿掘性の潰瘍が形成され頸部リンパ節が腫脹．	・初発症状は風邪と似ている．2 週間以上続く咳では結核を疑う． 長引く咳，痰，血痰，胸痛，微熱，疲労感．	[投与] イソニアジド，リファンピシリン [注意事項] ・院内感染のリスクがあり，治療中は N95 マスクを着用する． ・2 類感染症で，保健所へ発生届の提出義務あり．
睡眠時無呼吸症候群	・睡眠中の舌根沈下／軟口蓋沈下，小下顎／下顎後退，肥満（首回りの脂肪）などにより無呼吸や低呼吸となり，慢性的な睡眠不足状態となる． 閉塞性：睡眠中に気道が閉鎖 中枢性：呼吸中枢の活動低下 混合性：閉塞性と中枢性	睡眠時の激しいいびきや無呼吸，あえぎ呼吸，異常体動，中途覚醒と夜間頻尿，日中の著しい眠気や倦怠感，起床時の頭痛	[注意事項] ・歯科治療の際，内科や呼吸器科，耳鼻科などの複数の診療科の連携が必要． ・医科の診断により下顎を前方位に保持する．オーラルアプライアンス〈OA〉を歯科で製作・適用する．

表付-1-6　腎・泌尿器疾患

腎臓は血液から尿を生成することで，尿素窒素やクレアチニンなどの老廃物の排泄，水電解質および酸塩基平衡の調節を行う臓器である．高血圧や糖尿病が原因となる二次性慢性腎臓病が多い．

疾患名(病名)	特徴	症状	投与される薬・副作用，注意事項
慢性腎臓病〈CKD〉	・患者は日本の成人 8 人に 1 人． ・腎機能が低下すると，塩分（ナトリウム）と水分（尿）の排出が不良となり，その結果，血液量が増え，血圧が上がる． ・腎臓から分泌されるエリスロポエチンが減ると，骨髄中で赤血球をつくる能力が低下し腎性貧血となる．	・初期は自覚症状なし．夜間尿，むくみ，貧血，倦怠感，息切れ 末期腎不全：尿毒症となり，悪心，嘔吐，イライラ，だるさ，めまい，むくみ，高血圧など→人工透析	[投与薬] ステロイド薬（慢性糸球体腎炎，原発性ネフローゼ症候群，急速進行性糸球体腎炎，ループス腎炎） [注意事項] ・ビスホスホネート系薬の使用による骨粗鬆症 ・易感染性 ・人工透析患者では易感染性，出血傾向
前立腺疾患・尿路感染症	下部尿路：膀胱から尿を排出する尿道口まで蓄尿障害の過活動膀胱，排尿障害の前立腺肥大 ・高齢者の増加により患者が増加．	過活動膀胱：頻尿（昼間 8 回以上），夜間頻尿（1 回以上） 前立腺肥大：頻尿，尿意切迫感，尿勢低下，残尿感，排尿後滴下	[投与薬] 抗コリン薬（過活動膀胱） [副作用] 口腔乾燥 [注意事項] ・診療時間の短縮 ・手際のよい対応

付1
全身疾患の基礎知識

431

表付-1-7　免疫疾患・膠原病

抗原（細菌やウイルスなど）への防御を担う免疫反応に対して，特定の抗原（ダニ，ほこり，花粉，食物など）に対する過剰な免疫反応をアレルギーという．膠原病は，真皮・靱帯・腱・骨・軟骨・血管を構成するタンパク質コラーゲンに炎症や変性を起こし，種々の臓器に炎症・障害を起こす自己免疫疾患の総称である．

疾患名 （病名）	特徴	症状	投与される薬と副作用・注意事項
アレルギー	I型（即時型）：喘息，アナフィラキシーショック，アレルギー性鼻炎，蕁麻疹，花粉症 II型：溶血性貧血，ウイルス性肝炎，ペニシリンなどの薬物，自己抗原（特発性血小板減少性紫斑病，悪性貧血，類天疱瘡・天疱瘡など） III型：血清病，全身性エリトマトーデス，糸球体腎炎，関節リウマチ，シェーグレン症候群 IV型（遅延型）：接触性皮膚炎，薬疹，金属，レジン，ゴム	I型：浮腫，湿疹，かゆみ，アナフィラキシーショック 金属アレルギー：口腔粘膜の炎症，味覚症状，掌蹠膿疱症 ・歯科領域では，金属アレルギー，レジン，ラテックス，ホルマリンなどがアレルゲンとなる．	［投与薬］抗ヒスタミン薬，ステロイド薬，ロイコトリエン受容体拮抗薬など
アトピー性皮膚炎	・皮膚の防御や皮膚の乾燥を防ぐバリア機能が弱く，ひっかく，擦るなどの物理的刺激や汗，石けん，化粧品，紫外線などによって過剰な免疫反応を起こし，不要な炎症を起こす． ・長期間皮膚に加わる強い刺激やストレス，疲労なども免疫を不安定にしてアトピー性皮膚炎を悪化させる．	・湿疹とかゆみが，軽快と悪化を繰り返し，治癒が困難なことが特徴． ・湿疹は額，目・口・耳の周囲，首，脇，四肢の関節の内側に好発．	［投与薬］ステロイド外用薬，免疫抑制外用薬 ［注意事項］ ・保湿湿潤を保つスキンケア ・皮膚への刺激を減らすことが有効
膠原病	関節リウマチ，全身性エリテマトーデス，強皮症，皮膚筋炎，多発性筋炎，シェーグレン症候群など	関節痛（炎）：関節の変形や破壊に至る関節リウマチが代表的． 発熱：微熱から高熱までさまざま．原因不明の発熱では，膠原病は疑うべき代表的疾患． 皮疹：顔面や関節の伸側に多い．皮膚筋炎やSLEで高頻度に生じる．潰瘍や壊死も起こる． 口内炎 筋肉痛：多発性筋炎・皮膚筋炎，リウマチ性多発筋痛症でみられる． その他：神経障害，間質性肺炎，腎炎，レイノー症状など	［投与薬］ 関節リウマチ：メトトレキセート，生物学的製剤，分子標的薬，非ステロイド性およびステロイド性抗炎症薬 関節リウマチ以外：ステロイド性抗炎症薬，重症例では免疫抑制薬，血管拡張薬，抗凝固薬，抗血小板薬 予防薬：ビスホスホネート系薬，感染予防に抗真菌薬，ST合剤 胃潰瘍予防：プロトンポンプ阻害薬，H_2阻害薬 ［注意事項］ ・関節炎・皮膚症状による開口障害や姿勢保持の困難． ・ビスホスホネート系薬やデノスマブによる易感染性や創傷治癒不全およびカンジダ症 ・メトトレキセートによる口内炎 ・抗凝固・抗血小板薬による出血傾向 ・手指変形によるブラッシング困難

表付-1-8　感染症

病原微生物のウイルスや細菌が体内に侵入し，臓器や組織の中で繁殖することを感染といい，それによって発病したものを感染症という．ウイルス性肝炎は消化器疾患で，結核は呼吸器疾患で述べる．

疾患名 （病名）	特徴	症状	投与される薬と 副作用・注意事項
インフルエンザ	・A 型・B 型インフルエンザは 12〜3 月に流行する． ・例年，季節性インフルエンザの感染者数は国内で推定約 1,000 万人． ・せきやくしゃみによる飛沫や接触によって起こる．	咳，喉の痛み，38℃以上の高熱，全身倦怠感，食欲不振，頭痛や関節痛・筋肉痛 合併症：気管支炎，肺炎，中耳炎，急性脳症（インフルエンザ脳症），重症肺炎	［投与薬］抗インフルエンザウイルス薬：発症から 48 時間以内に使用すると，ウイルスの増殖を抑えて症状が消えるのを早めたり，体外に排出されるウイルスの量を減らす． 対症療法：解熱剤，鎮咳薬，去痰薬
カンジダ症	・カンジダ菌は皮膚，口腔，腸管，膣などに常在する真菌で，免疫力の低下により発症する日和見感染症． ・口腔，咽頭，食道のほか，カンジダ血症により肺，肝臓，脾臓，眼，脳などに広がる． ・放置すると深在性真菌症につながる．	口腔：白苔，疼痛 食道：嚥下痛，胸やけ 眼：カンジダ眼炎，失明	［投与薬］抗真菌薬（アンホテリシン B，フルコナゾール，イトラコナゾールなど）
後天性免疫不全症候群〈AIDS〉	・ヒト免疫不全ウイルス〈HIV〉感染によって生じる．リンパ球のうち，抗体産生や細胞傷害性 T 細胞の誘導などに必要な CD4 抗原細胞陽性のヘルパー T 細胞に感染し，ヘルパー T 細胞が死滅することにより宿主の免疫不全を起こす． 感染経路：性的接触，母子感染，血液への接触，輸血，臓器移植など	発熱，倦怠感，リンパ節腫脹，毛様白板症，潰瘍性歯肉炎，帯状疱疹，STD（性感染症），肝炎，ヘルペス，結核，口腔カンジダ症，カポジ肉腫など多彩な神経症状	［服用薬］抗 HIV 薬：早期からの多剤併用療法 ［注意事項］ ・観血処置時の院内感染
新型コロナウイルス感染症〈COVID-19〉	・SARS-CoV-2 ウイルスによる感染症． ・2019 年に中国武漢市で発見．全世界に感染拡大し，2020 年に WHO はパンデミック〈世界的流行〉を表明． ・日本では感染症分類 2 類に指定，その後 2022 年に 5 類に移行． ・エアロゾル感染，飛沫感染，接触感染	発熱（38℃以上），咽頭痛のかぜ症状．胸痛，肺炎では致命的． 嗅覚・味覚障害の後遺症あり．	［服用薬］抗炎症薬，抗ウイルス薬 ［注意事項］ ・院内感染

付1　全身疾患の基礎知識

433

表付-1-9　神経疾患

脳・脊髄・末梢神経に障害を引き起こす病気をいう．脳血管疾患，認知症，パーキンソン病，重症筋無力症，多発性硬化症など多岐にわたる．

疾患名（病名）	特徴	症状	投与される薬と副作用・注意事項
脳血管疾患（脳卒中）	脳梗塞：微小動脈が詰まるラクナ梗塞，大動脈が詰まるアテローム血栓性梗塞，心臓中の血栓が脳動脈に流れ込んで起こる心原性脳栓塞症 脳出血：脳の細い血管（穿通枝）が破れて出血する． くも膜下出血：動脈瘤が破れてくも膜下腔（軟膜とくも膜との間）に出血する．	大脳の障害：半身の運動麻痺，感覚障害，ろれつが回らない，言語障害，摂食嚥下障害など 脳幹や小脳の障害：物が二重に見える（複視），ふらついて手足がうまく動かない（体幹・四肢失調）などのほか，意識消失．	[投与薬]急性期：血栓溶解薬，抗血小板薬，抗凝固薬 [注意事項] ・急性期からの口腔健康管理による誤嚥性肺炎予防． ・慢性期では摂食嚥下障害者への対応．
てんかん	・一部の脳神経細胞が突然異常な電気活動を起こすことにより，発作が発現する． ・一過性で発作終了後，もとどおりに回復する． 特発性てんかん：原因不明 症候性てんかん：頭部外傷，脳卒中，脳腫瘍，アルツハイマー病などが原因．特に小児と高齢者で発症率が高い．	意識消失，全身痙攣	[服用薬]抗てんかん薬：カルバマゼピン，ゾニサミド，トピラマート（副作用：味覚障害），フェニトイン（副作用：歯肉増殖） [注意事項] ・歯科治療中の二次的傷害
認知症	・脳の器質的障害により正常に発達した知能が不可逆的に低下した状態で，知能のほかに記憶，見当識や人格変化などを伴った症候群． アルツハイマー型：老人斑や神経原線維変化が，海馬を中心に脳の広範囲に出現．脳の神経細胞が死滅していく． レビー小体型：レビー小体という特殊なものができることで，神経細胞が死滅．アルツハイマー型とパーキンソン病の特徴を併せもつ． 脳血管性：脳梗塞，脳出血などが原因で，脳の血液循環が悪くなり，脳の一部が壊死する．	認知機能障害：記憶障害，実行機能障害，失語など 行動・心理症状：妄想，徘徊，不穏，興奮，不眠，うつ状態，口腔のセルフケアができなくなることによるう蝕・歯周病の多発，嚥下障害による誤嚥性肺炎	[服用薬]コリンエステラーゼ阻害薬，NMDA受容体拮抗薬
パーキンソン病	[原因]多くは不明．1割程度に遺伝的背景あり． ・50〜60歳代の女性に多い． ・レビー小体が迷走神経背側核や嗅球に出現し，徐々に広がる． ・運動症状が主なタイプ． ・幻視や自律神経症状が目立つレビー小体型． ・運動症状の振戦は安静時に目立ち，運動を開始すると抑制される．	[症状]便秘，発汗異常，嗅覚鈍麻，味覚障害→ドーパミン神経細胞の変性で，振戦や動作緩慢など	[投与薬]L-ドーパー，ドーパミンアゴニスト，グルタミン酸受容体遮断薬，MAO-B阻害薬，COMT阻害薬など． [副作用]口腔乾燥，味覚障害 [注意事項] ・約7年経過すると薬効が不安定となりオーラルディスキネジアが出現，13年ほどで認知機能やADLが低下，誤嚥性肺炎を発症する．
筋萎縮性側索硬化症〈ALS〉	[原因]骨格筋を支配する下位運動ニューロンと，下位運動ニューロンを支配する上位運動ニューロンに変性が起こり発症． ・60〜70歳代に多く発症． ・骨格筋の筋力低下が全身性に進行し，2〜5年で呼吸筋麻痺に至るのが典型的．	上肢型（普通型）：上肢の筋萎縮と筋力低下が主で下肢は痙攣を示す． 球型：言語障害，嚥下障害を主体とするため歯科との関連強い． 下肢型：下肢の腱反射低下がみられ，二次運動ニューロン障害が前面に出る．	[投与薬]リルゾールが唯一有効． [注意点] ・摂食嚥下障害に対する食形態の工夫やリハビリが必要． ・経管栄養や人工呼吸器使用時は，誤嚥性肺炎や人工呼吸器関連肺炎〈VAP〉予防のため，口腔衛生管理が重要．

表付-1-10　**精神疾患**

精神疾患により受診中の患者数は，近年増加している．多いものから，うつ病，統合失調症，不安障害，認知症などがあり，うつ病や認知症は著しく増加している．

疾患名 （病名）	特徴	症状	投与される薬と 副作用・注意事項
心身症	・身体症状の発症や経過に社会心理的因子が密接に関わり，器質的/機能的障害を認める病態で，特定の疾患をさす病名ではない．	血圧，心拍数，血糖値，筋緊張が上昇，胃腸の働きが低下．免疫機能低下，血栓リスク，血糖・胃酸分泌の上昇，筋緊張による肩こり，頭痛，腰痛，顎関節症，歯ぎしり，舌痛など	［投与薬］身体症状の治療薬，抗うつ薬，抗不安薬 ［副作用］口腔乾燥
不安障害	・慢性的な不安や過度の緊張状態によって日常生活に障害が出る状態． ・精神的要因から不安を生じ，それをうまく処理できないため心身の機能障害が起こる．	首，肩こり，頭痛，手足の震え，動悸，息苦しさ，めまいなどの不安定愁訴． 強迫性障害，社会不安障害，解離性障害，適応障害，PTSD． パニック障害：突然に動悸，発汗，恐怖感	［投与薬］抗不安薬，選択的セロトニン再取り込み阻害薬 ［副作用］口腔乾燥
抑うつ性障害・双極性障害	・原因不明で，遺伝的要因，性格，養育環境が関与するといわれる． ・抑うつ気分と興味や喜び，意欲の低下が続く． ・集中力・思考力の低下，食欲不振や不眠を伴う．	精神症状：自責感，希死念慮，罪業妄想，貧困妄想 身体症状：睡眠障害，食欲低下，自律神経症状（全身倦怠感，めまい，頭痛，動悸，血圧変動，下痢，異常発汗，吐き気，不眠など）	［投与薬］三環系抗うつ薬，四環系抗うつ薬，選択的セロトニン再取り込み阻害薬，セロトニン・ノルアドレナリン再取り込み薬 ［副作用］口腔乾燥
統合失調症スペクトラム症	・思春期から青年期にかけて発症する原因不明の精神疾患． ・脳内ドーパミンの機能異常が有力説． ・約100人に1人の発症率．	陽性症状：幻覚・幻聴，妄想，作為体験 陰性症状：感情の平板化，貧困な会話，意欲の低下 思考障害：会話が脱線，支離滅裂な話	［投与薬］ハロペリドール，クロルプロマジン塩酸塩，リスペリドン，アリピペラゾールなど
発達障害	・神経の発達に遅れや偏りがあり，学校や職場，社会での生活に障害をきたす． ・自閉スペクトラム症，注意欠如・多動症，限局性学習症，知的能力障害	自閉スペクトラム症：対人コミュニケーション障害，顕著に限定された興味やこだわり・行動パターンをもつ． 注意欠如・多動症：多動性，衝動性． 限局性学習症：全般的な知的能力に遅れはないが，読字，文章理解，書字，数字の概念，推理の力のうち，いずれかに著しい困難を示す． 知的能力障害：記憶，読み書き，計算などの知的能力，対人コミュニケーション，買い物，金銭管理などの実用的能力の遅れ．	

付章2 歯ブラシのブラッシング方法

表付-2-1　歯ブラシのわき腹を用いるブラッシング方法

種類	適応	特徴と留意点	ブラッシングに合わせた歯ブラシの選択 毛の硬さ			
			US	S	M	H
ローリング法	・比較的健康な歯肉 ・細かい操作が困難な場合	・操作は容易であるが，歯頸部の清掃効果が悪い． ・硬い歯ブラシで力を入れて操作すると擦過傷を生じるので注意する． ・歯根露出がある場合には不適である． ・3列植毛 ・歯列に適した歯ブラシ ・刷毛の長いもの		●	●	●
スティルマン法	・歯肉腫脹，出血がある	・歯肉のマッサージが第一の目的で，プラークの除去効果は低い． ・歯頸部に歯ブラシのわき腹を当て，振動を与える操作が難しい． ・舌側や最後臼歯への操作が困難． ・他のブラッシング方法との併用が必要． ・1，2列植毛 ・刷毛の長いもの ・歯肉腫脹や出血がある場合，軟らかい歯ブラシ（S）	●	●	●	●
スティルマン改良法	・歯肉腫脹，出血がある ・外科処置の術後，回復期	・歯肉のマッサージと歯頸部，歯冠部のプラーク除去効果がある． ・歯頸部に歯ブラシのわき腹を当てて振動を与える操作が難しい． ・1，2列植毛 ・刷毛の長いもの ・歯肉腫脹や出血がある場合，術後は軟らかい歯ブラシ（S）	●	●	●	
チャーターズ法	・歯列不正 ・歯間空隙が大きい ・歯肉退縮がある ・外科処置の術後，回復期	・歯ブラシの毛が歯間空隙に入りやすい． ・歯ブラシのわき腹の当て方が難しいので十分に指導する必要がある． ・歯間乳頭部の歯肉マッサージに有効である． ・1，2，3列植毛 ・歯列に適した歯ブラシ ・歯肉腫脹や知覚過敏がある場合，術後は軟らかい歯ブラシ（S）		●	●	
ゴットリーブの縦磨き	・歯列不正 ・歯間空隙が大きい ・歯肉退縮がある	・歯ブラシの毛が歯間空隙に入りやすい． ・歯ブラシのわき腹の当て方が難しいので十分に指導する必要がある． ・歯間乳頭部の歯肉マッサージに有効である． ・歯間部に毛束を挿入するため歯ブラシの毛が痛みやすい． ・2，3列植毛 ・毛束に腰があり疎毛なもの ・刷毛の長いもの			●	●

※ US：非常にやわらかめ，S：やわらかめ，M：ふつう，H：かため

歯ブラシの操作法

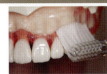 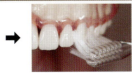 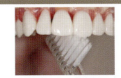

毛先を根尖方向に向け，わき腹を歯面に沿わせる．毛先を2〜3mm程度付着歯肉に当てる．軽く圧を加えながら，歯ブラシを歯冠に向けて回転させる．

前歯部舌側面・口蓋側面は歯ブラシを縦にして挿入し，1本ずつ歯ブラシを回転させて磨く．

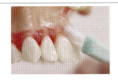 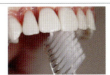

毛先を根尖方向に向け，歯軸に対して45°の角度で歯頸部歯肉にわき腹を押し当てる．圧迫振動を数秒間加え，歯肉のマッサージを行う．

上顎前歯部舌側面・口蓋側面は歯ブラシを縦にして1本ずつ磨く．

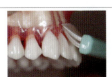 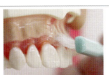

歯ブラシを歯面に当てて，回転を加える．

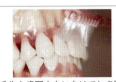 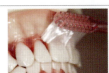 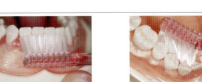

毛先を歯冠方向に向けてわき腹を歯頸部付近に当て，圧迫振動を加える．毛先が歯間部に入るようにする．歯ブラシを根尖方向に向けてわずかに回転させる．

毛先を歯冠方向に向けて圧接する．上顎とは逆の歯ブラシの向きになる．

臼歯部舌側から挿入が困難なときはスティルマン改良法で行う．

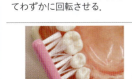 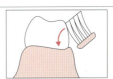

毛先を歯面に当て，歯間部に毛束を挿入する．上下左右に細かい圧迫振動を加える．

毛先を歯冠部から歯面に沿って下ろしてくると毛束が歯間部に入りやすい．

表付-2-2　歯ブラシの毛先を用いるブラッシング方法

種類	適応	特徴と留意点	ブラッシングに合わせた歯ブラシの選択 毛の硬さ			
			US	S	M	H
水平法（横磨き法）	・幼児 ・臼歯咬合面 ・細かい操作が困難な場合	・操作が容易で，プラークの除去効果も高い． ・歯間部の清掃効果は劣るので，補助的清掃器具との併用が必要． ・強いブラッシング圧や硬い歯ブラシの使用を長期間続けると歯肉退縮や楔状欠損を起こし，象牙質知覚過敏を併発するので注意する． ・3列植毛 ・歯列に適した歯ブラシ		●	●	
垂直法（縦磨き法）	・歯間空隙が大きい ・歯列不正 ・歯間部食物残渣の除去 ・細かい操作が困難な場合	・操作が容易で歯間部の清掃が容易であるが，歯頸部の清掃効果は劣る． ・弱いブラッシング圧や硬い歯ブラシの使用を長期間続けると，歯肉退縮，クレフト，フェストゥーンや擦過傷を生じるので注意する． ・3列植毛 ・歯列に適した歯ブラシ		●	●	
スクラビング（スクラッビング）法	・良好な歯肉の状態維持 ・軽度の歯肉炎がある ・歯列不正 ・矯正装置 ・歯肉退縮，楔状欠損がある ・象牙質知覚過敏	・操作が容易で歯頸部，歯間部，咬合面のプラーク除去効果が高い． ・毛先を使用したブラッシング方法として一般的によく指導されている． ・ストロークが大きくなると水平法になるので，基本操作を指導時にしっかり伝える． ・3列植毛 ・歯肉腫脹や象牙質知覚過敏がある場合は軟らかい歯ブラシ（S）		●	●	
1歯ずつの縦磨き法	・歯列不正 ・転位歯 ・歯間空隙が大きい ・軽度の歯肉炎がある	・時間はかかるが歯間部のプラーク除去効果は高い． ・歯ブラシの毛先を各歯面に当てなければならないので操作はやや難しい． ・歯間乳頭部の歯肉マッサージに有効である． ・歯肉腫脹や象牙質知覚過敏がある場合は軟らかい歯ブラシ（S） ・小さめのものが操作が容易		●	●	
バス法	・歯肉腫脹，出血がある ・痛みがある ・深い歯周ポケットがある ・外科処置の術後	・歯頸部や歯周ポケットのプラーク除去に効果がある． ・歯頸部に歯ブラシの毛先を当てることと振動を与える操作が難しい． ・誤った操作は歯肉を傷つけるので注意する． ・歯肉マッサージの効果は大きい． ・腫脹の軽減がみられたら，他の方法へ移行していく． ・1，2列植毛，テーパード毛 ・痛みや出血がある場合は超軟毛歯ブラシ（US）．（経過をみながら硬さを変えていく）	●	●		
バス改良法	・歯肉腫脹がある ・深い歯周ポケットがある	・歯頸部や歯周ポケットのプラーク除去と歯面の清掃も兼ねる． ・バス法同様，歯頸部に歯ブラシの毛先を当てることと振動を与える操作が難しい． ・歯肉マッサージの効果は大きい． ・1，2列植毛，テーパード毛 ・歯肉に腫脹がある場合は超軟毛歯ブラシ．（経過をみながら硬さを変えていく）	●	●	●	
フォーンズ法（描円法）	・幼児 ・細かい操作が困難な場合 ・ブラッシングの仕上げに歯磨剤を使用する場合	・短時間で口腔内の顕著な汚れを落とす効果があるが，歯間部のプラーク除去は十分には行えない． ・操作が容易である． ・歯肉マッサージに効果がある． ・強いブラッシング圧や硬い歯ブラシの使用を長期間続けるとフェストゥーンが生じたり，辺縁歯肉を傷つけるので注意する． ・3列植毛 ・ブラッシング圧が強い場合は軟らかい歯ブラシ（S）		●	●	

歯ブラシの操作法

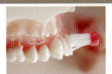 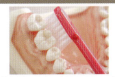 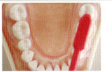

前歯部は毛先を歯面に直角に当て，水平（近遠心）方向に往復運動．

臼歯部頬側は歯ブラシを斜めに入れて，毛先を歯面に直角に当てて動かす．前歯部の舌口蓋側面は歯ブラシを縦にして上下に動かす．

臼歯部咬合面は水平方向に前へかき出すように磨く．

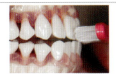 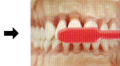 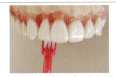

切端で咬合させ，毛先を歯面に直角に当て，上下に動かしながら，数歯ずつ磨く．

臼歯部，前歯部の舌口蓋側面，咬合面は水平法と同じように磨く．

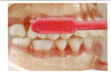 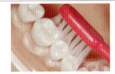 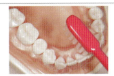

毛先を歯面に直角に当て，同時に辺縁歯肉にも軽く接触させ，小きざみに動かす．

臼歯部舌側は歯ブラシを斜めに入れて，1本ずつ磨く．

前歯部舌側は後端を入れ，1本ずつ磨く．

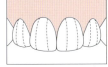 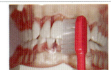 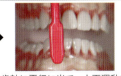 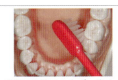

1本の歯を3面に分けて磨く．

歯ブラシを縦にして，できるだけ歯軸に平行に当て，上下運動を行う．下顎は歯ブラシの向きが逆になる．

舌側は後端で1本ずつ磨く．

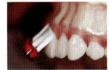 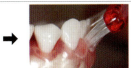 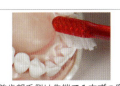

毛先は根尖方向に向け，歯軸に対して45°の角度で歯面に当てる．歯周ポケットに静かに挿入する．近遠心方向に圧迫振動を数秒間加える．下顎は歯ブラシの向きを変えて挿入する．

臼歯部舌側は毛先を斜めに当てて動かす．

前歯部舌側は先端で1本ずつ磨く．

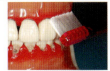 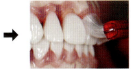 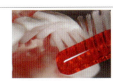

バス法で圧迫振動を数秒間与えた後，歯ブラシを歯冠部方向に回転移動させる．

前歯部舌口蓋側も同様に行う．

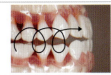 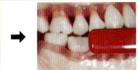 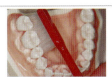

軽く切端咬合させ，毛先を歯面に直角に当て，上下顎の歯頸部にかけて大きく円を描きながら磨いていく．

臼歯部舌側は斜めに前後運動を行う．前歯は1本ずつ磨く．

さくいん

数字

1歳6か月児健康診査……34, 323
1歯ずつの縦磨き法……438
2型糖尿病……351
3歳児健康診査……34, 325
5Aアプローチ……277
5期モデル……25
5つの基本味……24
5枚法……137
8020（ハチマルニイマル）運動
……401
9枚法……137

あ

アウトカム評価……406
アウトプット評価……406
アクションカード……391
アスパルテーム……289
アセスルファムK……289
アタッチメントロス……40
圧排……162
アトピー性皮膚炎……432
アナフィラキシー……334
アミラーゼ……295
アレルギー……432
安全衛生推進者……418

い

イオン導入法……215
胃潰瘍……428
胃癌……428
胃食道逆流症……292, 428
一次う蝕……35
一般介護予防事業……421
一般法（綿球・綿棒塗布法）……211
医薬品，医療機器等の品質，有効性
　及び安全性の確保等に関する法
　律……249
医薬品医療機器等法……249
医療保険制度……13
医療面接……93
インスリン……273
咽頭……18
インフォームド・コンセント……96
インプラント……347

インプラント周囲粘膜炎……347
インフルエンザ……433

う

ウォーキングプロービング……114,
　115
受け手……46
う蝕……32
　──の分類……32
う蝕活動性……140
う蝕活動性試験……141, 143
う蝕誘発性……285
内食……333

え

エアスケーラー……182
エアパウダーポリッシング……203
永久歯……21
衛生管理者……418
栄養情報提供書……363
エキスプローラー……35
エキスプローリング……108
エックス線写真……137
エナメル質……16
エナメル質う蝕……35
エナメル生検法……149
エリスリトール……203
嚥下造影検査……125
嚥下内視鏡検査……125

お

オーラルグルコースクリアランステ
　スト……148
オーラルディアドコキネシス
　……125
オーラルディスキネジア……382
オーラルフレイル……355
送り手……46
オフセットブレード……167
オペラント条件づけ……53
音波スケーラー……182, 183

か

壊血病……292
介護保険制度……374

介護予防・生活支援サービス事業
　……422
介助用口腔衛生用品……260
改訂BDR指標……376, 377
改訂長谷川式認知症スケール……98
外来性色素沈着……31
下咽頭……18
顎関節……18
学習指導案……411, 414
学習指導要領……412
獲得被膜……28
学齢期……329
下唇小帯……17
ガスクロマトグラフィー……122
仮性口臭症……121
家族歴……93
顎下腺……18
学校給食……332
学校教育法……408
滑走運動……18
カッティングエッジ……158
カリエスリスク……140
がん……272
簡易栄養状態評価表……362
肝炎……428
肝硬変……428
観察式スケール……99
カンジダ症……433
患者水平位……156
がん周術期……348
関節円板……18
官能検査……121
甘味料……286
管理栄養士……14

き

既往歴……93
機械的スケーラー……177
気管支喘息……431
義歯安定剤……263
義歯洗浄剤……262
義歯用ブラシ……258, 259
キシリトール……288
機能性表示食品……287
揮発性硫黄化合物……121
客観的情報……76

441

キャビテーション‥‥‥‥‥‥179
急性う蝕‥‥‥‥‥‥‥‥‥‥34
急性中毒‥‥‥‥‥‥‥‥‥222
吸啜窩‥‥‥‥‥‥‥‥‥‥313
キュレットタイプスケーラー
　‥‥‥‥‥‥‥‥‥‥‥167
　──のシャープニング‥‥‥194
仰臥位低血圧症候群‥‥‥‥‥306
共感的理解‥‥‥‥‥‥‥49, 94
鏡視‥‥‥‥‥‥‥‥‥‥‥162
頬小帯‥‥‥‥‥‥‥‥‥‥17
共食‥‥‥‥‥‥‥‥‥‥‥325
局所性修飾因子‥‥‥‥‥‥42
虚血性心疾患‥‥‥‥‥‥‥429
記録‥‥‥‥‥‥‥‥‥‥‥88
筋萎縮性側索硬化症‥‥‥‥‥434
禁煙ステージ‥‥‥‥‥‥‥280
菌血症‥‥‥‥‥‥‥‥‥‥353

く

クライエント・セルフケア・コミットメントモデル‥‥‥‥‥75
グラインディング‥‥‥‥‥106
グリシン‥‥‥‥‥‥‥‥‥203
グリチルリチン‥‥‥‥‥‥289
クリティカルシンキング‥‥68, 69
クリニカルアタッチメントレベル
　‥‥‥‥‥‥‥‥116, 117
グレーシータイプキュレット
　‥‥‥‥‥‥‥‥‥‥‥168
クレフト‥‥‥‥‥‥‥‥‥106
クレンチング‥‥‥‥‥‥‥106

け

傾聴‥‥‥‥‥‥‥‥‥‥‥94
結核‥‥‥‥‥‥‥‥‥‥‥431
欠食‥‥‥‥‥‥‥‥‥‥‥341
血友病‥‥‥‥‥‥‥‥‥‥430
原因句‥‥‥‥‥‥‥81, 82, 83
健康教育‥‥‥‥‥6, 400, 410
健康寿命の延伸‥‥‥‥‥‥354
健康信念モデル‥‥‥‥‥‥52
健康日本21（第三次）‥‥‥‥4
原始反射‥‥‥‥‥‥‥‥‥23
現病歴‥‥‥‥‥‥‥‥‥‥91
研磨用カップ‥‥‥‥‥‥‥198

研磨用コーン‥‥‥‥‥‥‥198
研磨用ブラシ‥‥‥‥‥‥‥198

こ

構音機能‥‥‥‥‥‥‥‥‥23
口蓋‥‥‥‥‥‥‥‥‥‥‥17
口蓋垂‥‥‥‥‥‥‥‥‥‥18
口腔衛生管理‥‥‥‥‥10, 245
口腔機能管理‥‥‥‥‥‥‥10
口腔機能低下症‥‥‥‥268, 358
口腔機能発達不全症‥‥‥‥268
口腔筋機能療法‥‥‥‥‥‥266
口腔健康管理‥‥‥‥‥‥‥10
口腔清掃自立度判定基準
　‥‥‥‥‥‥‥‥376, 377
口腔前庭‥‥‥‥‥‥‥‥‥16
口腔内細菌カウンタ‥‥‥‥151
口腔内写真‥‥‥‥‥‥‥‥136
口腔粘膜用ブラシ‥‥‥‥‥255
口腔の機能‥‥‥‥‥‥‥‥22
高血圧‥‥‥‥‥‥‥‥‥‥354
高血圧症‥‥‥‥‥‥273, 429
膠原病‥‥‥‥‥‥‥‥‥‥432
硬口蓋‥‥‥‥‥‥‥‥‥‥17
咬合性外傷‥‥‥‥‥‥‥‥40
口臭‥‥‥‥‥‥‥‥119, 348
口臭恐怖症‥‥‥‥‥‥‥‥121
甲状腺疾患‥‥‥‥‥‥‥‥427
後天性免疫不全症候群‥‥‥‥433
喉頭‥‥‥‥‥‥‥‥‥‥‥18
行動変容ステージモデル‥55, 280
口輪筋トレーニング器具‥‥‥269
高齢期‥‥‥‥‥‥‥‥‥‥354
高齢者の医療の確保に関する法律
　‥‥‥‥‥‥‥‥‥‥‥418
誤嚥性肺炎‥‥‥‥‥‥‥‥391
コーピング‥‥‥‥‥‥58, 297
国際生活機能分類‥‥‥‥‥71
国際トゥースフレンドリー協会
　‥‥‥‥‥‥‥‥‥‥‥287
国民健康・栄養調査‥‥‥‥359
孤食‥‥‥‥‥‥‥‥‥‥‥333
子育て世代包括支援センター
　‥‥‥‥‥‥‥‥‥‥‥323
骨粗鬆症‥‥‥‥‥‥‥‥‥427
骨のフッ素症‥‥‥‥‥‥‥222

ゴットリーブの縦磨き‥‥‥‥436
コミュニケーション‥‥‥‥‥45
　──の種類‥‥‥‥‥‥‥47
コミュニケーションスキル‥‥‥45
コミュニケーションモデル‥‥‥46
コモンリスクファクター‥‥‥274
固有口腔‥‥‥‥‥‥‥‥‥16
コル‥‥‥‥‥‥‥‥‥‥‥19
混合歯列期‥‥‥‥‥‥‥‥330
コンタクトポイント‥‥‥‥‥114
根分岐部病変‥‥‥‥‥‥‥117
根面う蝕‥‥‥‥‥‥32, 35, 345

さ

災害‥‥‥‥‥‥‥‥‥‥‥389
災害関連死‥‥‥‥‥‥‥‥391
災害支援活動歯科衛生士実践マニュアル‥‥‥‥‥‥‥‥390
サクソンテスト‥‥‥‥‥‥148
サブソニックブラシシステム
　‥‥‥‥‥‥‥‥‥‥‥206
サマリー‥‥‥‥‥‥‥‥‥88
サルコペニア‥‥‥‥‥355, 377
産業医‥‥‥‥‥‥‥‥‥‥418
産褥期‥‥‥‥‥‥‥‥‥‥303
酸蝕症‥‥‥‥‥‥‥292, 338

し

仕上げ磨き‥‥‥‥‥‥‥‥326
歯科衛生アセスメント‥‥‥‥75
歯科衛生介入‥‥‥‥‥‥‥86
歯科衛生過程‥‥‥‥‥11, 66
　──の6つの構成要素‥‥‥67
歯科衛生計画‥‥‥‥‥‥‥83
歯科衛生士法‥‥‥‥‥‥‥9
歯科衛生診断‥‥‥‥‥‥‥78
歯科衛生ヒューマンニーズ概念モデル‥‥‥‥‥‥‥‥‥70
歯科衛生評価‥‥‥‥‥‥‥87
歯科口腔保健の推進に関する法律
　‥‥‥‥‥‥‥‥302, 400
歯科口腔保健法‥‥‥‥‥‥302
歯科診療報酬‥‥‥‥‥‥‥14
耳下腺‥‥‥‥‥‥‥‥‥‥18
歯科保健指導‥‥‥‥‥‥‥10
歯科予防処置‥‥‥‥‥‥‥10

歯冠う蝕・・・・・・・・・・・・・・32
歯間乳頭・・・・・・・・・・・・・・19
歯間ブラシ・・・・・・・・・・・・253
歯鏡・・・・・・・・・・・・・・・161
事業所・・・・・・・・・・・・・・417
事業場における労働者の健康保持増
　　進のための指針・・・・・・・・418
歯垢・・・・・・・・・・・・29, 109
歯垢染色剤・・・・・・・・・・・・110
歯垢染色法・・・・・・・・・・・・109
自己効力感・・・・・・・・・・・・54
歯根膜・・・・・・・・・・・・・・20
歯根面う蝕・・・・・・・・・・・・32
歯式・・・・・・・・・・・・・・・104
脂質異常症・・・・・・・・・・・・273
歯周炎・・・・・・・・・・・・・・40
歯周疾患要観察者・・・・・・・・・331
歯周組織・・・・・・・・・・・・・19
歯周病・・・・・・・・・・・・38, 346
　　——の分類・・・・・・・・・・38
歯周病に関する検査・・・・・・・・138
歯周プローブ・・・・・・・・112, 114
　　——の把持法・・・・・・・・・114
歯周ポケット・・・・・・・・112, 113
歯周ポケット内洗浄・・・・・・177, 186
思春期・青年期・・・・・・・・・・337
歯石・・・・・・・・・・・・・30, 112
施設・・・・・・・・・・・・・・・424
歯槽骨・・・・・・・・・・・・・・20
舌・・・・・・・・・・・・・・・・16
市町村保健センター・・・・・・・・420
シックルタイプスケーラー・・・・・165
　　——のシャープニング・・・・・193
湿性嗄声・・・・・・・・・・・・・124
執筆状変法・・・・・・108, 113, 159
質問式スケール・・・・・・・・・・98
児童虐待・・・・・・・・・・・・・100
児童福祉法・・・・・・・・・・・・408
歯肉・・・・・・・・・・・・・・・16
歯肉炎・・・・・・・・・・・・・・40
歯肉縁下歯石・・・・・・・・・31, 112
歯肉縁下イリゲーション・・・・・・186
歯肉縁下プラーク・・・・・・・・・30
歯肉縁上歯石・・・・・・・・・31, 112
歯肉縁上プラーク・・・・・・・・・29
指標・・・・・・・・・・・・・・・126

歯磨剤・・・・・・・・・・・・・・249
　　——の成分・・・・・・・・・・250
歯面研磨・・・・・・・・・・・・・196
歯面研磨剤・・・・・・・・・・・・196
歯面清掃・・・・・・・・・・・・・203
歯面清掃器・・・・・・・・・203, 204
シャーピー線維・・・・・・・・・・20
シャープニング・・・・・・・・・・189
社会的認知理論・・・・・・・・・・54
シャンク・・・・・・・・・・・・・158
週1回法・・・・・・・・・・・・・218
就学前の子どもに関する教育，保育
　　などの総合的な提供の推進に関す
　　る法律・・・・・・・・・・・・408
周術期等口腔機能管理料・・・・・・346
周術期等専門的口腔衛生処置
　　・・・・・・・・・・・・・・・346
十二指腸潰瘍・・・・・・・・・・・428
主観的情報・・・・・・・・・・・・76
主観的包括的評価・・・・・・・・・362
手根関節運動・・・・・・・・・・・161
手指屈伸運動・・・・・・・・・・・161
主訴・・・・・・・・・・・・・・・91
授乳・離乳の支援ガイド・・・・・・318
授乳期・・・・・・・・・・・308, 311
手用スケーラー・・・・・・・164, 165
手用砥石・・・・・・・・・・・・・190
受療行動・・・・・・・・・・・・・103
上咽頭・・・・・・・・・・・・・・18
障害高齢者の日常生活自立度（寝た
　　きり度）判定基準・・・・・・・373
障害児者・・・・・・・・・・・・・381
小窩裂溝填塞材・・・・・・・・・・236
小窩裂溝填塞法・・・・・・・・・・236
上唇小帯・・・・・・・・・・・・・17
小帯・・・・・・・・・・・・・・・17
小唾液腺・・・・・・・・・・・・・18
情動焦点コーピング・・・・・・58, 298
小児虐待・・・・・・・・・・・・・100
情報リテラシー・・・・・・・・・・401
食物アレルギー・・・・・・・・・・334
食物残渣・・・・・・・・・・・・・28
ショ糖・・・・・・・・・・・・・・285
初乳・・・・・・・・・・・・・・・308
徐放性フッ化物・・・・・・・・・・217
書面化・・・・・・・・・・・・・・88

シルハ・・・・・・・・・・・・・・150
シルマー試験紙・・・・・・・・・・148
磁歪式・・・・・・・・・・・・・・179
新型コロナウイルス感染症・・・・・433
神経性過食症・・・・・・・・・・・341
神経性やせ症・・・・・・・・・・・341
人工透析・・・・・・・・・・・・・353
心身症・・・・・・・・・・・・・・435
真性口臭症・・・・・・・・・・・・120
心臓血管病・・・・・・・・・・・・271
身体障害・・・・・・・・・・・・・382
診断句・・・・・・・・・・79, 82, 83
心的外傷後ストレス障害・・・・・・297
心理的依存・・・・・・・・・・・・278
診療ガイドライン・・・・・・・・・86

▌す

垂直法・・・・・・・・・・・・・・438
水平法・・・・・・・・・・・・・・438
睡眠時無呼吸症候群・・・・・・・・431
スーパーテーパード毛・・・・・・・247
スクラビング法・・・・・・・・・・438
スクラロース・・・・・・・・・・・289
スクロース・・・・・・・・・・・・285
スケーラー・・・・・・・・・・・・157
　　——の種類・・・・・・・・163, 164
　　——の把持法・・・・・・・・・159
スケーリング・ルートプレーニン
　　グ・・・・・・・・・・・・・・155
健やか親子21・・・・・・・・・・323
スティップリング・・・・・・・・・19
スティルマン改良法・・・・・・・・436
スティルマン法・・・・・・・・・・436
ステイン・・・・・・・・・・・31, 113
ステビアサイド・・・・・・・・・・289
ステファンカーブ・・・・・・・・・283
ストラクチャー評価・・・・・・・・406
ストレス・・・・・・・・・・・・・57
ストレス・コーピング・・・・・・・298
ストレスマネジメント・・・296, 297
ストレッサー・・・・・・57, 297, 298
スポンジブラシ・・・・・・・・・・256
スマイルケア食・・・・・・・・・・380
スラッジ・・・・・・・・・・・・・193
スローリリース・・・・・・・・・・217

せ

生活習慣病 ················· 101, 345
成人期 ·························· 344
精神障害 ······················ 383
成長 ··························· 312
正の強化 ························ 54
切縁 ·························· 158
舌下腺 ·························· 18
舌小帯 ·························· 17
摂食嚥下機能 ···················· 23
摂食障害 ······················ 340
舌苔 ··························· 32
舌ブラシ ·················· 257, 258
セメント-エナメル境 ············ 116
セメント系小窩裂溝填塞材 ······· 240
セメント質 ···················· 16, 20
セメント質う蝕 ·················· 35
セルフエフィカシー ············· 54
洗口液 ························ 260
洗口剤 ··················· 218, 260
全身性修飾因子 ·················· 43
先天性心疾患 ·················· 429
前立腺疾患 ···················· 431
前腕回転運動 ·················· 161

そ

総括安全衛生管理者 ············ 418
双極性障害 ···················· 435
象牙質 ························· 16
象牙質う蝕 ····················· 35
象牙質知覚過敏症 ················ 37
ソーシャルキャピタル ··········· 423
咀嚼 ···············25, 124, 295
卒乳 ·························· 316

た

第1期移送 ····················· 25
第1シャンク ··················· 159
第2期移送 ····················· 26
第4次食育推進基本計画 ········· 336
第一次予防 ······················ 2
大規模災害被災者 ·············· 389
第三次予防 ······················ 4
胎児性アルコール・スペクトラム障
　害 ························· 306

　

大唾液腺 ······················ 18
第二次予防 ······················ 3
代用甘味料 ···················· 287
唾液腺 ························· 18
唾液分泌速度の測定 ············ 147
タッピング ···················· 106
タバコの種類 ·················· 282
タフトブラシ ·················· 254
ダブルブラッシング ········ 227, 339
炭酸水素ナトリウム ············ 203
探針 ······················ 35, 108

ち

地域支援事業 ·················· 423
地域歯科保健 ·················· 400
地域歯周疾患指数 ·············· 133
地域包括ケアシステム ······ 12, 400
地域包括ケアシステムにおける認知
　症アセスメントシート ········· 99
地域包括支援センター ·········· 421
チェンジトーク ·············· 60, 62
知的障害 ······················ 383
チャーターズ法 ················ 436
チャネル ······················ 46
中咽頭 ························· 18
超音波 ······················ 178
超音波スケーラー ·············· 178
　——の操作方法 ·············· 185
蝶番運動 ······················ 18

つ

つわり ···················· 304, 311

て

低栄養 ······················ 360
低血圧症 ······················ 429
低出生体重児出産 ········· 306, 307
堤状隆起 ······················ 106
ディプラーキング ·············· 166
テーパード毛 ·················· 247
鉄欠乏性貧血 ·················· 332
デブライドメント ·············· 179
てんかん ······················ 434
テンションリッジ ·············· 106
デンタルフロス ················ 251
デンタルミラー ················ 161

　

電歪式 ······················ 179

と

糖アルコール ·················· 287
トゥースウェア ················ 104
投影 ························· 162
動機づけ面接 ·········· 60, 74, 277
統合失調症スペクトラム症 ····· 435
糖質 ························· 285
糖尿病 ················ 272, 351, 427
糖尿病性腎症 ·················· 353
糖尿病連携手帳 ················ 352
動脈硬化性疾患 ················ 353
トータル・ヘルスプロモーション・
　プラン ····················· 417
特定健康診査 ·················· 102
特定健康診査・特定保健指導
　························· 418
特定保健用食品 ················ 287
トクホ・マーク ················ 287
閉ざされた質問 ············· 51, 95
トレー法 ····················· 213

な

内因性色素沈着 ················· 32
内臓脂肪型肥満 ················ 350
中食 ························· 333
軟口蓋 ························· 17
軟口蓋挙上不全 ················ 124

に

ニコチン依存 ·················· 278
ニコチンパッチ ················ 281
二次う蝕 ·················· 35, 345
日常生活動作 ·················· 373
日本災害歯科支援チーム ········ 390
日本産業規格 ·················· 246
日本人の喫煙状況 ·············· 274
日本摂食嚥下リハビリテーション学
　会嚥下調整食分類2021
　················· 366, 367
日本摂食嚥下リハビリテーション学
　会嚥下調整食分類2021（とろみ）
　················· 368, 381
乳歯 ························· 22
乳児期 ······················ 312

尿路感染症 …………………… 431
妊産婦期 ……………………… 303
妊産婦のための食事バランスガイ
　ド ……………………………… 309
妊娠悪阻 ……………………… 305
妊娠関連歯肉炎 ……………… 305
妊娠高血圧症候群 ……… 304, 308
妊娠糖尿病 …………………… 310
認知機能の把握 ……………… 98
認知行動療法 ………………… 58
認知症 ………………………… 434
認定こども園法 ……………… 408

ね

ネグレクト …………………… 101
粘膜ブラシ …………………… 255

の

ノイズ ………………………… 46
脳血管疾患 …………………… 434

は

歯 ……………………………… 16
歯・口の健康づくり ………… 410
パーキンソン病 ……………… 434
パームグリップ ……………… 250
肺炎 …………………………… 431
バイオフィルム ……………… 30
排除 …………………………… 162
媒体 …………………………… 405
ハイリスクアプローチ ……… 7
白質 …………………………… 28
バス改良法 …………………… 438
バス法 ………………………… 438
発育 …………………………… 312
白血病 ………………………… 430
発酵性糖質 …………………… 37
発声 …………………………… 23
発達 …………………………… 312
発達期摂食嚥下障害児（者）のため
　の嚥下調整食分類 2018
　………………………… 387, 388
発達障害 ……………………… 435
歯と口の健康週間 … 332, 403, 419
歯に信頼マーク ……………… 287
歯の動揺度 …………………… 119

歯のフッ素症 ………………… 234
歯ブラシ ……………………… 246
歯ブラシゲル法 ……………… 216
バレニクリン ………………… 281
反射 …………………………… 162
斑状歯 ………………………… 234
ハンドル ……………………… 159
反復唾液嚥下テスト ………… 125

ひ

皮下脂肪型肥満 ……………… 350
非感染性疾患 ………………… 270
非言語的コミュニケーション …… 96
ビタミン C …………………… 291
非糖類系代用甘味料 ………… 289
避難所アセスメント ………… 391
批判的思考 …………………… 68
肥満 ……………………… 102, 350
肥満症 ………………………… 350
病院 …………………………… 423
表層下脱灰 …………………… 36
開かれた質問 …………… 51, 95
ビルドアップ …………… 159, 160
貧血 ……………………… 341, 430

ふ

ファーガストロームニコチン依存度
　テスト ………………… 278, 279
ファーケーションプローブ …… 117
ファーラー位 ………………… 376
不安障害 ……………………… 435
フィッシャーシーラント ……… 236
フィンガーレスト …………… 159
フェストゥーン ……………… 106
フェニルケトン尿症 ………… 289
フォーンズ法 ………………… 438
フォローアップミルク ……… 314
福祉避難所 …………………… 390
服薬アドヒアランス ………… 97
不顕性誤嚥 …………………… 386
不整脈 ………………………… 429
付着歯肉 ……………………… 19
フッ化第一スズ ……………… 224
フッ化ナトリウム …………… 224
フッ化物歯面塗布 …………… 207
フッ化物洗口 ………………… 217

フッ化物洗口ガイドライン …… 219
フッ化物の急性中毒 ………… 231
フッ化物の致死量 …………… 232
フッ化物バーニッシュ ……… 216
フッ化物配合歯磨剤 ………… 224
不溶性グルカン ……………… 36
プラーク …………… 29, 109, 283
プラークコントロール ……… 29
プラークリテンションファクター
　………………… 40, 109, 346
ブラキシズム ………………… 106
ブラッシング ………………… 246
ブリーディングオンプロービング
　……………………………… 116
プリシード-プロシードモデル
　……………………………… 73
フレイル ………………… 354, 377
ブレード ……………………… 158
ブレスローの 7 つの健康習慣
　……………………………… 345
プロービング ………………… 113
プロービング圧 ……………… 114
プロービングデプス ………… 112
　──の測定法 ……………… 115
プロセス評価 ………………… 406
プロセスモデル ……………… 25

へ

ペーシング …………………… 94
ペットボトル症候群 ………… 338
ヘッドローテーション ……… 157
ペリクル ……………………… 28
ヘルスプロモーション型 …… 79
辺縁歯肉 ……………………… 19
ペングリップ ………………… 250
偏食 ……………………… 333, 334
弁膜症 ………………………… 429

ほ

保育所 ………………………… 408
ポーションタイプのフッ化物洗口
　剤 ……………………………… 220
ポケットイリゲーション ……… 177
保健行動 ……………………… 102
保健師 ………………………… 14
保健所 ………………………… 420

母子健康手帳‥‥‥‥‥‥‥‥306
保湿剤‥‥‥‥‥‥‥‥‥264
母乳栄養‥‥‥‥‥‥‥‥311
哺乳反射‥‥‥‥‥‥‥‥312
ポピュレーションアプローチ‥‥7
ポリッシング‥‥‥‥‥‥196

ま

マイクロストリーミング‥‥‥179
毎日法‥‥‥‥‥‥‥‥‥218
マキシラアングル‥‥‥‥‥156
マテリアアルバ‥‥‥‥‥‥28
慢性う蝕‥‥‥‥‥‥‥‥34
慢性腎臓病‥‥‥‥‥‥‥431
慢性中毒‥‥‥‥‥‥‥‥222
慢性閉塞性肺疾患‥‥102, 272, 431

み

未処置歯‥‥‥‥‥‥‥‥34
ミュータンスレンサ球菌‥‥‥36
味蕾‥‥‥‥‥‥‥‥‥‥16

む

むし歯になりにくい食品‥‥‥287

め

明視‥‥‥‥‥‥‥‥‥‥162
名称独占‥‥‥‥‥‥‥‥10
メタボリックシンドローム‥‥‥102
メッセージ‥‥‥‥‥‥‥46
メディカルインタビュー‥‥‥93

も

モノフルオロリン酸ナトリウム
‥‥‥‥‥‥‥‥‥‥224
問診‥‥‥‥‥‥‥‥‥‥93
問題志向型システム‥‥‥‥86
問題志向型診療録‥‥‥86, 87
問題焦点型‥‥‥‥‥‥‥79
問題焦点コーピング‥‥58, 298

や

薬物性歯肉増殖症‥‥‥‥‥354

ゆ

遊離歯肉‥‥‥‥‥‥‥‥19

ユニバーサルタイプキュレット
‥‥‥‥‥‥‥‥‥‥167
ユニバーサルデザインフード
‥‥‥‥‥‥‥‥‥‥380

よ

要介護高齢者‥‥‥‥‥‥373
要観察歯‥‥‥‥‥‥34, 331
幼児期‥‥‥‥‥‥‥‥‥321
幼稚園‥‥‥‥‥‥‥‥‥408
抑うつ性障害‥‥‥‥‥‥435
予防の概念‥‥‥‥‥‥‥2

ら

ライフコースアプローチ‥‥‥4
ラウンド毛‥‥‥‥‥‥‥247
ラピッドアセスメント‥‥‥391
ラポールの形成‥‥‥‥‥94

り

リスク型‥‥‥‥‥‥‥‥79
リステリア菌‥‥‥‥‥‥311
離乳‥‥‥‥‥‥‥‥‥‥316
離乳食‥‥‥‥‥‥‥‥‥316
両価性‥‥‥‥‥‥‥‥‥60
臨床認知症評価尺度‥‥‥‥99

れ

レジン系小窩裂溝填塞材‥‥‥238
レッドコンプレックス‥‥‥42

ろ

ローリング法‥‥‥‥‥‥436
ローワーシャンク‥‥‥‥159

A

ABC方式‥‥‥‥‥‥‥‥282
ABR方式‥‥‥‥‥‥‥‥282
ADL‥‥‥‥‥‥‥‥‥‥373
AIDS‥‥‥‥‥‥‥‥‥‥433
ALS‥‥‥‥‥‥‥‥‥‥434

B

BMI‥‥‥‥‥‥‥‥‥‥102
BOP‥‥‥‥‥‥‥‥‥‥116

C

C‥‥‥‥‥‥‥‥‥‥‥‥34
CAL‥‥‥‥‥‥‥‥116, 117
CDR‥‥‥‥‥‥‥‥‥‥99
CEJ‥‥‥‥‥‥‥‥‥‥116
CKD‥‥‥‥‥‥‥‥‥‥431
Closed-question‥‥‥‥‥51
CO‥‥‥‥‥‥‥‥34, 331
COPD‥‥‥‥‥‥102, 272, 431
COVID-19‥‥‥‥‥‥‥433
CPI‥‥‥‥‥‥‥‥‥‥133

D

DASC-21‥‥‥‥‥‥‥‥99
def‥‥‥‥‥‥‥‥‥‥135
Dentobuff-Strip‥‥‥‥‥149
Dentocult-LB‥‥‥‥‥‥146
Dentocult-SM‥‥‥‥‥‥145
dmf‥‥‥‥‥‥‥‥‥‥135
DMF‥‥‥‥‥‥‥‥‥‥135
Dreizen test‥‥‥‥‥‥149

E

EAT-10‥‥‥‥‥‥‥‥363
Enamel Biopsy‥‥‥‥‥149

F

FASD‥‥‥‥‥‥‥‥‥‥306
FAST‥‥‥‥‥‥‥‥‥‥99
Fejerskovによるう蝕の発生要因
‥‥‥‥‥‥‥‥‥‥36
FTND‥‥‥‥‥‥‥278, 279

G

GB Count‥‥‥‥‥‥‥‥133
GERD‥‥‥‥‥‥‥292, 428
Glickmanの分類‥‥‥118, 119
GO‥‥‥‥‥‥‥‥‥‥331
GOHAI‥‥‥‥‥‥‥‥‥73

H

HDS-R‥‥‥‥‥‥‥‥‥98

I

ICF‥‥‥‥‥‥‥‥‥‥71

J

JDAT ･･････････････････････ 390
JIS ････････････････････････ 246

K

Keyes の 3 つの輪 ･･････････ 36
Knee-nose-position ･･･････ 156

L

Lindhe & Nyman の水平的分類
･･････････････････････････ 118
Löe & Silness の GI ･･･････ 132

M

MFP ･･････････････････････ 224
MFT ･･････････････････････ 266
Miller の分類 ････････ 119, 120
MMSE ･････････････････････ 98
MNA ･･････････････････････ 362
MoCA-J ････････････････････ 99
MUST ･････････････････････ 362

N

Na$_2$PO$_3$F ････････････････ 224
NaF ･･････････････････････ 224
NCDs ･････････････････････ 270
NM スケール ･･････････････ 100

O

O'Leary の PCR ･･･････････ 126
OARS ･･････････････････････ 60

Objective data ･･･････････ 76
OF-5 ･･････････････････････ 355
OHI ･･････････････････････ 126
OHI-S ･････････････････････ 128
OHRQL ･････････････････････ 73
Open-question ･･･････････ 51
OTC 医薬品 ･･････････････ 281
O データ ･･････････････････ 76

P

PD ･･････････････････････ 112
PDCA サイクル ･･････ 70, 403, 404,
417
PHP ･･････････････････････ 129
PMA Index ･･･････････････ 130
PMA 指数 ･･････････････････ 130
PMTC ･･････････････ 201, 203
POMR ･････････････････ 86, 87
POS ･･････････････････････ 86
PRECEDE-PROCEED〈MIDORI〉
モデル ･･･････････････････ 73
Prevotella intermedia ･･･････ 305
Processing ･･･････････････ 25
PTC ･･････････････････････ 201
PTSD ･････････････････････ 297

Q

QOL ･･････････････････････ 4

R

RDA 値 ･･･････････････････ 197
RDA 法 ･･･････････････････ 251

RD テスト ･･･････････････ 143
Red Complex ･･･････････ 42
RSST ･････････････････････ 125
Russell の PI ･･･････････ 132

S

SGA ･･････････････････････ 362
Silness と Löe の PℓI ･････ 129
SMT ･･････････････････････ 150
SnF$_2$ ･････････････････････ 224
SOAP ･･････････････････････ 86
SRP ･･････････････････････ 155
Stage I transport ･･･････ 25
Stage II transport ･･････ 26
Streptococcus mutans ･･･････ 36
Streptococcus sobrinus ･･･････ 36
Subjective data ･･･････････ 76
S データ ･･････････････････ 76

T

TCI ･･････････････････････ 123
TDS ニコチン依存度テスト ････ 278,
279
THP ･･････････････････････ 417
THP 指針 ･･････････････････ 418
Tooth Wear ･･････････････ 104

V

VE ･･････････････････････ 125
VF ･･････････････････････ 125
VSC ･････････････････････ 121

【編者略歴（五十音順）】

合場千佳子 あいばちかこ
1980 年	日本歯科大学附属歯科専門学校卒業
1997 年	明星大学人文学部卒業
2006 年	立教大学異文化コミュニケーション研究科修士課程修了
2011 年	愛知学院大学大学院歯学研究科博士課程修了（歯学博士）
2012 年	日本歯科大学東京短期大学教授
2024 年	日本歯科大学東京短期大学特任教授

石川　裕子 いしかわゆうこ
1984 年	広島大学歯学部附属歯科衛生士学校卒業
1999 年	日本女子大学家政学部（通信教育課程）食物学科卒業
2002 年	広島女学院大学大学院人間生活学研究科修了
2009 年	新潟大学大学院医歯学総合研究科口腔生命科学専攻修了
2013 年	新潟大学大学院医歯学総合研究科准教授
2016 年	九州看護福祉大学看護福祉学部口腔保健学科教授
2018 年	千葉県立保健医療大学健康科学部歯科衛生学科教授（～2024 年）

遠藤　圭子 えんどうけいこ
1972 年	東京医科歯科大学歯学部附属歯科衛生士学校卒業
1980 年	慶応義塾大学卒業
2004 年	東京医科歯科大学歯学部口腔保健学科講師
2006 年	東京医科歯科大学歯学部口腔保健学科口腔保健衛生学専攻准教授
2012 年	東京医科歯科大学大学院医歯学総合研究科口腔疾患予防学分野准教授
2014 年	東京医科歯科大学大学院医歯学総合研究科口腔健康教育学分野准教授
2017 年	東京医科歯科大学大学院医歯学総合研究科非常勤講師（～2022 年）

高阪　利美 こうさかとしみ
1974 年	愛知学院大学歯科衛生史学院卒業
1982 年	愛知学院短期大学卒業
1993 年	愛知学院大学歯科衛生専門学校教務主任
2004 年	佛教大学社会福祉学科卒業
2006 年	愛知学院大学短期大学部歯科衛生学科准教授
2012 年	愛知学院大学短期大学部歯科衛生学科教授
2021 年	愛知学院大学特任教授　愛知学院大学短期大学歯科衛生士リカレント研修センター副センター長

白鳥たかみ しらとり
1983 年	東京歯科大学歯科衛生士専門学校卒業
1993 年	東京歯科大学歯科衛生士専門学校教務主任
2017 年	東京歯科大学短期大学講師（～2022 年）
2024 年	公益財団法人紫雲会横浜病院

畠中　能子 はたなかよしこ
1981 年	大阪府立公衆衛生専門学校医科衛生科卒業
1986 年	大阪府立公衆衛生専門学校講師
2003 年	関西女子短期大学助教授　薬学博士
2010 年	関西女子短期大学教授

水上　美樹 みずかみみき
1986 年	日本女子衛生短期大学別科卒業
1986 年	東京女子医科大学歯科口腔外科
1991 年	昭和大学歯学部口腔衛生学教室
2004 年	東京都立東大和療育センター歯科
2012 年	日本歯科大学口腔リハビリテーション多摩クリニック歯科衛生士
2020 年	徳島大学大学院口腔科学教育学部口腔保健学専攻（博士後期課程）修了

山田小枝子 やまだこえこ
1982 年	岐阜歯科大学附属歯科衛生士専門学校卒業
1995 年	朝日大学歯科衛生士専門学校教務主任
2007 年	中部学院大学人間福祉学部卒業
2018 年	朝日大学歯科衛生士専門学校副校長

吉田　直美 よしだなおみ
1982 年	東京医科歯科大学歯学部附属歯科衛生士学校卒業
2003 年	東京医科歯科大学大学院博士課程修了
2004 年	東京医科歯科大学歯学部口腔保健学科講師
2009 年	千葉県立保健医療大学歯科衛生学科教授
2017 年	東京医科歯科大学大学院医歯学総合研究科教授
2024 年	東京科学大学大学院医歯学総合研究科教授

歯科衛生学シリーズ
歯科予防処置論・歯科保健指導論　第2版
ISBN978-4-263-42642-5

2023年1月20日　第1版第1刷発行
2024年1月20日　第1版第2刷発行
2025年1月20日　第2版第1刷発行

監　修　一般社団法人
　　　　全国歯科衛生士
　　　　教育協議会
著　者　高阪利美ほか
発行者　白　石　泰　夫

発行所　医歯薬出版株式会社
〒113-8612　東京都文京区本駒込1-7-10
TEL. (03)5395-7638(編集)・7630(販売)
FAX. (03)5395-7639(編集)・7633(販売)
https://www.ishiyaku.co.jp/
郵便振替番号　00190-5-13816

乱丁，落丁の際はお取り替えいたします　　印刷・三報社印刷／製本・明光社
Ⓒ Ishiyaku Publishers, Inc., 2023, 2025. Printed in Japan

本書の複製権・翻訳権・翻案権・上映権・譲渡権・貸与権・公衆送信権（送信可能化権を含む）・口述権は，医歯薬出版(株)が保有します．
本書を無断で複製する行為（コピー，スキャン，デジタルデータ化など）は，「私的使用のための複製」などの著作権法上の限られた例外を除き禁じられています．また私的使用に該当する場合であっても，請負業者等の第三者に依頼し上記の行為を行うことは違法となります．

JCOPY ＜出版者著作権管理機構　委託出版物＞
本書をコピーやスキャン等により複製される場合は，そのつど事前に出版者著作権管理機構（電話03-5244-5088，FAX 03-5244-5089，e-mail：info@jcopy.or.jp）の許諾を得てください．